中医非物质文化遗产临床经典名著

神农本草经疏

明·缪希雍 著

李玉清 成建军 主校

孔长征 黄娟 陈雪梅 协校

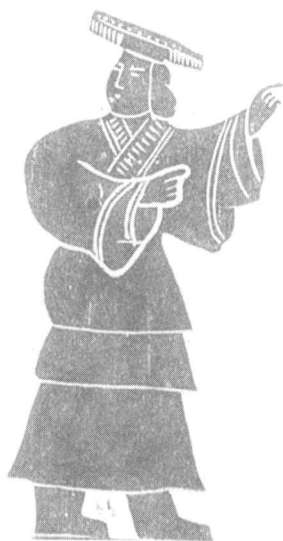

中国医药科技出版社

图书在版编目（CIP）数据

神农本草经疏 /（明）缪希雍著；李玉清、成建军等校注 . —北京：中国医药科技
出版社，2011.8

（中医非物质文化遗产临床经典名著/吴少祯主编）

ISBN 978 - 7 - 5067 - 4894 - 0

Ⅰ.①神…　Ⅱ.①缪…　②李…　Ⅲ.①神经本草经　Ⅳ.①R281.2

中国版本图书馆 CIP 数据核字（2011）第 006666 号

版式设计　　郭小平

出版　中国医药科技出版社

地址　北京市海淀区文慧园北路甲 22 号

邮编　100082

电话　发行：010 - 62227427　邮购：010 - 62236938

网址　www. cmstp. com

规格　787 × 1092mm¹⁄₁₆

印张　22¼

字数　412 千字

版次　2011 年 8 月第 1 版

印次　2022 年 4 月第 6 次印刷

印刷　三河市万龙印装有限公司

经销　全国各地新华书店

书号　ISBN 978 - 7 - 5067 - 4894 - 0

定价　**56.00 元**

本社图书如存在印装质量问题请与本社联系调换

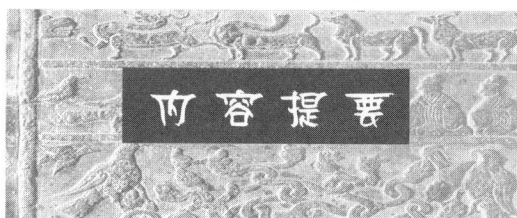

内容提要

　　《神农本草经疏》作者为明代缪希雍。本书共三十卷，卷一、卷二有《续序例》上、下，《续序例》上有论文三十余篇及诸病应忌药总例，《续序例》下为阴阳表里虚实门、五脏六腑门、六淫门、妇人门、小儿门、外科等各科主证用药，卷三至卷五为玉石部，卷六至卷十一为草部，卷十二至卷十四为木部，卷十五为人部，卷十六至卷十八为兽部，卷十九为禽部，卷二十至卷二十二为虫鱼部，卷二十三为果部，卷二十四至卷二十六为米谷部，卷二十七至卷二十九为菜部，卷三十为补遗。每味药列有"疏"、"主治参互"、"简误"等项。本书内容切于实用，有"《经疏》出而《本草》亡"之说，宜于初学者学习、掌握，是中医药院校师生及临床医生必备的参考书。

出版者的话

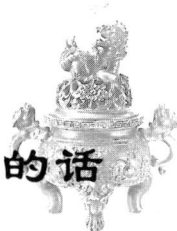

　　中华医学源远流长，博大精深。早在西汉时期，中医就具备了系统的理论与实践，这种系统性主要体现在中医学自身的完整性及其赖以存续环境的不可分割性。在《史记·扁鹊仓公列传》中就明确记载了理论指导实践的重要作用。在中医学的发展过程中，累积起来的每一类知识如医经、经方、本草、针灸、养生等都是自成系统的。其延续与发展也必须依赖特定的社会人文、生态环境等，特殊的人文文化与生态环境正是构成中医学地域性特征的内在因素，这点突出体现在运用"天人合一"、"阴阳五行"解释生命与疾病现象。

　　但是，随着经济全球化趋势的加强和现代化进程的加快，我国的文化生态发生了巨大变化，中国的传统医学同许多传统文化一样，正在受到严重冲击。许多传统疗法濒临消亡，大量有历史、文化价值的珍贵医药文物与文献资料由于维护、保管不善，遭到损毁或流失。同时，对传统医药知识随意滥用、过度开发、不当占有的现象时有发生，形势日益严峻。我国政府充分意识到了这种全球化对本民族文化造成的冲击，积极推动非物质文化遗产保护，2005 年《国务院办公厅关于加强我国非物质文化遗产保护工作的意见》指出："我国非物质文化遗产所蕴含的中华民族特有的精神价值、思维方式、想象力和文化意识，是维护我国文化身份和文化主权的基本依据。"

　　中医药是中华民族优秀传统文化的代表，是国家非物质文化遗产保护的重要内容。中医古籍是中医非物质文化遗产最主要的载体。杨牧之先生在《新中国古籍整理出版工作的回顾与展望》一文中说："古代典籍是一个民族历史文化的重要载体，传世古籍历经劫难而卓然不灭，必定是文献典籍所蕴含精神足以自传。……我们不能将古籍整理出版事业仅仅局限于一个文化产业的位置，要将它放到继承祖国优秀文化传统、弘扬中华民族精神、建设有中国特色的社会主义的高度来认识，从中华民族的文化传统和社会主义精神文明建设的矛盾统一关系中去理解。"《保护非物质文化遗产公约》指出要"采取措施，确保非物质文化遗产的生命力，包括这种遗产各个方面的确认、立档、研究、保存、保护、宣传、承传和振兴"。因此，立足于非物质文化遗产的保护，确立和展示中医非物质文化遗产博大精深的内容，使之得到更好的保护、传承和利用，对中医古籍进行整理出版是十分必要的。

而且，中医要发展创新，增强其生命力，提高临床疗效是关键。而提高临床疗效的捷径，就是继承前人宝贵的医学理论和丰富的临床经验。在中医学中，经典之所以不朽是因其经过了千百年临床实践的证明。经典所阐述的医学原理和诊疗原则，已成为后世医学的常规和典范，也是学习和研究医学的必由门径，通过熟读经典可以启迪和拓宽治疗疾病的思路，提高临床治疗的效果。纵观古今，大凡著名的临床家，无不是在熟读古籍，继承前人理论和经验的基础上成为一代宗师的。因此，"读经典做临床"具有重要的现实意义。

意识到此种危机与责任，我社于2008年始，组织全国中医权威专家与中医文献研究的权威机构推荐论证，按照"中医非物质文化遗产"分类原则组织整理了本套丛书。本套丛书包括《中医非物质文化遗产临床经典读本》（70种）与《中医非物质文化遗产临床经典名著》（30种）两个系列，共100个品种，所选精当，涵盖了大量为历代医家推崇、尊为必读的经典著作，也包括近年来越来越受关注的，对临床具有很好指导价值的近代经典之作。

本次整理突出了以下特点：①力求准确，每种医籍均由专家遴选精善底本，加以严谨校勘，为读者提供准确的原文；②服务于临床，在书目选择上重点选取了历代对临床具有重要指导价值的作品；③紧密围绕中医非物质文化遗产这一主题，选取和挖掘了很多记载中医独特疗法的作品，尽量保持原文风貌，使读者能够读到原汁原味的中医经典医籍。

期望本套丛书的出版，能够真正起到构筑基础、指导临床的作用，并为中国乃至世界，留下广泛认同，可供交流，便于查阅利用的中医经典文化。

本套丛书在整理过程中，得到了作为本书学术顾问的各位专家学者的指导和帮助，在此表示衷心的感谢。本次整理历经数年，几经修改，然疏漏之处在所难免，敬请指正。

中国医药科技出版社

2011年1月

校注说明

缪希雍，字仲淳，号慕台，海虞（今江苏常熟）人，明代医学家。约生于明嘉靖二十五年（1546年），卒于天启七年（1627年），享年七十余岁。著有《神农本草经疏》、《先醒斋医学广笔记》、《方药宜忌考》、《仲醇医案》等。

缪希雍为故官家子，父早逝，家中陷于贫困。初于里中教授，裹足读书，里中人均不识。后读书有成，出游贤豪间，所至倾动。缪氏电目戟髯，长相颇似古人所画的羽人剑侠。他不仅精医，善本草之学，且能诗歌及劈窠书，工形家言，熟于两兵格斗，常与客人谈说古今，揣摩战阵。其言谈大声雍然，似欲坏墙屋，颇有豪侠之气。缪氏十七岁患疟疾，遍检方书，选方自治，竟至痊愈，遂立志从医。《无锡县志》称："其医为司马大复所授。希雍所著《广笔记》，往往载大复语言。"可知司马复为其医学方面的老师。《江南通志》载缪氏有一学生名周维墉，此人本习儒，因自小嗜学，得咯血之疾，遂弃儒习医，从希雍游，尽得其传。后因医术高超得授太医院官。

缪氏与东林党人多有交游，钱谦益、朱国祯、高攀龙等人的著作中均提到他。从文章中可知他们交情颇深，如王肯堂之父王樵曾为缪氏之母撰写祭文；钱谦益在其去世后，曾帮其处理后事。天启中，王绍徽排斥东林，为魏忠贤所用，曾仿民间《水浒传》，编东林一百零八人，为《点将录》，献于忠贤，按名黜汰。其中缪氏被称为神医安道全。缪氏以一布衣游于诸名家之间而不被侧目，是因其医术高超，所至活人，且多才多艺，品德高尚，故而受到士林的尊重。他好谈国家成败，并以医相喻，曾谓"上医医国，三代而下，诸葛亮之医汉，王猛之医秦，此其选也。以宋事言之，熙宁之法，泥成方以生病者也；元祐之政，执古方以治病者也。继述之小人，不诊视病状，而强投以乌头狼毒之剂，则立毙而已"。其关心时政，于东林党人多有交往，又精于医理，故此成为《点将录》中的一员。

缪氏认为三坟之书，未经秦火者，仅《神农本草经》而已，犹如六经，名医增补《别录》，朱墨错互，譬之注疏。他以《本经》为经，《别录》为纬，沉潜钻研，割剖其理，作《神农本草经疏》。缪氏与丁元荐交厚。丁元荐，万历丙戌进士，官至尚宝司少卿。丁氏曾辑希雍治疗方法为《先醒斋笔记》，缪氏又补所未备，是为《先醒斋医学广笔记》。以上二书是缪氏最为知名的两本书，其中又以《神农本草经疏》名最著。

《神农本草经疏》共三十卷，卷一、卷二有《续序例》上、下，《续序例》上有论文三十余篇及诸病应忌药总例，《续序例》下为阴阳表里虚实门、五脏六腑门、六淫门、妇人门、小儿门、外科等各科主证用药，卷三至卷五为玉石部，卷六至卷十一为草部，卷十二至卷十四为木部，卷十五为人部，卷十六至卷十八为兽部，卷十九为禽部，卷二十至卷二十二为虫鱼部，卷二十三为果部，卷二十四至卷二十六为米谷部，卷二十七至卷二十九为菜部，卷三十为补遗。每味药列有"疏"、"主治参互"、

"简误"等项。每疏一药，均先引录《神农本草经》等书有关该药性味功效的论述，继之根据经文所载义项予以发挥解说，对药物主治交互参证，以分别药物的功用所在；对历代以来的一些不经之说，或临证之际的用法宜忌，以"简误"予以论证；对药物的功效用或补或泻，或清或温等作用予以界定。正如缪氏在本书自序中说："据经以疏义，缘义以致用，参互以尽其详，简误以防其失。"

本书卷一有三十余篇论文，是缪氏药物学思想的集中体现，如指出药必因病而不同，如指出"阴精阳气补益不同"，形不足者，温之以气，当用人参、黄芪、人胞之属；精不足者，补之以味，当用人乳、地黄、黄柏、枸杞子、天门冬之类。即同为补益，但应因补阴精及阳气之不同而选择用药。其于病机亦多有研究，如指出治吐血三要法："宜降气，不宜降火"、"宜行血，不宜止血"、"宜补肝，不宜伐肝"，此观点为后人所重。本书是缪氏集毕生之力所作，内容切于实用，学者易于掌握，故有"《经疏》出而《本草》亡"之说。

本书的首刻本为天启五年乙丑毛晋的绿君亭本，后有清光绪十七年辛卯池阳周学海校刻本、清蕴古堂刻本、吴郡大来堂刻本、日本活字本、四库全书本等。此次点校以绿君亭本为底本，以四库本为校本整理而成，整理原则如下。

1. 校注采用简体横排形式，并加新式标点，对原文重新加以句读。

2. 凡底本文字不误，一律不改动原文；校本虽有异文但无碍文义者，不出校记。凡底本文字不误，但校本异文有重要价值、义可兼取者，虽不改动原文，亦可出校记说明。凡底本明显的误字或不规范字，如己、已、巳不分，胁、肋混用等，可径改，不出校记。

3. 凡底本中有不规范字的药名，一律径改为规范字，如"耆"改作"芪"、"栝楼"改作"瓜蒌"、"杏人"改作"杏仁"等，不出校记。若药物系别名或异名者不改。

4. 作者避本朝名讳或家讳而改字或缺笔：缺笔者，可径改；改字者，凡不影响文义理解者，一律不改，不出校记；凡有碍文义者，应出校记说明本字。

5. 原文中的异体字、通假字、古今字、俗写字，凡常见者一律径改为通行的简化字，不出校记，如"藏府"改作"脏腑"，"旁光"改作"膀胱"，"已"改作"以"，"於"改作"于"等。若原文为冷僻字而未经规范简化者，则保留原文不予校改。原文中的冷僻字及影响理解的不常见通假字，可酌情予以注释。凡据校本或文义改动底本上的文字，包括误字、脱文、衍文、倒文等，一律出校记说明。

6. 凡原文中表示文字位置的"右"、"左"，一律改为"上"、"下"，不出校记。

由于本人水平有限，错误在所难免，敬请同道指正

校注者
2011 年 1 月

梓行《本草疏》题辞

药性之道，具在本草，虽代有哲匠，演其奥义，然去古弥远，浸失其旨。予以绵质，性复疏懑，本不堪尘俗。年方弱冠，值门户衰冷，世累纠缠，以是多见愤激碍膺之事，十常八九。自兹数婴疾病，于是检讨《图经》，求其本意，积累既久，恍焉有会心处，辄札记之。历三十余年，遂成此《疏》。学士大夫见而奇之，欲予付诸梓人，予未之许也。予以昔人尝云："切忌说破，恐塞断后学悟门，将兹是咎。"外孙毛凤苞文学曰："不然，世间上根人少，中下人多，设使上根人出，自得无师智[1]，获睹此书，当不言而喻，默默相契；下根人读之，如盲人谈五色，总不能别；惟中人以上之资，得窥其概，则所得多矣。其为利济，宁有量耶！请亟登梓，以拯夭枉。"予曰："善。"且曰："舅祖许可，凤苞愿力任其役。"乃悉检《疏》稿付之，即集予同里门人李枝、通家子云间康元浤、松陵顾澄先二文学，并其舅氏隐沦戈汕辈董理校雠，早夜孜孜，惟恐或后，其用意可谓勤矣。志存及物，有君子之嗜尚焉，良足多也。予年已髦，倘书成而得早行于世，亦足以副海内求明斯道者之企望也。

时天启乙丑暮春海虞遗民缪希雍题于吴江舟次，吴兴晚学姚凝之书

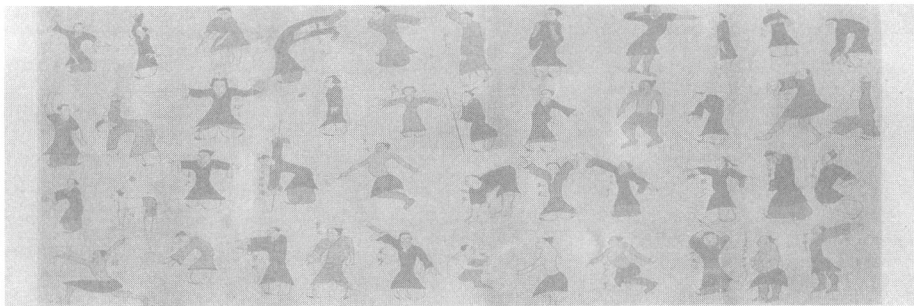

---

[1] 无师智：谓无师独悟之佛智也。

自　序

　　《神农本草经》者，古"三坟"之一也。其成于黄帝之世乎？观其尝药别味，对病主治，施之百世，无可逾越。其为开天大圣，悯生民疾苦，于饮食衣服之外，复设针石药物，用拯夭札，俾得尽其天年是已。原夫药之生也，气禀乎天，味成乎地，性在其间，气为阳，味为阴，五味四气，各归其类，斯亲上亲下之义也。既述之以本性，又制之以君臣，合之以佐使，以成其攻邪已疾之能，遂使无情之用，同诸有识。自非生而神灵，冥契万物者，其孰能与于斯乎！去古滋远，民性滋漓，心识粗浮，莫能研精殚思，深入玄要，而不察乎即象即理，物物昭然，弭疾延年，功力自著。正以"三坟"之书，言大道也，言其然而不言其所以然，言亦象也。予因据经以疏义，缘义以致用，参互以尽其长，简误以防其失；而复详列病忌药忌，以别其微；条析诸药，应病分门，以究其用；刊定七方十剂，以定其法；阐发五脏苦欲补泻，以畅其神；著论三十余首，以通古今之变。始悉一经之趣，命之曰《神农本草经疏》。读之者宜因疏以通经，因经以契往，俾炎黄之旨，晦而复明，药物之生，利而罔害，乃余述疏意也。余生也晚，亲年已衰，得于禀者固薄，故少善病，长嗜方技，僻耽药妙。顾念自昔仙人道士，靡不悉由药道，以济群生。加之友生协赞，后先不一。驯届耳顺❶，良友凋丧，百念灰冷，惟兹一事，尚用婴怀，手所论著，哀然成帙，倘典则可师，幽隐可显，试用于世，有广来学，固所愿也，不敢必也。采真同好，其相证诸。

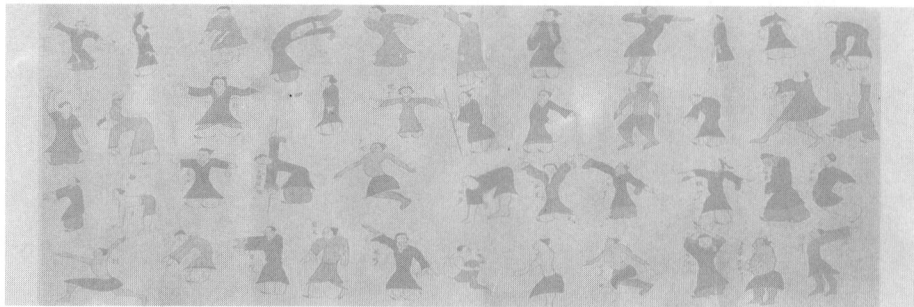

凡 例

一、《本经》为"三坟"之书，后增入《名医别录》，有朱字、墨字之分，总言药之主治，从未有发其所以然者。兹《疏》直接神圣立言之旨，故总题之曰：《神农本草经疏》。

二、药物治疗：《本经》、《别录》业已备悉，间有未尽者，参之以各名家主治，故小字附列于经文之下，或即于疏内叙述，俾采用易稽。

三、药类一千二百余种，品类浩繁，今简治疗之必不可缺，暨近地所产，得于睹记者，备为具疏。余非必用之药，及罕识难致者，存而不论。

四、种类随土异形，甚且称名未核，矧近来市肆，饰伪似真，若令误服，遗害非浅，故详辨种类，以正其讹。

五、畏忌制使，物性自然，非可以意求者，俱照《本经》列之条下。至其制用之宜，古法俱在，兹复采入，俾得遵守。

六、《证类本草》所载诸方，俱录入"主治参互"，有未当于用者，已为删去。其外诸书所录良方甚多，必详记述，以便采取。

七、简误以防误用之失，故有证同而药不宜同者，每条后详书其害，至于性淳功良，有益无损，一药止堪治一病者，悉不复著。

八、目录次序，悉从《证类本草》，有部分混杂，如木部之藿香、菜部之假苏，今为移正。

九、本文悉遵《证类》善本，但是书流传已久，字画谬讹颇多，兹逐条参订，有一二意义难通者，稍为厘正，如伤作疡、动作痛之类。

十、《证类本草》第三十卷，俱载有名未用之药，今有常用之物，而《本经》未载，有《拾遗》载之而未详者，兹列为三十卷"补遗"。

十一、本文顶行立款，其附入之条，有正文者仍从顶行，原系附入者，低字加圈，以别正文。

十二、《续序例》下卷，俱系病药忌宜，今总列应忌诸药于前，以见必不可轻用。

先生殚一生精力，发千古神圣之奥，以利万世。门人李季虬几经参录，悉以付新安吴康虞刻之金陵，未竟而遗焉。流传于知交者，西吴朱氏集而刻之，不及其半，然且序次弗伦，考核未审也。先生以医为司命，一字有讹，遗祸无极。遂命澄先检其存稿若干卷，按部选类，汇得全帙，细复检阅，以为定本。凡《续序例》二卷，药四百九十味，用识年月，书此凡例云。

时天启五年岁在乙丑六月十有一日松陵通家子顾澄先谨识

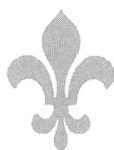

目录

5

神農本草經疏

目录

9

卷 一

读经疏引[1]

予之作是《疏》也，该括经文，义难概述，求其宗趣，宜有裁节。是以或先经而阐义，或随文而畅旨，或断章以相比，或因源以导流，或从末而会本，或根性以知非，凡兹数者，期在发明经旨，适当于用。然惧偏见多遗，难为准的，必欲使纤悉洞了，小大靡遗，开扩来学，臻乎无惑，尚有望于明哲之助焉。

《续序例》上

原本药性气味生成指归

夫物之生也，必禀乎天，其成也，必资乎地。天布令，主发生，寒热温凉，四时之气行焉，阳也；地凝质，主成物，酸苦辛咸甘淡，五行之味滋焉，阴也。故知微寒微温者，春之气也；大温热者，夏之气也；大热者，长夏之气也；凉者，秋之气也；大寒者，冬之气也。凡言微寒者，禀春之气以生，春气升而生；言大热者，感长夏之气以生，长夏之气化；言平者，感秋之气以生，平即凉也，秋气降而收；言大寒者，感冬之气以生，冬气沉而藏。此物之气得乎天者也。天一生水，地六成之；地二生火，天七成之；天三生木，地八成之；地四生金，天九成之。天五生土，地十成之。水曰润下，润下作咸；火曰炎上，炎上作苦；木曰曲直，曲直作酸；金曰从革，从革作辛；土爱稼穑，稼穑作甘。本乎天者亲上。本乎地者亲下。气味多少，各从其类也。凡言酸者，得木之气；言辛者，得金之气；言咸者，得水之气；言苦者，得火之气；言甘者，得土之气。惟土也，寄旺于四季，生成之数皆五，故其气平，其味甘而淡，其性和而无毒。土德冲和，感而类之，莫或不然，固万物之所出，亦万物之所入乎。此物之味，资乎地者也。

气之毒者必热，味之毒者必辛，炎黄言味而不加气性者何也？盖古文尚简，故只言味。物有味，必有气，有气斯有性，自然之道也。气味生成，原本乎是，知其所自，则思过半矣。

药性主治参互指归

今夫医，譬诸兵焉。料敌出奇者，将之谋也；破军杀贼者，士之力也。审度病机者，医之智也；攻邪伐病者，药之能也。非士无以破敌，非药无以攻邪。故良将养士，上医蓄药。然不知士，何以养？不知药，何以蓄？夫士犹有情实可考，才略可试，尚曰难知。以孔明之明，一马谡用违其才，卒致败衄，悔不可追。况乎药石无情，才性莫测，既非言论之可考，又非拟议之可及，而欲知其的然不谬，非神圣之智，其孰能与于斯。假令尝试漫为，则下咽不返，死生

---

[1] 读经疏引：原本无。据目录补。

1

立判，顾不大可惧耶！上古之人，病生于六淫者多，发于七情者寡。故其主治，尝以一药治一病，或一药治数病。今时则不然，七情弥厚，五欲弥深，精气既亏，六淫易入，内外胶固，病情殊古，则须合众药之所长，而又善护其所短，乃能苏凋瘵而起沉疴，其在良医善知药性，剂量无差，庶得参互旁通，彼此兼济，以尽其才，而无乖刺败坏之弊矣。故作"主治参互"，俾后之医师循而求之，共收平定之功，期无夭枉之患，斯作《疏》意也。昔人云："用药如用兵"，旨哉言乎！旨哉言乎！

药性简误指归

　　夫药石禀天地偏至之气者也。虽醇和浓懿，号称上药，然所禀既偏，所至必独脱也，用违其性之宜，则偏重之害，势所必至。故凡有益于阳虚者，必不利乎阴；有益于阴虚者，必不利乎阳。能治燥者，必不宜于湿；能治湿者，必不宜于燥。能破散者，不可以治虚；能收敛者，不可以治实。升不可以止升，降不可以疗降。寒有时而不宜于热，热有时而不宜于寒。古人半夏有三禁，谓渴家、汗家、血家。仲景呕家忌甘，酒家亦忌甘。王好古论肺热忌人参之属。诸如此类，莫可胜数。苟昧斯旨，吉凶贸焉。人命至重，冥报难逃，医为司命，其可不深思详察也哉！此与"十剂"互证。"十剂"对治，反则为误，故作"简误"，以防其失。

论七方本义

　　夫方者，法也。法乃所以制物者也。故大、小、缓、急、奇、偶、复七者，为法制之变且尽也。七方不同，同归已疾，其制各异。异以从宜，岐伯言之已详，后人演之弥悉。凡制方者，必本乎是。苟悖其制，则非法矣。非法则不能所施合辙，而反致乖刺，恶在其能攻邪已疾耶！

附录七方

　　岐伯曰：气有多少，形有盛衰，治有缓急，方有大小。又曰：病有远近，证有中外，治有轻重。近者偶之，远者奇之。汗不以奇，下不以偶。补上治上制以缓，补下治下制以急。近而偶奇，制小其服；远而奇偶，制大其服。大则数少，小则数多。多则九之，少则一之。奇之不去则偶之，偶之不去则反佐以取之，所谓寒热温凉，反从其病也。

　　王冰曰：脏位有高下，腑气有远近，病证有表里，药用有轻重。单方为奇，复方为偶。心肺为近，肝肾为远，脾胃居中。肠、膀、胞、胆，亦有远近。识见高远，权以合宜。方奇而分两偶，方偶而分两奇。近而偶制，多数服之；远而奇制，少数服之。则肺服九，心服七，脾服五，肝服三，肾服一，为常制也。方与其重也宁轻，与其毒也宁良，与其大也宁小。是以奇方不去，偶方主之；偶方不去，则反佐以同病之气而取之。夫微小之热，折之以寒；微小之冷，消之以热。其大寒热，则必能与异气相格，声不同不相应，气不同不相合。是以反其佐以同其气，复令寒热参合，使其始同终异也。

　　逆者正治，从者反治。反佐，即从治也。谓热在下而上有寒邪拒格，则寒药中入热药为佐，下膈之后，热气既散，寒性随发也。寒在下而上有浮火拒格，则热药中入寒药为佐，下膈之后，寒气既消，热性随发也。此寒因热用，热因寒用之妙也。温冷仿此。完素曰：流变在乎病，主病在乎方，制方在乎人。方有七：大、小、缓、急、奇、偶、复也。制方之体，本于气味。寒、热、温、凉，四气生于天；酸、苦、辛、咸、甘、淡，六味成于地。是以有形为味，无形为气。气为阳，味为阴。辛甘发散为阳，酸苦涌泄为阴；咸味涌泄为阴，淡味渗泄为阳。或收或散，或缓或急，或燥或润，或软或坚，各随脏腑之证，而施药之品味，乃分七方之制也。故奇、偶、复，三方也，大、小、缓、急，四制之法也。故曰：治有缓急，方有大小。

大方

岐伯曰：君一、臣三、佐九，制之大也；君一、臣三、佐五，制之中也；君一、臣二，制之小也。又曰：远而奇偶，制大其服；近而偶奇，制小其服。大则数少，小则数多。多则九之，小则一之。完素曰：身表为远，里为近。大小者，制奇偶之法也。假如小承气汤、调胃承气汤，奇之小方也；大承气汤、抵当汤，奇之大方也，所谓因其攻里而用之也。桂枝、麻黄，偶之小方也；葛根、青龙，偶之大方也，所谓因其发表而用之也。故曰：汗不以奇，下不以偶。张从正曰：大方有二。有君一、臣三、佐九之大方，病有兼证而邪不一，不可以一二味治者宜之；有分两大而顿服之大方，肝肾及下部之病道远者宜之。王太仆以心肺为近，肾肝为远，脾胃为中。刘河间以身表为远，身里为近。以予观之，身半以上其气三，天之分也，身半以下其气三，地之分也。中脘，人之分也。

小方

从正曰：小方有二。有君一、臣二之小方，病无兼证，邪气专一，可一二味治者宜之；有分两少而频服之小方，心肺及在上之病者宜之，徐徐细呷是也。完素曰：肝肾位远，数多则其气缓，不能速达于下；必大剂而数少，取其迅急下走也。心肺位近，数少则其气急下走，不能升发于上；必小剂而数多，取其易散而上行也。王氏所谓肺服九，心服七，脾服五，肝服三，肾服一，乃五脏生成之数也。

缓方

岐伯曰：补上治上制以缓，补下治下制以急。急则气味厚，缓则气味薄，适其至所，此之谓也。病所远而中道气味之者，食而过之，无越其制度也。王冰曰：假如病在肾，而心气不足，服药宜急过之，不以气味饲心，肾药凌心，心复益衰矣。余上下远近例同。完素曰：圣人治上不犯下，治下不犯上，治中上下俱无犯。故曰：诛伐无过，命曰大惑。好古曰：治上必妨下，治表必违里。用黄芩以治肺必妨脾，用苁蓉以治肾必妨心，用干姜以治中必僭上，服附子以补火必涸水。从正曰：缓方有五。有甘以缓之之方，甘草、糖、蜜之属是也，病在胸膈，取其留恋也；有丸以缓之之方，比之汤散，其行迟慢也；有品件众多之缓方，药众则递相拘制，不得各骋其性也；有无毒治病之缓方，无毒则性纯功缓也；有气味俱薄之缓方，气味薄则长于补上治上，比至其下，药力已衰矣。

急方

完素曰：味厚者为阴，味薄者为阴中之阳，故味厚则下泄，味薄则通气；气厚者为阳，气薄者为阳中之阴，故气厚则发热，气薄则发汗是也。好古曰：治主宜缓，缓则治其本也；治客宜急，急则治其标也。表里汗下，皆有所当缓、所当急。从正曰：急方有四。有急病急

3

攻之急方，中风、关格之病是也；有汤散荡涤之急方，下咽易散而行速也；有毒药之急方，毒性能上涌下泄以夺病势也；有气味俱厚之急方，气味俱厚直趋于下而力不衰也。

奇方

王冰曰：单方也。从正曰：奇方有二。有独用一物之奇方，病在下而远者宜之；有药合阳数一、三、五、七、九之奇方，宜下不宜汗。完素曰：假如小承气，奇之小方也；大承气、抵当汤，奇之大方也，所谓因其攻下而为之也。桂枝、麻黄，偶之小方也；葛根、青龙，偶之大方也，所谓因其发散而用之也。故曰：汗不以奇，下不以偶。

偶方

从正曰：偶方有三。有两味相配之偶方；有古之二方相合之偶方，古谓之复方，皆病在上而近者宜之；有药合阴数二、四、六、八、十之偶方，宜汗不宜下。王太仆言：汗药不以偶，则气不足以外发；下药不以奇，则药毒攻而致过。意者下本迅利，故单行则力专，专则直下不旁及而速；汗或难出，故并行则物众而力微乎？乃仲景制方，桂枝汗药，反以三味为奇；大承气下药，反以四味为偶，何也？岂汗下缓急，在力之大小，而不以数之奇偶为重乎？

复方

岐伯曰：奇之不去则偶之，是谓重方。好古曰：奇之不去复以偶，偶之不去复以奇，故曰复。复者，再也，重也。所谓十补一泄，数泄一补也。又伤寒见风脉，伤风得寒脉，为脉证不相应，宜以复方主之。从正曰：复方有三。有二方、三方及数方相合之复方，如桂枝二越婢一汤、五积散之属是也；有本方之外，别加余药，如调胃承气加连翘、薄荷、黄芩、栀子为凉膈散之属是也；有分两均齐之复方，如胃风汤各等份之属是也。王太仆以偶为复方，今七方有偶又有复，岂非偶乃二方相合，复乃数方相合之谓乎？

论十剂本义

剂者，从齐从刀，用以齐其不齐，而成其所以齐也。夫独用之谓药，合用之谓剂，而其才有长短、大小、良毒之难齐，故用有相益、相济、相畏、相恶、相忌、相制之不同，则剂有宣、通、补、泻、轻、重、滑、涩、燥、湿十者对治之各异。譬夫良相剂量群才，以成治世之功，类良医剂量群药，以成治病之功，其义一也。岐伯论之详矣！凡和剂者，必本乎是。苟昧其旨而违其道，即失对治之义，求疾之瘳，其可得乎！

附录十剂

刘完素曰：制方之体，欲成七方、十剂之用者，必本于气味也。寒、热、温、凉，四气生于天；酸、苦、辛、咸、甘、淡，六味成于地。是以有形为味，无形为气。气为阳，味为阴。阳气出上窍，阴味出下窍。气化则精生，味化则形长。故地产养形，形不足者，温之以气；天产养精，精不足者，补之以味。辛甘发散为阳，酸苦涌泄为阴；咸味涌泄为阴，淡味渗泄为阳。辛散、酸收、甘缓、苦坚、咸软，各随五脏之病，而制药性之品味。故方有七，剂有十。方不七，不足以尽方之变；剂不十，不足以尽剂之用。方不对证，非方也；剂不蠲疾，非剂也。此乃太古先师，设绳墨而取曲直；叔世方士，乃出规矩以为方圆。夫物各有性，制而用之，变而通之，施于品剂，其功用岂有穷哉！如是有因其性而为用者，有因其用而为使者，有因其所胜而为制者，有气相同则相求者，有气相克则相制者，有气有余而补不足者，有气相感则以意使者，有质同而性异者，有名异而实同者。故蛇之性上窜而引药，蝉之性外脱而退翳，虻饮血而用以治血，鼠善穿而用以治漏，所谓因其性而为用者如此。弩牙速产，以机发而不括也；杵糠下咽，以杵筑下也，所谓因其用而为使者如此。浮萍不沉水，可以胜湿；独活不摇风，可以治风，所谓因其所胜而为制者如此。麻，木谷而治风；豆，水谷而治水，所谓气相同则相求者如此。牛，土畜，乳可以止渴疾；豕，水畜，心可以镇恍惚，所谓因其气相克则相制也如此。熊肉振羸，兔肝明视，所谓因其气有余补不足也如此。鲤之治水，鹜之利水，所谓因其气相感则以意使者如此。蜜成于蜂，蜜温而蜂寒；油生于麻，麻温而油寒，兹同质而异性者也。蘼芜生于川芎，蓬蔂并于覆盆，兹名异而实同者也。如斯之类，不可胜举。故天地赋形，不离阴阳，形色自然，皆有法象。毛羽之类，生于阳而属于阴；鳞甲之类，生于阴而属于阳。空青法木，色青而主肝；丹砂法火，色赤而主心；云母法金，色白而主肺；磁石法水，色黑而主肾；黄石脂法土，色黄而主脾。故触类而长之，莫不有自然之理也。欲为医者，上知天文，下知地理，中知人事，三者俱明，然后可以语人之疾病。不然，则如无目夜游，无足登涉，动致颠殒，而欲愈疾者，未之有也。

徐之才曰：药有宣、通、补、泻、轻、重、滑、涩、燥、湿十种，是药之大体，而《本经》不言，后人未述。凡用药者，审而详之，则靡所遗失矣。

宣剂

之才曰：宣可去壅，生姜、橘皮之属是也。杲曰：外感六淫之邪，欲传入里，三阴实而不受，逆于胸中，天分气分窒塞不通，而或哕或呕，所谓壅也。三阴者，脾也。故必破气，药如姜、橘、藿香、半夏之类，泻其壅塞。从正曰：俚人以宣为泻，又以宣为通，不知十剂之中，已有泻矣。仲景曰：春病在头，大法宜吐，是宣剂即涌剂也。经曰：高者因而越之，木郁则达之。宣者，升而上也，以君召臣曰宣是矣。凡风痫，中风，胸中诸实，痰饮寒结，胸中热郁，上而不下，久则喘嗽满胀，水肿之病生焉，非宣剂莫能愈也。吐中有汗，如引涎、追泪、嚏鼻，凡上行者，皆吐法也。完素曰：郁而不散为壅，必宣以散之，如痞满不通之类是矣。攻其里，则宣者上也，泄者下也。涌剂则瓜蒂、栀子之属是矣。发汗解表亦同。好古曰：经有五郁，木郁达之，火郁发之，土郁夺之，金郁泄之，水郁折之，皆宣也。教曰：宣，扬制曰宣明，君召臣曰宣唤，臣奉君命宣布上意，皆宣之意也。

通剂

之才曰：通可去滞，通草、防己之属是也。完素曰：留而不行，必通以行之，如水病为痰澼之类。以木通、防己之属攻其内，则留者行也。滑石、茯苓、芫花、甘遂、大戟、牵牛之类是也。从正曰：通者，流通也。前后不得溲便，宜木通、海金沙、琥珀、大黄之属通之。痹病郁滞，经隧不利，亦宜通之。

补剂

之才曰：补可去弱，人参、羊肉之属是也。杲曰：人参甘温，能补气虚；羊肉甘热，能补血虚。羊肉补形，人参补气。凡气味与二药同者皆是也。从正曰：五脏各有补泻，五味各补其脏，有表虚、里虚、上虚、下虚、阴虚、阳虚、气虚、血虚。经曰：精不足者补之以味，形不足者温之以气。五谷、五菜、五果、五肉，皆补养之物也。

泻剂

之才曰：泄可去闭，葶苈、大黄之属是也。杲曰：葶苈苦寒，气味俱厚，不减大黄，能泄肺中之闭，又泄大肠。大黄走而不守，能泄血闭、肠胃渣秽之物。一泄气闭利小便，一泄血闭利大便。凡与二药同者皆然。从正曰：实则泄之。诸痛为实，痛随利减。芒硝、大黄、牵牛、甘遂、巴豆之属，皆泻剂也。其催生下乳，磨积逐水，破经泄气，凡下行者，皆下法也。

轻剂

之才曰：轻可去实，麻黄、葛根之属是也。从正曰：风寒之邪，始客皮肤，头痛身热，宜解其表，《内经》所谓轻而扬之也。痈疮疥痤，俱宜解表，汗以泄之，毒以熏之，皆轻剂也。凡熏、洗、蒸、灸、熨、烙、刺、砭、导引、按摩，皆汗法也。

重剂

之才曰：重可去怯，磁石、铁粉之属是也。从正曰：重者镇坠之谓也。怯则气浮，如丧神失守，而惊悸气上。朱砂、水银、沉香、黄丹、寒水石之伦，皆镇重也。久病咳嗽，涎潮于上，形羸不可攻者，以此坠之。经云：重者因而减之，贵其渐也。

滑剂

之才曰：滑可去着，冬葵子、榆白皮之属是也。完素曰：涩则气着，必滑剂以利之。滑能养窍，故润利也。从正曰：大便燥结，宜麻仁、郁李之类；小便癃闭，宜葵子、滑石之类。前后不通，

两阴俱闭也，名曰三焦约。约者，束也。宜先以滑剂润养其燥，然后攻之。

涩剂

之才曰：涩可去脱，牡蛎、龙骨之属是也。完素曰：滑则气脱，如开肠洞泄，便溺遗失之类，必涩剂以收敛之。从正曰：寝汗不禁，涩以牡蛎、五味、五倍之属；滑泄不已，涩以肉豆蔻、诃黎勒、没食子、亚芙蓉、龙骨之属。凡酸味同乎涩者，收敛之义也。然此种皆宜先攻其本，而后收之可也。

燥剂

之才曰：燥可去湿，桑白皮、赤小豆之属是也。完素曰：湿气淫胜，肿满脾湿，必燥剂以除之，桑皮之属。湿胜于上，以苦吐之，以淡渗之是也。从正曰：积寒久冷，吐利腥秽，上下所出水液澄澈清冷，此大寒之病，宜姜、附、胡椒辈以燥之。若病湿气，则陈皮、白术、木香、苍术之属除之，亦燥剂也。而黄连、黄柏、栀子、大黄，其味皆苦，苦属火化，皆能燥湿，此《内经》之本旨也，岂独二术之类为燥剂乎？好古曰：湿有在上、在中、在下、在经、在皮、在里。

湿剂

之才曰：湿可去枯，白石英、紫石英之属是也。从正曰：湿者，润湿也。虽与滑类，少有不同。经云：辛以润之。辛能走气，能化液故也。盐、硝味虽咸，属真阴之水，诚濡枯之上药也。人有枯涸皴揭之病，非独金化，盖有火以乘之，故非湿剂不能愈。完素曰：津耗为枯。五脏痿弱，荣卫涸涩，必湿剂以润之。好古曰：有减气而枯，有减血而枯。

十剂补遗

十剂之后，陶隐居续入寒热二剂。岂知寒有时而不可以治热，热有时而不可以治寒，何者？阴虚内热，当用甘寒滋肾家之阴，是益水以制火也。设有芩、连、栀子苦寒之剂以攻热，则徒败胃气。苦寒损胃而伤血，血愈不足而热愈炽。胃气伤则后天之元气愈无所养，而病转增剧也。阳虚中外俱寒，当以人参、黄芪以益表里之阳气，而少佐桂、附以回阳，则其寒自解。是益火以祛寒也。设专用辛热，如吴茱萸、干姜、麻黄、葫芦巴、荜茇、胡椒之属以散寒，则辛能走散，真气愈虚，其寒愈甚。王安道所谓辛热愈投而沉寒愈滋也。二者非徒无益，而又害之，顾不悖欤！况寒热二剂，摄在补泻，义不重出。今当增入升降二剂，升降者，治法之大机也。经曰：高者抑之，即降之义也。下者举之，即升之义也。是以病升者用降剂，病降者用升剂。火空则发，降气则火自下矣，火下是阳交于阴也，此法所宜降者也。劳伤则阳气下陷，入于阴分，东垣所谓阴实阳虚。阳虚则内外皆寒，间有表热类外感者，但不头疼口渴及热有时而间为异耳，法当升阳益气，用参、芪、炙甘草益元气以除虚寒虚热，佐以升麻、柴胡引阳气上行，则表里之寒热自解，即甘温除大热之谓，此法所宜升者也。

五脏苦欲补泻论

五脏苦欲补泻，乃用药第一义。好古为东垣高足，东垣得之洁古，洁古实宗仲景，仲景远师伊尹，伊尹原本炎黄，圣哲授受，百世一源，靡或少异。不明乎此，不足以言医矣。何则？五脏之内，各有其神，神各有性，性复各殊。故《素问》命十二官之名，厥有旨焉。盖形而上者，神也，有知而无质；形而下者，块然者也，五脏之体也，有质而无知。各各分断者也。肝藏魂，肺藏魄，心藏神，脾藏意与智，肾藏精与志，皆指有知之性而言，即神也。神也者，阴阳不测之谓也。是形而上者，脏之性也。惟其无形，故能主乎有形。故知苦欲者，犹言好恶也。违其性故苦，遂其性故欲。欲者，是本脏之神之所好也，即补也。苦者，是本脏之神之所恶也，即泻也。补泻系乎苦欲，苦欲因乎脏性，不属五行，未落阴阳，其神用之谓欤！自虚则补其母以下，乃言脏体之虚实，始有补母泻子之法，斯则五行之性也。明乎此，斯可以言药道矣。

附录五脏苦欲补泻
并续解五条

肝 苦急，急食甘以缓之，甘草。欲散，急食辛以散之，川芎。以辛补之，细辛。以酸泻之，芍药。虚以生姜、陈皮之类补之。经曰：虚则补其母，水能生木，肾乃肝之母。肾，水也。苦以补肾，熟地黄、黄柏是矣。如无他证，钱氏地黄丸主之。实则白芍药泻之，如无他证，钱氏泻青丸主之。实则泻其子，心乃肝之子，以甘草泻心。

肝为将军之官，言不受制者也。急则有摧折之意焉，故苦而恶之。缓之，是使遂其性也。甘可以缓，甘草之属是已。扶苏条达，木之象也；升发开展，魂之用也。故其性欲散，辛以散之，解其束缚也，是散即补也。辛可以散，川芎之属是已。若其太过，则屈制之，毋使逾分，酸可以收，芍药之属是已。急也，敛也，肝性之所苦也，违其性而苦之，肝斯虚矣。补之以辛，是明以散为补也，细辛、生姜、陈皮之属是已。

心 苦缓，急食酸以收之，五味子。欲软，急食咸以软之，芒硝。以咸补之，泽泻。以甘泻之，人参、黄芪、甘草。虚以炒盐补之，虚则补其母，木能生火，肝乃心之母。肝，木也，以生姜补肝，如无他证，钱氏安神丸主之。实则甘草泻之，如无他证，钱氏方中重则泻心汤，轻则导赤散。

心为形君，神明之性恶散缓而喜收敛，散缓则违其性，敛则宁静清明，故宜酸以收其缓也。软者，和调之义也。心君本自和调，邪热乘之则躁急，故复须芒硝之咸寒，除其邪热，以软其躁急坚劲之气，使复其平也。以咸补之，泽泻，导心气以入肾。烦劳则虚而生热，故须人参、黄芪、甘草之甘温，以益元气而虚热自退，故谓之泻也。心以下交于肾为补，炒盐之咸以润下，即得心与肾交也。火空则发，盐为水味，得之俾心气下降，是既济之道也，有补之义焉，故软即补也。

脾 苦湿，急食苦以燥之，白术。欲缓，急食甘以缓之，甘草。以甘补之，人参。以苦泻之，黄连。虚以甘草、大枣之类补之，如无他证，钱氏益黄散主之。心乃脾之母，以炒盐补心。实则以枳实泻之，如无他证，以泻黄散泻之。肺乃脾之子，以桑白皮泻肺。

脾为仓廪之官，主运动磨物之脏，燥，其性也，宜健而不宜滞。湿，斯滞矣，违其性，故苦而恶之，急食苦以燥之，使复其性之所喜，脾斯健矣。白术之苦温是已。过燥则复欲缓之以甘，甘草之属是已。稼穑之化，故甘先入脾，

性欲健运，气旺则行，补之以甘，人参是已。长夏之令，湿热主之，脾气斯困，故当急食苦以泻之，黄连之苦寒是已。虚则宜补，炙甘草之甘以益血，大枣之甘温以益气，乃所以补其不足也。

肺 苦气上逆，急食苦以泄之，诃子皮，一作黄芩。欲收，急食酸以收之，白芍药。以辛泻之，桑白皮。以酸补之，五味子。虚则五味子补之，如无他证，钱氏阿胶散补之。脾乃肺之母，以甘草补脾。实则桑白皮泻之，如无他证，以泻白散泻之。肾乃肺之子，以泽泻泻肾❶。

肺为华盖之脏，相傅之官，藏魄而主气者也。气常则顺，气变则逆。逆则违其性矣，故宜急食苦以泄之，黄芩之属是已。肺主上焦，其政敛肃，故其性喜收，宜急食酸以收之，白芍药之属是已。贼肺者，热也，肺受热邪，急食辛以泻之，桑白皮之属是已。不敛，则气无所管束，是肺失其职也，故宜补之以酸，使遂其收敛之性，以清肃乎上焦，是即补也，五味子之属是已。

肾 苦燥，急食辛以润之，知母。欲坚，急食苦以坚之，黄柏。以苦补之，地黄。以咸泻之，泽泻。虚则熟地黄、黄柏补之。肾本无实，不可泻，钱氏只有补肾地黄丸，无泻肾之药。肺乃肾之母，以五味子补肺。

肾为作强之官，藏精与志，主五液，属真阴，水脏也。其性本润，故恶涸燥，宜急食辛以润之，知母之属是已。欲坚，急食苦以坚之，盖肾非坚，则无以称作强之职。四气以遇湿热即软，遇寒冷即坚，五味以得咸即软，得苦即坚，故宜急食苦以坚之，黄柏味苦气寒，可以坚

---

❶ 肾：四库本作“之”。

肾，故宜急食，以遂其欲坚之性也。以苦补之，是坚即补也，地黄、黄柏是已。咸能软坚，软即泻也，泽泻是已。虚者，精气夺也，藏精之脏，苦固能坚，然非益精，无以为补，故宜熟地黄、黄柏之属以补之。

治法提纲

　　阴阳寒热、脏腑经络、气血
　　表里、标本先后、虚实缓急

　　病在于阴，毋犯其阳；病在于阳，毋犯其阴。犯之者，是谓诛伐无过。

　　病之热也，当察其源。火，苟实也，苦寒咸寒以折之；若其虚也，甘寒酸寒以摄之。病之寒也，亦察其源。寒，从外也，辛热辛温以散之；动于内也，甘温以益之，辛热辛温以佐之。

　　经曰：五脏者，藏精而不泻者也。故曰：满而不能实。是有补而无泻者，其常也。脏偶受邪，则泻其邪，邪尽即止。是泻其邪，非泻脏也。脏不受邪，毋轻犯也。世谓肝无补法，知其谬也。六腑者，传导化物糟粕者也。故曰实而不能满。邪客之而为病，乃可攻也。中病乃已，毋尽剂也。

　　病在于经，则治其经；病流于络，则及其络。经直络横，相维辅也。

　　病从气分，则治其气。虚者温之，实者调之。病从血分，则治其血。虚则补肝、补脾、补心，实则为热、为瘀，热者清之，瘀者行之。因气病而及血者，先治其气；因血病而及气者，先治其血。因证互异，宜精别之。

　　病在于表，毋攻其里；病在于里，毋虚其表。邪之所在，攻必从之。

　　受邪为本，现证为标；五虚为本，五邪为标。譬夫腹胀由于湿者，其来必速，当利水除湿，则胀自止，是标急于本也，当先治其标。若因脾虚，渐成胀满，夜剧昼静，病属于阴，当补脾阴；夜静昼剧，病属于阳，当益脾气，是病从本生，本急于标也，当先治其本。举一为例，余可类推矣。

　　病属于虚，宜治以缓。虚者精气夺也。若属沉痼，亦必从缓。治虚无速法，亦无巧法。盖病已沉痼，凡欲施治，宜有次第，故亦无速法。病属于实，宜治以急。实者，邪气胜也。邪不速逐，则为害滋蔓，故治实无迟法，亦有巧法。此病机缓急一定之法也。

药性差别论

　　药有五味，中涵四气。因气味而成性，合气与味及性而论。其为差别，本自多途。其间厚薄多少，单用互兼，各各不同，良难究竟。是故经曰：五味之变，不可胜穷。此方剂之本也。阴阳二象，实为之纲纪焉。咸味本水，苦味本火，酸味本木，甘味本土，辛味本金，此五味之常也。及其变也，有神明之用焉。今姑陈其略以明之。

　　第准经文，同一苦寒也，黄芩则燥，天冬则润，芦荟能消，黄柏能补，黄连止泻，大黄下通，柴胡苦寒而升，龙胆苦寒而降。同一咸也，泽泻则泻，苁蓉则补，海藻、昆布则消而软坚，马茎、鹿茸则补而生齿。同一酸也，硫黄味酸而热，空青味酸而寒。甘合辛而发散为阳，甘合酸而收敛为阴。人参、黄芪，阳也，甘温以除大热；地黄、五味，阴也，甘酸以敛阴精。聊采数端，引以为例，如斯之类，难以枚举。良由气味互兼，性质各异，参合多少，制用全殊。所以穷五味之变，明药物之能，厥有旨哉！顾其用纷错，其道渊微，可以意知，难以言尽。非由妙悟，则物不从心。固将拯丞民于夭枉，宜瘝瘝乎兹篇。

脏气法时并四气所伤药随所感论

夫四时之气，行乎天地之间，人处气交之中，亦必因之而感者，其常也。春气生而升，夏气长而散，长夏之气化而软，秋气收而敛，冬气藏而沉。人身之气，自然相通，是故生者顺之，长者敷之，化者坚之，收者肃之，藏者固之。此药之顺乎天者也。春温夏热，元气外泄，阴精不足，药宜养阴；秋凉冬寒，阳气潜藏，勿轻开通，药宜养阳。此药之因时制用，补不足以和其气者也。

然而一气之中，初中末异；一日之内，寒燠或殊。假令大热之候，人多感暑，忽发冰雹，亦复感寒。由先而感则为暑病，由后而感则为寒病。病暑者投以暑药，病寒者投以寒药。此药之因时制宜，以合乎权，乃变中之常也。此时令不齐之所宜审也。假令阴虚之人，虽当隆冬，阴精亏竭，水既不足，不能制火，则阳无所依，外泄为热，或反汗出，药宜益阴，地黄、五味、鳖甲、枸杞之属是已；设从时令，误用辛温，势必立毙。假令阳虚之人，虽当盛夏，阳气不足，不能外卫其表，表虚不任风寒，洒淅战栗，思得热食，及御重裘，是虽天令之热，亦不足以敌其真阳之虚，病属虚寒，药宜温补，参、芪、桂、附之属是已；设从时令，误用苦寒，亦必立毙。此药之舍时从证者也。假令素病血虚之人，不利苦寒，恐其损胃伤血，一旦中暑，暴注霍乱，须用黄连、滑石以泄之；本不利升，须用葛根以散之。此药之舍

证从时者也。从违之际，权其轻重耳。至于四气所伤，因而致病，则各从所由。是故经曰：春伤于风，夏生飧泄。药宜升之、燥之，升麻、柴胡、羌活、防风之属是已。夏伤于暑，秋必痎疟。药宜清暑益气，以除寒热。石膏、知母、干葛、麦门冬、橘皮、参、苓、术之属是已。邪若内陷，必便脓血，药宜祛暑消滞，专保胃气，黄连、滑石、芍药、升麻、莲实、人参、扁豆、甘草之属是已。秋伤于湿，冬生咳嗽。药宜燥湿清热，和表降气保肺，桑白皮、石膏、薄荷、杏仁、甘草、桔梗、苏子、枇杷叶之属是已。冬伤于寒，春必病温。邪初在表，药宜辛寒、苦温、甘寒、苦寒，以解表邪，兼除内热，羌活、石膏、葛根、前胡、知母、竹叶、柴胡、麦门冬、荆芥、甘草之属是已。至夏变为热病，六经传变，药亦同前，散之贵早，治若后时，邪结于里，上则陷胸，中下承气，中病乃已，慎毋尽剂，勿懵勿试，能事必矣。

以上皆四时六气所伤致病，并证重舍时，时重舍证，用药主治之大法，万世遵守之常经，圣哲复起，不可改已。所云六气者，即风寒暑湿燥火是也。过则为淫，故曰六淫。淫则为邪，以其为天之气，从外而入，故曰外邪。邪之所中，各有其地，在表治表，在里治里，表里之间，则从和解。病有是证，证有是药，各有司存，不相越也。此古人之定法，今人之轨则也。

论制方和剂治疗大法

夫虚实者，诸病之根本也；补泻者，治疗之纲纪也。何谓虚？五脏六腑虚所生病也。何谓实？五脏六腑实所生病也。经曰：真气夺则虚，邪气胜则实。虚则

补之，实则泻之。此万世之常经也。以补为泻，是补中有泻也；以泻为补，是泻中有补也。譬夫参、芪、炙甘草之退劳倦气虚发热；地黄、黄柏之滋水坚肾，以除阴虚潮热，是补中之泻也。桑根白皮之泻肺火，车前子之利小便除湿，是泻中之补也。举斯为例，余可类推矣。

升降者，病机之要最也。升为春气，为风化，为木象，故升有散之之义；降为秋气，为燥化，为金象，故降有敛之之义。饮食劳倦，则阳气下陷，宜升阳益气。泻痢不止，宜升阳益胃。郁火内伏，宜升阳散火。滞下不休，宜升阳解毒，开胃除热。因湿洞泄，宜升阳除湿。肝木郁于地中，以致少腹作胀、作痛，宜升阳调气。此病宜升之类也。阴虚则水不足以制火，火空则发而炎上，其为证也，为咳嗽，为多痰，为吐血，为鼻衄，为齿衄，为头痛，为齿痛，为眼痛，为头眩，为晕，为眼花，为恶心，为呕吐，为口苦舌干，为不眠，为寒热，为骨蒸，是为上盛下虚之候。宜用苏子、枇杷叶、麦门冬、白芍药、五味子之属以降气，气降则火自降，而气自归元。而又益之以滋水添精之药，以救其本，则诸证自瘳。此病宜降之类也。设宜降而妄升，当升而反降，将使轻变为重，重必毙矣。

论塞因塞用、通因通用、寒因热用、热因寒用、用热远热、用寒远寒

经曰：塞因塞用者，譬夫脾虚中焦作胀，肾虚气不归元，致上焦逆满，用人参之甘以补元气，五味子之酸以收虚气，则脾得补而胀自消，肾得补而气自归元，上焦清泰，而逆满自平矣。通因通用者，譬夫伤寒挟热下痢，或中有燥粪，必用调胃承气汤，下之乃安，滞下不休，得六一散清热除积而愈，皆其义也。寒因热用，是药本寒也，而反佐之以热。热因寒用，是药本热也，而反佐之以寒，则无拒格之患。故曰：必先其所主，而伏其所因也。用热远热者，是病本于寒，法应热治，所投热剂，仅使中病，毋令过焉，过则反生热病矣。用寒远寒，义亦同此。

论天地风气渐薄，人亦因之渐弱，用药消息亦必因之而变，不可执泥古法，轻用峻利

夫人在气交之中，其强其弱，卒莫逃乎天地之气明甚。是以上古之人，度百岁乃去，今则七十称古稀矣；身形长大，常过七尺，今则世鲜六尺之躯矣。其寿数精神，既已渐减，则血气脏腑，亦应因之渐薄，乃天地之风气使然，有非人力所能挽回者。又况时丁末造，众生识昏见陋，五欲炽然，难解难遏，斫丧戕贼，日惟不足，于是疾病丛生，虚多实少，临证施治，多事调养，专防克伐，此今日治法之急务也。设使病宜用热，亦当先之以温；病宜用寒，亦当先之以清。纵有积滞宜消，必须先养胃气；纵有邪气宜祛，必须随时逐散，不得过剂，以损伤气血。气血者，人之所赖以生者也。气血一亏，则诸邪辐辏，百病横生。世人之病，十有九虚；医师之药，百无一补。宁知用药之误，则实者虚，虚者死，是死于药，而非死于疾病也。其慎其难，属诸司命，临证之顷，宜加战兢，勉之哉！毋执己见而轻人命也。

通评虚实论

经曰：邪气盛则实，精气夺则虚。又曰：邪之所凑，其气必虚。凡言虚者，精气夺也；凡言实者，邪气胜也。是故虚则受邪，邪客为实，法先攻邪，邪尽治本。邪犹未尽，勿轻补益。犯之者，是谓实实。精者，阴也；气者，阳也。设被削夺，是五脏六腑之阴精阳气皆虚也。宜从其类以补之。阴精虚者，补阴精；阳气虚者，益阳气。一切克伐攻击之药，概勿施用。犯之者，是谓虚虚。经曰：实实虚虚，损不足而益有余。如是者，医杀之耳！戒之哉！

论治阴阳诸虚病皆当以保护胃气为急

夫胃气者，即后天元气也，以谷气为本。是故经曰：脉有胃气曰生，无胃气曰死。又曰：安谷则昌，绝谷则亡。可见先天之气，纵犹未尽，而他脏不至尽伤。独胃气偶有伤败，以至于绝，则速死矣。谷气者，譬国家之饷道也。饷道一绝，则万众立散。胃气一败，则百药难施。若阴虚，若阳虚，或中风，或中暑，乃至泻痢滞下，胎前产后，疔肿痈疽，痘疮瘰疹惊疳，靡不以保护胃气、补养脾气为先务，本所当急也。故益阴宜远苦寒，益阳宜防泄气，祛风勿过燥散，消暑毋轻下通，泻痢勿加消导；滞下之忌芒硝、巴豆、牵牛，胎前泄泻之忌当归，产后寒热之忌芩、连、栀子，疔肿痈疽之未溃忌当归，痘疹之不可妄下。其他内外诸病，应设药物之中，凡与胃气相违者，概勿施用。投药之顷，宜加三思。

论诸病惟虚与火为难治

经曰：精气夺则虚。又曰：邪之所凑，其气必虚。虚者，空也，无也。譬诸国内空虚，人民离散，则百祸易起，镇抚为难。非委任贤智，安靖休养以生息之，未可保其无事也。病之虚者，亦犹是已。医非明哲，孰能镇之以静，久而弗摇，卒成收合散亡，克复故物之功哉！是故经曰：不能治其虚，安问其余。盖言虚为百病之本，宜其首举以冠诸证也。

夫火者，阳也，气也，与水为对待者也。水为阴精，火为阳气。二物匹配，名曰阴阳和平，亦名少火生气，如是则诸病不作矣。设不善摄养，以致阴亏水涸，则火偏胜；阴不足，则阳必凑之，是谓阳盛阴虚，亦曰壮火食气。是知火即气也，气即火也。故《仙经》谓：药即火，火即药，一而二，二而一者也。东垣亦曰：火与元气不两立，亦指此也。譬诸水性本流、本寒，过极则凝而不流，为层冰矣。解则复常，非二物也。盖平则为水火既济，当斯时也，火即真阳之气矣。及其偏也，则即阳气而为火也。始于元气不两立，而成乖否之象矣。故戴人亦曰：莫治风，莫治燥，治得火时风燥了。言苟能解此，则已达阴阳水火之原。曲畅旁通，何施不可。正指火之变态多端，其为病也非一，了此则余皆可办。然学者非心领神会，讵足喻于斯乎。

论阳常有余，阴常不足，药必因之以为损益，误则杀人

人身之有阴阳也，水一而已，火则二焉。是禀受之始，阳常有余，阴常不足。天地且然，况于人乎！故自少至老，所生疾病，靡不由于真阴不足者，其恒也。若夫真阳不足之病，千百而一二矣。阳者，气也，火也，神也；阴者，血也，水也，精也。阴阳和平，气血均调，是为平人气象之常候。苟失所养，或纵恣房室，或肆情喜怒，或轻犯阴阳，或嗜好辛热，以致肾水真阴不足，不能匹配阳火，遂使阳气有余。气有余，即是火，故火愈盛而水愈涸。于是发为吐血、咳嗽、吐痰、内热、骨蒸、盗汗，种种阴虚等病。医师不察，不揣其本。凡见前证，不分阴阳，类施温补。参、芪、二术，视同食物，佐以姜、桂，若啖五辛；倘遇急剧，辄投附子。于是轻者重，重者毙，累累相踵，死而不悟，良可悯也。然使其术得售者，不独医师之罪，亦病家不明有以致之耳！何则？难成易亏者，阴也。益阴之药，纵医师选用无差，亦必无旦夕之效；助阳之药，能使胃气一时暂壮，饮食加增，或阳道兴举，有似神王。医师藉以要功，病者利其速效，彼此固执，莫辨厥由。故知阴虚真水不足之病，十人而九；阳虚真火不足之病，百不得一。医师之药，补助阳火者，往往概施；滋益阴精者，未尝少见。宜乎服药者之多毙，无药者之反存也。予见世医以此伤人者甚众，兹特著其误，以为世戒。

论上盛下虚本于肾水真阴不足

人身以阴阳两称为平，偏胜则病，此大较也。水不足则火有余，阴既亏则阳独盛。盖阴阳之精，互藏其宅，是阴中有阳，阳中有阴也。故心，火也，而含赤液；肾，水也，而藏白气。赤液为阴，白气为阳，循环往复，昼夜不息，此常度也。苟不知摄养，纵恣情欲，亏损真阴，阳无所附，因而发越上升，此火空则发之义，是周身之气，并于阳也。并于阳则阳盛，故上焦热而咳嗽生痰，迫血上行而为吐衄，为烦躁，为头痛，为不得眠，为胸前骨痛，为口干舌苦，此其候也。阳愈盛则阴愈虚，阴愈虚则为五心烦热，为潮热骨蒸，为遗精，为骨乏无力，为小水短赤；丹田不暖，则饮食不化，为泄泻，为猝僵仆，此其候也。治之之要，当亟降气，当益阴精，气降即阳交于阴，是火下降也。精血生即肾阴复，是水上升也。此既济之象，为坎离交也。坎离交，即是小周天，至此则阴阳二气复得其平矣，病何自而生哉？

论阴精阳气补益不同

经曰：形不足，温之以气。人参、羊肉、黄芪、人胞、红铅之属是已。益阳气也，乃可以却沉寒。经曰：精不足，补之以味。人乳、鳖甲、地黄、黄柏、枸杞、牛膝、天门冬之属是已。补阴精也，乃可以除伏热。

论治气三法药各不同

补气：气虚宜补之，如人参、黄芪、羊肉、小麦、糯米之属是也。

降气、调气：降气者，即下气也。虚则气升，故法宜降。其药之轻者，如紫苏子、橘皮、麦门冬、枇杷叶、芦根汁、甘蔗。其重者，如番降香、郁金、槟榔之属。调者，和也。逆则宜和，和则调也。其药如木香、沉水香、白豆蔻、缩砂蜜、香附、橘皮、乌药之属。

破气：破者，损也。实则宜破，如少壮人暴怒气壅之类，然亦可暂不可久。其药如枳实、青皮、枳壳、牵牛之属。

盖气分之病，不出三端。治之之法，及所主之药，皆不可混滥者也。误则使病转剧。世多不察，故表而出之。

论治血三法药各不同

血虚宜补之。虚则发热、内热。法宜甘寒、甘平、酸寒、酸温，以益荣血。其药为熟地黄、白芍药、牛膝、炙甘草、酸枣仁、龙眼肉、鹿角胶、肉苁蓉、甘枸杞子、甘菊花、人乳之属。

血热宜清之，凉之。热则为痈肿疮疖，为鼻衄，为齿衄，为牙龈肿，为舌上出血，为舌肿，为血崩，为赤淋，为月事先期，为热入血室，为赤游丹，为眼暴赤痛。法宜酸寒、苦寒、咸寒、辛凉，以除实热。其药为童便、牡丹皮、赤芍药、生地黄、黄芩、犀角、地榆、大小蓟、茜草、黄连、山栀、大黄、青黛、天门冬、玄参、荆芥之属。

血瘀宜通之。瘀必发热发黄，作痛作肿及作结块癥积。法宜辛温、辛热、辛平、辛寒、甘温以入血通行，佐以咸寒，乃可软坚。其药为当归、红花、桃仁、苏木、桂、五灵脂、蒲黄、姜黄、郁金、京三棱、延胡索、花蕊石、没药、䗪虫、干漆、自然铜、韭汁、童便、牡蛎、芒硝之属。

盖血为荣，阴也，有形可见，有色可察，有证可审者也。病既不同，药亦各异。治之之法，要在合宜。倘失其宜，为厉不浅。瘥剧之门，可不谨乎。

论治吐血三要

宜降气，不宜降火。

气有余，即是火。气降则火降，火降则气不上升，血随气行，无溢出上窍之患矣。降火必用寒凉之剂，反伤胃气。胃气伤则脾不能统血，血愈不能归经矣。

今之疗吐血者，大患有二。一则专用寒凉之味，如芩、连、山栀、青黛、柿饼灰、四物汤、黄柏、知母之类，往往伤脾作泄，以致不救。一则专用人参，肺热还伤肺，咳逆愈甚。亦有用参而愈者，此是气虚喘嗽。气属阳，不由阴虚火炽所致，然亦百不一二也。宜以白芍药、炙甘草制肝，枇杷叶、麦门冬、薄荷、橘红、贝母清肺，薏苡仁、怀山药养脾，韭菜、番降香、真苏子下气，青蒿、鳖甲、银柴胡、牡丹皮、地骨皮补阴清热，酸枣仁、白茯神养心，山茱萸、枸杞子、牛膝补肾。此累试辄验之方。然阴无骤补之法，非多服药不效。病家欲速其功，医者张皇无主，百药杂试，以致殒命，覆辙相寻而不悟，悲夫！

宜行血，不宜止血。

血不循经络者，气逆上壅也。夫血得热则行，得寒则凝，故降气行血，则血循经络，不求其止而自止矣。止之则血凝，血凝必发热恶食及胸胁痛，病日沉痼矣。

宜补肝，不宜伐肝。

经曰：五脏者，藏精气而不泻者也。肝为将军之官，主藏血。吐血者，肝失其职也。养肝则肝气平而血有所归，伐之则肝不能藏血，血愈不止矣。

论肾泄多在黎明所由

凡人之生，二五妙合之顷，识神依托是中，即揽父精母血，以为立命之基，遂成左右两肾。肾间动气，即道家所谓先天祖气是也，藏乎两肾之中，以肾属水，故称坎宫。以平人气象言之，此气至子后一阳生，生即渐渐上升，历丑、寅、卯、辰、巳，而六阳已极，则入离宫；午后一阴生，即白气变为赤液，渐渐降下至坎宫，复为白气。昼夜循环，升降不息。此即医家所谓真阳之火，道家所谓君火，即先天祖气，医家谓为相火者是也。方此火之自下而上也，行过中焦，必经脾胃，则能腐熟水谷，蒸糟粕而化精微。脾气散精，上归于肺，通调水道，下输膀胱，气化而出，是谓清升浊降，即既济之象也。苟不慎摄生之道，不明正性之理，则必务快其心，逆于生乐，忧患以伤心，寒热以伤肺，饥饱以伤脾，多怒以伤肝，多欲以伤肾，则真气渐衰，精神日损。驯至子后，一阳不以时生，不能上升腐熟水谷，则糟粕无由而化；寅为三阳之候，阳气微则不能应候而化物，故天黎明而泄，其泄亦溏，俗名鸭溏，是为肾泄，亦名大瘕泄。昔人以四神丸治之，予加人参、莲肉，辄获奇效。盖人参补五脏之阳气故也。

论少年人阳痿因于失志不宜补阳

经曰：肾为作强之官，技巧出焉。藏精与志者也。夫志从士从心，志主决定，心主思维。思维则或迁或改，决定则一立不移，此作强之验也。苟志意不遂，则阳气不舒。阳气者，即真火也。譬夫极盛之火，置之密器之中，闭闷其气，使不得发越，则火立死而寒矣。此非真火衰也，乃闷郁之故也。宜其抑郁，通其志意，则阳气立舒，而其痿立起矣。若误谓阳精不足，过投补火之剂，多致痈疽而殁，可不戒哉！

论似中风与真中风治法迥别误则杀人

凡言中风，有真假内外之别。差之毫厘，谬以千里。何者？西北土地高寒，风气刚烈，真气空虚之人，猝为所中，中脏者死，中腑者成废人，中经络者可调理而瘳。治之之道，先以解散风邪为急，次则补养气血，此治真中外来风邪之法也。其药以小续命汤，桂枝、麻黄、生熟附子、羌独活、防风、白芷、南星、甘草之属为本。

若夫大江以南之东西两浙、七闽、百粤、两川、滇南、鬼方、荆、扬、梁三州之域，天地之风气既殊，人之所禀亦异。其地绝无刚猛之风，而多湿热之气，质多柔脆，往往多热多痰。真阴既亏，内热弥甚，煎熬津液，凝结为痰，壅塞气道，不得通利，热极生风，亦致猝然僵仆类中风证。或不省人事，或语言謇涩，或口眼㖞斜，或半身不遂。其将发也，外必先显内热之候，或口干舌苦，或大便秘涩，小便短赤，此其验也。刘河间所谓此证全是将息失宜，水不制火。丹溪所谓湿热相火，中痰中气是也。此即内虚暗风，确系阴阳两虚，而阴虚者为多，与外来风邪迥别。法当清热、顺气、开痰以救其标；次当治本，阴虚则益血，阳虚则补气，气血两虚则气血兼补，久之自瘳。设若误用治真中风药，如前辛热风燥之剂，则轻变为重，重则必死。祸福反掌，不可不察也。初清热，则天门冬、麦门冬、甘菊花、白芍药、白茯苓、栝楼根、童便；顺气则紫苏子、枇杷叶、橘红、郁金；开痰则贝母、白芥子、竹沥、荆沥、瓜蒌仁、霞天膏。次治本，益阴则天门冬、甘菊花、怀生地、当归身、白芍药、枸杞子、麦门冬、五味子、牛膝、人乳、白胶、黄柏、白蒺藜之属；补阳则人参、黄芪、鹿茸、大枣、巴戟天之属。与时消息，则因乎证。

似中风问答

或问：有患似中风证，眠不竟夕而易惺[1]，心脉弦而不洪，多怒，肝脉弦而不长，语言謇涩不利，多痰声重，小便疾速不能忍，且有余沥，大便燥结，左尺脉浮洪，饮食少，不易消，此何以故？

答曰：眠不竟夕而易惺[1]者，心血不足也，故其脉弦而不洪。东垣云：胃虚者多怒，多怒者肝气必不和。经曰：怒则气上逆。加以久病多郁，故益易怒，故肝脉亦弦而不长。弦为血少，此非以智慧观察，以慈忍静定之力和之，未可以药石瘳也。肾属水，冬脉沉，故曰：诸浮者，肾不足也。肾主五液，又主二便。肾家有火，则真阴日亏，津液日少，不能荣养于舌络，舌络劲急，故语言不

利。火性急速，故小便疾出而不能忍，且有余沥，而大便亦多燥结也。故其脉应沉实而反浮洪，失常候也。肺者，五脏之华盖，位乎上，象天而属金，喜清肃而恶烦热。热则津液干枯，无以下滴而通水道，或煎熬浓稠而成痰矣。肺热则人参反助邪热而伤肺，故往往声重多痰，壅塞气道，而升降不利也。脾为土脏，胃为之腑，乃后天元气之所自出。胃主纳，脾主消。脾阴亏则不能消，胃气弱则不能纳，饮食少则后天元气无自而生，精血坐是日益不足也。经曰：损其脾者，调其饮食，节其起居，适其寒温，此至论也。不如是则不足以复脾阴。然其要又在戒暴怒，使肝无不平之气，肝和则不贼脾土矣。命门者，火脏也。乃先天真阳之气之所寄，即道家所谓先天祖气，医家所谓真火是也。其壮也有三：一者元禀过厚；二者保啬精气，不妄施泄；三者志气无所怫郁，则年虽迈而犹壮也。不尔则子后一阳不生，不能上升熏蒸糟粕而化精微，以滋后天之元气，是火不生土，而脾胃因之日弱也。法当降气和肝滋肾，降气是阳交于阴也。肝和则脾胃不被贼邪所干，故能纳而能消也。脾胃无恙，则后天之元气日益生长矣。肾足则真阴自生，津液自足，舌络有所荣养，则舌之伸缩自由而言语自利矣。且世无不阴虚而中风者，第须拨去烦恼，一切放下，使心火不炎，则肾亦因之而不燥，此又治之之本也。

论痰饮药宜分治

夫痰之生也，其由非一。其为治也，药亦不同。由于阴虚火炎，上迫乎肺，

---

[1] 惺：苏醒。

肺气热则煎熬津液，凝结为痰，是为阴虚痰火。痰在乎肺而本乎肾，治宜降气清热，益阴滋水。法忌辛温燥热、补气等药。由于脾胃寒湿生痰，或兼饮唉过度，好食油面猪脂，以致脾气不利，壅滞为痰，浓厚胶固，甚至流于经络，及皮里膜外，或结为大块，或不思食，或彻夜不眠，或猝尔眩仆，不知人事，或发癫痫，或昔肥今瘦，或叫呼异常，或身重腹胀，不便行走，或泄泻不止，及成瘫痪，种种怪证，皆痰所为。故昔人云：怪病多属痰，暴病多属火。有以夫！此病在脾胃，无关肺肾，治宜燥脾行气，散结软坚。法忌滞泥苦寒、湿润等药，及诸厚味。由于风寒郁闭，热气在肺，而成痰嗽齁喘，病亦在肺，治宜豁痰除肺热药中，加辛热、辛温，如麻黄、生干姜之属，以散外寒，则药无格拒之患。法忌温补、酸收等药。病因不齐，药亦宜异。利润利燥，及利发散，各有攸当，非可混施也。

世以痰饮混称，药亦混投。殊不知痰之与饮，其由自别，其状亦殊。痰质稠黏，饮惟清水，特其色有异，或青或黄，或绿或黑，或如酸浆，或伏于肠胃，或上支胸胁，刺痛难忍，或流于经络四肢，则关节不利，支饮上攻为心痛，为中脘痛，甚则汗出，为呕吐酸水、苦黄水等，种种各异，或发寒热，不思饮食，及不得眠，皆其候也。此证皆因酒后过饮茶汤，则水浆与肠胃饮食湿热之气，凝而为饮；或因情抱抑郁，饮食停滞，不得以时消散，亦能成饮。总之必由脾胃有湿，或脾胃本虚，又感饮食之湿，则停而不消，此饮之大略也。治宜燥湿利水，行气健脾，乃为得也。其药大都以半夏、茯苓、参、术为君，佐以猪苓、泽泻以渗泄之，白豆蔻、橘皮以开散之，

苏梗、旋覆花以通畅之。东垣五饮丸中有人参，其旨概可见矣。

论疟痢宜从六淫例治

风寒暑湿燥火，此天之六淫。其邪自外而入，感之而病，宜随其邪之所在以攻治之。经曰：夏伤于暑，秋必痎疟。乃暑邪为病也。虽有山岚瘴气发疟一证，治稍不同。然其症大都多热多寒，或热多寒少，或寒多热少，或单热不寒，或单寒不热，头疼骨疼，大渴引饮，口苦舌干，呕吐不思食，或烦躁不得眠，必用白虎汤二三剂，随证增损，解表以祛暑邪，而后随经消息，以除其苦可也。

滞下者，俗呼为痢疾，皆缘暑湿与饮食之积滞胶固而成。其症类多里急后重，数登圊而不便，或发热，或口渴，或恶心，不思食，何莫非暑之标证也。必用六一散、黄连、芍药为主，而后随其所苦，为之增损。伤气分则调气益气；伤血分则行血和血。然未有不先治暑而可获效者矣。治病必求其本，其斯之谓欤！

论病由七情生者只应养性怡神发舒志气以解之，不宜全仗药石攻治

夫喜怒忧思悲恐惊七者，皆发于情者也。情即神识，有知不定，无迹可寻，触境乃发，滞而难通。药石无知，焉能消其妄执，纵通其已滞之气，活其已伤之血。其默默绵绵之意，物而不化者，能保无将来复结之病乎？只宜以识遣识，以理遣情，此即心病还将心药医之谓也。如是庶可使滞者通，结者化，情与境离，不为所转，当处寂然，心君泰定，其何

七情之为累哉!

论伤寒、温疫、痈疽、痘疹、疟疾诸病皆由实邪所发，自里发出于表者吉，由表陷入于里者凶

伤寒、温疫初发，邪在于表，必头疼身热，病属三阳，即于此时急表散之。冬月即病，宜用辛温、辛热以汗之；春温夏热，宜用辛凉、辛寒、甘寒以汗之。汗后身凉脉静，无所伤犯，病不复作而愈。如投药濡滞，或病重药轻，不散之于表，致邪热内结，病属三阴，须下乃愈。内虚之人，不胜下药，多致危殆。又有少阴咽痛等证，则又不宜于下，或成狐惑，虫食肛门，种种难治之条，皆失于不早散故也。

痈疽皆由荣家实热，气逆所结。急宜凉血活血，散结解毒，大剂连进，内外夹攻，务使消散。即势大毒盛，一时不能散尽，亦必十消七八，纵使溃脓，保无大害。若失于救治，使热毒内攻，其膜必坏，膜坏则神人不能救矣。痘疮之害，多在血热。解于一二日内者，十全八九。若迟则热毒内攻，陷入于里，肠胃当之，必致大便作泄，乳食不化，或神昏闷乱，便秘腹胀，则十不救一。除是禀受虚寒，方堪补托，济以温热，可救危急。若夫疹家，便须速用辛寒、甘寒、苦寒之剂，清凉发散，十不失一。假令病重药轻，或治疗后期，或误投温热，则邪热内攻，烦躁闷乱，不可救药矣。

疟本暑邪，法当解肌。若元气先虚之人，脾胃薄弱，误投破气消食克伐之药，则中气愈虚，邪反内陷，必便脓血。

治或失宜，多成腹胀，驯至不救，往往而是。

此之四证，皆须急治。要以自里达表者吉，自表陷里者凶。故药宜解散通利，最忌收涩破气，及诸温补。其关乎死生者最大，故特表而出之，俾世人知所先务也。

论五运六气之谬

原夫五运六气之说，其起于汉魏之后乎! 何者? 张仲景，汉末人也，其书不载也。华元化，三国人也，其书亦不载也。前之则越人无其文，后之则叔和鲜其说。予是以知其为后世所撰，无益于治疗，而有误乎来学。学者宜深辨之。予见今之医师，学无原本，不明所自，侈口而谈，莫不动云五运六气。将以施之治病，譬之指算法之精微，谓事物之实有，岂不误哉! 殊不知五运六气者，虚位也。岁有是气至则算，无是气至则不算。既无其气，焉得有其药乎? 一言可竟已。其云必先岁气者，譬夫此年忽多淫雨，民病多湿，药宜类用二术苦温以燥之，佐以风药如防风、羌活、升麻、葛根之属，风能胜湿故也。此必先岁气之谓也。其云毋伐天和者，即春夏禁用麻黄、桂枝，秋冬禁用石膏、知母、芩、连、芍药之谓。即春夏养阴、秋冬养阳之义耳! 乃所以遵养天和之道也。昔人谓不明五运六气，检遍方书何济者，正指后人愚蒙，不明五运六气之所以，而误于方册所载，依而用之，动辄成过，则虽检遍方书，亦何益哉!

予少检《素问》中载有是说。既长游于四方，见天下医师与学士大夫，在在谈说其义，于时心窃疑之。又见性理所载，元儒草庐吴氏于天之气运之中，

亦备载之。予益自信其为天运气数之法，而非医家治病之书也。后从歙邑见赵少宰家藏宋版仲景《伤寒论》，皆北宋善版，始终详检，并未尝载有是说；六经治法之中，亦并无一字及之。予乃谛信予见之不谬，而断为非治伤寒外感之说。予尝遵仲景法治一切外邪为病，靡不响应。乃信非仲景之言，不可为万世法程。杂学混滥，疑误后人，故特表而出之，俾来学知所抉择云。

祝医五则

凡人疾病，皆由多生不惜众生身命，竭用人财，好杀鸟兽昆虫，好箠楚下贱，甚则枉用毒刑，加诸无罪，种种业因，感此苦报。业作医师，为人司命，见诸苦恼，当兴悲悯。详检方书，精求药道，谛察深思，务期协中。常自思维，药不对病，病不对机，二旨或乖，则下咽不返。人命至重，冥报难逃，勿为一时衣食，自贻莫忏之罪于千百劫。戒之哉！宜惧不宜喜也。

凡为医师，当先读书。凡欲读书，当先识字。字者，文之始也。不识字义，宁解文理，文理不通，动成窒碍。虽诗书满目，于神不染，触途成滞，何由省入。譬诸面墙，亦同木偶。望其拯生民之疾苦，顾不难哉。故昔称太医，今曰儒医、太医者，读书穷理，本之身心，验之事物，战战兢兢，求中于道，造次之际，罔敢或肆者也。外此则俗工耳，不可以言医矣。

凡为医师，先当识药。药之所产，方隅不同，则精粗顿异。收采不时，则力用全乖。又或市肆饰伪，足以混真。苟非确认形质，精尝气味，鲜有不为其误者。譬诸将不知兵，立功何自。医之于药，亦犹是耳。既识药矣，宜习修事。《雷公炮炙》，固为大法。或有未尽，可以意通。必期躬亲，勿图苟且。譬诸饮食，烹调失度，尚不益人，反能增害，何况药物关乎躯命者也，可不慎诸。

凡作医师，宜先虚怀。灵知空洞，本无一物。苟执我见，便与物对。我见坚固，势必轻人。我是人非，与境角立。一灵空窍，动为所塞，虽曰亲至人，终不获益。白首故吾，良可悲已。执而不化，害加于人，清夜深思，宜生愧耻。况人之才识，自非生知，必假问学。问学之益，广博难量。脱不虚怀，何由纳受。不耻无学，而耻下问。师心自圣，于道何益。苟非至愚，能不儆省乎！

医师不患道术不精，而患取金不多。舍其本业，专事旁求。假宠贵人，翼其口吻，以希世重。纵得多金，无拔苦力。于当来世，岂不酬偿。作是思惟，是苦非乐。故当勤求道术，以济物命。纵有功效，任其自酬，勿责厚报。等心施治，勿轻贫贱。如此则德植厥躬，鬼神幽赞矣。

上来所祝五条，皆关切医师才品道术，利济功过。仰愿来学，俯从吾祝，则进乎道而不囿于技矣。讵非生人之至幸，斯道之大光也哉！

19

卷 二

诸病应忌药总例

补气
人参　黄芪　二术　人胞　红铅

温补
人胞　红铅　白胶　鹿茸　巴戟天
人参　黄芪　二术　淫羊藿　肉苁蓉
补骨脂　当归　狗阴茎　菟丝子　蛇
床子

大热
附子　肉桂　仙茅　阳起石　乌头
硫黄　海狗肾　羊肉　雀肉　天雄　葫
芦巴

破气
青皮　枳实　枳壳　槟榔　厚朴
牵牛

闭气
银杏　米面食　猪脂油　二术
黄芪

降气
降真香　苏子　郁金　枇杷叶　橘
红　沉香　乌药

破血
桃仁　红花　苏方木　延胡索　干
漆　五灵脂　花蕊石　乳香　没药　姜
黄　三棱　蓬茂　水蛭　虻虫　蟅虫
肉桂　桃枭　穿山甲　麒麟竭

升提发散
升麻　柴胡　川芎　紫苏　麻黄
干葛　羌活　独活　防风　白芷　生姜
细辛　荆芥　前胡　藁本　葱白　薄荷

辛温辛热发散
吴茱萸　干姜　桂枝　麻黄　细辛
羌活　独活　防风　藁本　川芎　白芷
葱白

吐
瓜蒂　栀子　豉　皂荚　藜芦　常
山　人参芦　虾汁　盐汤

下
大黄　芒硝　巴豆　牵牛　玄明粉
枳实　厚朴

降泄
山栀　知母　天门冬　玄参

利水
猪苓　泽泻　木通　瞿麦　车前子
葶苈　滑石　海金沙　商陆　茯苓　扁
蓄　乌柏根皮　琥珀　芫花　甘遂　大
戟　续随子　汉防己　郁李仁

损津液
郁李仁　白矾　矾红　半夏

敛摄
白芍药　五味子　醋　乌梅　白梅
酸枣仁

固涩
龙骨　牡蛎　粟壳　诃黎勒　益智
子　山茱萸　桑螵蛸　蛇床子　肉果
莲须　阿芙蓉　金樱子　原蚕蛾

消导
山楂　麦芽　草果　槟榔　三棱
蓬茂　神曲　枳壳　枳实　绿矾　莱菔
子　红曲　橘红　砂仁

开窍

龙脑香　麝香　苏合香　檀香　安息香

香燥

沉香　麝香　龙脑香　缩砂蜜　豆蔻　藿香　香附　丁香　乌药　木香

辛燥

火酒　蒜　半夏　南星　二术

辛热

干姜　吴茱萸　胡椒　蒜　茴香　生姜　巴豆　龙脑香

湿润

地黄　当归　肉苁蓉　天门冬　知母　猪脂油　麻仁　瓜蒌仁

滞腻

猪羊犬肉　鹅　地黄　南面　油腻　炙煿

滑利

冬葵子　榆皮　牛乳　椿根白皮　柿　瓜　李　桃　梨　蜜　青菜　莼菜　酥　茄子

发湿

鳜鱼　南面

苦寒伤胃

山栀　黄柏　黄芩　黄连　大黄　苦参　玄参　知母　芦荟

补命门相火

鹿茸　巴戟天　附子　人胞　红铅　白胶　肉桂　仙茅　阳起石　腽肭脐　淫羊藿　补骨脂　狗阴茎　菟丝子　原蚕蛾

补肾水苦寒

黄柏　天门冬　玄参　知母

酸寒

白芍药　牛膝　乌梅

咸寒

童便　芒硝　玄参　秋石

生冷

菱　梨　菜　李

甘

甘草　饴糖　大枣　蜜

咸

食盐　商陆　碱水　鹿茸　蛤蜊　蛎黄　蛭

《续序例》下

阴阳表里虚实门

阳虚　即真气虚。其症恶寒，或发热自汗，汗多亡阳。阳虚不发热，单恶寒者居多。

【忌】破气，降泄，利水，苦寒；又忌❶辛热发散。

青皮　枳壳　厚朴　牵牛　槟榔以上破气　大黄　石膏　山栀　知母　天门冬　生地黄　瓜蒌以上降泄　泽泻　木通　瞿麦　木柏根皮　汉防己　葶苈　猪苓　滑石　海金沙　商陆以上利水　黄芩　黄连　黄柏　玄参　槐花以上苦寒　芍药　乌梅　醋以上酸　吴茱萸　麻黄　羌活　独活　前胡　防风　荆芥以上辛热发散

【宜】补，甘，温，热。

人参　黄芪　二术　炙甘草　当归　白胶　淫羊藿　人胞　红铅　补骨脂　巴戟天　桂　附子　仙茅　鹿茸　大茴香　阳起石　羊肉　雀肉

阴虚　即精血虚。其症为咳嗽多痰，吐血，咯血，嗽血，鼻衄，齿衄，盗汗，自汗，发热，寒热，潮热，骨乏无力，不眠，气急，腰背痛。

【忌】补气，复忌破气、燥热辛温；

---

❶ 忌：四库本此字后有"酸"字。

21

又忌大寒大苦伤胃，并升提发散、利水。

人参　黄芪　二术　人胞以上补气
南星　半夏　附子　官桂　桂枝　仙茅
鹿茸　干姜　硫黄　阳起石　海狗肾
丁香　胡椒　乌头　火酒　吴茱萸　乌
药　生姜以上燥热辛温　山栀　黄芩　黄
连　大黄　芒硝　玄明粉以上大寒大苦伤
胃　麻黄　升麻　柴胡　羌活　独活
藁本　川芎　防风以上升提发散　破气利
水药见前。

【宜】生精补血，兼清虚热，敛摄，
酸寒，甘寒，甘平，咸寒，略兼苦寒。

地黄　柏子仁　人乳　沙苑蒺藜
枸杞子　牛膝　麋角胶　阿胶　沙参
酸枣仁　白芍药　五味子　山茱萸　石
斛　麦门冬　薯蓣　牡丹皮　续断　地
骨皮　车前子　溺白垽❶　鳖甲　黄柏
知母　青蒿

表虚　其症自汗恶风，洒淅寒热，
喜就温暖，脉浮无力。

【忌】破气，升发，辛热。

麻黄　升麻　防风　柴胡　羌活
独活　前胡　干葛　紫苏　薄荷　白芷
生姜　荆芥以上升发　吴茱萸　桂枝表虚
而中寒者不忌　干姜以上辛热　破气药
见前。

【宜】补敛，益气实表，甘，酸。

人参　黄芪　白芍药　甘草　桂枝
有热者勿用　五味子

里虚　其症洞泄，或完谷不化，心
腹痛，按之即止，或腹胀，或伤寒下后
痞满。

【忌】破气，下，苦寒。

大黄　芒硝　巴豆　玄明粉　牵牛
以上下　黄芩　黄连　山栀　知母　黄柏
天门冬　蓍以上苦寒　破气药见前。

【宜】温补，甘，佐以辛热。

人参　炙甘草　术　大枣　糯米

肉桂　附子有热者勿用　干姜

阳实　即表邪热盛。其症头痛寒热，
遍身骨痛，无汗。

【忌】补敛，下，大热。

黄芪　人参　二术　桂枝　芍药
五味子　米面食　猪羊犬肉　醋以上补敛
附子　胡椒　干姜　肉桂　蒜　吴茱萸
以上大热　下药见前。

【宜】辛寒发散，天寒略加辛热、
辛温佐之。

石膏　知母　葛根　麦门冬　前胡
柴胡　黄芩　紫苏　薄荷　升麻　防风
葱白　荆芥　羌活　麻黄冬月可用，春夏
忌之。

阴实　即里实。外感证属邪热内结
者，其症胸腹硬痛，手不可近，大便七
八日不行，或挟热下痢。

【忌】辛温发散，补敛。

诸药俱见前。

【宜】下，苦寒，咸寒，甘辛。

大黄　厚朴　枳实　滑石　山栀
黄芩　黄连　蓝　茵陈　芒硝　桃仁

阳厥　即热厥。其症四肢厥逆，身
热面赤，唇燥，大渴，口干舌苦，目闭
或不闭，小便赤涩短少，大便燥结，不
省人事。

【忌】升发，补敛，燥热辛温。

诸药俱见前。

【宜】下，清热，甘寒，苦寒，咸寒。

大黄　芒硝　石膏　黄芩　黄连
山栀　知母　童便

如挟虚有痰者，宜麦门冬、竹沥、
芦根汁、梨汁、牛黄、童便。

如妇人热入血室因而厥者，药中以
童便为君，加赤芍药、生地黄、牛膝、
牡丹皮、桃仁。甚者大便结燥，加芒硝、

---

❶ 垽：沉淀物；渣滓。

大黄下之。通即止，勿尽剂。

阴厥 即寒厥。其症四肢厥逆，身冷，面青蜷卧，手指爪青黯，腹痛，大便溏，或完谷不化，小便自利，不渴，不省人事。

【忌】下，破气，苦寒，咸寒，酸寒。

食盐　太阴玄精石　童便以上咸寒　芍药　醋以上酸寒　下、破气、苦寒诸药俱见前。

【宜】补气，温中，甘温，辛热。

人参　干姜　附子　桂　吴茱萸

上盛下虚 属阳盛阴虚。

【忌】升散，下，助阳补气；复忌破气，燥热辛。

诸药俱见阴虚条下。

【宜】降，益阴，甘寒，酸寒，佐以咸寒，苦寒。

苏子　枇杷叶　麦门冬　枸杞子　生地　沙参　白芍药　山茱萸　五味子　牛膝　童便　玄参　黄柏　天门冬

五脏六腑虚实门

心虚八证

【忌】升发，破气，苦寒，辛燥，大热。

诸药俱见前。

【宜】补血，甘温，酸敛，佐以咸寒，镇坠。

生地黄　龙眼肉　人参　炙甘草　石斛　酸枣仁　五味子　柏子仁　丹参　茯神　远志　鹿茸　炒盐　丹砂

惊邪 属心气虚。

【忌】升，破气。

诸药俱见前。

【宜】降，清热，豁痰，平。经曰：惊者平之。

犀角　丹砂　琥珀　珍珠　龙齿　金箔　牛黄　代赭石　羚羊角　麦门冬

石斛　桔梗　胆星　麝香　竹沥　天竺黄　远志　鬼臼

癫痫 属心气虚有热。

【忌】补敛，升。

诸药俱见前。

【宜】降，清热，豁痰。

诸药见惊邪条，加贝母、丹参、钩藤钩、郁金、铅丹、神水、白矾。

不得眠 属心血虚有热。

【忌】升，辛燥，热。

诸药俱见前。

【宜】敛，养阴血，清热。

酸枣仁　五味子　龙眼肉　丹参　芍药　人参　石斛　竹叶　生地黄　茯神　远志　黄连　玄参　麦门冬　辰砂　六一散　竹茹　木通　生甘草

心烦 属心家有热。

【忌】升，破气，燥热。

诸药俱见前。

【宜】清热，生津液，甘寒，甘平，辛酸。

参用不得眠中诸药：

竹叶　麦门冬　生甘草　石斛　丹参　龙眼肉　生地黄　玄参　沙参　茯神　远志　知母　酸枣仁

怔忡 属心血不足。

【忌】、【宜】俱同心虚。

心澹澹动

【忌】、【宜】俱同心虚。

盗汗 属心血虚。汗者，心之液也。

【忌】破气，辛散，燥热。

诸药俱见前。

【宜】补敛，清虚热，甘酸，甘平，甘寒，苦寒，咸寒。

生地黄　当归　茯神　龙眼肉　黄芪　五味子　白芍药　酸枣仁　黄芩　黄柏　黄连　牡蛎

伏梁 属心经气血虚，以致邪留

不去。

【忌】破血，汗，下。

三棱　蓬莪　姜黄　虻虫　蟅虫　红蓝花　水蛭　桃仁以上破血

汗，下诸药俱见前。

【宜】活血，凉血，散热通结，辛咸。

郁金　五灵脂　乳香　没药　当归　延胡索　赤芍药　远志　菖蒲　茯神　牡蛎　参用东垣伏梁丸治之。

肝虚十证

【忌】收敛，破气，升散，苦寒，下。诸药俱见前。

【宜】辛散，甘缓。

当归　陈皮　生姜　地黄　甘菊　甘草　胡麻　谷精草　决明子　刺蒺藜　羊牛兔肝

因郁而虚者，加细辛、木香、缩砂蜜、沉水香❶、川芎、香附。

胸胁痛　属肝血虚，肝气实，因而上逆。

【忌】敛，补气，破血。

诸药俱见前。

【宜】降气，养血，和肝，辛甘，平缓。

苏子　郁金　番降香　川通草　当归　生地黄　橘皮　甘草　白芍药　续断　鹿角胶

转筋　属血虚。

【忌】下，复忌升，燥热，闭气，苦寒，破气。

二术　黄芪　银杏　猪脂　羊肉面以上闭气　余忌药俱见前。

【宜】酸，辛，甘平。

木瓜　牛膝　当归身　白芍药　石斛　续断　炙甘草　陈皮　缩砂蜜

目光短　属肝血虚，及肾水真阴不足。

【忌】破气，升，燥热。

诸药俱见前。

【宜】补肝兼滋肾，甘温益血，甘寒除热。

甘枸杞　生地黄　甘菊花　沙苑蒺藜　谷精草　五味子　决明子　天门冬　麦门冬

目昏　属肝血虚有热，兼肾水真阴不足。

【忌】同前目光短。

【宜】同目光短，加：

黄柏　羚羊角

目瞖　属肝热兼肾水不足。

【忌】破气，升，燥热，苦寒。

诸药俱见前。

【宜】补肝血，除热，退瞖。

甘菊花　生地黄　决明子　石决明　沙苑蒺藜　女贞实　青羊胆　羚羊角　犀角　空青　黄连　天龙　伏翼粪　木贼　谷精草　密蒙花　人爪　蝉蜕　玛瑙　石蟹　珊瑚　珍珠　琥珀　马目毒公　贝子

亡血过多角弓反张　属肝血虚有热。

【忌】风燥，升，破气，下。

诸药俱见前。

【宜】补血清热，甘寒，甘温，酸寒，咸寒，辛润。

当归　生地黄　白芍药　炙甘草　牛膝　麦门冬　牡丹皮　甘菊花　童便

有汗加人参、黄芪、五味子、酸枣仁。

少腹连阴作痛　按之则止，属足厥阴经血虚。

【忌】同角弓反张。

【宜】同角弓反张，加白胶。

偏头痛　属血虚肝家有热，不急治，久之必损目。

―――――――

❶ 沉水香：即沉香，又名沉水。

【忌】升，燥热，苦寒。

诸药俱见前。

【宜】养血清虚热，甘寒，酸寒，辛寒。

生地黄　天门冬　甘菊花　白芍药　当归　川芎　乌梅　炙甘草　土茯苓　金银藤　黑豆

有实火者，可加黄芩酒炒、大黄酒蒸、川芎、雨前茶、石膏。

目黑黯眩晕　属血虚兼肾水真阴不足。

【忌】破气，燥热，辛温。

诸药俱见前。

【宜】养血补肝，清热，甘寒，甘平，酸寒，苦寒。

生地黄　枸杞子　甘菊花　当归　薯蓣　五味子　白蒺藜　甘草　山茱萸　白芍药　天门冬　黄柏

肥气　属气血两虚，肝气不和，逆气与瘀血相并而成。

【忌】破气，下，苦寒。

诸药俱见前。

【宜】和肝散结气，兼行气血凝滞，甘温，甘平。

川芎　当归　沉香　干姜　肉桂　橘皮　红花　郁金　延胡索　香附　山楂　赤芍药　红曲　砂仁

参用东垣肥气丸治之。

腹虚十二证

【忌】下，降泄，破气，苦寒。

诸药俱见前。

【宜】甘温，佐以辛香，酸平。

人参　大枣　黄芪　薯蓣　炙甘草　莲肉　白茯苓　白扁豆　缩砂蜜　橘红　白豆蔻　藿香　木瓜　白芍药　酸枣仁

饮食劳倦伤脾发热

【忌】破气，发散，下，苦寒。

诸药俱见前。

【宜】补中益气，甘温，升，酸。

人参　黄芪　术　炙甘草　大枣　柴胡　升麻　石斛　麦门冬　橘红　白芍药　酸枣仁

饮食不消化　属脾气虚。

【忌】破气，消导克伐，苦寒；复忌燥。

草果　枳实　槟榔　蓬茂　三棱　绿矾以上消导　余忌药见前。

【宜】益真气，香，甘温，甘辛。

同脾虚，加谷芽、麦芽、肉豆蔻。

伤食　必恶食。

【忌】润湿，苦寒。

当归　肉苁蓉　锁阳　天门冬　地黄　知母　玄参　猪脂　茄子　酒糟　面食以上湿润　苦寒诸药见前。

【宜】健脾消导，甘温，辛香。

橘皮　薯蓣　莲肉　白扁豆　白芍药　白茯苓　草果　山楂　麦芽　草豆蔻　缩砂蜜　谷芽

如腹痛大便不通，宜下之，枳实、槟榔、厚朴、大黄。元气虚人不可下，宜加参、术。

伤肉食，轻者宜蒜、山楂，兼黄连；重者宜矾红、枣肉为丸。服二钱，不可过，终身忌荞麦。

伤面食，宜炒莱菔子。

停饮　为恣饮汤水，或冷茶、冷酒所致。

【忌】下，酸敛，湿润，滞腻。

诸药俱见前，加忌栝楼根及仁、桃仁、郁李仁。

【宜】健脾利水，淡渗，兼辛散。

人参　白术　半夏　茯苓　橘皮　泽泻　猪苓　木通　桑白皮　旋覆花　紫苏　白豆蔻

水肿　属脾气虚。

【忌】破气，下泄，湿润，咸，苦寒。

食盐　商陆以上咸　余忌药俱见前。

【宜】补脾益气，燥湿，利水，辛香，甘温，佐以淡渗。

人参　二术　橘皮　薯蓣　木瓜　薏苡仁　桑白皮　茯苓　赤小豆　香薷　乌鳢鱼　车前子　猪苓　泽泻　姜皮　乌芋　缩砂蜜　通草

脾虚中满　属脾气虚兼脾阴虚。

【忌】破气，下，消导，利水，甘。

饴糖　大枣　蜜　甘草以上甘　余忌药俱见前。

昼剧夜静，属脾气虚。

【宜】补气健脾，甘温，淡渗，佐以辛香。

人参　二术　白芍药　桑白皮　茯苓　车前子　橘红　姜皮　藿香　缩砂蜜　无热证者佐以桂。

夜剧昼静，属脾阴虚。

【宜】补脾阴，兼制肝清热，甘平，酸寒，淡渗。

酸枣仁　白芍药　石斛　白扁豆　莲肉　橘皮　山药　苏子　五味子　木瓜　桑白皮　车前子　茯苓

噎膈　属气血两虚。由于血液衰少，而非痰气壅逆所成。

【忌】破气，升；复忌下，消导，燥，苦寒，辛热。

诸药俱见前。

【宜】降，清热润燥，甘温甘平以益血，略佐辛香以顺气。

苏子　橘红　枇杷叶　人参　白芍药　酸枣仁　龙眼肉　人乳　牛乳　蔗浆　梨汁　韭汁　芦根汁　姜汁　白豆蔻仁

脾泄　属气虚。

【忌】破气，下，消导，苦寒。

诸药俱见前。

【宜】温中补气，升清，甘温，甘平，佐以辛香。

人参　术　炙甘草　薯蓣　莲肉　白扁豆　茯苓　车前子　白芍药　升麻　柴胡　肉豆蔻　缩砂蜜　橘皮　木香　丁香　藿香　白莱菔

兼有湿及痰，经年不愈，粪色白者，须服九制松脂。

健忘　属气血两虚。

【忌】升，燥热；复忌苦寒，辛散。

诸药俱见前。

【宜】益脾阴兼补气，酸敛，甘温，甘寒，辛平以通窍。

酸枣仁　白芍药　五味子　人参　炙甘草　黄芪　龙眼肉　柏子仁　麦门冬　丹参　茯苓　茯神　石菖蒲　远志

倦怠嗜卧　属脾气不足。

【忌】破气，消导，苦寒。

诸药俱见前。

【宜】补气，兼健脾，甘温，辛香。

人参　白术　黄芪　茯苓　薯蓣　炙甘草　谷蘖　白扁豆　缩砂蜜　橘皮　藿香　白豆蔻

脾虚腹痛　按之则止，属血虚。

【忌】破气，破血，香燥，苦寒。

诸药俱见前。

【宜】益气补血，苦温，酸平。

人参　炙甘草　龙眼肉　大枣　酸枣仁　石斛　麦门冬　白芍药

痞气　属脾气虚及气郁所致。

【忌】破气，下，湿润，苦寒。

诸药俱见前。

【宜】健脾，兼散结滞，甘温，辛香。

人参　白芍药　橘红　缩砂蜜　藿香　吴茱萸　谷蘖　麦蘖　红曲　香附　木香　参用东垣痞气丸治之。

肺虚七证

【忌】补气，升散，辛燥，温热。

诸药俱见前。

平，佐以辛香。

【宜】清热，降气，酸敛，润燥。

天门冬　麦门冬　苏子　枇杷叶　贝母　沙参　百部　百合　桑白皮　五味子　杏仁　五倍子　蜜　梨　柿

无热者，加人参。

齁喘　属肺虚有热，因而痰壅。

【忌】破气，升，发散，收涩。

诃子　亚芙蓉　粟壳以上收涩　余忌药俱见前。

【宜】降气，消痰，辛凉，甘寒，苦平。

苏子　枇杷叶　贝母　桑根白皮　栝楼根　竹沥　天门冬　麦门冬　百部　百合　薄荷　马兜铃　款冬花　沙参　前胡　白前　射干

咳嗽吐血痰　属肺热甚。

【忌】升，破气，复忌补气，破血，辛燥，温热，收涩。

诸药俱见前。

【宜】降气清热，润肺生津液，凉血益❶血，甘寒，甘平，咸寒，佐以苦寒。

郁金　生地黄　蒲黄　侧柏叶　茅根　剪草　白及　阿胶　童便　知母　余药肺虚条内参用。

声哑　属肺热甚。

【忌】、【宜】俱同咳嗽。

咽喉燥痛　属水涸火炎，肺热之极。此证法所难治。

【忌】、【宜】俱同咳嗽。

肺痿　属肺气虚有热。

【忌】、【宜】俱同肺虚。

龟胸　属肺热有痰。

【忌】、【宜】俱同齁喘咳嗽。

息贲　属肺气虚，痰热壅结所致。

【忌】破气，辛热，补敛。

诸药俱见前。

【宜】降气，清热开痰，佐以散结。

橘皮　白豆蔻　白芥子　射干　桔梗　旋覆花　桑白皮　参用东垣息贲丸治之。

肾虚十八证　即肾水真阴不足。

【忌】升，破气，利水，温热，辛燥，补命门相火。

仙茅　巴戟天　葫芦巴❷　人参　补骨脂　鹿茸　人胞以上补命门相火　余忌药俱见前。

【宜】滋阴，润，生精补血，除热，甘寒，酸寒，苦寒，咸寒。

地黄　枸杞子　牛膝　人乳　肉苁蓉　柏子仁　胡麻　沙苑蒺藜　杜仲　续断　天门冬　麦门冬　五味子　山茱萸　薯蓣　牡丹皮　菟丝子　车前子　地骨皮　知母　黄柏　鳖甲　青蒿　童便

肾虚腰痛　属精气虚。

【忌】破气，燥热。

诸药俱见前。

【宜】同肾虚。

骨乏无力　属阴精不足，肾主骨故也。

【忌】、【宜】俱同肾虚。

骨蒸潮热　属精血虚极，以致阳无所附，火空上炎。

【忌】、【宜】俱同肾虚。

传尸劳

【忌】同肾虚。

【宜】除热益阴，杀劳虫，兼清镇。

诸药同肾虚，加：

鬼臼　干漆　漆叶　芦荟　象胆　獭肝　胡黄连　安息香　丹砂　磁石　神水

五心烦热　属真阴不足。

---

❶　益：四库本作"养"。
❷　巴：四库本无"巴"字。

27

【忌】、【宜】俱同肾虚。

梦遗泄精 属肾虚有火。

【忌】同肾虚。

【宜】滋阴，生津补血，除热，酸敛，佐以涩精。

莲花蕊 生甘草 石斛 缩砂蜜 龙骨 覆盆子 鱼胶 莲肉 牡蛎 远志 韭子 桑螵蛸 余药同肾虚条。

小便短涩、热赤频数 属肾虚有火。

【忌】、【宜】俱同肾虚。

溺有余沥 属气虚。

【忌】同肾虚。

【宜】同肾虚，以五味子、黄柏、人参为君，加菟丝子、覆盆子为臣，益智为佐。如觉平日肺家有热，或咳嗽有火者，忌人参，用沙参。

溺血、血淋 属肾虚有火，热伤血分。

【忌】同肾虚。

【宜】同肾虚，加：

侧柏叶 阿胶 茅根 韭白 干地黄 戎盐 蒲黄

伤精白浊 属房劳过度，以致精伤流出似白浊证。

【忌】利小便，燥，辛热。

诸药俱见前。

【宜】同肾虚。

五淋 属肾虚兼有湿热。

【忌】同肾虚。

【宜】同肾虚，加清湿热。

茯苓 黄柏 车前子 石斛 草薢 薏苡仁

精塞水窍不通 属房欲不竟，或思欲不遂，或惧泄忍精，或老人气不足以送精出窍。

【忌】破气，下，利小便，燥热。

诸药俱见前。

【宜】行败精，壮实人宜兼泄火，老人宜兼补气血。外治用吮法。

牛膝 生地黄 当归 桃仁 红花 车前子 鹿角霜

齿浮、真牙摇动，及下龈软或齿衄 属肾虚有热。

【忌】同肾虚，又忌当归、川芎。

【宜】益阴，凉血，固肾。

诸药略同肾虚，应以地黄、黄柏、五味子为君，桑椹、牛膝、沙苑蒺藜、鹿茸、天门冬为臣，龙骨、牡蛎为使。

下消 属肾阴虚，火伏下焦。

【忌】同肾虚。

【宜】清热，及峻补真气，润，酸敛。

诸药同肾虚，宜以黄柏、五味子、生地黄、天麦门冬、人参为君，石斛、牛膝、知母、人乳、童便为臣，地骨皮、青蒿、侧柏叶为佐。

善恐 属肾气虚，肾藏志故也。

【忌】破气，苦寒。

诸药俱见前。

【宜】补气强志，辛平，甘温，佐以辛香。

人参 远志 茯苓 鹿茸 酸枣仁 柏子仁 石斛 沉水香

阴窍漏气 属肾气虚，不固。肾主纳气，虚则不能纳，故见是证。

【忌】破气，降，香燥，辛热。

苏子 郁金 降香 沉水香 橘皮 通草以上降 白豆蔻 木香 香附以上香燥 余忌药俱见前。

【宜】补真气，酸敛，固涩。

人参 五味子 山茱萸 沙苑蒺藜 覆盆子 枸杞子 益智子 远志 龙骨 牡蛎 金樱子 莲须 参用肾虚条内诸药。

疝 属肾虚，寒湿邪乘虚客之所致。丹溪谓与肾经绝无相干者，误也。又有先因湿邪为病，后成湿热者，药宜分寒热、先后二途。

【忌】升，破气，苦寒，湿润。

诸药俱见前。

【宜】补气，通肾气，除湿。又有阴虚有热之人病此，兼宜除热。

人参　黄芪　橘核　合欢子　荔枝核　川楝子　牛膝　木瓜　杜仲　萆薢　巴戟天

虚寒而痛，加桂、茴香、补骨脂、仙茅。虚热而痛，加黄柏、车前子。湿盛者，加术。

奔豚　属肾虚，脾家湿邪下传客肾所致。

【忌】同疝，兼忌燥。

诸药俱见前。

【宜】补气，健脾，辛温，散结。

人参　薯蓣　桂　山茱萸　牛膝茴香　蛇床子　参用东垣奔豚丸治之。

命门虚四证　即元阳真火不足。

【忌】下泄，破气，发散，辛寒，苦寒，淡渗，燥，补肾水苦寒药。

黄柏　知母　生地黄　天门冬以上补肾水苦寒药　余药俱见前。

【宜】益真阳之气，甘温，咸温，甘热，酸敛。

人参　红铅　人胞　鹿茸　白胶肉苁蓉　菟丝子　枸杞子　覆盆子　五味子　巴戟天　山茱萸　附子　补骨脂仙茅　阳起石

阴痿　属命门火衰，下焦虚寒。

【忌】同命门虚。

【宜】同命门虚，加海狗肾、蛇床子、原蚕蛾、狗阴茎、雀卵、牛膝、白马阴茎。

精寒、**精薄**　属命门火衰，阳气不足。

【忌】、【宜】俱同阴痿。

肾泄　即五更及黎明泄泻者是也。

亦名大瘕泄。属命门真火不足。

【忌】同命门虚。

【宜】益气，甘温，酸敛。

人参　薯蓣　莲肉　肉豆蔻　砂仁补骨脂　木香　吴茱萸　五味子

畏寒足冷

【忌】、【宜】俱同命门虚。

小肠虚一证

【忌】破气，辛散，燥热。

诸药俱见前。

【宜】补气，甘温，酸温。

人参　黄芪　麦门冬　五味子　山茱萸

遗尿　属小肠气虚，兼肾气虚。

【忌】同小肠虚。

【宜】同小肠虚，兼固涩。

牡蛎　益智子　龙骨　金樱子

胆虚二证

【忌】汗，吐，下，苦寒，破气，燥。

山栀　瓜蒂　藜芦　盐汤　常山以上吐　余忌药俱见前。

【宜】甘温，甘平，酸敛，佐以微辛。

人参　当归　谷精草　决明子　木贼草　甘草　竹叶　竹茹　白芍药　酸枣仁

易惊　属胆气虚。

【忌】破气，升发，燥热。

诸药俱见前。

【宜】补胆气，甘温，辛温，酸平。

人参　酸枣仁　甘草　竹叶　当归白芍药　竹茹　橘皮

病后不得眠　属胆虚。

【忌】、【宜】俱同胆虚。

胃虚七证

【忌】下，破气，苦寒，燥热。

诸药俱见前。

【宜】益气，甘平，甘淡，酸。

人参　白术　白扁豆　莲肉　石斛

橘皮　白茯苓　木瓜　白芍药

兼寒加生姜、白豆蔻、缩砂蜜。

兼热加竹茹、枇杷叶、麦门冬、芦根汁、蔗浆。

骨弱不纳食及不思饮食

【忌】同胃虚。

【宜】同胃虚，仍分寒热治。

胃虚呕吐　宜分寒热。

【忌】、【宜】俱同胃虚。

霍乱转筋　属胃虚，猝中邪恶气及毒气，兼有停滞所致。转筋与肝经血虚不同。

【忌】闭气，滞腻，收敛，温补，大热。

诸药俱见前。

【宜】调气和中，辛散，消导。

由于暑，必口渴，或口干、齿燥、口苦、小水短赤。

白梅　白扁豆并叶　丝瓜叶　滑石　石膏　甘草　橘皮　香薷　木瓜　石斛　童溺　食盐　泥浆　缩砂蜜　厚朴

由于寒，则小水清白，不渴不热。

缩砂蜜　丁香　橘皮　藿香

甚者加吴茱萸、肉桂。

外治用杉木、楠材，煎汤浸洗。

绞肠痧　属胃气虚，猝中天地邪恶秽污之气，郁于胸腹间，上不得吐，下不得泻，以致肠胃绞痛异常，胸腹骤胀，遍体紫黑，头顶心必有红发，急寻出拔去之。急以三棱锼针刺委中，挤出热血，可立苏。次用新汲凉水，投入盐两许，恣饮，得吐泻即止。委中穴在两膝下弯横纹中间，两筋之中，刺入一分。

【忌】温补，敛。

诸药俱见前。切忌火酒、生姜、蒜及谷气米饮热汤，入口即死。

【宜】通窍辟恶，辛散，咸寒。

龙脑香　苏合香　藿香　檀香　乳香　芒硝　童便　煎药亦宜冷服。

中恶腹中疗痛　属胃气虚，恶气客之所致。

【忌】补，酸敛。

诸药俱见前。

【宜】辟恶气，通畅胃气，辛散。

龙脑香　檀香　麝香孕妇忌用　牛黄　乳香　苏合香　丹砂　雄黄　鬼臼　藿香　橘皮　木香　沉水香　白豆蔻　远志　石菖蒲　干姜　桂

反胃　属胃气虚。

【忌】破气，升，苦寒，甘，燥热。

诸药俱见前。

【宜】补气，降气，和胃，清热，酸敛以制肝。

人参　苏子　橘皮　枇杷叶　木瓜　竹茹　麦门冬　芦根汁　石斛　白茯苓　白芍药　梅酱　蔗浆

若因虚寒而得者，加生姜、术、白豆蔻。

中酒　属胃弱。

【忌】闭气，升，甘温，燥热，收涩。

诸药俱见前。

【宜】养胃，酸，辛散，淡渗。

人参　麦门冬　白扁豆　葛花　五味子　梅酱　橘皮　白豆蔻　黄连　缩砂蜜　白茯苓　泽泻

大肠虚四证

【忌】破气，下，燥热。

诸药俱见前。

【宜】补气，润燥，甘温。

人参　黄芪　麦门冬　五味子　白芍药　炙甘草

虚热便闭不通　属血虚，津液不足。

【忌】破气，下，燥热，苦温，损津液。

郁李仁损津液　余忌药俱见前。

【宜】生津液，润燥，凉血，益血。

五味子　麦门冬　芝麻　麻仁　生

蜜　天门冬　肉苁蓉　生地黄　当归
芦荟　炙甘草

虚寒滑泄不禁　属气虚

【忌】破气，下，湿润，苦寒。

诸药俱见前。

【宜】补气，升，甘温，酸敛。

人参　黄芪　白术　莲肉　升麻
炙甘草　吴茱萸　肉豆蔻　补骨脂　五
味子　木瓜　赤石脂

肠鸣　属气虚。

【忌】破气，下，苦寒。

诸药俱见前。

【宜】同大肠虚，加升麻、柴胡以
佐之。

脱肛　属气虚兼有湿热。

【忌】同大肠虚。

【宜】补气，升提，除湿热。

人参　黄芪　炙甘草　白术　莲肉
白扁豆　升麻　干葛　柴胡　黄柏　防
风　黄连　黄芩　椿根白皮　白芍药

外用五倍子敷之。

膀胱虚三证

【忌】破气，燥，利小便。

诸药俱见前。

【宜】补气，酸敛。

人参　五味子　山茱萸　益智子
金樱子

小便不禁　属气血虚。

【忌】降下，湿润，燥热。

诸药俱见前。

【宜】同膀胱虚，加牡蛎、龙骨、
鹿茸、桑螵蛸、鸡胵胵　频数不能少忍，
加麦门冬、五味子、黄柏、山茱萸、天
门冬、鳖甲、牛膝、柏子仁、甘枸杞子。

遗尿　属本经气虚，见小肠虚条内。
因膀胱虚亦能致遗尿，故复列此。

【忌】、【宜】俱见小肠虚。

膀胱气

【忌】、【宜】俱同疝。

三焦虚二证

【忌】破气，降；复忌升发，苦寒。

诸药俱见前。

【宜】补中益气，佐以辛温。

人参　黄芪　白术　益智子　沉香
五味子

腹寒　属中气虚。

【忌】、【宜】俱同三焦虚。

短气、少气　属气虚。

【忌】同三焦虚。

【宜】补气益精，甘温，甘寒，酸温。

人参　黄芪　麦门冬　五味子

心实五证　即实火实热。

【忌】补敛，升，热，温燥。

诸药俱见前。

【宜】降火清热，苦寒以折之，辛
寒以散之，甘寒以缓之，咸寒以润之。

黄连　犀角　石膏　丹砂　牡丹皮
滑石　生甘草　麦门冬　竹叶　童便

便结燥，加芒硝、大黄。发狂亦
如之。

谵语　属心家邪热。

【忌】、【宜】俱同心实。

舌破　属心火。

【忌】、【宜】俱同心实。

烦躁　属心家邪热及心火内炎。烦属
心，躁属肾。

【忌】、【宜】俱同心实。

自笑　属心家有热邪。

【忌】、【宜】俱同心实。

发狂　属心家有邪，热甚。

【忌】、【宜】俱同心实。

肝实五证

【忌】补气，升，酸敛，辛热，辛
温，燥。

诸药俱见前。

【宜】清热降气，苦寒，辛寒，甘寒，酸寒。

橘皮　青皮　苏子　黄连　黄芩　龙胆草　柴胡　生甘草　赤芍药　竹叶　青黛

善怒　怒则气上逆，甚则呕血及飧泄。

【忌】补，升，热燥，闭气。

诸药俱见前。

【宜】降气，清热，甘寒，酸寒，咸寒，佐以辛散。

苏子　郁金　番降香　生甘草　青黛　麦冬　生地黄　赤芍药　橘皮　蒲黄　当归　延胡索　砂仁　香附　童便

善太息，忽忽不乐

【忌】、【宜】俱同善怒。

胁痛呕血　属肝气逆，肝火盛，肝血虚。

【忌】、【宜】俱同善怒。

发搐　属肝家邪热。热则生风，风主掉眩故也。

【忌】同善怒。

【宜】清热，降气，利小便，缓中。

生地黄　白芍药　黄连　丹砂　羚羊角　童便　苏子　麦门冬　生甘草　竹叶　甘菊花　白茯苓　木通

目赤肿痛　属血热。

【忌】同肝实善怒。

【宜】凉血清热，甘寒，苦寒，酸寒。

生地黄　赤芍药　甘草　甘菊　谷精草　密蒙花　荆芥　黄柏　大黄　黄连　连翘　玄参　山栀　竹叶　龙胆草　空青　曾青　木通　童便

外治：铜青、芒硝、石胆、蕤核。急者宜以三棱针刺破眼眶肿处，抉出热血，立解。迟则血贯瞳仁，目损矣。

脾实六证　即湿热邪胜。

【忌】湿润，收涩，滞腻，热，咸，甘。诸药俱见前。

【宜】除湿清热，利小便，辛散，风燥，苦寒。

术　山栀　猪苓　泽泻　滑石　车前子　茯苓　白豆蔻　防风　干葛　黄连　枳实

蛊胀　由于脾家湿热积滞，或内伤瘀血停积而成。

【忌】补气，甘温，燥热。诸药俱见前。

【宜】除湿，清热，利小便，消积。

木通　防己　车前子　猪苓　泽泻　茯苓　葶苈　乌蠡鱼　桑白皮　山楂　红曲　三棱　蓬术

易饥　属脾家邪火。

【忌】升，辛温，大热，香燥。

沉香　麝香　龙脑　缩砂蜜　豆蔻　藿香以上香燥　余忌药俱见前。

【宜】清火除热，生津液，益脾阴，甘寒，苦寒，酸寒。

黄连　青黛　连翘　山栀　石膏　竹叶　麦冬　石斛　白芍药　酸枣仁

口唇生疮

【忌】温燥，热。诸药俱见前。

【宜】甘寒，酸寒，苦寒，辛寒。

麦门冬　生地黄　甘草　白芍药　乌梅　黄连　黄柏　玄参　连翘　栝楼根　干葛　石膏　龙胆草　大青　竹叶

口糜

【忌】、【宜】俱同口唇生疮。

中消　属脾家实火。

【忌】破气，下，温燥，热。诸药俱见前。

【宜】服诸药同口唇生疮，加人参。

湿热腹痛　按之愈甚。

【忌】闭气，酸敛，温热，燥。

诸药俱见前。

【宜】利小便，兼升提，苦寒。

滑石　车前子　木通　黄连　黄芩
升麻　柴胡　葛根　防风

不愈加熟大黄，即土郁则夺之之
义也。

肺实 八证

【忌】敛涩，补气，升，燥热，酸，咸。
诸药俱见前。

【宜】降气，润，甘寒，苦寒，佐
以辛散。

苏子　枇杷叶　桑白皮　天门冬
贝母　栝楼根　杏仁　白前　前胡　知
母　车前子　桑黄　石膏　黄芩

喘急　属肺有实热，及肺气上逆。

【忌】同肺实。

【宜】同肺实，加桔梗、甘草、瓜
蒌仁、玄参、青黛。

气壅　属肺热气逆。

【忌】、【宜】俱同肺实。

声重痰稠　属肺热。

【忌】同肺实。

【宜】同肺实，加薄荷、竹沥。

肺痈　属肺热极。

【忌】同肺实。

【宜】清热，消痰，降火，解毒散
结，甘寒，苦寒，辛寒。

桑白皮　桑黄　黄芩　贝母　栝楼
根　薏苡仁　蕺菜　虎耳草　鼠粘子
连翘　甘草　败酱草　百年腌芥菜汁

肺胀闷　属肺热。

【忌】同肺实。

【宜】同肺实，并参用肺痈诸药。

吐脓血，血痰，咳嗽嗽血　属肺家
火实热甚，此正邪气胜则实之谓。

【忌】同肺实。

【宜】清热降气，凉血，豁痰。

童便　苏子　枇杷叶　桑白皮　麦

门冬　剪草　蒲黄　生地黄　天门冬
百部　桑黄　百合　薏苡仁　甘草　贝
母　白芍药　白及　桔梗　款冬花
紫菀

喉癣　属肺热。

【忌】同肺实。

【宜】同肺实，加鼠粘子、玄参、
射干。

上消　属肺家实火，及上焦热。

【忌】同肺实。

【宜】降气，清热，补肺，生津，甘
寒，苦寒，酸寒，辛寒。

苏子　麦门冬　枇杷叶　桑白皮
桔梗　百部　百合　黄芩　天门冬　沙
参　黄连　栝楼根　葛根　知母　玄参
石膏　甘草　五味子　白芍药　簟竹叶
芦根　冬瓜　人乳　天酒

肾无实，故无泻法。

命门实 二证

【忌】补气，温，热。
诸药俱见前。

【宜】苦寒、甘寒、咸寒。

黄柏　知母　玄参　天门冬　麦门
冬　牡丹皮　车前子　木通　泽泻

强阳不倒　属命门火实，孤阳无阴
所致。此证多不治。

【忌】同命门实。

【宜】同命门实，加五味子、童便、
生地黄。

水窍涩痛　属命门实火。

【忌】同命门实。

【宜】清热，利窍，甘寒，苦寒，
咸寒，佐以淡渗。

黄柏　知母　车前子　生地黄　天
门冬　生甘草　黄芩　牛膝．麦门冬
童便　茯苓　木通

小肠实 一证

【忌】敛涩，补气。

诸药俱见前。

【宜】通利，淡渗，苦寒，甘寒，咸寒。

车前子　白茯苓　木通　生甘草黄柏　知母　黄芩　黄连　牛膝　麦门冬　生地黄　童溺

小水不利及赤，或涩痛尿血

【忌】、【宜】俱同小肠实。

胆实二证

【忌】汗、吐、下。

诸药俱见前。

【宜】和解，辛寒，甘寒，苦寒，辛温。

柴胡　黄芩　半夏　生姜　甘草橘皮　龙胆草

口苦耳聋胁痛，往来寒热

【忌】同胆实。

【宜】用仲景小柴胡汤，随所见兼证加减。

鼻渊　属胆移热于脑。

【忌】辛温，燥热。

诸药俱见前。

【宜】清热，补脑，甘寒，甘平，佐以辛寒。

天门冬　甘菊花　生地黄　沙苑蒺藜　山茱萸　沙参　薄荷　柴胡　辛夷黄芩　玄参　知母

胃实六证

【忌】升，补敛，辛温，燥热，湿润。

诸药俱见前。

【宜】下。如邪未结，宜清热发散，苦寒，辛寒，甘寒。

大黄　枳实　知母　石膏　葛根竹叶　大青　小青　青黛　麦冬　甘草

谵语发狂，发斑，弃衣而走，登高而歌　属胃家邪热实。

【忌】同胃实。

【宜】同胃实。如大便结者，加芒硝亟下之；发斑者，加鼠粘子、玄参、栝楼根，多用石膏为君。便结者亦加大黄下之。

口臭，数欲饮食　属胃火。

【忌】同胃实。

【宜】清热降火，苦寒，甘寒，辛寒。

黄连　青黛　连翘　麦门冬　石斛芦根汁　竹叶　石膏

嘈杂　属胃火。

【忌】同口臭。

【宜】同口臭，略兼消导。

山楂　麦芽　橘红　神曲

口淡　属胃热。

【忌】、【宜】俱同口臭。

呕吐　属胃火者，必面赤，小便短赤或涩，大便多燥，口苦或干渴。

【忌】同胃实。

【宜】同胃实，加枇杷叶、竹茹、木瓜、芦根、橘皮、通草、白茯苓。

吞酸　属胃火。

【忌】同胃实。

【宜】同嘈杂。

大肠实四证

【忌】补敛，燥热。

诸药俱见前。

【宜】润下，苦寒，辛寒。

生地黄　麻仁　桃仁　黄连　黄芩槐花　大黄　石膏　知母　枳壳

便硬闭

【忌】同大肠实。

【宜】同大肠实，加芒硝、猪胆、槟榔、郁李仁、石蜜。

肠风下血　属大肠湿热。

【忌】下，燥热。

诸药俱见前。

【宜】清热凉血，兼升，甘寒，苦寒。

生地黄　槐花　地榆　黄连　黄芩

荆芥　防风　甘草　红曲　白芍药　侧柏叶　白头翁　蒲黄　鸡子　葛谷

脏毒　属血热。

【忌】同肠风下血。

【宜】同肠风下血，加忍冬、麦门冬，倍加地榆、蒲黄。

肠痈　属大肠实火。

【忌】同肠风下血。

【宜】下，苦寒，解毒。

大黄　白药子　白芷　白及　白蔹连翘　忍冬藤　天明精　甘草　黄芪生地黄　明矾　黄蜡　生蜜以上三味作丸

膀胱实一证

【忌】燥热，收涩。

诸药俱见前。

【宜】润，淡渗。

知母　黄柏　车前子　木通　瞿麦滑石　茯苓　猪苓　泽泻

癃闭　属膀胱实热。

【忌】破气，发散，燥热。如属水液不足，兼忌利小便。

诸药俱见前。

【宜】同膀胱实，佐以升提。

升麻　柴胡

三焦实三证

【忌】补敛，升，燥热。

诸药俱见前。

【宜】降，清热，调气，甘寒，苦寒，咸寒。

苏子　麦门冬　知母　黄柏　玄参山栀　黄芩　黄连　童便

喉痹　即缠喉风，属少阳相火、少阴君火并炽。经曰：一阴一阳结为喉痹。一阴者，少阴君火也。一阳者，少阳相火也。

【忌】同三焦实。

【宜】辛散，佐以苦寒，咸寒。急则有针法，吹法，吐法。

鼠粘子　山豆根　射干　黄连　黄柏　知母　玄参　童便　苏子　麦门冬贝母　甘草　生犀角　山慈菇　苦桔梗续随子

急治用胆矾、朴硝、牛黄为末，和匀吹入喉中。又法：用明矾三钱、巴豆七粒去壳，同矾煅，矾枯去巴豆，即取矾为细末，吹入喉中，流出热涎即宽。

头面赤热　属上焦火升。

【忌】同三焦实。

【宜】降，清热，甘缓，佐以酸敛。

苏子　枇杷叶　天门冬　麦门冬玄参　薄荷　栝楼根　梨　柿　蔗　童便　白芍药　五味子

赤白游风　属血热。热则生风，故善游走。俗名火丹，小儿多患此，大人亦时有之。

【忌】同三焦实。

【宜】清热，凉血，兼行血，辛寒，甘寒，苦寒，咸寒。

生地黄　黄连　黄柏　生甘草　牡丹皮　蒲黄　红蓝花　连翘　玄参　鼠粘子　牛膝　蓝汁　苎根　童便　赤芍药

宜兼外治，砭出热血，及用漆姑草、慎火草捣烂敷之，即易愈。

六淫门

风　诸暴强直，支痛经戾，里急筋缩，皆属于风。

真中风　猝僵仆，口噤不言，不省人事。如遗尿，直视，口开，手撒，汗出如珠，属不治证。西北高寒之地有此，东南无之。

【忌】破气，下，吐，苦寒，酸敛。

诸药俱见前。

【宜】辛甘发散，峻补真气。

桂枝　附子　甘草　独活　羌活

35

天麻　麻黄　防风　川芎　细辛　藁本　蔓荆实　牛黄　辛夷　牡荆实　白芷　人参　黄芪

有痰，加竹沥、南星、半夏、姜汁。

类中风　口眼㖞斜，语言謇涩，半身不遂，口噤不言，四肢不举，痰涎壅盛，昏眊不省人事。

【忌】汗，吐，下，大忌破气，温热，苦寒，及一切治风湿辛燥发散，并开窍走真气，行血诸药，慎勿犯之，犯之则轻必重，重必毙。

麝香　苏合香　檀香　龙脑香　安息香以上开窍走真气　余忌药俱见前。

【宜】滋补，阳虚者补气，阴虚者补血，阴阳两虚则气血双补，兼宜清热、降气、豁痰，及保脾胃。

天门冬脾胃薄弱者勿多用　麦门冬　荆沥　苏子　栝楼根　贝母　橘红　枇杷叶　甘草　竹沥　童便　霞天膏　梨汁　黄柏

次益血，于前药中加胡麻仁、石斛、牛膝、生地黄、五味子、甘菊花、枸杞子、何首乌、薯蓣、菟丝子、白芍药、丹参、山茱萸、白蒺藜、酸枣仁、柏子仁、车前子、竹叶、羚羊角、鳖甲、木瓜、青蒿、远志、瓜蒌仁、沙参、巴戟天、茯苓、茯神。

如便闭，加肉苁蓉、当归，倍麻仁。

如兼气虚，加人参、黄芪。有肺热者勿入人参。

感冒风寒　俗名伤风。其证或头疼身热，轻者则否，鼻必塞，兼流清涕，必恶风寒，或声重，或声哑，甚者痰壅气喘咳嗽。

【忌】补气，酸敛，闭气。
诸药俱见前。

【宜】发散，辛甘，温。

川芎　细辛　藁本　防风　甘草　荆芥　白芷　前胡　桑白皮　桔梗　紫苏　薄荷　杏仁　石膏

伤风热

【忌】同感冒风寒。

【宜】辛寒，甘寒，发散。

石膏　知母　甘草　竹叶　麦门冬　前胡　桔梗　薄荷　葛根　桑白皮

久而不愈者属虚，阳虚者加人参、黄芪；阴虚者，加五味子、地黄，倍门冬、白芍药。

寒　诸病上下所出水液，澄澈清冷，癥瘕癫疝坚痞，腹满急痛，下利清白，食已不饥，吐利腥秽，屈伸不便，厥逆禁固，皆属于寒。

凡中寒，必本于阳虚。

【忌】破气，苦寒，下，甘寒，辛寒。
诸药俱见前。

【宜】补气，散寒，辛甘，温热，轻者解表，重者温补。

桂枝　干姜　麻黄　人参　附子　黄芪

伤寒　冬月即病，宜从仲景法。

伤寒古今时地不同
因之六经治法宜异

夫伤寒者，大病也。时者，圣人所不能违者也。以关乎死生之大病，而药不从时，顾不殆哉！仲景医门之圣也，其立法造论，后之明师，如华佗、孙思邈辈，莫不宗之。汉末去古未远，风景犹厚，形多壮伟，气尚敦庞，其药大都为北方感寒即病而设。况南北地殊，厚薄不侔，故其意可师也，其法不可改也。循至今时，千有余年，风气浇矣，人物脆矣。况在荆、扬、交、广、梁、益之地，与北土全别，故其药则有时而可改，非违仲景也。实师其意，变而通之，以从时也。如是则法不终穷矣，故作斯议。条列其方，稍为损益，以从时地。俾后之医师，知所适从。庶几患斯疾者，可免于夭枉尔！

辨验外感真伪法

凡外感必头疼，其疼也不间昼夜。探其舌本，必从喉咙内干出于外。多兼烦躁，不烦躁者，即轻证也。不头疼而发热，不发热而头疼，头虽疼而有时暂止，口虽干而舌本不燥，骨虽疼而头不疼，虽渴而不欲引饮，至夜或偶得寐，遇食不好亦不恶，居处虽若尫怯，而神气安静。凡若此者，皆非伤寒也。

三阳治法总要

太阳病 其症发热，恶寒恶风，头痛项强，腰脊强，遍身骨痛，脉虽浮洪而不数，多不传经；烦躁脉数急者，是欲传经。宜先发汗以解表邪。其药以羌活汤为主：

羌活三钱 前胡二钱 甘草八分 葛根二钱 生姜三片 枣二枚 杏仁九粒，去皮尖，研烂。

水煎服。

秋深冬月，应用此方，亦可量加紫苏、葱白。如冬月天气严寒，感邪即病，服此药不得汗，本方加麻黄一钱，生姜四片（共前七片），得汗，勿再服。如病人自觉烦躁，喜就清凉，不喜就热，兼口渴，即欲传入阳明也。若外证头疼，遍身骨疼不解，或带口渴，鼻干，目疼，不得卧，即系太阳阳明证。羌活汤中加石膏、知母、麦冬，大剂与之，得汗即解。如自汗，烦躁，头疼，遍身骨疼不解者，羌活一钱，桂枝七分，石膏一两二钱，麦冬六钱，知母三钱，竹叶一百二十片，白芍药二钱，甘草八分。如冬月即病太阳证，恶寒、畏风、头疼、遍身骨疼、自汗、不渴，宜用桂枝八分，芍药二钱，甘草一钱，大枣二枚，生姜一片。太阳病不解，热结膀胱，其人如狂，血自下，下之愈。其外证不解者，不可下，当先解表；表证罢，少腹急结者，乃可下之，桃仁承气汤。无蓄血证，大承气汤。

正阳阳明病 正阳阳明者，胃家实热是也。其症不大便，自汗，潮热，口渴，咽干，鼻干，呕或干呕，目胸胸不得眠，畏人声，畏木声，畏火，不恶寒反恶热，或先恶寒不久旋发热，甚则谵语，狂乱，循衣摸床，脉洪大而长。宜急解其表，用竹叶石膏汤，大剂与之。不呕，无汗，与葛根汤，亦须大剂。若表证已罢，脉缓，小便利，是病解矣。若表证罢后，邪结于里，大便闭，小便短赤，宜用调胃承气汤或小承气汤下之。下后，按其腹中不作痛而和，病即已解；如作痛，是燥粪未尽也。再用前药下之，以腹中和，二便通利为度。阳明病，不能食，若其人本虚，勿轻议下。阳明病头眩，咳而咽痛者，用葛根、甘草、桔梗、麦冬四味浓煎，数数与之。阳明病无汗，小便不利，心中懊憹者，当发黄。急用栀子、麦冬、淡豆豉，大剂浓煎与之。如已见身黄，急加茵陈为君主之。

阳明病衄血，此缘失于发汗，宜用荆芥二钱，葛根三钱，麦门冬五钱，牡丹皮一钱五分，蒲黄二钱，茅根二两，侧柏叶二钱，生地黄三钱，浓煎与之，兼饮童便。阳明病，心下硬满者，此邪未入于腹中，慎勿下之。用竹叶石膏汤，加瓜蒌一个，捣碎，桔梗二钱，黄连一钱。阳明病邪结于里，汗出身重，短气，腹满而喘，潮热，手足漐然汗出者，此大便已硬也。六七日以来，宜下之，用小承气汤；不行，换大承气汤，勿大其剂。若大便不硬者，慎勿轻下。阳明病，发汗不解，腹满急者，亟下之。伤寒六七日，目中不了了，睛不和，无表证，大便难，宜承气汤下之。阳明病，下之早，外有热，手足温，不结胸，心中懊憹，不能食，但头汗出，栀子豉汤主之。阳明病，发潮热，大便溏，胸满不去者，与小柴胡汤去人参，加瓜蒌、黄连。阳明病自汗出，或发汗后，小便利，津液内竭，大便虽硬，不可攻之。须俟其自大便，或用蜜导、胆导法通之。大下后，六七日不大便，烦不解，腹满痛，本有宿食，宜再用承气汤下之。食谷欲呕，属阳明，非少阳也。胸中烦热者，竹茹汤主之。竹茹三钱，麦门冬五钱，枇杷叶三大片，芦根三两。内无热证者，小便利，口不渴，此为阳明虚也，吴茱萸汤主之。吴茱萸二钱，人参三钱，生姜一钱五分，大枣三枚，水煎，日三服。凡阳明病多汗，津液外出，胃中燥，大便必硬，硬则谵语，以小承气汤下之。若一服谵语止者，勿再服。阳明病谵语，发潮热，脉滑而数者，小承气汤主之。服药后腹中转气者，更与一服；若不转气者，勿更与之；若服药后次日不大便，脉反微涩者，里虚也。为难治，勿复议下。阳明病，下血谵语者，此为热入血室，汗止在头。用荆芥三钱，葛根三钱，黄芩一钱五分，麦冬五钱，牡丹皮一钱五分，生蒲黄二钱，浓煎，以童便对饮之。阳明病，脉浮紧，咽燥口苦，腹满而喘，发热汗出，恶热身重。若下之，则胃中空虚，客气动膈，心中懊憹，舌上有苔者，栀子豉汤主之；若渴欲饮水，舌燥者，白虎汤加人参主之；若脉浮，发热，口渴，小便不利者，猪苓汤主之。阳明病，协热下利者，宜六一散；心下痞者，以黄连瓜蒌汤调服之；脉浮迟，表热里寒，下利清谷者，四逆汤主之。附子、干姜、甘草。趺阳脉浮而涩，小便数，大便硬，其脾为约，麻子仁丸主之。麻仁十三两，芍药四两，枳实四两，大黄八两，厚朴三两，杏仁六两，蜜丸如梧子大。每用十丸，日三服。阳明实则谵语，虚则郑声。郑声者，重语也。直视，谵语，喘满者死。下利者亦死。发汗多，若重发其汗，谵语，脉短者死；脉和者不死。若吐若下后不解，不大便五六日，或至十余日，日晡时发潮热，不恶寒，独语如见鬼状；若剧者，发则不识人，循衣妄撮，惕而不安，微喘直视，脉弦者生，涩者死涩者阳证见阴脉也。微者但发热谵语者，大承气汤下之。利，勿再服。阳明病发狂，弃衣而走，登高而歌，此阳明实也。以承气汤亟下之；如便不结者，大剂白虎汤灌之。石膏四两，麦冬二两，知母一两五钱，加大青一两，甘草七钱。太阳阳明病，协热下利者，宜六一散，以黄连煎汤调服之。太阳阳明并病，六七日表证仍在，其人发狂者，以热在下焦，少腹当硬满，小便自利，下其血乃愈，当用桃仁承气汤。又二阳并病，太阳证罢，潮热，汗出，大便难，谵语者，宜大承气汤。

少阳病 其症口苦，咽干，目眩，往来寒热，胸胁痛，胸满或痛，耳聋。脉法弦细。头痛发热者，属少阳。少阳不可发汗，发汗则谵语。胃和者，当自愈；不和者，则烦而悸。伤寒三日，少阳脉小者，欲已也。凡太阳病不解，传入少阳者，胁下硬满，干呕不能食，往来寒热，未经吐下，脉沉紧者，与小柴胡汤。柴胡二钱四分，人参九分，黄芩九分，甘草九分，半夏一钱五分，生姜九分，大枣二枚，水煎，温服，日三。加减法：

若胸中烦而不呕，去半夏、人参，加瓜蒌实一枚；若心下痞硬，去大枣，加牡蛎二钱半；若渴者，去半夏，加人参、栝楼根；若腹中痛者，去黄芩，加芍药三钱；若心下悸，小便不利者，去黄芩，加茯苓一钱；若不渴，外有微热者，去人参，加桂一钱，夏勿用。温服，取微汗愈；若咳者，去人参、大枣，加五味子一钱，少佐以干姜。阳明少阳并病，必下利，脉滑而数，有宿食也。当承气汤下之。若吐、下、发汗、温针、谵语，柴胡汤证罢，此为坏病。知犯何逆，以法治之。三阳合病，脉大，上关上，但欲睡眠，目合则汗。药用百合一两，麦门冬五钱，炙甘草一钱，知母二钱，竹叶五十片，栝楼根二钱，鳖甲如法，三钱，白芍药二钱。三阳合病，腹满身重，谵语遗尿，白虎汤加百合主之。伤寒六七日，无大热，其人烦躁者，此以阳去入阴故也。伤寒三日，三阳为尽，三阴当受邪。其人反能食而不呕，此为三阴不受邪也。

三阴治法总要

三阴病 其证有二。一者病发于三阳，不时解表，以致邪热传入于里，虽云阴分，病属于热。粪结宜下；腹满不可按宜下；有燥粪协热下利宜下。腹痛下利，宜芍药、黄芩、炙甘草以和之；如便脓血，即加滑石、黄连，佐以升麻、干葛；如邪虽入里，粪犹未结，宜清其热。渴者用白虎汤、竹叶石膏汤；不渴或心下痞者，宜黄连、黄芩、芍药、枳壳、麦冬、瓜蒌辈以清之。或邪未结于下焦，少腹不坚痛，而误用芒硝以伐真阴，洞泄不已，元气将脱，宜用人参、白术、炙甘草、大枣、干姜、芍药，大剂与之；不止，佐以升提，升麻、葛根、

柴胡之类。

若从无阳邪表证，从不头疼发热，寒邪直中阴经，此必元气素虚之人，或在极北高寒之地，始有是证。法宜温补以接其阳，附子、人参、干姜、官桂，大剂与之。阳回寒退，即以平补之剂调之。勿过用桂、附，以防其毒。

三阴各经见证，悉从仲景《伤寒论》法治之。如少阴咽痛，咽中生疮，声不出，用苦酒汤，到咽即效。故知古人立法，非今人可及也。

春温夏热病大法

冬伤于寒，至春变为温病，大都头疼、发热，或渴或不渴。三阳证俱然。亦间有先微寒后即发热者，大抵发热其常也。药用辛温，佐以辛寒，以解表邪。太阳宜羌活汤；阳明宜白虎汤；无汗不呕者，间用葛根汤；少阳往来寒热等症，不可汗、吐、下，宜和解，小柴胡汤。渴者，去半夏，加栝楼根；耳聋，热盛，去人参，加麦冬、知母、栝楼根；渴亦加之。

至夏变为热病，其表证大约与春温同，但热比于温则邪气更烈耳！解表用白虎汤、竹叶石膏汤。有太阳证则加羌活；有少阳证则加柴胡、黄芩。如发斑，白虎汤、竹叶石膏汤，加玄参、栀子、桔梗、鼠粘子、连翘、大青、小青、青黛，大剂与之。二证若大便秘，宜按之。其邪已结于内，便硬，宜察邪结中焦，小承气汤、调胃承气汤下之。邪结下焦，少腹坚痛，始用大承气汤下之。

伤寒、温疫，其不可治及难治者，皆属下元虚。

伤寒、温疫，三阳证中，往往多带阳明者，以手阳明经属大肠，与肺为表

里，同开窍于鼻；足阳明经属胃，与脾为表里，同开窍于口。凡邪气之入，必从口鼻，故兼阳明证者独多。

邪在三阳，法宜速逐，迟则胃烂发斑。或传入于里，则属三阴。邪热炽者，令阴水枯竭，于法不治矣。此治之后时之过也。

伤寒阴阳易之为病，其人身体重，少气，少腹里急，或引阴中拘挛，热上冲胸，头重不欲举，眼中生花，膝胫拘急者，烧裈散主之。取妇人中裈近阴处，剪烧灰，以水和服方寸匕，日三。小便即利，阴头微肿则愈。妇人病，取男子裈裆烧灰。

大病瘥后，劳复者，枳实栀子汤主之。

枳实 三枚　栀子 十四枚　豉 一升，绵裹。

以清浆水七升，空煮取四升，纳枳实、栀子，煮取二升，下豉，更煮五六沸，去滓，温分再服。覆令微似汗；若有宿食者，加大黄，如博棋子大五六枚。

伤寒瘥以后，更发热者，小柴胡汤主之。脉浮者，以汗解之；脉沉实者，以下解之。

百合病者，百脉一宗，悉致其病也。其症神思常默然，饮食不美亦不恶，如寒无寒，如热无热，口苦，小便赤，百合地黄汤主之。汗后者，百合知母汤。下后者，滑石代赭汤。吐后者，百合鸡子汤。

近代医师鲁莽，既不明伤寒治法，又不识杂证类伤寒，往往妄投汗、下之药，以致虚人元气，变证丛生。元气本虚之人，未有不因之而毙者矣。戒之哉！汗、下之药，焉可尝试也？

时气伤寒　除阴证不可服。

苦参 一两，水、酒各一碗，煎八分；重者水、醋各半服之。一汗而愈。不论伤寒久近，立效。《本草》云：天行尤良。

暑　诸病喘呕，暴注下迫，霍乱转筋，身热瞀郁，小便浊赤，皆属于暑。

【忌】破气，升，复忌下，湿润，辛温，辛燥，热，发散，闭气。

诸药俱见前。

【宜】清暑益气，健脾，甘寒，甘温，辛寒，酸寒，苦寒。

黄连　香薷　葛根　石膏　知母　甘草　人参　黄芪　白术　白扁豆　神曲　橘皮　白茯苓　木瓜　麦门冬　五味子　白芍药　白梅　乌梅

大约用清暑益气汤、香薷饮、生脉散。凡病暑之人，其气必虚。暑伤气，无气以动，故当补气为本。惟肺热多火者，忌人参、术。

中暑　猝昏晕，急以童便灌入即省。

【忌】、【宜】俱同暑。

又方：用丝瓜叶一片，白盐梅肉一枚，并取核中仁，共研如泥，新汲水调灌，立瘥。兼治中暑霍乱有神。

太阳病中暍

【忌】同暑。

【宜】人参白虎汤。有肺热火病人，不能服参者，用竹叶石膏汤。脾胃作泻者，水调六一散。

霍乱　见胃虚条内。

【忌】、【宜】俱同。

疰夏　由于脾胃薄弱，胃家有湿热及留饮所致。

【忌】同前。

【宜】益气健脾，酸寒，苦寒，淡渗。

人参　白术　半夏　橘皮　白茯苓　白扁豆　白芍药　木瓜　泽泻　兼服生脉散。

湿　诸痉强直，积饮痞膈，中满霍

乱，吐下体重，胕肿肉如泥，按之不起，皆属于湿。经曰：地之湿气，感则害人皮肉筋脉。故其病筋骨疼痛，腰重痛不可转侧，身重，四肢不利。湿在上，病呕吐，头重，胸满；湿在中，病腹胀，中满，泄泻；湿在下，病足胫跗肿，脚气，臁疮久不愈。

【忌】湿润，甘，咸。

诸药俱见前。

【宜】散，渗泄，燥，辛，苦。

木瓜　薏苡仁　术　石斛　萆薢
石菖蒲　茯苓

佐以防风、葛根。寒湿加半夏、五加皮；风湿加独活；湿热加黄柏、车前子、木通，甚者加汉防己。

脚气　由于湿热。

【忌】温燥，湿热，补气，复忌破气，升。

诸药俱见前。

【宜】清热，除湿，利小便，甘平，酸寒，苦寒，辛温，淡渗。

黄柏　石斛　麦门冬　木瓜　石菖蒲　薏苡仁　车前子　茯苓　木通　泽泻　萆薢　防己

燥　诸涩枯涸，干劲皴揭，皆属于燥。角弓反张，筋挛急不舒，舌强不能言，二便闭涩，口渴口干，舌苦，皮肤皴揭，毛发脆折，津液不生，血枯胃槁，以致饮食不化，噎膈吐食。

【忌】升散，破气，下，辛燥，大热，温。

诸药俱见前。

【宜】润，益血，辛，甘寒，酸寒，咸寒，有热证者宜兼清热。

麦门冬　当归　地黄　肉苁蓉　酥
人乳　牛乳　蜜　胡桃　甘菊花　麻仁
胡麻　柏子仁　人参　松实　天门冬
五味子　酸枣仁　白芍药　蔗浆　芦根

汁　童便　梨汁　韭汁　佐以姜汁

火　诸热瞀瘛，暴瘖冒昧，躁扰狂越，骂詈惊骇，胕肿疼酸，气逆上冲，禁栗如丧神守，嚏呕，疮疡，喉痹，耳鸣及聋，呕涌溢食不下，目昧不明，暴注，瞤瘛，暴病暴死，皆属于火。

【忌】补敛，升发，闭气，辛燥，温热。诸药俱见前。

【宜】降折，下，咸寒，苦寒，辛寒，甘寒。

大黄　童便　芒硝　黄芩　黄连
黄柏　连翘　石膏　山栀　玄参　生甘
草　知母　天门冬　麦门冬　生地黄
蓝汁

虚者宜甘寒、咸寒以滋水，不宜用苦寒伤胃。

猝眩仆、九窍流血　多不治。

【忌】同火。

【宜】服童便　盐汤　竹沥　蓝汁
梨　生犀角汁

猝心痛

【忌】同火。

【宜】服山栀　白芍药　延胡索
生甘草　盐汤　苏子

目暴赤肿痛甚　见肝实条内。

【忌】、【宜】俱同。

二便忽闭　以利小便为先。

【忌】同火。

【宜】降润，苦寒，甘寒，辛寒，利窍。

大黄　苏子　生蜜　麻仁　桃仁
石膏　知母　天门冬　麦门冬　黄芩
山栀　滑石　石泻❶　猪苓　车前子　木
通　海金沙

头面赤肿

【忌】同火。

———————

❶　石泻：疑为泽泻。供参考。

【宜】清热解毒，发散，苦寒，辛寒，甘寒，咸寒。

甘菊花　鼠粘子　连翘　荆芥　薄荷　蝉蜕　大黄　玄参　石膏　知母　竹叶　生甘草　童溺

忽大渴思冰水

【忌】同火。

【宜】润，生津液，辛寒，甘寒，咸寒。

石膏　知母　玄参　麦门冬　竹叶　栝楼根　五味子　梨汁　蔗浆　童便　凉水　冰

口干舌苦

【忌】、【宜】俱同火。

暴喑

【忌】同火。

【宜】降气，发音声，苦，甘寒，辛凉，咸寒。

苏子　枇杷叶　贝母　桔梗　百部　竹沥　梨汁　天门冬　麦门冬　甘草　薄荷　玄参　桑白皮　童便

暴注

【忌】同火。

【宜】利水，苦寒，酸寒。

茯苓　黄连　黄芩　白芍药　生甘草　葛根　滑石　木通

虚者，加人参、莲肉、白扁豆。

躁扰狂越，骂詈惊骇

【忌】同火。

【宜】清镇，苦寒，辛寒，咸寒。

丹砂　牛黄　黄连　黄芩　山栀　滑石　石膏　知母　童便

大便闭者，加大黄下之，不行加芒硝。

禁栗如丧神守

【忌】同火。

【宜】同躁扰狂越。

气逆冲上

【忌】同火。

【宜】降气，酸敛，甘寒，苦寒，咸寒。

苏子　枇杷叶　橘红　五味子　番降香　山茱萸　白芍药　麦门冬　石斛　黄柏　牛膝　桑白皮　童溺

胸痞督痞

【忌】同火。

【宜】清热和肝，酸寒，苦寒，辛寒，甘寒。

白芍药　生甘草　竹叶　玄参　黄连　黄柏　生地黄　甘菊花　麦门冬　知母　石膏

杂证门

疟　经曰：夏伤于暑，秋必痎疟。其症大都多热多寒，或热多寒少，或寒多热少，或单热不寒，或单寒不热，或先寒后热，或先热后寒，或有汗、无汗，或汗少、汗多，或自汗、盗汗，或头疼骨痛，或大渴引饮，口苦舌干，或呕吐不思食，或烦躁不得眠，或大便燥结，或泻痢，或连发，或间发，或三日发，或发于阳，或发于阴。要皆中气不足，脾胃虚弱，暑邪乘虚客之而作。虽随经随证投药解散，必先清暑益气，调理脾胃为主，有食者兼消导夺食，有风兼散风，有老痰伏饮者兼豁痰逐饮，感瘴疠者兼消瘴疠，汗多者固表，无汗者解表，泄利者升发兼利小便，便燥者兼益阴润燥。病有阴阳，药分气血，证有缓急，治因先后，人有虚实，法异攻补。久而不解，必属于虚。气虚者补气，血虚者补血，两虚者气血兼补。非大补真气，大健脾胃不得瘳也。

【忌】破气，下。诸药俱见前。

疟必由于中气虚。破气则伤中气，邪不得解，甚则中满不思食，作泄，恶寒，口干。惟伤食宜消，不同此法。

误下则邪气陷于内，变为滞下，或腹满肿胀，呕恶不思食。凡属破气、下泄药，切戒勿施！

【宜】清暑益气，健脾开胃兼消痰。

宜分脏腑手足六经所见证施治。

先清暑：热多者，宜服白虎汤加减。硬石膏自一两至四两，知母自四钱至二两四钱，竹叶自一百片至四百片，麦门冬自八钱至三两二钱，粳米自一小撮至二大撮。病人素虚或作劳者，加人参自三钱至一两。有痰加广橘红三钱，竹沥一杯。大渴者，加栝楼根三钱至六钱。

不渴者，用清暑益气汤。兼饮食停滞者，加枳实、青皮、草果，一二剂，食消即止。勿多服，多服则损中气。

其药俱宜黄昏煎，以井水澄冷，须露一宿，五更时温服。盖疟乃暑邪为病，暑得露则散也。

足太阳经属膀胱，其症令人腰痛，头痛头重，寒从背起，先寒后热，熇熇喝喝然，热止汗出难已，或遍身骨痛，小便短赤。羌活一钱至三四钱，广陈皮去白，二钱五分，黄芩二钱，前胡二钱，甘草炙五分，猪苓一钱，知母二钱五分；若口渴者，即兼阳明，宜加石膏、麦门冬，倍知母；渴而汗少，或无汗，并加葛根；若涉深秋或入冬，无汗，宜多加姜皮；因虚而无汗，或汗少者，加人参三五钱，麦门冬四五钱，佐以姜皮二三钱，露一宿，发日五更温服；因虚汗多者，加黄芪三四钱，桂枝七八分，汗止，即去桂枝，不可多服；若病人素有热者，勿服桂枝，以芍药、五味子代之。若发于阴，并加当归；小便短涩或赤者，与六一散二三服；有湿者，以猪苓、茯苓代滑石。

下午服理脾健胃药：橘红二钱五分，

白豆蔻五分，白茯苓三钱，山楂三钱，麦芽炒三钱，藿香一钱，人参三钱，白术二钱，白芍药三钱，白扁豆三钱。有肺火者，去人参、白术，加麦门冬五钱，石斛三钱，乌梅肉一枚；停食者必恶食，加山楂；伤肉食者加黄连、红曲；伤谷食者加枳实、草果各七分；伤面食者加炒莱菔子。食消即已，不可多服，多服则损中气。胃家素有湿痰者，其症不渴，寒多，方可用半夏、橘红、二术，大剂与之；呕甚者兼用姜皮。

足阳明经属胃，其症发热头疼，鼻干，渴欲引饮，目胸胸不得眠，甚则烦躁，畏火光、人声、木声，宜服大剂竹叶石膏汤。无汗或汗少不呕者，可加干葛二三钱；病人虚而作劳者，加人参。汗多，加白术；痰多，加贝母、橘红，得汗即解；寒热俱甚，渴甚，汗多，寒时指爪皆紫黯者，加桂枝七八分；久而不解属气虚，用人参两许，姜皮两许，煎成露一宿，五更温服。下午服理脾健胃药如前方，加减亦如之。

足少阳经属胆，其症往来寒热，口苦，耳聋，胸胁痛，或呕，宜服小柴胡汤。渴者，去半夏，加石膏、麦门冬；肺家有热者，去人参，加知母，倍门冬；有痰不渴者，本方加贝母三钱至八钱，术、茯苓各三钱，姜皮一钱至三四钱。病人阴虚而有热者，虽呕吐忌用半夏、生姜，误投则损人津液，令人声哑，宜用竹茹、橘皮、麦门冬、白茯苓、乌梅以代之。

以上三阳经疟邪客之者，其症多热多渴，亦易得汗，药宜大剂急逐暑邪，毋使迟留，则病易愈，继以理脾开胃，大补真气，蔑不瘳矣。邪在三阳，药宜辛寒，如石膏、知母、柴胡；甘寒，如葛根、麦门冬、竹叶、粳米；苦寒，如黄芩之属为君，乃可以散暑邪，除热渴，坠头疼，兼寒甚者，则间用辛温，如姜皮、桂枝以为向导，以伏其邪，则病易退。凡寒甚者，病因于虚；或作劳者，亦因于虚，皆宜甘温，以人参、黄芪、术为君，佐以辛甘，如桂枝、姜皮之属。脾胃虚弱，饮食不消者，则补之以参、术，佐以消导，如白豆蔻、麦芽、砂仁、草豆蔻、枳实、橘皮、山楂之属。在阴分者，则以当归、牛膝为君，佐以姜、桂，如热甚而渴者去姜、桂，加知母、麦门冬、竹叶、牛膝、鳖甲。

足厥阴经属肝，其症先寒后热，色苍苍然，善太息，甚者状如欲死，或头疼而渴。宜先服三黄石膏汤加柴胡、鳖甲、橘皮，以祛暑邪。后用当归两许，橘皮三四钱，鳖甲四五钱，牛膝两许，柴胡一二钱，浓煎露一宿，发日五更温服。如热甚而渴，加栝楼根三四钱，麦门冬五六钱，竹叶一百片，知母三四钱，鳖甲五六钱；如脾胃薄弱，或溏泄，去当归，加人参三五钱；如有肺火不可服参者，只照本方，多服自愈。寒多或寒甚，指爪青黯者，加桂枝、姜皮、人参。

足太阴经属脾，其症先寒后热，或寒多。若脾疟必寒从中起，善呕，呕已乃衰，然后发热，热过汗出乃已，热甚者或渴，否则不渴喜火。宜服桂枝汤、建中汤。病人虚者，以人参、姜皮各两许浓煎，露一宿，五更温服。有痰者，宜加术、橘皮各三四钱。

足少阴经属肾，其症寒热俱甚，腰痛脊强，口渴，寒从下起，小便短赤。宜先服人参白虎汤加桂枝，以祛暑邪，后用鳖甲四五钱，牛膝两许，热甚者加知母、麦门冬各四五钱，寒甚者加桂枝钱许。呕则兼加姜皮三四钱，如热甚而呕者，去桂枝、姜皮，加竹茹三钱，人参、橘皮各三四钱。用牛膝、桂枝者，

肝肾同一治故也。

疟病多夹痰。以故热痰，须用贝母为君，自三钱至八钱，竹沥、竹茹、栝楼根、橘红、白茯苓称是以佐之，甚者可加霞天膏。如寒痰发疟，寒多不渴者，用半夏、白术、橘皮为君，多加生姜皮。

疟病多夹风。有风者必用何首乌为君，白术、橘皮为臣，葛根、姜皮、羌活以佐之，不头痛者除羌活。

暑邪盛，解散不早，陷入于里，则变为滞下，急投芩、连、芍药、滑石、红曲、甘草，佐以葛根、升麻、柴胡，以表里分消之。脾胃薄弱者，加人参、扁豆、莲肉，大剂与之，以愈为度。滞下若愈，疟亦随止，即不止，其热必轻，仍随经随证以治之，不烦多药而自止也。

又：暑热湿之邪内伏，百药不效者，独雄黄丸立愈。

凡劳疟，病人阴不足，或作劳，或房劳，病发于阴，或间日一发，或三日一发，三日一发为病深，须以鳖甲、牛膝、何首乌为君，橘皮为佐。发于夜而便燥者，加当归，脾胃薄弱者勿加，佐以姜皮，热甚勿入，大剂与之，日三，乃瘥。

附录诸疟主治

热多

【宜】贝母　石膏　麦门冬　橘红　干葛　滑石　竹叶　牛膝　知母　黄芩　柴胡　白茯苓　乌梅　何首乌　牡蛎　鳖甲

寒多

【宜】桂枝　姜皮　人参　二术　黄芪　当归　橘红　半夏　草豆蔻　白豆蔻　炙甘草

汗多

【宜】人参　白术　黄芪　秋冬加桂枝

无汗

【宜】干葛　柴胡　石膏　羌活　姜皮　人参　苍术

疟母

【宜】鳖甲　射干　牡蛎　三棱　缩砂蜜　桂　橘皮　青皮　人参

凡疟疾多热，久不解者，其人必本阴虚，法当益阴除热，非鳖甲、牛膝不能除也。多寒而久不解者，其人必本阳虚，非人参、白术、黄芪不能除。

〔按〕疟有山岚瘴气，停痰留饮而发者，古方类用常山、砒霜等吐之。今人误执其方，见疟辄用，不知二药有大毒，损人真气，犯之多致危殆。慎之！慎之！

滞下　俗呼痢疾。其症腹痛便脓血，或赤，或白，或赤白相杂，或下纯血，或下紫黑血块，或如豆汁，或如鱼冻，或如屋漏水，或下纯黄积，类多里急后重，数登圊而不得便，小便短赤不利，或发热，或口渴，甚则呕恶不思食。此皆暑湿之邪与饮食积滞胶固肠胃而作，必先祛暑渗湿安胃为主，伤气分则调气益气，伤血分则和血补血，挟瘀血则行血。药虽因证而设，要皆以补养胃气为急。故其症以噤口痢为最重，胃气一绝则不可治矣。故曰：安谷则昌，绝谷则亡。俗治多借口"迎而夺之"之说，轻用大黄、朴硝，及误用巴豆、牵牛，以致洞泄肠开而毙。又有妄投诃子、粟壳、亚芙蓉、肉豆蔻收涩之剂，以致便闭腹胀，或湿热上攻，肢节肿胀拘挛，痛不可忍，难以救疗。慎之！慎之！

【忌】破气，闭气，收涩，燥，温热，咸寒，滑腻。

诸药俱见前。

【宜】清热消积，开胃气，升，利小便。

黄连　黄芩　白芍药　红曲　山楂　广橘红　升麻　葛根　甘草　滑石　莲肉　白扁豆　乌梅

如胃弱，加人参三四钱，莲子四十粒，橘红二钱，升麻七分；如腹痛，以黄连四钱，白芍药三钱，炙甘草一钱五分，黄柏一钱，升麻七分，煎服；如里急，同上药加当归二钱；如后重甚，加槟榔一钱五分，枳壳一钱五分，木香汁七匙；如口渴，去木香，倍滑石；如小便赤涩短少，或不利，亦倍之；赤多，倍乌梅、山楂、红曲；白多，加吴茱萸七分；恶心欲呕，即噤口痢，多用人参、莲肉、扁豆、白芍药，以绿色升麻七分佐之；久痢不止，加肉豆蔻一钱，人参三钱，砂仁一钱五分，白茯苓二钱。

凡滞下，非元气壮实，多啖能食之人，慎勿轻用大黄、巴豆、牵牛等下药。

复有毒痢一证，或痧毒内陷下脓血，各药不效者，加忍冬藤为君，地榆、丹砂、犀角汁饮之。

凡产后滞下，积滞虽多，腹痛虽极，不可用大黄等药行之，致伤胃气，遂不可救。但用人参、白芍、当归、红曲、升麻、益母草、炙甘草、滑石末足矣。若恶露未尽，兼用乳香、没药各七分五厘，炒砂仁一钱，久之自愈，血虚可加阿胶三钱。

凡胎前滞下，宜用黄芩、黄连、白芍、炙甘草、橘红、赤曲、枳壳、莲肉、略用升麻，未满七月，勿用滑石。

泻痢　俗呼泄泻，因于湿。

【忌】湿润，破气，下，苦寒，滑利。诸药俱见前。

【宜】安胃补脾，升，利小便。

人参 白茯苓 莲肉 白扁豆 白术 车前子 升麻 橘红 藿香 木瓜 干葛 炙甘草 白莱菔

虚寒者，加肉豆蔻、补骨脂、吴茱萸。

虚热者，去白术，加川黄连，倍芍药、莲肉。

暑湿为病则小水短赤，或口渴。倍用姜炒黄连为君，佐以干葛、升麻。

由于感风寒者，二术、吴茱萸、砂仁、陈皮、干姜、紫苏主之。

若由饮食停滞者，兼消导，山楂、麦芽、神曲、陈皮、肉豆蔻。

五疸 方书所载五疸，酒、食、大饥后、过饱、女劳失治而成。然其证必由湿热伤脾及饮食停滞。又有瘀血发黄一证，方所不载，分别一误，则药不对证，多致不救。慎之！慎之！

【忌】破气，闭气，下，咸，滑利，滞腻，润，燥热。有瘀血者，兼忌酸寒。

诸药俱见前。

【宜】清热，利水，除湿，养胃气。有停滞者宜消积滞，有瘀血者宜行血。

茵陈蒿 黄连 菖蒲 酒疸非此不愈 栀子 紫草 栝楼根 秦艽 黄芩 滑石 车前子 白鲜皮 仙人对坐草 白茯苓 连钱草 一名蟹壳草，一名九里香，取汁，入姜汁少许，饮之良。

虚者，加人参。停滞者，加红曲、橘红、谷麦蘖、山楂。瘀血，加琥珀、牡丹皮、红曲、红花、桃仁、延胡索、蒲黄、五灵脂、韭。元气壮实者，服前药瘀血不行，可加熟大黄，虚者勿用。

痰

由于热。

【忌】燥，温热，补敛，升。

诸药俱见前。

【宜】降，润，清热，苦寒，辛寒，佐以咸寒。

苏子 橘红 天门冬 枇杷叶 麦门冬 黄芩 桑白皮 薄荷 百部 栝楼根 瓜蒌仁 桔梗 贝母 蛤粉 竹沥 童便

胶固者，加霞天膏，并用猫儿刺。

由于风寒。

【忌】补敛，湿润，酸，咸。

诸药俱见前。

【宜】降气，辛散。

橘红 苏子 杏仁 天麻 前胡 半夏 南星 葛根 桑白皮 薄荷 白前 生姜汁

由于湿。

【忌】润，咸，酸，滞腻，发湿。

诸药俱见前。

【宜】健脾，燥湿，辛散，佐以淡渗。

人参 二术 橘红 半夏 桑白皮 白茯苓 泽泻

饮 如涎而薄者，或如涎而稠者，伏于胸中及脾胃间，或吐酸水、苦水、黄水、绿水，或伏而不吐，上支心胸胃脘，作痛不可忍，按之不得下，或发寒热，呕吐不能饮食。

【忌】、【宜】俱同脾虚证内停饮条。

诸气 气有余即是火。

【忌】升，闭气，酸敛，滞腻。

诸药俱见前。

虚者。

【宜】降，补敛，调，温，酸，辛，甘。

苏子 枇杷叶 橘红 麦门冬 芦根汁 甘蔗 番降香 沉水香 白豆蔻 郁金 甘草 童便 白芍药 五味子

因虚极而气不得行者，加人参。

实者。

【宜】破散，香燥，辛苦，辛寒。

枳壳 青皮 槟榔 厚朴 木香 沉香 香附 乌药 降香 藿香 缩

砂蜜

郁

【忌】酸敛，滞腻，补气，闭气。

诸药俱见前。

属情抱者。

【宜】开发志意，调气散结，和中健脾。

远志　贝母　郁金　石菖蒲　香附　苏子　橘红　白豆蔻　木香　苏合香　缩砂蜜　麦门冬

属五脏者，木郁达之。

【宜】升，吐。

升麻　柴胡　川芎　瓜蒂　人参芦

火郁发之。

【宜】散。

升麻　葛根　柴胡　防风　羌活

土郁夺之。

【宜】下。

槟榔　枳实　厚朴　大黄

金郁泄之。

【宜】降。

橘红　苏子　桑白皮　猪苓　泽泻　木通　赤小豆　车前子　乌蠡鱼

关格　不得大小便为关，是热在丹田也；吐逆水浆不得下为格，是寒反在胸中也。是阴阳易位，故上下俱病。先投辛香通窍下降之药以治其上，次用下泄苦寒之药以通二便。此急证，法难缓治，纵有里虚，通后再补。

【忌】升，补敛，闭气，酸。

诸药俱见前。

【宜】降下，辛寒，辛温。

沉香　白豆蔻　丁香　苏子　龙脑香　苏合香　橘红　生姜　藿香　次用大黄　黄柏　知母　滑石　木通　车前子　牛膝

哕　俗呼呃逆。久病沉痼而发者，属真气虚，多不治。

【忌】破气，升，散。

诸药俱见前。

【宜】补敛，甘温，甘寒。

人参　黄芪　炙甘草　麦门冬　五味子　益智子　白芍药　石斛

伤寒失下而发者。

【忌】补敛，酸，燥热，滞腻。

诸药俱见前。

【宜】下。大小承气之类，便不硬闭，按之腹中和软，未经汗吐者，宜辛寒解表，白虎汤之类。

因气逆冲上而发者。

【忌】升，补。

诸药俱见前。

【宜】降气，甘寒，咸寒。

苏子　橘红　枇杷叶　竹茹　芦根汁　麦门冬　童便

因痰水停膈而发者。

【忌】升，润，苦寒，甘寒，酸寒。

诸药俱见前。

【宜】降气，开痰，辛散。

橘红　苏子　贝母　桑白皮　半夏　旋覆花　生姜　白豆蔻

吐血、咯血、鼻衄、齿衄、耳衄、舌上出血

【忌】升提发散，下，破血，补气，闭气，破气，温热，辛燥；复忌极苦寒伤胃。

诸药俱见前。

【宜】降气，清热，凉血益阴，兼行血，咸寒，酸寒，甘寒。

苏子　麦门冬　橘皮　枇杷叶　降香　郁金　天门冬　沙参　牛膝　阿胶　生地黄　枸杞子　五味子　鳖甲　白芍药　犀角汁　牡丹皮　青蒿　剪草　白药子　童便　侧柏叶　小蓟　茅根　棕灰　藕节　当归　蒲黄

蓄血　俗名内伤。或积劳，或多

47

怒，或饱后行房，或负重努力，或登高坠下，或奔逐过急，皆致蓄血。其症多发热，其热类外感而不头疼，不作渴，天明少间，至午复剧，有汗，汗多齐颈而还，自汗，无气以息，目光短，不思饮食，不得眠，二便自利，小便或赤，大便或泄。

【忌】破气；复忌补气，下，苦寒，辛燥。

诸药俱见前。

【宜】行血，辛温，佐以咸寒。瘀血行后宜补血，益脾，和肝。

桃仁　红蓝花　延胡索　桂有火之人勿用　郁金　当归尾　苏方木　乳香　番降香　没药　穿山甲　䗪虫　赤芍药　五灵脂　蒲黄　红曲　麒麟竭　韭汁　童便　桃枭

甚者用大黄、花蕊石。瘀行则止，勿过剂。如元气虚，脾胃素弱者，慎勿轻用大黄。如瘀血行后，宜生地黄、川续断、白胶、当归身、麦门冬、牛膝、白芍药、炙甘草、酸枣仁、大枣、龙眼肉、枸杞子、山茱萸。

头痛

夹风寒者。

【忌】补敛。

诸药俱见前。

【宜】辛温发散。

羌活　防风　细辛　荆芥　薄荷　川芎　藁本　升麻　白芷　蔓荆子　生姜　葱白

夹邪热者。

【忌】同夹风寒。

【宜】辛寒，苦寒，解散。

石膏　薄荷　黄芩酒炒　芽茶　黑豆　乌梅　甘菊花　土茯苓

热极目昏便燥者，加酒蒸大黄。

夹痰者。

【忌】升，补敛，酸甘，滞腻。

诸药俱见前。

【宜】豁痰降气，辛燥。

苏子　橘红　贝母　半夏　前胡　竹沥　术　天麻

阴虚者。

【忌】辛热发散。

诸药俱见前。

【宜】补血益阴，甘寒，酸寒。

生地黄　甘菊花　当归　天门冬　麦门冬　枸杞子　黄柏　白芍药　忍冬　五味子　乌梅

眉棱骨痛

【忌】、【宜】俱同阴虚头痛。

齿痛

【忌】升，补敛，燥热，辛温。

诸药俱见前。

【宜】清热凉血，苦寒，辛寒，甘寒，咸寒。

麦门冬　生地黄　赤芍药　牡丹皮　竹叶　知母　黄连　黄芩　黄柏　玄参　石膏　薄荷　苏子　甘草　童便

上下龈，属胃与大肠火。

【宜】

石膏　熟大黄　麦门冬　黄芩　黄连　赤芍药　生地黄　生甘草　青黛　细辛　西瓜皮灰　薄荷　枇杷叶　苏子　木通

真牙浮动及黑烂，属肾虚有火，已见肾虚条内。

【忌】、【宜】俱同。

胃脘痛

因火者。

【忌】补敛，燥热。

诸药俱见前。

【宜】降，苦寒，甘寒，咸寒，辛寒。

苏子　橘红、黄连　山栀　麦门冬　炙甘草　石膏　知母　玄参　童便因寒者。

【忌】破气，滞腻，苦寒。

诸药俱见前。

【宜】辛温发散。

橘皮　草豆蔻　益智子　丁香　桂
白术　藿香　白豆蔻　缩砂蜜　吴茱萸
厚朴　香附　干姜

因宿食者。

【忌】升，补敛，苦寒。

诸药俱见前。

【宜】消导，兼降气。

山楂　橘皮　草果　红曲　枳实
术　槟榔　草豆蔻　青皮　厚朴　谷麦
蘗　缩砂蜜

因脾骨虚弱以致食停者。

消导药中加人参。

因瘀血者。

【忌】补气，酸敛。

诸药俱见前。

【宜】辛温、苦温以行血。

桃仁　延胡索　红曲　红花　山楂
肉　牡丹皮　韭菜　通草　番降香　郁
金　肉桂　三棱　童溺　琥珀　菴闾子
牛膝　赤芍药

因血虚者，按之则痛止。

【忌】破气，复忌补气，燥热，辛温。

诸药俱见前。

【宜】润，补敛，甘寒，甘温。

麦门冬　炙甘草　酸枣仁　石斛
白芍药　生地黄　当归

因虫者。

【忌】补，升，发散，甘。

诸药俱见前。

【宜】杀虫，苦，酸。

锡灰　苦楝根　槟榔　鹤虱　雷丸
使君子　芜荑　薏苡仁根　大黄　乌梅

因恼怒者。

【忌】虚弱人忌破气；壮实人忌补

气；总忌酸敛，升。

诸药俱见前。

【宜】降气，辛温。

苏子　枇杷叶　白豆蔻　番降香
缩砂蜜　木香　橘红　延胡索　五灵脂

因痰饮者。

【忌】、【宜】俱见痰饮证下。

腹痛

因于寒。

【忌】苦寒，下利。

诸药俱见前。

【宜】温中，辛散。

白术　厚朴　干姜　吴茱萸　桂
炙甘草　木香　缩砂蜜　橘皮

因于热，火在少腹则绞痛。

【忌】辛热，香燥，补敛。

诸药俱见前。

【宜】甘，苦寒。

山栀仁　麦门冬　石斛　白芍药
甘草　桔梗　黄芩　黄连　滑石　木通
戎盐

诸痛不可按，属实。

【忌】补气，大热。

诸药俱见前。

【宜】破散，疏利，苦寒。

枳实　青皮　槟榔　三棱　滑石
蓬莪茂　木通　大黄有积滞宜用，无者勿用

诸痛可按，属虚。

【忌】破气，破血，下利，发散。

诸药俱见前。

【宜】补气血，甘温，酸敛。

人参　黄芪　二术　生地黄　当归
炙甘草　白芍药　薯蓣　酸枣仁　五
味子

痹　拘挛而痛也。因风寒湿三者合
而成。风气胜者为行痹，寒气胜者为痛
痹，湿气胜者为着痹。

【忌】下，收敛，酸寒，苦寒，咸寒。

诸药俱见前。

【宜】辛散，行气，燥湿，甘温，淡渗。

漆叶 续断 黄芪 甘草 甘菊花 萆薢 防己 白术 防风 羌活 独活 秦艽 牛膝 木瓜 天麻 茯苓 泽泻 菖蒲 车前子 桑寄生 狗脊 蔓荆实 杜仲 白鲜皮 石斛 细辛 松节 松叶 苍耳 原蚕沙 威灵仙 海风藤

痿 属湿热。经曰：治痿独取阳明。

【忌】破气，升，辛热发散。

诸药俱见前。

【宜】大补气血，清热除湿，甘寒。甘温，苦寒，酸寒。

人参 黄芪 二术 炙甘草 生地黄 麦门冬 白芍药 木瓜 石斛 薏苡仁 黄柏 茯苓 泽泻 车前子 木通 黄连 黄芩

交肠 其病大小便易位而出。或因大怒，或因醉饱，遂至脏气乖乱，不循常道。法当宣吐以开提其气，使阑门清利，得司泌别之职，则愈矣。

【忌】破气，燥热。

诸药俱见前。

【宜】升清降浊，兼补气，淡渗。

升麻 柴胡 苏子 降香 橘红 人参 术 茯苓 泽泻 猪苓 木通 滑石 车前子

鬼疰、尸疰、飞尸、客忤 此系天地阴邪杀厉之气乘虚中人，或遍身青黯，或忽消瘦声哑，面色青黄不定，或忽惊厥，目直视，手握拳，或遍身骨节疼痛非常。

【忌】破气，复忌补气，升，燥热，酸敛。

诸药俱见前。

【宜】辟恶气，安神镇心，辛香发散，金石镇坠。

牛黄 丹砂 苏合香 天竺黄 琥珀 沉水香 龙脑香 乳香 安息香 檀香 木香 麝香 珍珠 雄黄 鬼臼 龙齿 犀角 金银箔 虎骨 代赭石 天灵盖 獭肝 生地黄 菖蒲 远志

妇人门

赤白带下 妇人多忧思郁怒，损伤心脾，肝火时发，血走不归经，所以多患赤白带也。白带多是脾虚，盖肝气郁则脾受伤，脾伤则湿土之气下陷，是脾精不守，不能输为荣血，而下白滑之物矣，皆由风木郁于地中使然耳。法当开提肝气，补助脾元。宜以补中益气汤，加酸枣仁、茯苓、山药、黄柏、苍术、麦门冬之类，浓煎，不时饮之。再用六味地黄丸中加牡蛎粉、海螵蛸、杜仲、牛膝，蜜丸，光大如豆。空心饥时吞下五六钱。阴虚火炽加枸杞子、五味子、黄柏。白带多属气虚，补气健脾，治法之要领也。

带下如浓泔而臭秽特甚者，湿热甚也，且多有湿痰下坠者，宜苍术、白术、黄柏、黄芩、茯苓、车前子为主，佐以升提。

带下如鸡子清者，脾肾极虚也。面色必不华，足胫必浮，腰腿必酸，宜五味子八味丸，间用开脾养心之剂，如归脾汤之类。阴虚有火，宜八味丸中加五味子、菟丝子、车前子、黄柏。叔和云：崩中日久为白带，漏下多时骨水枯。盖言崩久气血虚脱，而白滑之物下不止耳。此证虽有气血寒热之分，要归总属于虚。

赤淋多因于心火、肝火时炽不已，久而阴血渐虚，中气渐损，遂下赤矣。治宜养心为主，兼以和肝缓中，凉血清气。

赤带久不止，则血虚，宜胶艾四物汤，加便煅牡蛎粉、酸枣仁、麦门冬。

标急而元气不甚急者，先救其标；标急而元气衰剧者，则当本而标之也。

【忌】破气，降，温热。

诸药俱见前。

【宜】补敛，清热，辛甘，苦寒，佐以淡渗。

生地黄　人参　白芍药　阿胶　山茱萸　黄柏　五味子　麦门冬　白胶　枸杞子　续断　杜仲　牛膝　白茯苓　车前子　泽泻　蛇床子　香附　补骨脂　牡蛎　艾　二术

血枯经闭　由于脾胃薄弱，气血不生。

【忌】破气，破血，燥热，腻膈滑肠，升发，苦寒。

诸药俱见前。

【宜】补脾胃，甘温，甘平。

人参　莲肉　酸枣仁　白扁豆　甘草　茯苓　薯蓣　橘红　白芍药　缩砂蜜　菟丝子　牛膝　牡丹皮　白胶　阿胶　芡实　麦门冬

经行先期　为血热。

【忌】升，补气，辛温，燥热。

香附　当归　乌药　艾以上辛温

余忌药俱见前。

【宜】凉血清热，补肝肾，兼降气，甘寒，酸寒，苦寒。

生地黄　牡丹皮　白芍药　天门冬　麦门冬　枸杞　杜仲　青蒿　枇杷叶　苏子　鳖甲　阿胶　黄柏　黄芩　知母

经行后期　为血虚。

【忌】行血，破气，燥热，苦寒。

诸药俱见前。

【宜】补肝肾，甘温，酸温。

熟地黄　薯蓣　人参　菟丝子　山茱萸　杜仲　续断　阿胶　艾　五味子

当归　枸杞子　白胶　牛膝

月事过多　属心火盛，脾气弱。

【忌】破气，降，辛温，苦寒。

诸药俱见前。

【宜】凉血，敛摄，酸平，甘寒。

麦冬　生地泄泻禁用　青蒿　生甘草　牡丹皮　白芍药　酸枣仁　五味子

崩中　属气血两虚有热。

【忌】破气，行血，降，温热，辛燥，苦寒。

诸药俱见前。

【宜】补气血，兼清热，甘温，甘寒，酸敛。

人参　黄芪　生地黄　熟地黄　地榆　芍药　白胶　阿胶　香附　续断　甘草　麦门冬　山茱萸　杜仲　五味子　白茅根　蒲黄炒　桑耳灰　侧柏叶　艾叶　木耳灰

热入血室　类伤寒，或经事适来忽住，或届期不行，忽发大热、口渴，或厥，但不头疼为异于伤寒耳。

【忌】补气，温燥，辛燥，收敛，下泄，大热，升发。

诸药俱见前。

【宜】行血清热，甘寒，咸寒，苦寒。

生地黄　牡丹皮　蒲黄　苏木　牛膝　延胡索　麦门冬　犀角　白芍药　黄芩　童溺　荆芥穗

如便秘，加大黄。

种子内分男、女，气虚、血虚、精寒、血热、火炽、精滑❶，因证选用。

【忌】破气，破血，燥，过用辛热。

诸药俱见前。

【宜】调气补血，男子宜固精。

桑螵蛸温平，治男子精滑　柏实甘温，治男子精滑、精寒　海狗肾咸热，治男子精

寒　鱼胶平，治男子精滑　阳起石热，治男子精寒　覆盆子甘温，治男子精滑　车前子咸寒，治男、女火炽　鹿茸温咸，治男子精寒　莲须甘温，治男子精滑　巴戟天温，治男子精寒　何首乌苦温，益男子气血　牛膝苦平，治男子血虚及阴痿　补骨脂辛温，治男子精寒阴弱　沙苑蒺藜甘平，男子固精益血　白胶温平，治男、女气血两虚，精寒　肉苁蓉温酸咸，治男、女血虚精寒　黄柏苦寒，治男、女火炽　人参微温，治男、女气虚、脾胃薄弱　麦门冬甘寒，男、女血热　五味子酸温，治男、女精滑、精寒　山茱萸酸温，治男、女精滑、精寒　天门冬苦寒，治男、女火炽　莲肉甘平，治男、女胃弱，精滑　熟地黄甘寒，男、女益血生精　白薇温平，女　当归辛温，女　白芍药酸寒，女　紫石英温，女　艾叶辛温，女

妊娠恶阻

【忌】破气，升散，燥热，苦寒，滑肠，腻膈。

诸药俱见前。

【宜】顺气，甘寒，酸寒。

苏子　橘红　枇杷叶　白茯苓　麦门冬　芦根　竹茹　木瓜　白芍药　竹叶　人参　缩砂蜜　白梅　乌梅

安胎

【忌】破气，破血，升散，辛热，辛燥。

诸药俱见前。

八月以后及胎前滞下者，方可用枳壳。气虚者勿用。

三月以前宜养脾胃，四月以后宜壮腰肾，补血益阴，顺气，总宜清热。

茯苓　麦门冬　薯蓣　人参　芍药　白术　橘红　炙甘草　缩砂蜜　艾叶　杜仲　生地黄　益母草　白胶　阿胶　续断　黄芩　枸杞子　青蒿子　桑寄生　鲤鱼　乌雌鸡　葱白

胎漏

属气血虚有热。

【忌】、【宜】俱同安胎条。

难产

【忌】破气，破血，收敛。

诸药俱见前。

【宜】补气血，滑利，润。

人参　柞树枝　鱼胶　冬葵子　千里马　白芷梢　牛膝　桂心　当归　川芎　益母草　百草霜　石燕　弓弩　麻油　猪脂　酒　生鸡子　兔头　滑石　麝香

预防血晕

腹痛坐草时，即用苏木菊花心者一两，生地黄一两，降香末二钱，水三碗，煎一碗，加童便半碗，儿堕地即饮之，永无恶血冲心之患。房中常打醋炭，万一血晕亦须此药。更以家宝丹一丸，灌下神效。

凡妇人气弱者，无气力送子出产门，须服人参。此药能兼治横生、倒产，世医不知也。

凡临产交骨不开，惟浓煮柞木枝汤，饮之则自开。柞木俗名一叶一刺，其木枝干直上，一叶下必发一刺。

胞衣不下，用乳香、没药末各七分五厘，麝香一分，芒硝一钱五分，研细。以酒调服，立下。饮热童便以滋药力，更妙。

产后诸病

【忌】破气，升，汗，吐，下，燥，苦寒，大热。

诸药俱见前。

【宜】行血，次宜补血清热，总宜补养肝脾肾，辛温，甘寒，酸寒。

苏木　黑豆　鹿角末　红花　乳香　没药　牛膝　炮姜　当归脾胃弱者勿用　桃仁胃弱者禁用，亦不可过用　桂天寒无火之人可用　益母草　泽兰　干地黄　续断　白胶　杜仲　山茱萸　人参　青蒿　麦

门冬　白芍药　五味子

产后少腹痛，按之痛甚有结块，名儿枕痛

【忌】酸敛，补气，破气，升，下，汗，燥。

诸药俱见前。

【宜】行血活血散结，兼健脾。

延胡索　红蓝花　牡丹皮　苏方木　山楂肉　益母草　蓬莪茂　蒲黄　白胶　当归　黑豆　生地黄　泽兰　牛膝　五灵脂　缩砂蜜　橘红　童便　桃仁　干姜

痛极，加乳香、没药各六七分。天寒加桂，暑月勿用，肺热有火勿用。

产后少腹痛，按之即止者，属血虚。

【忌】行血，破气，汗，吐，下，燥，苦寒，大热。

诸药俱见前。

【宜】补血，补脾，和肝。

干地黄　白芍药　当归　续断　白胶　阿胶　牛膝　人参　酸枣仁　麦门冬　炙甘草　大枣　薯蓣　橘皮

产后泄泻

【忌】消导，滑肠，腻膈，发散，生冷，破气，苦寒。

诸药俱见前。

【宜】温中补气，健脾开胃。

人参　甘草　薯蓣　莲肉　扁豆　茯苓　白芍药　橘皮　车前子　肉豆蔻　藿香_{内热津液不足者少用}　五味子　补骨脂_{内热火炽者勿用}　缩砂蜜

产后发热或自汗盗汗

【忌】苦寒，发散，升提，破气，破血，下，辛燥，大热，寒滑伤脾。

诸药俱见前。

【宜】补血，凉血，补肝，补心，生津液，兼敛摄实表。

干地黄　炙甘草　白芍药　五味子　麦门冬　酸枣仁　牡丹皮　童便　青蒿　鳖甲　泽兰　黑豆　黄芪　人参_{肺热者禁用}

产后头痛由于血虚

【忌】发散，破血，升提，辛燥，大热。

诸药俱见前。

【宜】益血，凉血，降，甘温，甘寒，佐以酸寒。

生地黄　甘菊花　乌梅　麦门冬　苏子　童便　甘草　当归　白芍药　黑豆　五味子　鳖甲

产后发渴由于血虚有热

【忌】同产后发热。

【宜】同产后发热，加蔗浆，倍麦门冬、五味子。

产后气喘由于气血两虚

【忌】同产后发热。

【宜】补气血，润肺，下降。

人参　橘红　生地黄　天门冬　麦门冬　苏子　枇杷叶　瓜蒌仁　栝楼根　童便　五味子　竹茹

产后恶寒由于气血两虚

【忌】同产后发热。

【宜】补气血，温中，甘温，佐以辛温。

人参　黄芪　炙甘草　干地黄　龙眼肉　当归　炮干姜

产后小便不利或短赤由于肾水真阴不足

【忌】利小便，余忌同产后发热。

诸药俱见前。

【宜】生津液，益阴，补血，凉血，清热，甘温，甘寒，酸寒。

天门冬　麦门冬　生地黄　枸杞子　山茱萸　白芍药　车前子　牛膝　五味子　青蒿子　鳖甲　竹叶

产后大便闭结由于血枯内热

【忌】补气，行血，辛热，燥下，升，苦寒。

诸药俱见前。

【宜】益血，凉血，润燥，滋肝肾，生津液。

生地黄　熟地黄　天门冬　麦门冬　五味子　蔗浆　牡丹皮　肉苁蓉　当归　麻仁　人乳　蜜

产后不得眠

【忌】同产后大便闭结。

【宜】补心，降心火，补肝，补脾阴，兼清内热。

生地黄　麦门冬　茯神　丹参　沙参　酸枣仁　白芍药　竹叶　远志　莲肉　龙眼肉

产后腹胀由于阴血虚、脾阴虚

【忌】破气宽中，升提发散，消导，吐，下，甘，苦寒，咸寒，大热，温燥，滞腻。

诸药俱见前。

【宜】益脾阴，补脾，和肝，酸寒，收敛，甘温。

白芍药　酸枣仁　人参　茯苓　石斛　橘皮　薯蓣　五味子　木瓜　莲实　车前子　芡实

产后恶心欲呕或吐由于胃虚

【忌】升提发散，湿润，滞腻，苦寒，生冷，燥热。

诸药俱见前。

【宜】降气，补气，安胃，酸寒，佐以辛温。

苏子　枇杷叶　竹茹　人参　橘红　麦门冬　白芍药　藿香　石斛　木瓜　白豆蔻　生姜

由于寒，倍生姜、白豆蔻、藿香。

由于热，倍竹茹，去生姜、白豆蔻、藿香。

下乳汁

漏芦　狗四足　猪四足　麦门冬　人参　瓜蒌仁　土瓜根　葵子　猪胰　木通

小儿门

痘疮

血热证。

【忌】温补，燥热。

天灵盖　鸡冠血　桑螽　鲮鲤甲　人齿　官桂　附子　丁香　木香　冰片　以上燥热　余忌药俱见前。

【宜】凉血，活血，解毒，甘寒，苦寒。

犀角　生地黄　人中黄　紫草　黄连　麦门冬　牡丹皮　白芍药　童溺　连翘　金银花　玄参　贝母　蝉蜕　鼠粘子

虚寒证。

【忌】汗，吐，下，苦寒，酸寒。

诸药俱见前。

【宜】辛甘发散，补气，温，疮密者佐以解毒。

人参　红铅　黄芪　甘草　桂枝　丁香　当归胃弱大便不闭者禁用　莲肉　糯米　大枣　龙眼肉　干葛　木香　忍冬藤

痧疹

此证多有呕吐者，勿治呕吐，但治痧毒则呕自止，况呕中便有发散之义。

【忌】破气，温补，酸敛，燥热，辛温，滞腻。

诸药俱见前。

【宜】清热透肌，辛寒，甘寒，苦寒。

石膏　鼠粘子　赤柽木即西河柳　知母　甘草　玄参　麦门冬　连翘　薄荷　竹叶　黄连　黄芩　葛根　黄柏　蝉蜕

栝楼根　青黛　蔗浆　贝母

如冬月，佐以辛散，荆芥、麻黄<small>去节沫，蜜酒炒</small>，只可用一剂。

痧疹者，手太阴肺、足阳明胃二经之火热，发而为病者也。小儿居多，大人亦时有之。殆时气瘟疫之类欤！其症类多咳嗽，多嚏，眼中如泪，多泄泻，多痰，多热，多渴，多烦闷，甚则躁乱，咽痛，唇焦神昏，是其候也。治法当以清凉发散为主。药用辛寒、甘寒、苦寒以升发之。惟忌酸收，最宜辛散。误施温补，祸不旋踵。辛散如荆芥、西河柳、干葛、石膏、鼠粘子、麻黄，清凉加玄参、竹叶、栝楼根、青黛、薄荷，甘寒加麦门冬、生甘草、蔗浆，苦寒加黄芩、黄连、黄柏、贝母、连翘。随证轻重，制剂大小，中病则已，毋太过焉。

痧疹乃肺胃邪热所致。初发时必咳嗽，宜清热透毒，不得止嗽。疹后咳嗽，但用贝母、苦梗、甘草、薄荷、栝楼根、玄参、麦门冬，以清余热、消痰壅则自愈，慎勿用五味子等收敛之剂。多喘，喘者邪热壅于肺故也，慎勿用定喘药，惟应大剂竹叶石膏汤加西河柳两许，玄参、薄荷各二钱。如冬天寒甚，痧毒郁于内，不得透出者，加蜜酒炒麻黄，一剂立止。凡热势甚者，即用白虎汤加西河柳，忌用升麻，服之必喘。多泄泻，慎勿止泻，惟用黄连、干葛、升麻、甘草则泻自止，疹家不忌泻。泻则阳明之邪热得解，是亦表里分消之义也。疹后泄泻及便脓血，皆由邪热内陷故也，大忌止涩，惟宜升散，仍用升麻、甘草、干葛、黄连、白芍药、白扁豆。便脓血则加滑石末，必自愈。

疹后牙疳最危，外用牡黄牛粪尖煅存性，研极细，加真片脑一分，研匀吹之；内用连翘、干葛、荆芥穗、升麻、

玄参、黄连、甘草、生地黄，水煎，加生犀角汁二三十匙，调服。缓则不可救药。

痧后元气不复，脾胃薄弱者，宜用白芍药、炙甘草为君，莲肉、山药、白扁豆、麦门冬、青黛、龙眼肉为臣。多服必渐强，慎勿轻用参、术。

痧后生疮不已，余热未尽故也。宜用金银花、荆芥穗、连翘、玄参、甘草、怀生地、鳖虱胡麻❶、黄连、木通，浓煎饮之良。

痧疹不宜依证施治，惟当治本。本者，手太阴、足阳明二经之邪热也。解其邪热，则诸证自退矣。

呕吐

因伤乳食者。

【忌】升苦，寒。

诸药俱见前。

【宜】温中，消导。

橘皮　缩砂蜜　枳实　厚朴　谷麦蘖　草果　山楂　红曲　半夏　人参

因寒者。

【忌】破气，升，苦寒。

诸药俱见前。

【宜】辛热、温中。

藿香　橘皮　丁香　人参　白术　生姜　半夏　白豆蔻

因暑者。

【忌】升，破气，温热。

诸药俱见前。

【宜】清暑，补气，安胃，兼利小便。

黄连　香薷　人参　木瓜　茯苓　竹茹　石斛　橘皮　甘草　白扁豆　麦门冬　白梅　滑石　木通　泽泻

---

❶ 鳖虱胡麻：即亚麻。甘，微温。入阳明经。散风热，解湿毒。

有虫者。

【忌】升，甘。

诸药俱见前。

【宜】酸敛，佐以苦寒。

白芍药 五味子 木瓜 黄连 楝根 乌梅 槟榔 榧子肉 木香 使君子

总之，数呕吐宜安胃，久则宜补气。

泄泻

【总忌】破气，下，滑利，滞腻。

诸药俱见前。

因食者。

【宜】和胃消食。

橘皮 草果 红曲 谷麦蘖 白豆蔻 白术 山楂 白茯苓 肉豆蔻 缩砂蜜

因湿者。

【宜】燥脾，利水。

二术 橘皮 木瓜 茯苓 泽泻 车前子 石斛 黄连 薯蓣 猪苓 升麻 葛根

因暑者。

【宜】前药中加人参、莲肉、白扁豆。

总之，当补脾胃，兼升，兼利小便。

急惊

【忌】补敛，升，燥热。

诸药俱见前。

【宜】降，清热，镇坠，豁痰，和肝。

丹砂 琥珀 牛黄 天竺黄 贝母 竹沥 钩藤钩 僵蚕 茯神 犀角 金箔 胆星 珍珠 全蝎 龙脑 麝香 白檀香

慢惊 多因久吐泻、大病后阴阳两虚而成。

【忌】破气，下，升，苦寒，及治急惊药。

诸药俱见前。

【宜】补脾健胃，和肝益气，甘温，酸平，佐以辛热。

人参 黄芪 茯苓 白芍药 甘草 龙眼肉 酸枣仁 石菖蒲 远志 麦门冬 茯神 冬瓜仁 橘红

疳积

【忌】破气，酸敛，燥热。

诸药俱见前。

【宜】除疳热，兼消导，苦寒，甘寒，佐以辛寒，辛温。

胡黄连 川黄连 肉豆蔻 谷麦蘖 神曲 山楂 木香 橘皮 白芜荑 使君子 芦荟 白术 白芙蓉花 五谷虫 雷丸 青黛 厚朴

诸虫

【忌】升，甘。

诸药俱见前。

【宜】杀虫，酸寒，苦寒，佐以辛寒。

槟榔 雷丸 使君子 苦楝根 锡灰 鹤虱 芦荟 芍药 乌梅 黄连 黄芩 牵牛

胎毒

【忌】补敛，燥热，辛温。

诸药俱见前。

【宜】凉血清热，解毒，兼发散于外，勿从外治以致热毒内攻。

生地黄 玄参 牡丹皮 黄柏 黄连 忍冬藤 甘草 连翘 麦门冬 贝母 犀角 荆芥 鼠粘子 牛黄

外 科

厉风

【忌】破气，酸敛，燥热，下。

诸药俱见前。

【宜】凉血，杀虫，祛风，苦寒，佐以辛寒、辛平。

豨莶 天门冬 甘菊花 生地黄

青黛　漆叶　苦参　何首乌　鳖虱胡麻
仁　白芷　荆芥　天麻　续断　羌独活
半枝莲　白花蛇　乌梢蛇　皂角刺

痈疽先后发渴

【忌】升，破气，辛温，燥热，吐，
下。

诸药俱见前。

【宜】活血，凉血，解毒散结。

生地黄　连翘　忍冬藤　白芷　白
及　白蔹　茜草　紫花地丁　夏枯草
甘菊花　地榆　贝母　鼠粘子　黄柏
栝楼根　乳香　没药　芍药　生绿豆
半枝莲　白药子　红药子　黄蜡　明矾

已溃者，加人参、黄芪、麦门冬、
五味子。

肿疡

【忌】、【宜】俱同痈疽先后发渴，
更忌当归。

痈疽毒气攻心发谵语

【宜】以生绿豆粉、丹砂、乳香，
为丸服之。

溃疡

【忌】闭气，苦寒，破气，又忌燥。
诸药俱见前。

【宜】补气血，甘，酸温，佐以解毒。

人参　红铅　胎骨　黄芪　当归
地黄　芍药　甘草　白及　白蔹　忍冬
藤　甘菊花　贝母　薯蓣　大枣　五味
子　麦门冬

散毒_{外敷}

雄黄　雌黄　粉锡　矾石　龙脑香
松脂　地榆　水银粉　铁锈　白及　白
蔹　漏芦　柏木　青葙子　楝实　芦茹
石灰　铁浆　苦参　菖蒲　榭皮　葵根
柳华　五加皮　梓叶　苎根　紫草　马
鞭草　艾_灸

止痛排脓_{外敷}

白及　白蔹　大黄　乳香　没药

丹砂　红药子　龙脑　金华　白药子
麦饭石　米醋　蜜

去瘀肉_{外敷}

巴豆膏　轻粉　粉霜　乌梅肉灰

蚀脓_{外敷}

蛀竹屑　芦茹　雄黄　白芷　大黄
巴豆　地榆　枯矾

长肉收口_{外敷}

仙人杖_{烧油}　人参　金华　白蜡
黄蜡　血竭　蛀竹屑　枯矾末　黄芩末
珠末　象牙末　铅丹　红粉霜　胡粉
芝麻油　猪蹄汤

疔疮

【忌】补敛，温热。
诸药俱见前。

【宜】凉血活血，解毒，祛风，汗，
下。

生甘草　辟虺雷　茜草　生地草
贝母　紫花地丁　白药子　大黄　金银
花　苍耳草　连翘　夏枯草　鼠粘子
矾石_{以上内}　半枝莲　牛黄　蟾酥　红药
子　白及　白蔹_{以上内外}　龙脑　铁锈
桑砌　铜青　雄黄_{以上外}

瘰疬_{马刀疮附}　同属少阳胆经，治
法亦同。

【忌】补气，辛热，酸敛。
诸药俱见前。

【宜】清热散结，和肝凉胆，苦寒，
甘寒，咸寒，佐以辛寒。

连翘　玄参　忍冬藤　紫背天葵
乳香　麝香　夏枯草　鼠粘子　贝母
天明精　没药　薄荷　肥皂荚　皂角子
何首乌　柴胡　黄芩　甘草　昆布　牡
蛎　鳖甲　栝楼根　恶实　漏芦　守宫
煅　猫头　天荷叶　映山红　海藻　海
蛤　苏合油　雄黄　矾石　斑蝥　蟾酥
鳖虱胡麻　回燕窝泥

瘿瘤

【忌】、【宜】俱同瘰疬，兼宜薜荔、半夏、文蛤、南星、通草、生姜。

痔 有内外二证

【忌】破气，降，燥热，辛温。

诸药俱见前。

【宜】凉血，活血，除大肠热，兼升。去血过多者宜补血，甘寒，苦寒，酸寒，佐以辛寒。

生地黄　五倍子　黄连　黄芩　白芍药　地榆　猬皮　大小蓟　黄柏　侧柏叶　槐实　皂荚灰　熊胆　升麻　鳖甲　红蓝花　龙脑香　茜草　黄芪　赤石脂　猪悬蹄　蛇蜕　榧实　白矾　金银花　青黛　象牙末　蛀竹屑　牛角鰓　白蜡

通肠漏

【忌】破气，下，发散，温燥，辛热。

诸药俱见前。

【宜】凉血，清利湿热，解毒，消漏管，补气血，长肉。

槐实　黄连　黄芩　青黛　地榆　白及　忍冬藤　半枝莲　生地黄 以上凉血解毒　猪悬蹄　黄牛角鰓　刺猬皮　蛀竹屑　明矾　金头蜈蚣 以上消漏管　黄芪　熟地黄　当归　人参　白芍药　五味子　牛膝　山药　枯矾　黄蜡　白蜡　麻皮灰　铅华　月经布　没食子 以上补气血长肉　天明精　地骨皮 俱要鲜者　皮硝　文蛤 以上煎浓汤熏洗

乳岩、乳痈、内外吹

【忌】补气，升，温补，辛热，燥，酸敛。

诸药俱见前。

【宜】散结气，和肝，凉血活血，清热解毒。

贝母　橘叶　连翘　栝楼根　山慈菇　山豆根　蒲公英　紫花地丁　黄连

甘草　柴胡　白芷　青皮　橘皮　牡鼠粪　王不留行　乳香　没药　漏芦　夏枯草　忍冬藤　瓜蒌仁　头垢　人爪　鲮鲤甲　半枝莲　茜根

阴蚀 即下部匿疮

【忌】同乳岩。

【宜】凉血活血，除热散毒，苦寒，辛寒。

青黛　茜草　苦参　鲜地骨皮　黄柏　小蓟　艾叶　马鞭草　木瓜　牛膝　木通　全蝎 外　蛇床子 外　橄榄核 外　蛀竹屑 外　猪脊髓 外　青葙子 外　腻粉 外　官粉 外　杏仁 外　珠末 外　皂角末 外　铅丹 外　象牙末 外　龙脑香 外　白僵蚕 外　粉霜 外　烟膏 外　天灵盖 外　滴乳石 外　白蜡 外

金疮

【忌】破气，闭气，升散，酸敛，苦寒，冷利，燥，酸寒。

诸药俱见前。

【宜】止血，和血，凉血，甘温，甘寒，佐以辛温。

地黄　䗪虫　当归　续断　牛膝　甘草　麦门冬　地榆　半夏　茜草　白胶　杜仲　川芎　乳香　没药　艾叶　水杨花　钓樟根　黄荆子 炒黑　王不留行　古钱　自然铜　狗头骨　黄麻皮灰　芦竹箨❶　韭　大小蓟 内外　刘寄奴 内外　花蕊石 内外　麒麟竭 内外　古石灰 外　白蜡 外　降香 外　海螵蛸 外　桑柴灰 外　人骨灰 外　紫檀末 外　三七 外

破伤风

【忌】同金疮。

【宜】同金疮，佐以祛风药，如白

---

❶ 箨：俗称"笋壳"。竹类主杆所生的叶。竹笋时期包于笋外，在竹杆生长过程中陆续脱落，芦竹箨有清热泻火的作用。

芷、荆芥、防风、柴胡之属。

跌扑损伤

【忌】同金疮。

【宜】同金疮，有瘀血停滞者，宜加行血药，如桃仁、红花、苏木、自然铜、䗪虫、千年灰、古文钱之属。

蹉❶折挫闪

【忌】、【宜】俱同金疮、跌扑。

火灼

【忌】燥热，及寒物涂罨。

井泥　冰　凉水　芭蕉根　醋以上寒物涂罨　余忌药俱见前。

【宜】拔散火毒，辛散，润，甘寒，辛寒，苦寒。

柴胡　葛根　甘草　升麻　黄连　麦门冬　连翘　栝楼根　石膏　黄柏　鸡子油　柏白皮　生胡麻　食盐　豆酱　黄芩　地榆　山栀

外用好酒满浸伤处，温即易之，如遍体被伤，用酒满浸，时时易之即不死。一方用蜜水润之。一方石灰水和生芝麻油敷，治已烂臭甚者，神验。一方用黏米炒黑，为末，将菜汁调敷，神效。

漆疮

【宜】蟹　茱萸皮　鸡子白　杉材　石蟹　漆姑草　韭菜炒热罨上　井中苔萍

---

❶ 蹉：肢体猛折而筋骨受伤。

卷三　玉石部上品

总七十三种，今疏其要者一十四种。

丹砂　云母　石钟乳　矾石　芒硝　朴硝　玄明粉　滑石　空青　紫石英　赤石脂　无名异　绿矾　铁锈

丹　砂

味甘，微寒，无毒。主身体五脏百病，养精神，安魂魄，益气明目，通血脉，止烦满消渴，益精神，悦泽人面。杀精魅邪恶鬼，除中恶腹痛，毒气疥瘘诸疮。久服通神明不老，轻身神仙。能化为汞，作末名真朱。光色如云母可析者良。恶磁石，畏咸水。

疏：丹砂本禀地二之火气以生，而兼得乎天七之气以成。色赤法火，中含水液，为龙为汞，亦曰阴精。七为阳火之少，故味甘微寒而无毒，盖指生砂而言也。《药性论》云：丹砂君为清镇少阴君火之上药，辟除鬼魅百邪之神物。安定神明则精气自固，火不妄炎则金木得平，而魂魄自定，气力自倍。五脏皆安则精华上发，故明目。心主血脉，心火宁谧则阴分无热而血脉自通，烦满自止，消渴自除矣。杀精魅邪恶鬼，除中恶腹痛者，阳明神物，故应辟除不祥，消散阴恶杀厉之气也。久服通神明不老者，古之真人，飞丹炼石，引纳清和，配以金铅，按之法象，自能合丹道而成变化也。《青霞子》及《太清服炼灵砂法》云：能重能轻，能暗能明，能黑能白，能神能灵。一斛人擎，力难举升。万斤遇火，轻速上腾。鬼神寻求，莫知所在。先禀气于甲，受气于丙，出胎见壬，结魄成庚，增光归戊。阴阳升降，各本其原。非虚语矣！

主治参互

丹砂研飞极细，令状如飞尘，以甘草、生地黄浓煎，调分许，与儿初生时服之，能止胎惊，解胎毒。同真朱、琥珀、金箔、牛黄、生犀角、天竺黄、滑石末，治小儿急惊，有神。入六一散，治暑气伏于心经，神昏口渴，及泄泻如火热。入补心丹，镇心神，定魂魄。入乳香托里散，散痈疽热毒，发热疼痛，及毒气攻心发谵语。

简误

丹砂为八石之主，故列石部之首。体中含汞，汞味本辛，故能杀虫、杀精魅。宜乎《药性论》谓其有大毒，若经伏火，及一切烹炼，则毒等砒、硇，服之必毙。自唐以来，上而人主，下而缙绅，曾饵斯药，鲜克免者。戒之！戒之！

云　母

味甘，平，无毒。主身皮死肌。中风寒热，如在车船上。除邪气，安五脏，益子精。明目，下气坚肌，续绝补中，疗五劳七伤，虚损少气，止痢。久服轻身延年，悦泽不老，耐寒暑，志高神仙。一名云珠，色多赤；一名云华，五色具；一名云英，色多青；一名云液，色多白；一名云砂，色青黄；一名磷石，色正白。泽泻为之使，忌羊血，用矾石则柔烂。

疏：云母《本经》载其味甘，气平，详其主治亦应有温。韩保升曰：云母色白而主肺，此石药中温良之品也。以其法金，故主身皮死肌及中风寒热，如在车船上。甘能缓，温能和，故除邪气。石性镇坠，能使火下，火下则水上，是既济之象也，故安五脏，益子精，明目，久服轻身延年。《别录》主下气，坚肌，续绝补中，疗五劳七伤，虚损少气，久服悦泽不老，耐寒暑，志高神仙，皆此意也。其曰止痢者，久痢则肠胃俱虚，甘温足以回其虚，下坠足以去其积，故亦主之也。

主治参互

云母得铅丹熬成膏，可贴一切痈疽疮毒。和以升丹细末，更著奇效。《经验方》云：青城山丈人观主康道丰，治百病云母粉方：用云母一斤，析开揉入大瓶内，筑实封固，以十斤顶火煅赤取出，却拌香葱、紫连翘草一件，合捣如泥，后以夹绢袋盛，于大水盆内摇取粉，余泽未尽，再添草药重捣取粉。以木盆一面贮灰，于灰上印一浅坑，铺纸倾粉在内，候干焙之，以面糊丸梧子大。遇有疾者，服之无不效。知成都府辛谏议，曾患大风，众医不愈，道丰进此，服之神验。《千金方》服食云母法：上白云母二十斤，薄劈，以露水八斗作汤，分半淘净二次；又作二斗汤，纳芒硝十斤，木器中浸二十日，取出绢袋盛，悬屋上，勿见风日，令燥。以鹿皮为囊揉之，从旦至午，筛泽复揉，得好粉二十斤，搅糊，入竹筒内，薄削封口漆固，北垣南下入地六尺，覆土。春夏四十日，秋冬三十日出之，当成水。若洞洞不消，更埋三十日。此水能治万病，及劳气风疼。每以温水一合和服之，日三服。十日小便当变黄，二十日腹中寒澼消，三十日龋齿更生，四十日不畏风寒，五十日诸病皆愈，颜色日少，长生神仙。《深师方》：治痰饮头痛，往来寒热。云母粉二两，炼过，常山一两，为末。每服方寸匕，汤服取吐。忌生葱、生菜。仲景《金匮》方：治牝疟多寒。云母烧二日夜，龙骨、蜀漆烧去腥，等份为末。发

前浆水服半钱。《千金方》治赤白久痢，积年不愈。饮调云母粉方寸匕服，神效。又方治妇人带下，水和云母粉方寸匕服，神效。《积德堂方》治妇人难产，经日不生。云母粉半两，温酒调服，入口即产，不顺者即顺，万不失一。陆氏云：此是何德扬方也。已救三五十人。《千金方》治风疹遍身，百计不愈。煅云母粉，清水调服二钱良。又方：治一切恶疮，用云母粉敷之。《圣惠方》治火疮败坏。云母粉和生羊髓敷之。《事林广记》治金疮出血，云母粉敷之。绝妙。《千金翼》治风热汗出，水和云母粉服三钱，不过再服立愈。

简误

云母性虽甘平，终属石种，与脏腑气血，实非同类，只宜用以治病取效。若夫益精明目，轻身延年，耐寒暑，志高神仙，皆必不然之论也。姑俟世人试过，乃敢信耳。

石钟乳

味甘，温，无毒。主咳逆上气，明目益精，安五脏，通百节，利九窍，下乳汁，益气补虚损，疗脚弱疼冷，下焦伤竭，强阴。久服延年益寿，好颜色、不老，令人有子。不炼，服之令人淋。蛇床为之使。恶牡丹、玄参、紫石英。

疏：石钟乳禀石之气而生。《本经》谓其味甘，气温，无毒。吴普曰：《神农》：辛。斯言近之。甄权以为有大毒，或是经火之故。应云：味甘辛，气大温，其性得火则有大毒，乃为得之。其主咳逆上气者，以气虚则不能归元，发为斯证，乳性温而镇坠，使气得归元则病自愈，故能主之也。通百节，利九窍，下乳汁者，辛温之力也。疗脚弱疼冷者，亦是阳气下行之验也。甄权：主寒嗽，通声者，辛以散邪结，温以祛寒气故也。其他种种补益之说，当是前

人好事者溢美之辞，夷考其性，恐无是理，未足信也。

主治参互

石钟乳得牛黄、白蜡、象牙末、真朱、乳香、没药、桦皮灰、龟板灰，俱存性细研，枯白矾、蛀竹屑、红铅，治广疮结毒，烂坏鼻梁及阴蚀阳物，有神。孙真人《千金翼》钟乳煎：治风虚劳损，腰脚无力，补益强壮。用钟乳粉炼成者三两，以夹绢袋盛之，牛乳一大升，煎减三之一，去袋饮乳，分二服，日一作。不吐不利，虚冷人微溏无所苦。一袋可煮三十度，力尽别作袋。每煎迄，须濯净，令通气。其滓和面，煨鸡子食之，此崔尚书方也。《宣明方》治一切劳嗽，胸膈痞满。焚香透膈散：用鹅管石、雄黄、佛耳草、款冬花等份，为末。每用一钱，安香炉上焚之，以筒吸烟入喉中，日二次。《圣济录》治肺虚喘急，连绵不息。生钟乳粉光明者五钱，蜡三两化和，饭甑内蒸熟，研丸如梧子大。每水下一丸。《外台秘要》治乳汁不通，气少血衰，脉涩不行，故少乳。炼成钟乳粉二钱，浓煎漏芦汤调下。或通草等份为末，米饮服方寸匕，日三服。

简误

石钟乳辛温，若加火炼，有毒无疑，纵治虚寒，尚须审察，况病涉温热者耶！世人病阴虚有热者十之九，阳虚内寒者百之一。是以自唐迄今，因服钟乳而发病者不可胜纪；服之而获效得力者不闻一二。其于事理，可以烛照。经曰：石药之性悍。味斯言也，则其大略可概见已。慎毋轻信方士之言，致蹈前人覆辙。尊生之士，宜安常处，顺以道理，自持修短有命，无惑乎长年之说，庶不为其所误矣。

矾 石

味酸，寒，无毒。主寒热泄痢，白沃，阴蚀恶疮，目痛。坚骨齿，除固热在骨髓，去鼻中息肉。炼饵服之，轻身不老增年。岐伯云：久服伤人骨，能使铁为铜。生河西山谷，及陇西武都石门。甘草为之使。恶牡蛎，畏麻黄。

疏：矾石味酸，气寒而无毒，其性燥急，收涩解毒，除热坠浊。盖寒热泄痢，皆湿热所为；妇人白沃，多由虚脱。涩以止脱故也。阴蚀恶疮，亦缘湿火，目痛多由风热，除固热在骨髓，坚齿者，髓为热所劫则空，故骨痿而齿浮。矾性入骨除热，故亦主之。去鼻中息肉者，消毒除热燥湿之功也。

主治参互

矾石即白矾，得巴豆同煅令枯，取矾研末，以鹅翎管吹入喉中，流出热涎立解喉痹。其证俗呼为缠喉风是也。皮肤疥癣，脓窠、坐板、肥疮等疮，皆资其用，各合所宜以施之。得硫黄、雄黄、白附子、海金沙、密陀僧，擦汗斑殊效。一年者去皮一次，十年者去皮十次。擦后坐卧勿当风，勿行房摇扇。

制半夏，能散湿痰及食积痰，兼除五饮。

同芒硝可烧水银成粉，治一切疮中有虫。

得黄蜡和丸，名蜡矾丸，治一切肿毒有神。凡治痈疽，当服之以护膜，膜苟不破，虽剧必瘥。陈师古方：中风痰厥，四肢不收，气闭膈塞者。白矾一两，牙皂角五钱，为末。每服一钱，温水调下，吐痰为度。《简要济众方》：牙齿肿痛。白矾一两烧灰，大露蜂房一两微炙，每二钱水煎，含漱去涎。《千金方》鼻中息肉：用明矾一两，蓖麻仁七粒，盐梅肉五个，麝香一字，捣丸，绵裹塞之，化水自下也。夏子益《奇疾方》：发斑怪证，有人眼赤鼻张，大喘，浑身出斑，毛发如铜铁，乃热毒气结于下焦也。白矾、滑石各一两为末。水三碗，煎减半，不住服尽即安。《永类钤方》：烂弦风眼。白矾煅一两，铜青三钱，研末，汤泡澄清，点洗。《千金方》：脚气冲心。白矾三两，水一斗五升，煎沸浸洗。张仲景《金匮》方：女劳黄疸，日晡发热而反恶寒，膀胱急，少腹满，目尽黄，额上黑，足下热，因作黑疸。其腹胀如水状，大便必黑，时溏，此女劳之病，非水也。自大劳大热交接后入水所致。腹满者难治。用矾石烧，硝石熬黄，等份为散。以大麦粥汁和服方寸匕，日三服。病从大小便去。又《金匮》方：妇人白沃，经水不利，子脏坚癖，中有干血，下白物。用矾石烧，杏仁一分，研匀，蜜丸枣核大，纳入肠中，日一易之。《千金翼》：妇人阴脱作痒。矾石烧研，空心酒服方寸匕，日三。刘禹锡《传信方》：蛇咬蝎螫。烧刀矛头令赤，置白矾于上，汁出热滴之，立瘥。此神验之方也。

简误

白矾，《本经》主寒热泄痢，此盖指泄痢久不止，虚脱滑泄，因发寒热。矾性过涩，涩以止脱，故能主之。假令湿热方炽，积滞正多，误用收涩，为害不一，慎之！妇人白沃，多由虚脱，故用收涩以固其标，终非探本之治。目痛不由翳肉及有外障，亦非所宜。除固热在骨髓，仅可资其引导，若谓其独用，反有损也。矾性燥急而能劫水，故不利齿骨，齿者骨之余故也。岐伯云：久服伤人骨。故凡阴虚内热，火炽水涸，发为咽喉痛者，不宜含此。目痛由阴虚血热者，亦不宜用劫水损骨之药。岂可炼服，轻身不老增年，徒虚语耳。

芒　硝

味辛，苦，大寒。主五脏积聚，久热胃闭，除邪气，破留血，腹中痰实结搏，通经脉，利大小便及月水，破五淋，推陈致新。生于朴硝。

疏：芒硝禀天地至阴极寒之气所生，故味苦辛，性大寒，乃太阴之精。以消物为性，故能消五金八石，况乎五脏之积聚，其能比之金石之坚哉！久热即是邪热，伤寒热邪结中焦，或停饮，食则胃胀闭，少少投之，可立荡除。除邪气者，寒能除热故也。破留血者，咸能软坚，辛能散结也。邪热盛则经脉闭。热淫于内，治以咸寒，结散热除则经脉自通，二便自利，月水复故。五淋中惟石淋、膏淋为胶结难解，病由于积热，非得辛苦大寒之药，以推荡消散之，不能除也。推陈致新，总述其体用之功耳。由朴硝再煎而成，故曰生于朴硝。

主治参互

入仲景大承气汤，治伤寒七八日后，邪结下焦，少腹按之坚痛，下之愈。又治伤寒邪热失汗，蓄血少腹，或先因内伤留血下焦，入桃仁承气汤，下之愈。《千金方》疗漆疮，用汤渍芒硝令浓，涂之，如干即易之。《子母秘录》治小儿赤游，行于体上下，至心即死。以芒硝纳汤中，取浓汁以拭丹上。《百一选方》治疗关格，大小便不通，胀满欲死，两三日则杀人。以芒硝三两，纸裹三四重，炭火烧之，令纳一升汤中尽服，当先饮汤一升已，吐出乃服之。孙真人《食忌》：主眼有翳。取芒硝一大两，置铜器中，急火上炼之，放冷后，以生绢细罗，点眼角中。每夜欲卧时一度点，妙。姚和众方：治小儿重舌。马牙硝涂于舌上下，三日效。《简要济众方》治小儿鹅口。用马牙硝擦舌上，日五度，效。《梅师方》治火焰丹毒。水调芒硝末涂之。《信效方》治死胎不下。用芒硝末二钱，童便温服。《三因方》治风热喉痹及缠喉风。玉钥匙：用焰硝一两半，白僵蚕一钱，白硼砂半两，脑子一字，研匀，取少许数数吹之。《普济方》治重舌、鹅口。用竹沥同焰硝点之。

朴　硝

味苦、辛，寒、大寒，无毒。主百病，除寒热邪气，逐六腑积聚，结固留癖，胃中食饮热结，破留血闭绝，停痰痞满，推陈致新。能化七十二种石。炼饵服之，轻身神仙。炼之白如银，能寒能热，能滑能涩，能辛能苦，能咸能酸。入地千岁不变色。青白者佳，黄者伤人，赤者杀人。

疏：朴硝乃初次煎成者，其味气烈于芒硝，主治皆同。总为除邪热，逐六腑积聚，结固留癖，胃中食饮停滞因邪热结，停痰痞满，破留血闭绝之要药。与芒硝功用曾无少别，文具芒硝条下，兹不复疏。

主治参互

《圣惠方》治时气头痛不止。用朴硝二两，捣罗为散，用生油调涂于顶上。又方：治乳石发动烦闷，及诸风热。用朴硝炼成者半两，细研如粉，每服以蜜水调下一钱匕，日三四服。《简要济众》治小便不通膀胱热。白花散：朴硝不以多少，研为末，每服二钱匕，温茴香酒调下，无时服。入紫雪：疗伤寒，温疫，温疟，一切积热烦热，狂呼叫走，瘴疫毒疠，猝死脚气，五尸五注，心腹诸疾，疗刺切痛，解诸热毒，邪热发黄，蛊毒鬼魅，野道热毒，小儿惊痫百病。黄金一百两，石膏、寒水石、磁石、滑石各三斤，捣碎，水一斛，煮四斗，去滓。

入犀角屑、羚羊角屑、青木香、沉香各五两，玄参洗，焙，升麻各一斤，炙甘草八两，丁香一两，入前汁中煮取一斗五升，去滓。入炼朴硝十斤、硝石三十二两、于药汁中，微火煎之，用柳木不住搅至水气欲尽，倾水盆中。待欲凝，入麝香一两二钱半，朱砂末三两，搅匀收之。每服一二钱，凉水服。临时加减，甚者一两。碧雪：治一切积热，天行时疾，发狂昏愦，或咽喉肿塞，口舌生疮，心中烦躁，或大小便不通。胃火诸病，朴硝、芒硝、马牙硝、硝石、石膏水飞、寒水石水飞各一斤，以甘草一斤，煎水五升，入诸药同煎，不住手搅，令消熔得所，入青黛一斤，和匀，倾盆内，经宿结成雪，为末。每含咽，或吹之，或水调服二三钱。欲通利，则热水服一两。刘禹锡《传信方》治热壅。甘露饮：凉胸膈，驱积滞。芒硝末一大斤，用蜜十二两，和匀，入新竹筒内，半筒以上即止，不得令满。却入炊甑中，令有药处在饭内，其虚处出在上，蒸之。候饭熟，取出，绵滤入瓷钵内，竹篦搅匀勿停手，待凝，取入瓷盒。每卧时含半匙，渐渐咽之。如要通利，即多服之。《简便方》治赤眼肿痛。朴硝置豆腐上蒸化，取汁收点。

《外台秘要》治喉痹肿痛。用朴硝一两，细细含咽立效。或加丹砂一钱。气塞不通，加生甘草二钱半，吹之。孙真人方：治口舌生疮，用朴硝含之良。夏子益《奇疾方》：灸疮飞蝶，因艾灸火疮痂退落，疮内鲜肉片子飞如蝶状，腾空飞去，痛不可言，是血肉俱热怪病也。用朴硝、大黄各半两，为末。水调下，微利即愈。《史记·仓公传》：菑川王美人，怀子不乳，来召淳于意。意往，饮以莨菪药一撮，以酒饮之。旋乳。意复诊其脉躁，躁者，有余病，即饮以硝石一剂，出血豆比五六枚而安。此去蓄血之验也。《炮炙论》治头痛欲死。用硝石末吹鼻中即愈。《圣惠方》治赤眼肿痛。用硝石末，临卧时，以铜箸点黍米大入目眦，至旦，以盐水洗去之。

玄明粉

味辛、甘，性冷，无毒。治心热烦躁，并五脏宿滞癥结，明目，退膈上虚热，消肿毒。此即朴硝炼成者。

疏：玄明粉，即芒硝投滚汤沸化，夜置冰霜之下，结起在水面上者。用白莱菔切片，煮汁投硝，以结起多次为上，其色莹白，其味辛咸，沉而降，阴也。入手少阴、足厥阴、阳明经。其治邪热在心烦躁者，经曰：热淫于内，治以咸寒，佐之以苦。并主五脏宿滞癥结者，即燥粪、结痰、瘀血、宿食之谓，辛能散结，咸能软坚，兼能润下，苦能下泄，故主之也。目为血热所侵，必赤肿作痛异常，硝性峻利，加以苦辛咸寒之极，故能散热结，逐热血，目病既去，必自明矣。退膈上虚热者，当作实热，邪解心凉，故热退也。消肿毒者，即软坚散结之功也。

主治参互

《集简方》：热厥气痛。玄明粉三钱，热童便调下。《伤寒蕴要》：伤寒发狂。玄明粉二钱，朱砂一钱，末之，冷水服。《圣济总录》：鼻血不止。玄明粉二钱，水服。

简误

硝者，消也。五金八石其坚莫比，惟硝能消之。苟非大辛至咸极苦最烈之味，其能消化之乎？消石朴硝，一经澄炼，便名芒硝、马牙硝、风化硝、甜硝；若经煅过即名玄明粉。究其功用，无坚不磨，无结不散，无热不荡，无积不推，可谓直往无前，物无留碍之性也。《别录》谓炼饵服之，轻身神仙，失其本矣。故仲景于诸承气汤用之，非邪结下焦，坚实不可按者，不用。恐其误伐下焦真阴故也。病不由于邪热深固，闭结难通，断不可轻投。至于血涸津枯，以致大肠燥结，阴虚精乏，以致大热骨蒸；火炎于上，以致头痛目昏，口渴耳聋咽痛，吐血衄血，咳嗽痰壅，虚极类实等症，切戒勿施！庶免虚虚之咎，而无悔不可追之大错也。至如唐玄宗所召道士刘玄真谓服玄明粉，遂无病长生中所载有益精壮气，助阳补阴，不拘丈夫妇人，幼稚褓褓，不问四时冷热，俱治之说，乃是荒唐不经之语，不识《本草》何缘载入，岂历代董修儒臣，本不知医，但广异闻，未暇核实而误收之耶！正所谓尽信书，则不如无书也。

滑 石

味甘，寒、大寒，无毒。主身热泄澼，女子乳难，癃闭，利小便，荡胃中积聚寒热，益精气，通九窍六腑津液，去留结，止渴，令人利中。久服轻身耐饥长年。石韦为之使，恶曾青。

疏：滑石，石中之得冲气者也。故味甘淡，气寒而无毒。入足太阳膀胱经，亦兼入足阳明，手少阴、太阳、阳明经。用质之药也。滑以利诸窍，通壅滞，下垢腻；甘以和胃气，寒以散积热。甘寒滑利以合其用，是为祛暑散热，利水除湿，消积滞，利下窍之要药。《本经》用以主身热泄澼，女子乳难，荡胃中积聚寒热者，解足阳明胃家之热也。利小便癃闭者，通膀胱，利阴窍也。其曰：益精气，久服轻身，耐饥长年，此则必无是理矣。《别录》：通九窍津液，去留结，止渴，令人利中者，湿热解则胃气和而津液自生，下窍通则诸壅自泄也。丹溪用以燥湿，分水道，实大肠，化食毒，行积滞，逐瘀血，解燥渴，补脾胃，降心火，偏主

65

石淋，皆此意耳。

主治参互

和甘草为益元散，又名天水散、六一散、太白散。解中暑、伤寒、疫疠，并汗后遗热劳复诸疾，兼解两感伤寒，百药酒食邪热毒，烦满短气，腹胀闷痛，淋閟❶涩痛，疗身热呕吐泄泻，肠澼下痢赤白，除烦热，胸中积聚寒热，止消渴蓄水，妇人催生下乳，治吹乳、乳痈、牙疮、齿疳。此药大养脾胃之气，通九窍六腑，去留结，通经脉，消水谷，安魂定魄，乃神验之仙药也。刘河间《伤寒直格》本方：白滑石水飞过六两，粉甘草一两，为末。每服三钱，蜜少许，温水调下。实热则用新汲水下，解利则葱豉汤下，通乳用猪肉面汤调下，催生用香油浆水调下。凡难产或死胎不下，皆由风热燥涩，结滞紧敛，不能舒缓故也，此药力至，则结滞顿开而瘥矣。如用以治痢，照雷公炮制：用牡丹皮同煮过，加丹砂水飞细末，每两一钱，名辰砂六一散。治心经伏暑，下痢纯血，烦躁口渴，神昏不爽。《圣惠方》治膈上烦热多渴，利九窍，滑石二两捣，水三大盏，煎二盏，去滓，入粳米煮粥食。《千金方》治女劳黄疸，日晡发热恶寒，少腹急，大便溏黑，额黑。滑石、石膏等份，研末。大麦汁服方寸匕，日三，小便大利，愈。腹满者难治。《圣惠方》治乳石发动，烦热烦渴。滑石粉半两，水一盏，绞白汁，顿服。《广利方》：气壅关格不通，小便淋结，脐下妨闷兼痛。滑石粉水调服一两。杨氏《产乳》：小便不通。滑石末一升，车前汁和涂脐之四畔，方四寸，干即易之。冬月水和。《圣惠方》治妇人转胞，因过忍小便而致。滑石末，葱汤服二钱。《普济方》：伏暑水泄。白龙丸：滑石火煅过一两，

硫黄四钱，为末，面糊丸绿豆大。每用淡姜汤随大小服。又方：治伏暑或吐，或泻，或疟，小便赤，烦渴。玉液散：用桂府滑石烧四两，藿香一钱，丁香一钱，为末，米汤服二钱。亦治霍乱。王氏《痘疹方》治痘疮狂乱，循衣摸床，大渴引饮。用益元散一两，加朱砂飞过二钱，冰片三分，麝香一分，用灯心汤调二三钱服。《普济方》治风毒热疮，遍身出黄水。桂府滑石末敷之，次日愈。先以虎杖、豌豆、甘草等份，煎汤洗后乃搽。《集简方》治脚指缝烂。滑石一两，石膏煅半两，枯矾少许，研掺之。夏子益《奇疾方》，载白矾石条内。

简误

滑石本利窍去湿，消暑除热，逐积下水之药。若病人因阴精不足内热，以致小水短少，赤涩或不利，烦渴身热，由于阴虚火炽水涸者，皆禁用。脾肾俱虚者，虽作泄，勿服。

空青

味甘、酸，寒、大寒，无毒。主青盲耳聋，明目，利九窍，通血脉，养精神，益肝气，疗目赤痛，却肤翳❷，止泪出，利水道，下乳汁，通关节，破坚积。久服轻身延年不老，令人不忘，志高神仙。能化铜铁铅锡作金。生益州山谷，及越巂山有铜处。铜精熏则生空青，其腹中空。三月中旬采，亦无时。

疏：空青感铜之精气而结，其味甘酸，其气大寒，无毒可知已。色青法木，故入肝而

---

❶ 閟：通"秘"。便秘。《素问·五常政大论》"其病癃閟。"王冰注："閟，小便不通；疬，大便干涩不利也。"

❷ 肤翳：病证名。指眼生障翳，薄如蝇翅的病证。

主目盲。目者肝之窍，瞳子神光属肾，肝肾虚则内热，怒则火起于肝，故生内外障翳，此目病所由成也。甘寒能除积热，兼之以酸则火自敛而降矣。热退则障自消，目自明。耳者肾之窍，水涸火炎，故耳聋，肾家热解则火息水生而听复聪矣。九窍不利，无非火壅。肝家有火则血热气逆，故血脉不通，凉肝除热则精气自益，阴足火清，则窍自利而血脉自通，精神自长矣。目赤痛，肤翳泪出，皆肝气不足之候，益肝气则诸证自除矣。其曰利水道，下乳汁，通关节，破坚积者，皆以热除则气血和平，阴气自复，五脏清宁则诸证自解。圣药神功，于斯显矣。

主治参互

空青得珍珠、贝子、珊瑚、石决明，点目中内外障翳有神。《千金方》：眼目眊眊不明，空青少许，渍露一宿，点。《圣济总录》：肤翳昏暗，空青二钱，蕤仁去皮一两，片脑三钱，细研，日点。明目去障翳。

上珍之药，一时难购，明目外，无别用，故不著"简误"。

紫石英

味甘、辛，温，无毒。主心腹咳逆邪气，补不足，女子风寒在子宫，绝孕十年无子，疗上气，心腹痛，寒热邪气结气，补心气不足，定惊悸，安魂魄，填下焦，止消渴，除胃中久寒，散痈肿，令人悦泽。久服温中，轻身延年。

疏：紫石英禀土中之阳气以生，《本经》：味甘，气温，无毒。《别录》加辛。雷公言：大温。独李当之言大寒者，昧其性矣。味厚于气，阳中之阴，降也。入手少阴、手厥阴、足厥阴经。少阴主心，属阳而本热，虚则阳气衰而寒邪得以乘之，或为上气咳逆，或为气结寒热心腹痛，此药温能除寒，甘能补中，中气足，心得补，诸证无不瘳矣。惊悸属心虚，魂魄不安亦由心君怯弱，无以镇压诸经，兹得镇坠之

力，而心君有以镇摄，即重以去怯之义也。其主女子风寒在子宫，绝孕无子者，盖女子系胎于肾及心包络，皆阴脏也，虚则风寒乘之而不孕，非得温暖之气，则无以怯风寒而资化育之妙。此药填下焦，走肾及心包络，辛温能散风寒邪气，故为女人暖子宫之要药。补中气，益心肝，通血脉，镇坠虚火使之归元，故又能止消渴，散痈肿，令人悦泽，及久服轻身延年也。凡入丸散，用火煅醋淬七次，研末水飞过，晒干入药。

主治参互

同白薇、艾叶、白胶、当归、山茱萸、川芎、香附，治女人子宫虚寒，绝孕无子。

张文仲《备急方》：虚劳惊悸，补虚止惊，令人能食。紫石英五两，打如豆大，水淘一遍，以水一斗，煮取三升，细细服。仲景《金匮》方，治风热瘛疭及惊痫。风引汤：紫石英、白石英、寒水石、石膏、干姜、大黄、龙齿、牡蛎、甘草、滑石等份，咬咀，水一升，煎去三分，食后温呷，无不效者。

简误

紫石英其性镇而重，其气暖而补，故心神不定，肝血不足及女子血海虚寒不孕者，诚为要药。然而只可暂用，不宜久服，凡系石药皆然，不独石英一物也。妇人绝孕由于阴虚火旺，不能摄受精气者，忌用。

赤石脂

味甘、酸、辛，大温，无毒。主养心气，明目益精，疗腹痛泄澼，下痢赤白，小便利及痈疽疮痔，女子崩中漏下，产难胞衣不出。久服补髓好颜色，益智不饥，轻身延年。白石脂功用大略相同，石脂有五色，旧经同一条，今用惟赤、白二者，余皆不用。

疏：赤石脂禀土金之气，而色赤则象火，故其味甘酸辛，气大温无毒。气薄味厚，降而能收，阳中阴也。入手阳明大肠，兼入手足少阴经。经曰：涩可去脱。大小肠下后虚脱，非涩剂无以固之，故主腹痛肠澼及小便利，女子崩中漏下也。赤者南方之色，离火之象，而甘温则又有入血益血之功，故主养心气及益精补髓，好颜色也。血足则目自明，心气收摄则得所养而下交于肾，故有如上功能也。痈疽因荣气不从所生，疮痔因肠胃湿热所致，甘温能通畅血脉，下降能涤除湿热，故主之也。其主难产胞衣不出者，以其体重下降，而酸辛能化恶血，恶血化则胞胎无阻滞之患矣。东垣所谓：胞衣不出，涩剂可以下之。此之谓也。不饥轻身延年，乃方士炼饵之法耳。凡泄利肠澼，久则下焦虚脱，无以闭藏，其他固涩之药性多轻浮，不能达下，惟石脂体重而涩，直入下焦阴分，故为久利泄澼之要药。

主治参互

《和剂局方》：冷痢腹痛，下白冻如鱼脑者，桃花丸主之。赤石脂煅研，干姜炮，等份为末，蒸饼为丸。量大小服，日三服。仲景方：伤寒下痢便脓血不止，桃花汤主之。赤石脂一斤，一半全用，一半末用，干姜一两，粳米半升，水七升，煮米熟，去滓。每服七合，纳末方寸匕，日三服，愈乃止。《千金翼方》：痰饮吐水无时节者，其原因冷饮过度，遂令脾胃气弱，不能消化饮食，饮食入胃，皆变成冷水，反吐不停，赤石脂散主之。赤石脂一斤，捣筛，服方寸匕，酒饮自任，稍加至三匕。服尽一斤，则终身不吐痰水，又不下利，补五脏，令人肥健。有人患痰饮，服诸药不效，用此遂愈。病人虚者宜之。

简误

火热暴注者，不宜用。滞下全是湿热，于法当忌。自非的受寒邪，下利白积者，不宜用。崩中法当补阴清热，不可全仗收涩。滞下本属湿热积滞，法当祛暑除积，止涩之药定非所宜。慎之！慎之！

无名异

味甘，平，无毒。主金疮折伤内损，止痛，生肌肉。

疏：无名异禀地中阴水之气以生，《本经》味甘，气平无毒。苏颂：咸寒。咸能入血，甘能补血，寒能除热，故主金疮折伤内损，及止痛生肌肉也。苏颂：醋磨敷肿毒痈疽者，亦取其活血凉血之功耳。

主治参互

《集验方》：打伤肿痛。无名异为末，酒服，赶下四肢，瘀血皆散矣。《多能鄙事》：损伤接骨。无名异、甜瓜子各一两，乳香、没药各一钱，为末。每服五钱，热酒调服，小儿三钱。服毕，以黄米粥涂纸上，掺左顾牡蛎末裹之，竹篦夹住。谈野翁《试验方》：临杖预服无名异末，临时温酒服三五钱，则杖不甚痛，亦不甚伤。

除折伤肿毒外，无他用，故不著"简误"。

绿　矾

凉，无毒。治喉痹，蚛牙，口疮及恶疮疥癣。酿鲫鱼烧灰和服，疗肠风泻血。一名皂矾，煅赤醋淬为矾红，又名青矾。

疏：绿矾气味所禀与白矾同，其酸涌涩收，燥湿解毒，化涎之功，亦与白矾相似而力差缓。《本经》主喉痹者，酸涌化涎之功也。蚛牙口疮，恶疮疥癣者，燥湿除热解毒之功也。肠风泻血者，消散湿热之后复有收涩之功也。然而诸治之外，又善消积滞，凡腹中坚，肉积，诸药不能化者，以矾红同健脾消食药为丸，投之辄消。

主治参互

得红曲、山楂、肉豆蔻，消肉积。加麦芽、橘皮、草果、槟榔、三棱、蓬莪，消一切肉积及米面食坚积。脾病黄肿，用绿矾四两，煅成赤珠子，当归四两，酒浸七日焙，百草霜三两，为末，以浸药酒打糊丸梧子大。每服五丸至七丸，温水下。一月后黄去，立效。杨真人《济急方》：酒黄水肿，黄肿积痛。青矾半斤，醋一大碗，和匀，瓦盆内煅干为度，平胃散、乌药顺气散各半两，为末，醋煮糊丸梧子大。姜汤下二三十丸。《救急方》：食劳黄病，身目俱黄。青矾锅内安，炭煅赤，米醋拌为末，枣肉和丸，梧子大。每服二三十丸，食后姜汤下。《圣惠方》：腹中食积。绿矾二两研，米醋一大碗，瓷器煎之，柳条搅成膏，入赤脚乌一两，研，丸绿豆大。每空心温酒下五丸。谈野翁《试验方》：走马疳疮。绿矾煅红，以醋拌匀，如此三次，为末，入麝香少许，温浆水漱净，

掺之。应加龙脑、雄黄、蓬砂、芒硝。

简误

绿矾、矾红，虽能消肉食坚积，然能令人作泻，胃弱人不宜多用。服此者终身忌食荞麦，犯之立毙。

铁 锈

主恶疮疥癣，和油涂之。蜘蛛虫等咬，和蒜磨敷之。一名铁衣。

疏：铁锈得金器之英华，其味应辛、苦，气应寒。恶疮疥癣，湿热所生；蜘蛛虫咬，毒气伤血。辛苦能除湿热，寒能解热毒气，故主之也。又秘法：取露天入土者，研极细，同蟾酥、脑、麝，以金针刺入疗疮中，令至根，然后以药塞入，能拔疗根，辄效。盖疗肿未有不因肝经风热所致，此药属金，善能平木，故有如是之功。《普济方》：疗肿初起。多年土内锈钉，火煅醋淬，刮下锈末，研细。每用少许，人乳和，挑破敷之。

卷四　玉石部中品

总八十七种，今疏其要者一十八种。

雄黄　石硫黄　食盐　水银　石膏

金屑　灵砂　水银粉　磁石　凝水石

阳起石　密陀僧　铁落　珊瑚　玛瑙

太阴玄精　土蜂窝上细土　胡燕窝内土

雄　黄

味苦、甘，平、寒、大温，有毒。主寒热，鼠瘘恶疮，疽痔死肌，疗疥虫蜃疮，目痛，鼻中息肉，及绝筋破骨，百节中大风，积聚癖气，中恶腹痛，鬼疰，杀精物恶鬼邪气，百虫毒，胜五兵，杀诸蛇虺毒，解藜芦毒。悦泽人面。炼食之，轻身神仙。饵食之，皆飞入人脑中，胜鬼神，延年益寿，保中不饥。得铜可作金。

疏：雄黄禀火金之性，得正阳之气以生。《本经》：味苦，平，气寒，有毒。《别录》加甘，大温。甄权言：辛，大毒。察其功用，应是辛苦温之药，而甘寒则非也。气味俱厚，升也，阳也。入足阳明经。其主杀精物恶鬼邪气及中恶腹痛鬼疰者，盖以阳明虚则邪恶易侵，阴气胜则精鬼易凭，得阳气之正者，能破幽暗，所以杀一切鬼邪，胜五兵也。寒热鼠瘘恶疮，疽痔死肌，疥虫蜃疮诸证，皆湿热留滞肌肉所致，久则浸淫而生虫，此药苦辛，能燥湿杀虫，故为疮家要药。其主鼻中息肉者，肺气结也；癖气者，大肠积滞也；筋骨断绝者，气血不续也。辛能散结滞，温能通行气血，辛温相合而杀虫，故能搜剔❶百节中大风积聚也。虺蛇阴物，藜芦阴草，雄黄禀纯阳之气，所以善杀百虫蛇虺毒及解藜芦毒也。《别录》复有目痛及悦泽人面之语，悉非正治。炼饵之法，出自

《仙经》。以铜为金，亦黄白术中事耳。

主治参互

同红白药子、白及、白蔹、乳香、没药、冰片，敷一切肿毒痈疽。研细末，入猪胆内，套指头上，治天蛇疔毒发于中指。同金头蜈蚣、牛角鳃、猪悬蹄、猬皮、象牙末、黄蜡、白矾，治通肠漏。同漆叶、苦参、刺蒺藜、白芷、荆芥、天麻、鳖虱胡麻、半枝莲、豨莶、百部、天门冬，治大麻风眉毛脱落。治暑毒疟痢，百法不效。用雄黄研细，水飞九次，竹筒盛，蒸七次，再研，蒸饼和丸梧子大。每服甘草汤下七丸，日三服。其辞云：暑毒在脾，湿气连❷脚，不泄则痢，不痢则疟。独炼雄黄，蒸饼和药。别作治疗，医家大错。此昔人梦中所得之方，今试之辄效。《圣惠方》：伤寒狐惑，虫食下部，痛痒不止。雄黄半两，烧于瓶中，熏其下部。《肘后方》：五尸疰病，发则变痛无常，昏恍沉重，缠结脏腑，上冲心胁，即身中尸鬼接引为害也。雄黄、大蒜各一两，杵丸弹子大。每热酒服一丸。夏氏《奇疾方》：筋肉虫，有虫如蟹走于皮下，作声如小儿啼，为筋肉之化。雄黄、雷丸各一两，为末，掺猪肉上炙熟，吃尽自安。《积德堂方》：广东恶疮。雄黄一钱半，杏仁三十粒去皮，轻粉一钱。为末，洗净，以雄猪胆汁调上，二三日即愈。百发百中，天下第一方也。出武定侯府内。入龙脑少许

---

❶ 搜剔：四库本作"疏通"。

❷ 连：四库本作"通"。

尤良。

简误

雄黄杀蛇虫咬毒，及敷疥癣、恶疮、疔肿，辟鬼魅邪气，在所必用。然而性热有毒，外用易见其所长，内服难免其无害。凡在服饵，中病乃已，毋尽剂也。

石硫黄

味酸，温、大热，有毒。主妇人阴蚀，疽痔恶血，坚筋骨，除头秃，疗心腹积聚邪气，冷癖在胁，咳逆上气，脚冷疼弱无力，及鼻衄，恶疮，下部䘌疮，止血，杀疥虫。能干汞，中其毒者，黑铅煎汤解之。或食冷猪血。

疏：石硫黄禀火气以生。《本经》：味酸，气温，有毒。《别录》：大热。黄帝、雷公：咸，有毒。气味俱厚，纯阳之物也，入手厥阴经。经曰：寒淫于内，治以温热。冷癖在胁，咳逆上气，寒邪在中也，非温剂无以除之。又曰：硬则气坚，咸以软之。心腹积聚邪气，坚积在中也，非咸剂无以软之。命门火衰，则为脚冷疼弱无力；下焦湿甚，则为阴蚀，疽痔，䘌疮。酸温能补命门不足，大热能除下焦湿气，故主之也。其主头秃，恶疮，疥虫者，悉取其除湿杀虫之功耳。《本经》又主坚筋骨，及《别录》疗鼻衄止血者，皆非其所宜。夫热甚则骨消筋缓，火载血上则错经妄行，岂有大热之物反能疗是证哉？无是理也！

主治参互

入鸡子，同艾叶煮食，治妇人白带因于虚寒者。《圣惠方》：诸疮弩肉，如蛇出数寸。硫黄末一两，肉上薄之，即缩。《急救良方》：疥疮有虫。硫黄末，以鸡子煎香油调搽，极效。

简误

硫黄，古方未有服饵者。《本经》所用，止于治疮蚀，攻积聚，冷气脚弱等，而近世遂为常服，丸散如来复丹、半硫丸、金液丹、黑龙丹，及诸方书所载者，不可缕指，称其功用亦未能殚述。然而人身之中，阳常有余，阴常不足，病寒者少，病热者多。苟非真病虚寒，胡可服此大热毒药。假令果系虚寒证，法当补气以回阳，亦何须藉此毒石哉？世人徒知其取效良捷，而不知其为害之酷烈也。戒之！戒之！

食　盐

味咸，温，无毒。主杀鬼蛊邪疰毒气，下部䘌疮，伤寒寒热，吐胸中痰癖，止心腹猝痛，坚肌骨。多食伤肺喜咳。

疏：盐禀水气以生。《洪范》：润下作咸。《素问》：水生咸。此盐之根源也。《本经》：味咸。《别录》：咸温无毒。察其本具气味则是咸寒，而非温也。气薄味厚，阴也，降也。入足少阴，亦入手少阴，足阳明，手太阴、阳明经。其主肠胃结热，喘逆胸中病，及伤寒寒热者，皆热邪在阳明也。经曰：热淫于内，治以咸寒。正此之谓也。"五脏苦欲补泻"云：心欲软，急食咸以软之，以咸补之。心虚则邪热客之而猝痛，咸寒能除热补心，故主心腹猝痛也。凡湿热在下焦，则为䘌疮；留著经络，则肌骨软。咸寒能除湿热，故主之也。或以为咸能软坚，又何以坚肌骨？不知肌骨软缓皆湿热所致，经曰：热则骨消筋缓。又曰：体重胕肿，肉如泥，皆属于湿。如夏月湿热大盛，则肉食易于溃散，得盐性之咸寒，乃能久之不腐也。咸味涌泄，所以能吐胸中痰癖及鬼蛊邪疰毒气，悉皆吐出也。多食伤肺喜咳者，肺主清肃，多食则咸味渍入肺窍，故令咳也。《日华子》以之助水脏，及霍乱，心痛，金疮，明目，止风泪邪气，一切虫伤，疮肿火灼，通大小肠，疗疝气。诸治悉取其入肾，入心，走血软坚，除热润下之功耳。

主治参互

炒盐三钱，以炒砂仁五钱，为末泡汤，井水澄冷，灌下。治霍乱心腹绞痛，有效。一味炒，作汤，治心经火热作痛。柳柳州纂《救三死方》治霍乱上不得吐，下不得泻，气绝欲死者。用盐一大匙，熬令黄，童子小便一升，合和温服，少顷吐下，即愈也。孙真人方：猝中尸遁，服盐汤取吐，效。甄权《药性论》：中恶心痛，盐如鸡子大，青布裹，烧赤，纳酒中，顿服。当吐恶物愈。唐瑶《经验方》：风热牙痛，以槐枝煎浓汤二碗，入盐一斤，煮干炒研，日用揩齿，以水洗目。《梅师方》：蜈蚣咬人，嚼盐涂之，或盐汤洗之，妙。《经验方》：蚯蚓咬毒，形如大风，眉鬓皆落，惟浓煎盐汤，浸身数遍即愈。浙西将军张韶病此，每夕蚯蚓鸣于体，一僧用此方而安，蚯蚓畏盐故也。

简误

《内经》曰：咸走血，血病无多食咸，多食则脉凝泣而色变。凡血病，及喘嗽、水肿、消渴，法所大忌。以其或伤肺引痰，或涩血脉，或助水邪，或走精液故也。

水　银

味辛，寒，有毒。主疥瘘痂疡，白秃，杀皮肤中虱，堕胎除热。以敷男子阴，阴消无气。杀金银铜锡毒，熔化还复为丹，久服神仙不死。一名汞。得铅则凝，得硫则结，并枣肉、人唾研则散。别法煅为腻粉、粉霜，得紫河车则伏，得川椒则收。

疏： 水银从石中迸出为石汞，从丹砂中出者为朱里汞，即丹砂中液也。禀至阴之气而有汞，故其味辛，其气寒而有毒，善能杀虫，其性下走无停歇。故《本经》以之主疥瘘痂疡，白秃，杀皮肤中虱及堕胎除热也。至阴之精，能消阳气，故不利男子阴也。神仙不死之说，必得铅华相合，乃能收摄真气，凝结为丹。即道家所谓太阳流珠常欲去，人卒得金华，转

而相因之旨也。伏炼五金为泥，以其性能杀金银铜锡毒也，熔化还复为丹，亦出仙家烹炼耳。

主治参互

得矾石、丹砂、芒硝、雄黄、黑铅，入阳城罐内，如法升炼，名红粉霜。能止痛生肌。少加冰片，研匀擦广疮有效。制法：具矾、轻粉，同大风子、蛇床子、樟脑、轻粉、枯矾、雄黄、胡桃油，治疥癣虫疮。《肘后方》：一切恶疮。水银、黄连、胡粉熬黄，各一两，研匀敷之，干则以唾调。

简误

陈藏器曰：水银入耳，能食人脑至尽；入肉令百节挛缩，倒阴绝阳。人患疮疥，多以水银涂之。性滑重直入肉，宜谨之。头疮切不可用，恐入经络，必缓筋骨。寇宗奭云：水银入药，虽各有法，极须审谨，有毒故也。历举学士大夫惑于方士之说，服煅炼水银而暴卒者，不可胜数。妇人误服，多致绝孕。其为毒害昭昭矣。惟宜外敷，不宜内服，入口为厉，可不戒哉！

石　膏

味辛、甘、微寒、大寒，无毒。主中风寒热，心下逆气惊喘，口干舌焦，不能息，腹中坚痛，除邪鬼，产乳金疮。除时气头痛身热，三焦大热，皮肤热，肠胃中膈气，解肌发汗，止消渴烦逆，腹胀暴气，喘息咽热，亦可作汤浴。坚白明莹者良，浙人呼为寒水石者真。

疏： 石膏禀金水之正，得天地至清至寒之气，故其味辛甘，其气大寒而无毒。阴中之阳，可升可降。入足阳明，手太阴、少阳经气分。辛能解肌，甘能缓热，大寒而兼辛甘则能除大热。故《本经》主中风寒热，热则生风故也。邪火上冲，则心下有逆气及惊喘。阳明之邪热甚，则口干舌焦不能息。邪热结于腹中，

则腹中坚痛。邪热不散，则神昏谵语，同乎邪鬼。肌解热散汗出，则诸证自退矣。惟产乳金疮，非其用也。《别录》：除时气头痛身热，三焦大热，皮肤热，肠胃中膈气。解肌发汗，止消渴烦逆，腹胀暴气，喘息咽热者，以诸病皆由足阳明胃经邪热炽盛所致。惟喘息咽热，略兼手太阴病。此药能散阳明之邪热，降手太阴之痰热，故悉主之也。甄权亦用以治伤寒头痛如裂，壮热如火。日华子用以治天行热狂，头风旋，揩齿。东垣用以除胃热，肺热，散阳邪，缓脾益气者，邪热去则脾得缓，而元气回也。洁古又谓：止阳明经头痛，发热恶寒，日晡潮热，大渴引饮，中暑，及牙痛者，无非邪在阳明经所生病也。理阳明则蔑不济矣。足阳明主肌肉，手太阴主皮毛，故又为发斑、发疹之要品。起死回生，功同金液。若用之鲜少，则难责其功。世医罔解，兹特表而著之。

主治参互

仲景白虎汤，专解阳明邪热，其证头疼壮热，口渴烦躁，鼻干，目眴眴[1]不得眠，畏人声、木声，畏火。若劳役人病此，元气先虚者，可加人参，名人参白虎汤。发斑阳毒盛者，白虎汤加竹叶、麦门冬、知母，以石膏为君，自一两至四两，麦门冬亦如之。知母自七钱至二两，竹叶自百片至四百片，粳米自一大撮至四大撮。甚则更加黄连、黄柏、黄芩，名三黄石膏汤。自一剂至四剂，妇人妊娠病此者，亦同。伤寒汗后烦热不解，竹叶石膏汤主之。小儿痧疹发热，口渴唇焦，咳嗽多嚏，或多痰，或作泄，竹叶石膏汤加赤柽木枝两许，贝母、栝楼根各二三钱主之。发斑亦同，甚则加三黄。疟疾头痛，壮热多汗，发渴，亦用竹叶石膏汤二三剂主之。虚者加人参，后随证施治。中暑用白虎汤，虚者加人参。太阳中暍，亦用竹叶石膏汤。胃家实热，或嘈杂，消渴善饥，齿痛，皆须竹叶石膏汤主之。

简误

石膏本解实热，祛暑气，散邪热，止渴、除烦之要药。温热二病多兼阳明，若头痛，遍身骨痛，而不渴不引饮者，邪在太阳也，未传阳明不当用。七八日来邪已结，里有燥粪，往来寒热，宜下者勿用。暑气兼湿作泄，脾胃弱甚者，勿用。疟邪不在阳明则不渴，亦不宜用。产后寒热由于血虚，或恶露未尽；骨蒸劳热由于阴精不足，而不由于外感；金疮下乳更非其职。宜详察之，并勿误用。

金 屑

味辛，平，有毒。主镇精神，坚骨髓，通利五脏，除邪毒气。服之神仙。

寇宗奭曰：不曰金而更屑字者，是已经磨屑可用之义。必须烹炼煅屑为箔，方可入药。苏颂曰：金屑古方不见用，惟作金箔入药甚便，又古方有金石凌、红雪、紫雪辈，皆取金银煮汁，此通用经炼者，假其气尔，生金有毒能杀人，且难解，有中其毒者，惟鹧鸪肉可解之。性恶锡，畏水银。

疏：金屑禀西方刚利之性，善能制木。体重而降，亦能镇心。心气怯则惊邪易入，精神不安，五脏皆为之病。肝经风热则为惊痫失志，魂魄飞扬，肝属木而畏金，与心为子母之脏，故其病同一源，治亦同法。《本经》主镇惊，通利五脏邪气，及甄权疗小儿惊伤五脏，风痫失志，镇心安魂魄者，亦兼实则泻其子之义也。《本经》又主坚骨髓者，以肝心平，风热退，则精生血，骨髓自坚矣。服之神仙，乃出自《仙经》，非医方所述也。

主治参互

入至宝丹，治中风不语气绝，中恶蛊毒尸疰，难产血晕等症。入牛黄清心丸，治诸风缓纵不随，语言謇涩，恍惚

---

[1] 眴：通"眩"，目摇。班固《西都赋》："目眴转而意迷。"

怔忡，痰涎壅塞，惊恐怕怖，或喜怒无时，癫狂昏乱。入紫雪，治内外烦热，口舌生疮，狂呼叫走，瘴疫毒疠猝死，温疟、五尸、五疰、蛊毒、猝黄、小儿惊痫百病。红雪治疗略同。金箔镇心丸：治小儿风壅痰热，惊悸谵妄，心神不宁。磨细屑，挑开疔疮头上没入，能拔疔根。作针，针疗疮，纳药拔疔。

简误

《太清法》云：金禀中宫阴己之气，性本刚，服之伤肌损骨。予见今之以难求死者，服金一二分，则心腹剜痛，肠胃如裂而毙。其为损伤肌骨，概可见矣。惟作箔入药，可为镇心安神之用。如或止因心气虚，以致神魂不安，并无惊邪外入者，当以补心安神为急，而非金箔所能定矣。

灵　砂

味甘，温，无毒。主五脏百病，养神安魂魄，益气明目，通血脉，止烦满，益精神，杀精魅恶鬼气。久服通神明，不老轻身神仙，令人心灵。一名二气砂。

疏：灵砂，硫汞制而成。及水火既济，二气交合，夺造化之功，窃阴阳之妙，可以变化五行，升降气血，为除邪养正，扶危救急之灵丹也。故能主五脏百病，益精神，安魂魄及益气养神也。其主明目，通血脉，止烦满，杀精魅恶鬼气者，特其余事耳。得阴阳之妙，故能令人心灵，心灵则神明自通，不老轻身神仙，所自来矣，又能主上盛下虚，痰涎壅盛，头旋吐逆，霍乱反胃，心腹冷痛诸证，更为镇坠之神丹也。

修治：用水银一两，硫黄六铢，细研，炒作青砂头，后入水火既济炉，抽之如束针纹者，成就也。又按：胡演《丹药秘诀》云：升灵砂法：用新锅安逍遥炉上，蜜揩锅底，文火下烧，入硫黄二两熔化，投水银半斤，以铁匙急搅作青砂头。如有焰起，喷醋解之。待汞不见星，取出细研，盛入水火鼎内，盐泥固济，下以自然火升之。干水十二盏为度，取出束针纹者，成矣。

主治参互

钱氏《小儿方》：霍乱吐逆，不问虚实冷热。二气散，一名青金丹。用水银、硫黄等份，研不见星。每服一字，生姜汤调下。《直指方》：冷气心痛。灵砂三分，五灵脂一分，为末，稀糊丸麻子大。每服二十丸，食前石菖蒲、生姜汤下。又方：九窍出血，因暴惊而得，其脉虚者。灵砂丹三十粒，人参汤下，三服愈。此证不可认作血得热则妄行，而用凉药，误矣！何者？惊则气浮，神魂发越，阳气暴壅故也。得镇坠则神魂复安，而血自循经矣。《和剂局方》有养正丹，又名交泰丹。用黑铅、朱砂、水银、硫黄炒成，即灵砂意也。其用亦与灵砂略同。

简误

灵砂虽称水火既济，阴阳配合，然而硫汞有毒，性亦下坠，止可借其坠阳交阴，却病于一时，安能资其养神益气，通灵于平日哉？凡胃虚呕吐，伤暑霍乱，肺热生痰，病属于虚，非关骤发者，咸在所忌。

水银粉

味辛，冷，无毒。主通大肠，敷小儿疳痹瘰疬，杀疮疥癣虫，及鼻上酒齄，风疮瘙痒，又名汞粉、轻粉、腻粉。畏磁石、石黄，忌一切血。本出于丹砂故也。土茯苓、黑铅、铁浆，可制其毒。

疏：水银粉，升炼水银而成。其味本辛，气冷，无毒。疗体与水银相似，第其性稍轻浮尔。大肠热燥则不通。小儿疳痹，因多食甘肥，肠胃结滞所致。辛凉总除肠胃积滞热结，故主之也。其主瘰疬疮疥癣虫，及鼻上酒齄，风疮瘙痒者，皆从外治，无非取其除热杀虫之功耳。

升炼轻粉法：用水银一两，白矾二两，食盐一两，同研不见星，铺于铁器内，以小乌盆覆之，盐泥封固盆口，以炭火打三炷香取开，则粉升于盆上矣。

主治参互

《活幼口议》：小儿呗乳不止，服此立效。腻粉一钱，盐豉七粒去皮，研匀，丸麻子大。每服三丸，藿香汤下。《经验方》：小儿吃泥及臞肚。用腻粉一分，沙糖和丸，麻子大。空心米饮下一丸，良久泄出泥土瘥。《圣惠方》：大小便闭，胀闷欲死，二三日则杀人，腻粉一钱，生麻油一合，相和空心服。万表《积善堂方》：下疳阴蚀疮。轻粉末干掺之，即结靥而愈。《永类钤方》：臁疮不合。葱汁调轻粉敷之。又秘法升丹灵药方：治痈疽恶疮，杨梅诸疮，拔毒长肉，神验。水银一两，黑铅七钱，朱砂、雄黄各三钱，白矾、火硝各二两半。其法先用铅化开，投水银，凝成饼，入朱砂、雄黄研匀，然后将硝、矾熔化，投前四味末入内，离火急搅令匀，用阳城罐盛之，铁盏盖口，上架，铁梁，铁线扎紧，盐泥固济，神仙炉内文武火升炼，盏中时时以水擦之，火渐加，以三分为率，每焚官香一炷，则加一分，如是炼三炷官香为度，候冷，取开于盏底刮取。研如飞面，甘草汤飞过三次，入龙脑香少许，点广疮上。数数以指蘸药按之。三日自脱，神方也。

简误

水银粉，下膈涎，消积滞，并小儿涎潮瘛疭药多用。然而其性有毒，走而不守，若服之过剂，或不得当，则毒气熏蒸，窜入经络筋骨，莫之能出。痰涎既去，血液随亡，筋失所养，营卫不从，变为筋挛骨痛，或结肿块漏疮，或手足皲裂顽痹等症，遂成痼疾，贻害无穷。

盖此物本成于汞，则汞之毒尚存，又得火煅，则火之毒气未出。《本经》言其无毒，误也。凡闭结由于虚，血不能润泽，小儿疳病脾胃两虚，小儿慢惊痰涎壅上，杨梅结毒发于气虚久病之人，咸不宜服。宗奭有云：病属于惊，尤须审谨。盖惊为心气不足，不可下。下之里虚，惊气入心不可治。其人本虚，便须禁此。慎之至也。

磁石

味辛、咸，寒，无毒。主周痹风湿，肢节中痛，不可持物，洗洗酸消，除大热烦满，及耳聋。养肾脏，坚骨气，益精除烦，通关节，消痈肿，鼠瘘颈核，喉痛，小儿惊痫。炼水饮之，亦令人有子。一名玄石。即吸铁石。入药须火烧醋淬，研末水飞，或醋煮三日夜。

疏：磁石生于有铁处，得金水之气以生。《本经》：味辛，气寒，无毒。《别录》、甄权：咸，有小毒。《大明》：甘、涩，平。藏器：咸，温。今详其用，应是辛咸微温之药，而甘寒非也。气味俱厚，沉而降，阳中阴也。入足少阴，兼入足厥阴经。其主周痹风湿，肢节中痛，不可持物，洗洗酸者，皆风寒湿三气所致，而风气尤胜也。风淫末疾，发于四肢，故肢节痛不能持物。风湿相搏，久则从火化，而骨节皮肤中洗洗酸也。辛能散风寒，温能通关节，故主之也。咸为水化，能润下软坚；辛能散毒，微温能通行除热，故主大热烦满，及消痈肿，鼠瘘颈核。喉痛者，足少阳、少阴虚火上攻所致，咸以入肾，其性镇坠而下吸，则火归元而痛自止也。夫肾为水脏，磁石色黑而法水，故能入肾养肾脏。肾主骨，故能强骨。肾藏精，故能益精。肾开窍于耳，故能疗耳聋。肾主施泄，久秘固而精气盈益❶，故能令人有子。小儿惊

---

❶ 益："溢"的本字。水漫出，引申为水涨。《吕氏春秋》："滩水暴益。"

痫，心气怯，痰热盛也，咸能润下，重可去怯，是以主之。甄权云：补男子肾虚，风虚身强，腰中不利，加而用之。宗奭云：养肾气，填精髓，肾虚耳聋目昏者，皆用之。

主治参互

《直指方》：耳猝聋闭。吸铁石半钱，入病耳内，铁砂末入不病耳内，自然通透。《千金方》：阳事不起。磁石五斤，研，清酒渍二七日。每服三合，日二夜一。倪维德《原机启微集》：眼昏内障，神光宽大渐散，昏如雾露中行，渐睹空花，物成二体，久则光不收及内障。磁朱丸：真磁石火煅醋淬七次，二两，朱砂一两，神曲生用三两，为末。更以神曲末一两煮糊，加蜜丸梧子大。每服二十丸，空心饭汤下。《千金方》：金疮血出。磁石末敷之，止痛断血。

诸药石皆有毒，且不宜久服，独磁石性禀冲和，无猛悍之气，更有补肾益精之功，故不著"简误"。大都渍酒优于丸散，石性体重故尔。

凝水石

味辛、甘，寒、大寒，无毒。主身热，腹中积聚邪气，皮中如火烧，烦满。水饮之，除时气热盛，五脏伏热，胃中热烦满，止渴，水肿，小腹痹。久服不饥。一名寒水石，一名白水石。色如云母可析者良。盐水精也。石膏亦名寒水石，与此不同。

疏：凝水石生于卤地，禀积阴之气而成。《本经》：味辛气寒。《别录》加甘，大寒无毒。经曰：小热之气，凉以和之；大热之气，寒以取之。又曰：热淫于内，治以咸寒。大寒微咸之性，故主身热邪气。皮中如火烧，烦满，及时气热盛，五脏伏热，胃中热也。易饥作渴，亦胃中伏火也。甘寒除阳明之邪热，故能止渴。不饥水肿者，湿热也。小便多不利，以致水气

上溢于腹，而成腹痹。辛咸走散之性，故能除热利窍消肿也。疗腹中积聚者，亦取其辛散咸软之功耳。

主治参互

《永类方》：男女转胞不得小便。寒水石二两，滑石一两，葵子一合，为末，水一斗，煮五升，时服一升，即利。《经验方》：小儿丹毒，皮肤热赤。寒水石半两，白土一分，为末，米醋调涂之。

简误

凝水石，按本文云：盐之精，则与石膏、方解石，大相悬绝矣。因石膏有寒水石之名，而王隐君复云：寒水石又名方解石。以致混淆难辨。其功能各不同，用者自宜分别。生卤地，味辛咸，碎之如朴硝者，是凝水石。其气大寒，能除有余邪热。凡阴虚火旺，咳嗽吐血多痰，潮热骨蒸，并脾胃作泄者，不宜服。经曰：诸腹胀大，皆属于热者，宜之。诸湿肿满，属脾土者，忌之。大宜详审，慎勿有误。

阳起石

味咸，微温，无毒。主崩中漏下，破子脏中血，癥瘕结气，寒热腹痛，无子，阴痿不起，补不足，疗男子茎头寒，阴下湿痒，去臭汗，消水肿。久服不饥，令人有子。白色莹明若狼牙者为上。凡用，火煅酒淬七次，研细水飞，日干。

疏：阳起石禀纯阳之气以生。《本经》：味咸，气微温，无毒。观《图经》所载：齐州阳起山，其山常有暖气，虽盛冬大雪遍境，独此山无少积，盖石气熏蒸也。其为气之温暖，当不甚微矣。味咸而气温，入右肾命门，补助阳气，并除积寒宿血留滞下焦之圣药，故能主崩中漏下，及破子脏中血，癥瘕结气，寒热腹痛，及男子茎头寒，阴痿不起，阴下湿冷，令人有子也。真阳足则五脏之气充溢，邪湿之气

外散，故久服不饥，并去臭汗也。《别录》又主消水肿者，盖指真火归元，则能暖下焦，熏蒸糟粕化精微，助脾土以制水也。

主治参互

同破故纸、鹿茸、腽肭脐、菟丝子、狗阴茎、肉苁蓉、巴戟天，治命门虚寒，阴痿不起，精寒无嗣。服之能令阳道丰隆，使人有子，总治男子九丑之疾。

简误

阴虚火旺者，忌之。阳痿属于失志，以致火气闭密，不得发越而然，及崩中漏下由于火盛，而非虚寒者，并不得服。

密陀僧

味咸、辛、平，有小毒。主久痢，五痔，金疮，面上瘢黚，面膏药用之。旧出南闽中银铜冶处，今甚难得，但取煎销银铺炉底用之。

疏：密陀僧感银铜之气而结，故其味咸辛，气平有小毒。久痢，五痔，大肠湿热积滞也。辛主散结滞，咸主润下除热，大肠清宁，则久痢、五痔自瘳矣。体重，能消磨坚积；味咸，能入血凉血，故又主金疮，及灭面上瘢黚也。

主治参互

《圣惠方》：鼻齄赤疱。密陀僧二两，细研，人乳调，夜涂旦洗。《活人心鉴》：夏月汗斑如疹。用密陀僧八钱，雄黄四钱，先以姜片擦热，仍以姜片蘸末擦之，次日即焦。《寿域方》：骨疽出骨，一名多骨疮，不时出细骨，乃母受胎未及一月，与六亲骨肉交合，感其精气，故有多骨之名。以密陀僧末，桐油调匀，摊贴之，即愈。

简误

密陀僧惟治黚黚敷面外，今人无复用以服食者，大都可外敷，不可内服。此药难得真者，销银炉底，乃销铜之气

所结，能烂一切物，故益不宜轻用。

铁落

味辛、甘，平，无毒。主风热恶疮，疡疽疮痂，疥气在皮肤中，除胸膈中热气，食不下，止烦，去黑子，可以染皂。

疏：铁落是煅家烧铁赤沸，砧上煅之，如皮甲落下者。本出于铁，不离金象，体重而降。故《素问》有生铁落饮，以疗病狂怒者，云生铁落，下气疾也。又狂怒属肝气暴升，故取金气以制之也。其主气在皮肤中，及除胸膈中热气，食不下，止烦者，皆制木散热之功也。《本经》又主风热恶疮，疡疽疮痂疥者，皆肝心火热所致，辛平能除二经之火热，故主之也。苏恭以之炒热投酒中饮，疗贼风痉。《大明》治惊邪癫痫，小儿客忤，并煎服之。悉此意耳。

主治参互

铁称锤烧红，淬入米泔中百次，乘热熏洗阴癣顽疮，皆有效。别敷杀虫凉血药弥佳。

珊 瑚

味甘，平，无毒。主宿血，去目中翳。鼻衄，末吹鼻中。

疏：珊瑚得水中阴气以生，味甘气平，性主消散，故能去目中翳，及消宿血，止鼻衄也。

主治参互

同贝子、珍珠、玛瑙、琥珀、石蟹，为极细末，点入目中去肤翳。

甘平无毒，主疗亦稀，故无"简误"。

玛 瑙

味辛，寒，无毒。主辟恶，熨目赤烂。

疏：玛瑙，玉之属也。观陈藏器云：研木不热。其性寒可知矣。寒而带辛，故能辟恶，及熨目赤烂也。同珊瑚辈为末点目，去障翳尤妙。

太阴玄精

味咸，温，无毒。主除风冷邪气湿痹，益精气，妇人癥冷漏下，心腹积聚冷气，止头痛，解肌。其色青白，龟背者良。

疏：太阴玄精出于盐卤之地，乃至阴之精凝结而成。故其形皆六出，象老阴之数也。《本经》：味咸，气温无毒。然详其所主，味应带辛，气应作寒。非辛寒则不能除风冷邪气湿痹，及止头痛、解肌等证。咸能软坚，故主心腹积聚。咸能润下，入肾滋水，故主益精气。《本经》误认为温，故有妇人癥冷漏下冷气之治，皆非所宜也。

主治参互

《图经本草》正阳丹：治伤寒三日，头痛壮热，四肢不利。太阴玄精石、硝石、硫黄各二两，蓬砂一两，细研，入瓶固济，以火❶半斤，于瓶子周一寸炖之，约近半日，候药青紫色，住火。待冷取出，用腊月雪水拌匀，入罐子中，屋后北阴下阴干。又入地埋二七日，取出研细，曲糊丸鸡头实大。先用热水浴后，以艾汤研下一丸。以衣盖，汗出为瘥。入来复丹，治缓急诸病，但有胃气，无不获安。

简误

伤寒阴证不宜服。咸能走血，用以引经入肾则可，多则反泻肾伤血矣。血病无多食咸，戒之。

土蜂窝上细土

《本经》无气味，云主肿毒，醋和为泥敷之。亦主蜘蛛咬。必是甘平无毒之物。甘为土化，故能解诸毒也。

胡燕窝内土

无毒。主风瘙瘾疹及恶刺疮，浸淫及遍身至心者死，并水和敷之。

疏：胡燕，即玄鸟，春分后至，窠取四方湿土为之。其气味必甘寒，故藏器以之疗诸疮疡，盖诸痛痒疮疡，皆属心火。而甘寒最能解火毒，土性能化一切毒故也。

主治参互

入回燕膏，贴瘰疬有效。回燕者，朝北燕窠土。

---

❶ 火：四库本亦作"火"，此处当为误字。疑为"炭"字。

卷五　玉石部下品

总九十三种，今疏其要者二十三种。

伏龙肝　石灰百草霜附　砒霜　锴墨
硇砂　铅丹　铅　粉锡　东壁土　赤铜
屑　铜青　井底泥　代赭　戎盐　地浆
自然铜　梁上尘　礞石　麦饭石　花乳
石　蓬砂　铅霜　古文钱

伏龙肝

味辛，微温，主妇人崩中，吐血，
止咳逆，止血，消痈肿毒气。此灶中对釜
月下黄土，以年久如赤色石，中黄者佳，研细
水飞用。

疏： 伏龙肝得火土之气而成。《本经》：
味辛，气微温，无毒。甄权言：咸。其质本土，
味应有甘，以灶有神，故古方多以之治颠狂寐
魇及猝中邪恶等证。《本经》主妇人崩中，吐
血，止咳逆，止血者，盖以失血过多，中气必
损，甘能补中，微温能调和血脉，故主之也。
消痈肿毒气者，辛散咸软之功也。《日华子》
主催生下胞，及小儿夜啼者，取其土中有神，
而性本冲和，复能镇重下坠也。

主治参互

《千金方》：猝中恶气，伏龙肝末一
鸡子大，水服取吐。《救急方》：产后血气
攻心痛，恶露不下。灶中心土研末，酒服
二钱，泻出恶物，立效。《伤寒类要》：妊
娠热病。伏龙肝末鸡子许大，水调服之，
仍以水和涂脐上方寸，干则再敷。《外台
秘要》：一切痈肿。伏龙肝以蒜和作泥，
贴之，干再易。或鸡子黄和亦可。

简误

阴虚吐血者不宜用，以其中有火气

故也。痈肿毒盛难消者，不得独用。

石　灰

味辛，温。主疽疡疥瘙，热气恶疮，
癞疾死肌坠眉，杀痔虫，去黑子息肉，
疗髓骨疽。

疏： 石灰烧青石而成，故其味辛，气温。
《本经》不言其毒。观所主，皆不入汤，其为
毒可知矣。火气未散，性能灼物，故主去黑子、
息肉，及坠眉也。其主疽疡疥瘙，热气恶疮，
癞疾死肌，髓骨疽者，皆风热毒气浸淫于骨肉
皮肤之间。辛温能散风热毒气，且能蚀去恶肉
而生新肌，故为诸疮肿毒要药也。辛而燥，故
又能杀痔虫。古方多用合百草团末，治金疮殊
胜者，以其性能坚物，使不腐坏，且血见石灰
则止，而百草又能活血凉血故也。

[附] 古墓中石灰，名地龙骨。火毒已出，
燥烈大减，故主顽疮瘘疮，脓水淋漓，及敛诸
疮口尤效。

[附] 艌船油灰，名水龙骨。得油性之润，
复得水气之阴，故主金疮跌扑伤损，破皮出血，
及诸疮瘘，血风臁疮也。

主治参互

入三仙膏，点一切痈疽肿毒，轻者
可消，重者势亦减。《普济方》：疣痣瘤
赘。石灰一两，用桑灰淋汁，熬成膏，
刺破点之。又方：去痈疽瘀肉。石灰半
斤，麦杆灰半斤，淋汁煎成霜，密封。
每以针划破涂之，自腐落。
有毒不入汤丸，故无"简误"。

附：百草霜

百草霜，乃烟气结成。其味辛，气

温，无毒。辛主散，故能消化积滞及下食也。凡血见灰则止，此药性能止血，复能散瘀滞，故主上下诸血，及崩中带下，胎前产后诸病。

主治参互

《笔峰杂兴方》：胎动下血，或胎已死。百草霜二钱，棕灰一钱，伏龙肝五钱，为末，每服二钱，白汤入酒及童便调下。《杜壬方》：治横生倒逆，胎前产后虚损，月候不调，崩中带下。百草霜、白芷等份，为末。每服二钱，童子小便、醋各少许调匀，热汤化服，不过二服瘥。

简误

虽能止血，无益肠胃，救标则可，治本则非，故不宜多服。

砒 霜

味苦、酸，有毒。主诸疟，风痰在胸膈，可作吐药。不可久服，能伤人。飞炼砒黄而成。畏绿豆，冷水入药，醋煮杀毒用。

疏：砒霜禀火之毒气，复兼煅炼。《本经》虽云味苦、酸，而其气则大热，性有大毒也。酸苦涌泄，故能吐诸疟，风痰在胸膈间。大热大毒之物，故不可久服，能伤人也。更善落胎，及枯痔杀虫。

简误

按砒黄既已有毒，见火则毒愈甚，而世人多用砒霜以治疟。不知《内经》云：夏伤于暑，秋必痎疟。法当消暑益气健脾，是为正治，岂宜用此大热大毒之药。如果元气壮实有痰者，服之必大吐，虽暂获安，而所损真气实多矣。初烧霜时，人在上风十余丈外立，下风所近草木皆死。以之毒鼠，鼠死；猫犬食之亦死。人服至一钱许，则立毙。若得酒及烧酒服，则肠胃腐烂，顷刻杀人。

虽绿豆、冷水亦难解矣。其于钩吻、射罔之毒，殆又甚焉。奈何今人用之治疟，是以必死之药，治必不死之病，岂不误哉！除枯痔杀虫用于外敷之药，此外慎毋服之。切戒！切戒！

铛 墨

主蛊毒中恶，血晕吐血，亦涂金疮，生肌止血。

疏：铛墨，釜月中墨也。《本经》无气味。然观其所主，大约与伏龙肝相似，而其用则少劣也。凡血见灰见黑则止，蛊毒恶气得辛温则散，故《本经》主蛊毒中恶，吐血血晕，以酒或水细研，温服，亦涂金疮，生肌止血也。慎勿入敷面疮药中，其黑入肉如黥不能去也。血晕宜用米醋研服。

硇 砂

味咸、苦、辛，温，有毒。不宜多服。主积聚，破结血，烂胎，止痛，下气，疗咳嗽宿冷，去恶肉，生好肌。柔金银，可为焊药。形如牙硝光洁者良。凡用，水飞去尘秒，入瓷器中，重汤煮干。

疏：硇砂乃卤液所结，秉阴毒之气，含阳毒之精。其味极咸，极苦，极辛，气温有毒。甄权：酸咸，有大毒。能消五金八石，腐坏人肠胃，生食之化人心为血，其毒之猛烈如此，可畏矣！其主积聚结血宿冷者，以咸能入血软坚，辛能散结，温能除冷故也。积聚散则痛自止，气自下。因寒以致顽痰壅结则咳嗽作，故暂用以散之。柔金化石之性，故能烂胎及去恶肉也。金石见之即化，其能生好肌乎？此前人之误耳！

主治参互

《普济方》：损目生瘀，赤肉弩出不退。杏仁百粒，蒸熟去皮尖研，滤取净汁，入硇砂末一分，水煮化，日点一二次自落。白飞霞方：鼻中息肉。硇砂点之，即落，此方须入明矾、牛黄、铅粉、象牙末、真朱末，乃佳。《集效方》：面上疣目。硇砂少许，硼砂、铁锈、麝香等份研，搽三次自落，急以甘草汁浸洗。

简误

按硇砂大热有毒之物，近出于唐世，而方书不著，古人单服一味伏火作丸子，亦有兼硫黄、马牙硝辈合饵者，不知方出何时？殊非古法，此物虽能攻积聚凝结，化有形癥块，然多食腐坏人肠胃。观其柔化金银铜锡，及庖人煮硬肉，入硇少许即烂，可以类推矣。惟去恶肉，及恶疮息肉，目翳弩肉，是其所长，亦须与真牛黄、龙脑、铅华、象牙末等同用。其内服诸方，虽唐慎微已收附《本草》末，然服必害人命，悉不敢载。一名狄盐，一名北庭砂，一名气砂，一名透骨将军。中其毒者，生绿豆研汁一二升饮之。畏浆水，忌羊血。

铅 丹

味辛，微寒。主吐逆胃反，惊痫癫疾，除热下气，止小便利，除毒热脐挛，金疮溢血。炼化还成九光，久服通神明。自炒成者佳，市中多杂砂土、矾红，不堪用。

疏：铅丹即熬铅所作黄丹，故其味辛，气微寒，性应无毒。铅禀先天壬癸之气，得火成丹，则又有灵通变化之神。其体重而降。胃反吐逆，火气上升也。惊痫癫疾，心气虚怯也。得润下镇重之性，则火不上炎，热气自下，心肾得交，而前证除矣。禀天一所生之气，故能除热毒，及金疮溢血也。止小便利者，心与小肠为表里，心神宁敛则小便自有节也。脐挛者，即小儿脐风也。风热入肝则筋自挛急，辛寒镇重能散风热，金液之性能平肝木，故主之也。久服通神明者，以其得先天之气，故能镇心安神也。今世又用以解散热毒，长肉去瘀，治恶

疮肿毒，及入膏药，为外科必用之物。

主治参互

单用敷疮，能止痛长肉生肌。入一切膏药，贴恶疮肿毒。仲景柴胡加龙骨牡蛎汤：治伤寒八九日下之，胸满烦惊，小便不利，谵语身重者。铅丹、龙骨、柴胡、牡蛎、黄芩、生姜、人参、桂枝、茯苓各一两半，半夏二合半，大黄二两，枣六枚，以水八升，煮取四升，纳大黄更煮一二沸，去渣，温服一升。《集验方》治吐逆不止。碧霞丹：黄丹四两，米醋半升，煎干，炭火三秤，就铫内煅红，冷定为末，粟米饭丸梧子大。每服七丸，醋汤下。《刘涓子鬼遗方》：小儿瘅疟❶，壮热不寒。黄丹二钱，蜜水和服，冷者酒服，名鬼哭丹。《痘疹方》：痘疹生翳。黄丹、轻粉等份，为末。吹少许入耳内，左患吹右，右患吹左。《子母秘录》：小儿重舌。黄丹一豆大，安舌下。《普济方》：小儿口疮糜烂。黄丹一钱，生蜜一两，相和蒸黑。每以鸡毛蘸搽，甚效。《集玄方》：金疮出血不止，以药速合，则内溃伤肉。只以黄丹、滑石等份，为末敷之。陆氏《积德堂方》：血风臁疮。黄丹一两，黄蜡一两，香油五钱，熬膏。先以葱、椒汤洗，贴之。

《集效方》：远近臁疮。黄丹水飞炒，黄柏酒浸七日，焙，各一两，轻粉半两，研细。以苦茶洗净，轻粉填满，次用黄丹护之，外以柏末摊膏贴之，勿揭动，一七见效。

简误

吐逆由于胃虚及因寒发吐者，皆不宜服。

---

❶ 瘅疟：疟疾之一。临床以但热不寒为主症。

铅

味甘，无毒。镇心安神，治伤寒毒气，反胃呕哕。蛇蝎所咬，炙熨之。

疏：铅禀先天壬癸之气以生，一者数之始，水者物之初，故曰天一生水。中含生气，为万物之先，金丹之母，八石之祖，五金之宝。壬金为清，癸水为浊。清为阳气，浊为阴质。阳气为生，阴质有毒。范以法象，招摄阴阳，烹炼得宜，是成丹药，饵之仙去。生气之初，味固应甘；润下之性，无毒可知。心藏神而法火，宁谧则安，妄炎则病。重而润下，使水火既济而不妄炎，故主镇心安神。伤寒毒气者，即阳证热毒也。先天真水，性含生气，而属至阴，故能解之也。反胃呕哕者，火气上浮，阴阳将离，故气逆升，而发呕哕。兹得镇坠以下之，则阳火归元而前病自止矣。蛇蝎之毒，无非热气诸毒，得水则解，故亦主之也。五行万物之中，能解一切毒气者，无过先天生气、土中冲气，铅兼有之，故为解诸毒之首药也。

主治参互

黑铅入养正丹，治一切上盛下虚，孤阳发越上浮，烦躁面赤，恍惚惊惕，呕吐反胃等症。用此以镇坠阳气，使火入阴分，则上焦得宁，而后可以随证施治。入黑锡丹，治一切下元虚冷，阳气垂绝，阴阳将离，及沉寒痼冷诸病。《圣济录》治小儿惊热，心肺积热，夜卧多惊。铅霜、牛黄各半分，铁粉一分，研匀。每服一字，竹沥调下。《普济方》：惊风痫疾，喉闭牙紧。铅白霜一字，蟾酥少许，为末。乌梅肉蘸药于龈上揩之，仍吹通关药，良久便开。《圣济总录》治消渴烦热。铅白霜、枯白矾等份，为末，蜜丸芡实大。绵裹含化咽汁。又方：铅白霜一两，黄消石一两，为末，每冷水服一钱。喉痹肿痛：铅白霜、甘草各半两，青黛一两，为末，醋糊丸芡子大。

每含咽一丸，立效。《宣明方》治口疮龈烂，气臭血出，不拘大人小儿。铅白霜、铜绿各二钱，白矾豆许，为末扫之。《普济方》：梳发令黑，铅霜包梳，日日梳之，胜于染者。

简误

铅性沉重，未经烹炼，癸水之阴质尚存。多服能损伤心脾，盖金石与人身气血异。《悟真篇》云：非类难为巧，是已。凡脾胃虚寒，阳火不足，饮食不化，下部阴湿诸证，法咸忌之。

粉　锡

味辛，寒，无毒。主伏尸，毒螫，杀三虫，去鳖瘕，疗恶疮，堕胎，止小便利。一名铅粉，一名胡粉，一名官粉。

疏：粉锡。陶隐居云：即化铅所作胡粉也。其味辛，气寒，无毒。体用与铅相似。性善杀虫，故去伏尸、三虫、鳖瘕。寒能解热毒，故疗恶疮，毒螫。重而下降，故能堕胎。涩而黏腻，故止小便利。甄权主积聚不消，炒焦，止小儿疳痢。藏器主久痢成疳，和鸡子白服，以粪黑为度。皆为其消积杀虫止痢也。

[附]李时珍云：胡粉即铅之变黑为白者也。其用虽与铅及黄丹同，内有豆粉、蛤粉杂之。只能入气分，不能入血分，此为稍异。人服食之则大便色黑者，此乃还其本质，所谓色坏还为铅也。亦可入膏药，代黄丹用。

主治参互

《肘后方》：劳复、食复欲死者，水调胡粉少许与之。《子母秘录》：小儿腹胀，或腹皮青色，不速治，须臾死。胡粉，盐熬色变，以摩腹上。《救急方》：杖疮肿痛。水粉一两，赤石脂生一钱，水银一分，以麻油杵成膏，摊油纸贴之。肉消者填满紧缚。《备急方》：阴股常湿，胡粉掺之。邵真人方：黄水脓疮。官粉煅黄、松香各三钱，黄丹一钱，飞矾二钱，为末，香油二两，熬膏敷之。《备急方》：小儿疳疮，熬胡粉猪脂和涂。《集简方》：妒精阴疮。铅粉二钱，银杏七个，铜铫内炒至银杏黄，去杏取粉，出火毒，研搽效。《圣惠方》：翻花恶疮。胡粉一两，胭脂一两，为末。盐汤洗净敷之，日五次。孙氏《集效方》：血风臁疮。官粉四两，水调入碗内，以蕲艾烧烟熏干，入乳香少许同研，香油调作隔纸膏，反复贴之。《千金方》：小儿丹毒。唾和胡粉，从外至内敷之。又方：疮伤水湿。胡粉、炭灰等份，脂和涂孔上，水即出也。又方：蠼螋尿疮。醋和胡粉涂之。《直指方》：发背恶疮，诸痈肿。好锡粉二两，真麻油三两，慢火熬，以柳条急搅，至滴水成珠，入白胶末少许，入瓷器水浸二日，油纸摊贴，名神应膏。

简误

胡粉虽能消疳逐积，杀虫止痢，然其性冷，走而不守。脾胃虚弱者不宜用。娠妇忌之。

东壁土

主下部疮，脱肛。

疏：东壁土先得太阳真火之气，其气温和，其味甘，无毒。脾主四肢而恶湿，下部生疮，湿气侵脾也。得阳气之壮，故能燥湿除疮。脱肛亦大肠湿热所致，甘温而燥，故亦主之。藏器止泄痢霍乱烦闷者，取其土能补脾胃，温能和中也。得太阳初气，能祛暑湿之邪，故又主温疟及猝中暑热，搅土浆与之即解。

主治参互

甄权法：同蚬壳为末，敷豌豆疮。《肘后方》：药毒烦闷欲死者。东壁土调水三升，顿饮之。《通变要法》：解乌头毒，不拘川乌、草乌毒。用多年陈壁土，泡汤服之。《外台秘要》：肛门突出。东壁土一升，研末，敷肛门头出处，以长皂荚炙熟，互熨之。

气味甘温，性无偏至，故不著"简误"。

赤铜屑

主贼风反折，烧赤铜五斤，内酒二斗中，百遍服。

疏：赤铜屑，《日华子》云：苦平微毒，亦能接骨理伤，功用与自然铜相等。第其性有毒耳。《本经》主贼风反折者，风气通于肝，肝属木，金能平之故也。藏器曰：赤铜屑能焊人骨，及六畜有损，细研酒服，直入骨损处。六畜死后，取骨视之。犹有焊痕可验。《朝野金载》云：定州崔务堕马折足，医者取铜末，和酒服之，遂瘥。及亡后十年改葬，视其胫骨折处，犹有铜束之也。打熟铜不堪用。

铜 青

平，微毒。治妇人血气心痛；合金疮，止血，明目，去肤赤息肉。生铜皆有青，青则铜之精华，淘洗用。

疏：铜裹土中阴气以生，青则其英华秀出于外所结。凡铜入地久，或沃以咸、酸之味，乃生青，其义可见矣。《本经》：气平无毒。然观今人用入吐风痰药，应是酸苦涩之味，而气则微寒也。酸入肝而主敛，故能止血合金疮。风热入肝经，则目生肤翳息肉，或赤烂泪出。苦寒能除风热，则所苦去而目自明矣。《本经》又主妇人血气心痛者，盖苦能泄结，而平则又兼辛散之义也。

主治参互

《经验方》碧林丹：治痰涎潮盛，卒中不语，及一身风瘫。用生绿二两，研细，水化去石，慢火熬干，取辰日、辰时、辰位上修合，再研入麝香一分，糯米粉糊丸弹子大，阴干。卒中者，每丸作二服，薄荷酒研下，吐出青碧涎，泻下恶物，大效。又方：口鼻疳疮，人中白一钱，铜绿三分，研敷之。《卫生易简方》：烂弦风眼。铜青水调涂碗底，以艾熏干，刮下，涂烂处。

简误

目痛肤翳不由风热外侵，而因于肝虚血少者，非所宜用。

井底砂 作泥

至冷。主治汤火烧疮用之。

疏：井底砂裹地中至阴之气，味甘而大寒者也。故《本经》主汤火烧疮用。又能疗妊娠热病，取敷心下、脐及丹田，可护胎无失。《肘后方》：卒忽不瘥，勿以火照，火照之杀人，但痛啮其踵及足拇指甲际，而多唾其面，以井底泥涂其目，令人垂头于井中，呼其姓名便苏。

代赭石

味苦、甘，寒，无毒。主鬼疰，贼风蛊毒。杀精物恶鬼，腹中毒邪气，女子赤沃漏下，带下百病，产难，胞衣不出，堕胎，养血气，除五脏血脉中热，血痹，血瘀，大人小儿惊气入腹，及阴痿不起。入药煅赤醋淬三次，研，水飞过用。畏天雄、附子，干姜为之使。

疏：代赭石禀土中之阴气以生。《本经》：味苦气寒。《别录》加甘，无毒。气薄味厚，阴也，降也。入手少阴、足厥阴经。少阴为君主之官，虚则气怯而百邪易入，或鬼疰邪气，或精物恶鬼，或惊气入腹所自来矣。得镇重之性，则心君泰定而幽暗破，邪无从着矣。其主五脏血脉中热，血痹，血瘀，贼风，及女子赤沃漏下，带下百病，皆肝心二经血热所致。甘寒能凉血，故主如上诸证也。甘寒又能解毒，故主蛊毒，腹中毒也。经曰：壮火食气，少火生气。

火气太盛则阴痿反不能起。苦寒泄有余之火，所以能起阴痿也。重而下坠，故又主产难，胞不出及堕胎也。

主治参互

仲景旋覆代赭汤：治伤寒汗吐下后，心下痞硬，噫气不除者。代赭一两，旋覆花三两，人参二两，生姜五两，大枣十二枚，半夏半升，甘草三两，水一斗，煮取六升，去滓再煮，取三升，温服一升，日三。《直指方》：急慢惊风，吊眼撮口搐搦不定。代赭石火烧醋淬七次，细研水飞，日干。每服一钱或半钱，煎真金汤调下，连进三服。儿脚胫上有赤斑，即是惊气已出，病当安也，无者不治。如慢惊，用冬瓜仁煎汤调，亦妙。《普济方》：妇人血崩。代赭石煅为末，白汤服二钱。

简误

下部虚寒者不宜用，阳虚阴痿者忌之。

戎 盐

味咸，寒，无毒。主明目，目痛，益气坚肌骨，去毒蛊心腹痛，溺血，吐血，齿舌血出。一名胡盐，一名青盐。

疏：戎盐裹水中至阴之气凝结而成，不经煎炼而生于涯埃坂墙之阴。其味咸，气寒，无毒。入手足少阴经。经曰：热淫于内，制以咸寒。血热则目痛不明，咸寒能入血除热，故主目痛明目也。心腹痛者，心虚而邪热客之也。吐血，齿舌上出血者，火迫血妄行，溢出于上也。咸主润下，俾火气不上炎，则有坎离交之象焉，故能主诸证也。溺血者小肠热也。心与小肠为表里，心火降则小肠热自除也。经曰：热伤气。又曰：肾主骨。热则气散骨消筋缓。咸能入肾，寒能除热，故主益气坚肌骨也。咸为水化，诸毒得水则解，故又能去毒蛊。《日华子》云：助水脏，益精气，除五脏癥结，心腹积聚者，取其入肾及软坚除热之功耳。

主治参互

仲景《金匮》方：戎汤盐，治小便不通。用戎盐弹丸大一枚，茯苓半斤，白术二两，水煎服之。唐氏《经验方》：风热牙痛。青盐一斤，槐枝半斤，水四碗，煎汁二碗，煮盐至干，炒研。日用揩齿洗目。《普济方》：风眼烂弦，戎盐水化点之。

"简误"同食盐。

地　浆

寒，主解中毒烦闷。

疏：地浆。弘景云：此掘地作坎，以水沃其中，搅令浊，俄顷取之，以解中诸毒。盖取土为万物之母，诸毒遇土则化故也。山中有毒蕈❶，人不识煮食之，无不死。又枫树蕈，食之令人笑不止。惟饮地浆皆瘥，余药不能救也。

主治参互

《圣惠方》：热渴烦闷。地浆一盏，饮之。《千金方》：中暑霍乱，不吐不利，胀痛欲死。地浆三五盏，服即愈，大忌米汤。《金匮》方：中闭口椒毒，吐白沫，身冷欲死者，地浆饮之。《集玄方》：中砒霜毒。地浆调玄明粉服之，立解。

自然铜

味辛，平，无毒。疗折伤，散血止痛，破积聚。生邕州山岩中出铜处，于坑中及石间采得，方圆不定。其色青黄如铜，不从矿炼，故号自然铜。入药火煅醋淬七次，研细水飞过用。

疏：自然铜禀土金之气以生，故其味辛，气平，无毒。乃入血行血，续筋接骨之神药也。凡折伤则血瘀而作痛。辛能散瘀滞之血，破积

聚之气，则痛止而伤自和也。《大明》：主消瘀血、排脓，续筋骨，治产后血邪，安心止惊悸。以酒磨服者，可谓悉其用矣。寇宗奭云：有人以自然铜饲折翅胡雁，后遂飞去。今人打扑损伤，研细水飞过，同当归、没药各半钱，以酒调服，仍以手摩痛处，即时见效。

主治参互

同乳香、没药、䗪虫、五铢古钱、麻皮灰、血竭、胎骨作丸，煎当归、地黄、续断、牛膝、牡丹皮、红花浓汤送下。治跌扑损伤，或金刃伤骨断筋，皆效。

简误

雷公云：石髓铅即自然铜也。凡使勿用方金牙，其方金牙真似石髓铅。若误饵，吐，杀人。石髓铅色似干银泥，味微甘也。凡使中病乃已，不可过服。以其有火金之毒，走散太甚。

梁上尘

主腹痛，噎，中恶，鼻衄，小儿软疮。

疏：梁上尘乃是空中烟气结成。《本经》无气味，应是辛苦之物。辛能散，苦能泄，故主腹痛，噎膈，中恶也。体轻而上腾，故入肺。味辛而清热，故又主鼻衄及小儿软疮也。一名倒挂尘，一名乌龙尾。

主治参互

孙氏《集效方》：喉痹、乳蛾。乌龙尾、枯矾、猪牙皂荚以盐炒黄，等份为末。或吹或点皆妙。一法：用灯心以盐中苦卤浸过，入鸡子壳中，煅存性，取出研细，加龙脑香一二分，研匀，明矾末五分，同梁上倒挂尘五分，青鱼胆调，点入喉。治喉痹咽痛有效。

---

❶ 蕈：伞菌一类的植物。无毒的可供食用，如香菇、蘑菇等。

礞石

治食积不消，留滞脏腑，宿食癥块久不瘥，及小儿食积羸瘦，妇人积年食癥，攻刺心腹。一名青礞石。

疏： 礞石禀石中刚猛之性，体重而降。能消一切积聚痰结。其味辛咸，气平无毒。辛主散结，咸主软坚，重主坠下，故《本经》所主诸证，皆出一贯也。今世又以之治小儿惊痰喘急。入滚痰丸治诸痰怪证。

主治参互

王隐君《养生主论》滚痰丸：通治痰为百病，惟水泻、娠妇不宜服。礞石、焰硝各二两，煅过研飞晒干，一两，大黄酒蒸八两，前胡八两，沉香五钱，为末，水丸梧子大。常服一二十丸，欲利大便则服一二百丸，温水下。

简误

礞石消积滞，坠痰涎，诚为要药。然而攻击太过，性复沉坠，凡积滞癥结，脾胃壮实者可用，虚弱者忌之。小儿惊痰食积，实热初发者可用，虚寒久病者忌之。如王隐君所制滚痰丸，谓百病皆生于痰，不论虚实寒热概用，殊为未妥。不知痰有二因。因于脾胃不能运化，积滞生痰，或多食酒面湿热之物，以致胶固稠黏，咯唾难出者，用之豁痰利窍，除热泄结，应如桴鼓。由于阴虚火炎，煎熬津液凝结为痰，或发热声哑，痰血杂出者，如误投之，则阴气愈虚，阳火反炽，痰热未退，而脾胃先为之败矣。可见前人立方，不能无敝。是在后人善于简择耳。

麦饭石

疏： 麦饭石出自苏颂《图经》，附于姜石条内。因姜石有疗肿之用，故引及之。其味、气必与姜石相似，但得火煅醋淬之后，复有温暖收敛之功。昔《吕子华秘方》：麦饭石膏治发背疮神效。取此石碎如棋子，炭火烧赤，投米醋中浸之，良久。又烧又浸，如此十次，研末极细如飞尘。鹿角一具连脑骨者，二三寸截之，炭火烧令烟尽即止。白蔹末与石末等份，鹿角倍之，用三年米醋，入银石器内，煎令鱼目沸，即下前药，不住手搅，熬一二时，稀稠得所，倾出待冷。以鹅翎拂膏于肿上四围赤处，中留肿头泄气。如未脓即内消，已作头即撮小，已溃即排脓。若病久肌肉烂落，见出筋骨者，即涂细布上贴之，干即易，逐日疮口收敛，但中膈不穴者，即无不瘥。已溃者，用时先以猪蹄汤洗去脓血，挹干，然后上药。其疮切忌手触动嫩肉，仍不可以口气吹风，及腋气、月经、孕妇见之。合药时亦忌此等。初时一日一换，十日后二日一换。此药要极细方有效。若不细，涂之即痛也。煅久亦无效。临用方煅，煅过即研若飞尘一二两，可治一❶痈疽矣。

花乳石

主金疮止血，又疗产妇血晕恶血。出陕、华诸郡。色正黄，形之大小方圆无定。欲服者，当以大火烧之。金疮止血，刮末敷之即合，仍不作脓溃。或名花蕊石。

疏： 花乳石，《本经》无气味。详其所主，应是酸辛温之药。其功专于止血，能使血化为水。妇人血晕，恶血上薄也。消化恶血，则晕自止矣。以酸敛之气，复能化瘀血，故敷金疮即合，仍不作脓也。

主治参互

葛可久《十药神书》：花乳石散：治五内崩损，喷血出升斗，用此治之。花蕊石煅存性，研如粉，以童子小便一钟，男入酒一半，女入醋一半，令温，

---

❶ 一：此后当有"切"字为顺。

食后调服三钱，甚者五钱，能使瘀血化为黄水，后以独参汤补之。

［按］此石性温，味辛，又加火煅，虚劳吐血多是火炎迫血上行，于药性非宜。除是膈上原有瘀血停凝者，乃可暂用，亦须多服童便。独参汤乃肺热咳嗽所忌，尤不宜于虚劳内热火炎之人。戒之！戒之！《和剂局方》：花蕊石散：治一切金刃箭镞伤，及打扑损伤，狗咬至死者，急以药掺伤处，其血化为黄水，再掺便活，更不疼痛。如内损血入脏腑，热童便入酒少许，热调一钱服，立效。妇人产后败血不尽，血晕，恶血奔心，胎死腹中，胞衣不下，至死，但心头温暖者。急以童便调服一钱，取下恶物愈。若膈上有血，化为黄水，即时吐出，或随小便出，甚效。用硫黄四两，花蕊石一两，并为粗末，以胶泥固济，日干，瓦罐一个盛之，泥封口，烘干，安在四方砖上，砖上书八卦五行字。炭一秤簇匝，从巳午时自下生火，煅至炭消冷定，取出为细末，瓷瓶收贮封固，取用无时。

简误

无瘀血停留者不宜内服。不由内伤血凝胸膈板痛，而因火炎血溢以致吐血者，忌之。

蓬 砂

味苦、辛，暖，无毒。消痰止嗽，破癥结喉痹及焊金银用。一名硼砂。

疏：蓬砂出于西南番，采取煎淋而结。亦如硝石、硇砂之类。《本经》：味苦辛，气暖无毒。然详其用，味应有咸，气亦微暖。色白而体轻，能解上焦胸膈肺分之痰热。辛能散，苦能泄，咸能软，故主消痰止嗽，喉痹，及破癥结也。寇宗奭云：含化咽津，治喉中肿痛，膈上痰热。初觉便治，不能成喉痹也。兼能去口气，消障翳，除噎膈反胃，积块瘀肉，阴㿗。

骨硬，恶疮，折伤，及口齿诸病。

主治参互

同龙脑香、人中白、青黛为末，敷口舌疮效。《经验方》：咽喉肿痛。破棺丹：用蓬砂、白梅等份，捣丸芡子大。每噙化一丸。《集玄方》：小儿阴㿗肿大不消，硼砂一分，水研涂之，大效。《直指方》：胬肉瘀突。南硼砂黄色者一钱，龙脑香少许，研末。灯草蘸点之。

简误

蓬砂其性能柔五金，去垢腻，克削为用，消散为能，宜攻有余，难施不足。此暂用之药，非久服之剂。

铅 霜

冷，无毒。消痰，止惊悸，解酒毒，疗胸膈烦闷，中风痰实，止渴。一名铅白霜。用铅杂水银十五分之一，合炼作片，置醋瓮中密封，经久成霜。

疏：铅霜乃铅假汞气交感，因醋以拔其英华所结。道家谓之神符白雪。其味甘酸，气大寒，无毒。凡中风惊悸，未有不因痰热所生。胸膈烦闷多渴，亦火热炎灼所致。甘寒能除热生津，则痰结消，惊悸平，风自愈也。其主解酒毒者，亦取其除热生津之意耳。并治吐逆，镇惊去怯，黑须发。

主治参互

诸方俱见铅条下。《简要济众》治室女月露滞涩，心烦恍惚。铅白霜细研为散，每服一钱，地黄汁一合调下。《十全普救方》治鼻衄。铅白霜为末，取新汲水，调服一字。

简误

铅霜，坠痰去热，定惊痫，止吐逆，皆有奇效。然其性极冷，非久服常用之物，病已即去之。胃弱脾虚肠滑者，不宜用。风寒咳嗽多痰者，并忌之。

古文钱

平。治翳障，明目，疗风赤眼，盐卤浸用。妇人横逆产，心腹痛，月隔，五淋，烧以醋淬用。

疏：古文钱，其金毒火毒悉去，性应平无毒，而寇宗奭云：古钱其铜焦赤有毒。不知本草内赤铜之毒已微，况古钱又多于古穴坑堑中得之。历年既久，毒性必失，甚则有但存形质者。其味辛，气平，平即凉也。目赤翳障，肝经风热也。辛凉能散风热，则翳障赤痛除，目自明矣。妇人生产横逆者，血气壅塞，道路不开也。心腹痛者，亦气血结聚也。月隔者，月事不来胞脉闭也。五淋者，冲任热壅也。此药能走下焦阴分，散凝滞之气血，开壅塞之道路，则诸证无不除矣。又能主跌扑损伤，其为散凝滞之药无疑。

主治参互

同自然铜、胎骨、䗪虫、血竭、无名异、黄荆子、没药、乳香、狗骨，治跌扑损伤及金刃伤，神效。《青囊录》：跌扑损伤。半两钱五个，火煅醋淬四十九次，甜瓜子五钱，真朱二钱，研末。每服一字，好酒调，随上下，食前后。古方麦斗散：治一切伤损。自然铜煅一两，古文钱煅一两，麝香五分，为末。每服五分，酒下。

简误

其味辛凉，但能治风热眼。有佐以姜汁点眼者，即从治之意，借其热以拔出火毒也。如肝肾虚而内障生花者，必不宜用。

卷六 草部上品之上

总八十七种，今疏其要者三十二种。

黄精 菖蒲 甘菊花 人参 天门冬 甘草 干地黄 术 菟丝子 牛膝 茺蔚子 葳蕤 柴胡 麦门冬 独活羌活附 升麻 车前子 木香 薯蓣今呼山药 薏苡仁 泽泻 远志 草龙胆 细辛 石斛 巴戟天 菴蕳子 卷柏 辟虺雷 约王 草犀根 百草花

黄 精

味甘，平，无毒。主补中益气，除风湿，安五脏。久服轻身延年不饥。黄帝曰：太阳之草名曰黄精，饵之可以长生。

疏：黄精君，纯得土之冲气，而禀乎季春之令，故味甘气和性无毒。其色正黄，味厚气薄。土位乎中，脾治中焦，故补中。脾土为后天生气之源，故益气。中气强，脾胃实，则风湿之邪不能干，故除风湿。五脏之气皆禀胃气以生。胃气者，即后天之气也。斯气盛则五脏皆实，实则安，故安五脏。脏安则气血精三者益盛，气满则不饥。久服轻身延年，著其为效之极功也。虽非治疗之所急，而为养性之上药。故《仙经》累赞其能服饵驻颜，久而弥胜矣。

主治参互

黄精同漆叶、桑椹、何首乌、茅山术，作丸饵，可以变白。久之杀三虫。能使足温而不寒。同术久服，可轻身，涉险不饥。

同地黄、天门冬酿酒，可去风益血气。

简误

雪公云：凡使勿用钩吻，真似黄精，只是叶有毛钩子二个，是别认处，若误服害人。黄精叶似竹叶，以溪水洗净后蒸，从巳至子，竹刀薄切爆干用。

菖 蒲

味辛，温，无毒。主风寒湿痹，咳逆上气，开心孔，补五脏，通九窍，明耳目，出音声。主耳聋，痈疮，温肠胃，止小便利，四肢湿痹不得屈伸，小儿温疟，身积热不解。可作浴汤。久服轻身，聪明耳目，不忘，不迷惑，延年，益心智，高志不老。一寸九节者良，露根者不可用。忌饴糖、羊肉。不可犯铁，令人吐逆。

疏：菖蒲君，正禀孟夏六阳之气，而合金之辛味以生者也。其味苦辛，其气大温。阳精芳草故无毒。阳气开发，外充百骸。辛能四达以散邪结，此通利心脾二经之要药也。盖苦可燥湿，温能辟寒，辛可散结，风寒湿三者合而成痹，去此三邪痹自愈矣。阳气开发，芬芳轻扬。气重于味，辛兼横走，故能下气开心。咳逆者，气逆之候也。下气则咳逆上气可去。五脏之壅遏既彻，则九窍应之而通，故聪明耳目，出音声，主耳聋。辛以散之，故治痈疮。气味辛温，气厚发热，故温肠胃。膀胱虚寒则小便不禁，肠胃既温则膀胱兴焉，故止小便。脾主四肢，脾湿既祛，则四肢湿痹，不得屈伸自利。山岚瘴气最能使小儿发疟，寒湿之甚莫过山岚。既散其邪则病本已拔，疟焉得而不已焉？作浴汤，及久服轻身者，除湿之验也。不迷惑，益心智，高志者，心窍开利也。其曰补五脏延年者，单指岩栖修炼之士，辟谷服饵之用，以其助发阳气，辟除阴岚。兼可参合养性诸药，如黄精、青粘、地黄、天门冬之属，资其宣导，臻乎太和，故亦为《仙经》要药。至于世俗之人，五欲炽然，六淫迭至，讵可穷年卒岁，久饵偏燥之物乎！

主治参互

菖蒲同熟地黄、黄柏作丸，治肾虚耳聋。若中年预服，可使老而听聪。同二术、木瓜、薏仁、石斛、草薢、黄柏，为除湿强步之要药。兼治下部脓窠湿疮如神。佐人参、麦门冬、酸枣仁、茯神、远志、生熟地黄，为补心之剂。如心气郁结者，加沉香，能益火以开心。兼辟蚤虱。

简误

雪公云：凡使勿用泥菖、夏菖。其二件相似，如竹根鞭❶，形黑气秽味腥，不堪用。凡使采石上生者，根条嫩黄紧硬，节稠一寸有九节者，是真也。采得后用铜刀刮去黄黑皮硬节一重了，用嫩桑条相拌蒸，出爆干，去桑条锉用。

菊 花

味苦、甘，平，无毒。主风头眩肿痛，目欲脱，泪出，皮肤死肌，恶风湿痹，疗腰痛去来陶陶，除胸中烦热，安肠胃，利五脉，调四肢。久服利血气，轻身耐老延年。

疏： 菊花发生于春，长养于夏，秀英于秋，而资味乎土。历三时之气，得天地之清，独禀金精，专制风木，故为去风之要药。苦可泄热，甘能益血，甘可解毒，平则兼辛，故亦散结。苦入心、小肠，甘入脾胃，平辛走肝胆，兼入肺与大肠。其主风头眩肿痛，目欲脱，泪出，皮肤死肌，恶风湿痹者，诸风掉眩皆属肝木。风药先入肝，肝开窍于目。风为阳邪，势必走上。血虚则热，热则生风，风火相搏故也。腰痛去来陶陶者，乃血虚气滞之候。苦以泄滞结，甘以益血脉，辛平以散虚热也。其除胸中烦热者，心主血，虚则病烦，阴虚则热收于内，

故热在胸中，血益则阴生，阴生则烦止。苦辛能泄热，故烦热并解。安肠胃，利五脉，调四肢，利血气者，即除热祛风益血，入心、入脾、入肝之验也。久服轻身耐老延年者，物久则力专，力专则气化，化则变常，其酿酒延龄，和药变白，皆服饵专气之功，故亦为《仙经》所录矣。生捣最治疗疮，血线疗犹为要药。疗者，风火之毒也。三、六、九、十二月，采叶、茎、花、根四物，并阴干百日，等份捣末，酒调下钱许。又可蜜丸如桐子大，每七丸，日三服，皆酒吞。一年变白，二年齿生，三年返老。仙人王子乔方也。

主治参互

甘菊花祛风要药。风本通肝，肝开窍于目，故为明目之主。同地黄、黄柏、枸杞子、白蒺藜、五味子、山茱萸、当归、羚羊角、羊肝，治肝肾俱虚目痛；加决明子、木贼草、谷精草、柴胡，可以去外翳。同黄连、玄参、甘草、生地黄、荆芥穗、决明子、连翘、桔梗、柴胡、川芎、羌活、童便，可治风热目痛。君川芎、细辛、藁本、当归、生熟地黄、天麦门冬、白芍药、甘草、童便，治血虚头痛。亦主头眩晕，因痰结而作者，无痰，药不效。与枸杞子相对蜜丸久服，则终身无目疾，兼不中风及生疗疽。连根生用为君，加紫花地丁、益母草、金银花、半枝莲、贝母、连翘、生地黄、栝楼根、白芷、白及、苍耳子、夏枯草，可治疗疮。甚者以蟾酥丸发汗。大便闭者，汗后以玉枢丹下之。如无玉枢丹，以大戟加蚤休、枣肉丸，服三钱必下矣。忌甘草，犯之则死，为大戟也。

人 参

味甘，微寒、微温，无毒。主补五

---

❶ 竹根鞭：竹的地下茎。《本草纲目》卷二十七："土人于竹根行鞭时掘取嫩者，谓之鞭笋。"

脏，安精神，定魂魄，止惊悸，除邪气，明目，开心益智，疗肠胃中冷，心腹鼓痛，胸胁逆满，霍乱吐逆，调中止消渴，通血脉，破坚积，令人不忘。久服轻身延年。茯苓为之使。

疏：人参得土中清阳之气，禀春升少阳之令而生。故味甘微寒而无毒，气味均齐，不厚不薄，升多于降。洁古谓：其气味俱薄，浮而升，阳中之阳也。又曰：阳中微阴，盖亦指其生长真元之气而言欤。《神农》：微寒，《别录》：微温，二义相蒙，世鲜解者，盖微寒者，春之寒也；微温者，亦春之温也。《神农》直指所禀，故曰：微寒。《别录》兼言功用，故又曰：微温。既云微矣，寒不甚寒，则近于温，温不甚温，则近于寒，故知寒温虽别，言微则一也。以言乎天，则得其生生升发之气，以言乎地，则得其清阳至和之精。状类人形，上应瑶光，故能回阳气于垂绝，却虚邪于俄顷。功魁群草，力等丸丹矣。其主治也，则补五脏。盖脏虽有五，以言乎生气之流通则一也。益真气则五脏皆补矣。其曰：安精神，定魂魄，止惊悸，开心益智者，以心藏神，肝藏魂，肺藏魄，肾藏精与志，脾藏意与智故也。心肾虚则精神不安矣。肝肺虚则魂魄不定矣。惊悸者，心脾二经之病也。心脾虚则惊悸。心脾之气强则心窍通利，能思而智益深矣。邪气之所以久留而不去者无他，真气虚则不能敌，故留连而不解也。兹得补而真元充实，则邪自不能容。譬诸君子当阳，则小人自退。清阳之气下陷，则耳目不聪明。兼之目得血而能视，阳生则阴长，故明目。真气内虚，故肠胃中冷。气旺阳回则不冷矣。心腹鼓痛者，心脾虚故也。二脏得补，其痛自止，所谓按之快然者是也。故经曰：可按者虚也；不可按者实也。不可按者勿用。胸胁逆满者，气不归元也。得补则气实而归元也。脾胃俱虚则物停滞而邪客之，故霍乱吐逆也。补助脾胃之元气，则二证自除。调中者，脾治中焦，脾得补则中自调矣。消渴者，津液不足之候也。气回则津液生，津液生则渴自止矣。通血脉者，血不自行。气壮则行，故通血脉。破坚积者，真气不足则不能健行而磨

物，日积月累遂成坚积。譬夫磨管纳物无力则不转，不转则停积矣。脾主消化，真阳之气回则脾强而能消，何坚积之不磨哉？令人不忘者，心主记，脾主思，心脾二脏之精气满，则能虑而不忘矣。久服轻身延年者，纯阳则轻举，气积则身轻，五脏皆实，延年可知矣。斯皆敦本之论也。

主治参互

人参，补五脏阳气之君药，开胃气之神品。

同大枣、白芍药、龙眼肉、甘草、酸枣仁，补脾阴。肾气衰阳痿，以之为君，加鹿茸、肉苁蓉、巴戟天、五味子、麦门冬、菟丝子、山茱萸、地黄、枸杞、杜仲、柏子仁，乃扶衰之要剂，兼令人有子。君藿香、木瓜、橘红，治胃虚弱，呕吐反胃。如妊娠呕吐，加竹茹、枇杷叶。同白术、吴茱萸，治脾泄久不止。君五味子、吴茱萸、补骨脂、肉豆蔻，治肾泄。同白芍药、炙甘草，治血虚腹痛鼓痛。同干姜、白术、炙甘草，治中寒泄泻，下利清谷，甚则加肉桂、附子。

同附子、干姜、肉桂，治寒厥指爪青黯，便清蜷卧。同附子、五味子，治阳气脱，温肠胃中冷。君五味子、麦门冬，治肺虚气喘。夏月服之，益气除热止消渴，名生脉散。加白术，又治中暑伤气倦息。同沉水香、白芍药，治真气虚，气不归元，因而胸胁逆满。同茯苓、远志、益智、枣仁、麦门冬，治精神恍惚，魂魄不定惊悸。同沉水香、茯神，治心虚邪客之作痛。同鹿角胶、杜仲、续断、当归、地黄、苏木，治负重努力，内伤失血。去苏木，加生地黄，治胎漏不安。同黄芪、白芍药、五味子，治汗多亡阳。同苏木、麦门冬，治产后气喘。

在白虎汤，治劳伤元气人，患热病渴甚并头疼。在败毒散，治气虚人，患四时不正伤寒。

在参苏饮，治肺虚人伤风。同鳖甲、青皮、干漆、䗪虫、肉桂、牡蛎、射干，消疟母。同甘菊花、当归、地黄、枸杞子、蒺藜、甘草、柴胡，则明目。同黄连、红曲、白芍药、滑石末、升麻，治滞下腹痛赤色。同黄连、乌梅、莲肉、升麻、滑石末、肉豆蔻，治滞下久不止。同白术、木瓜、茯苓、藿香、炙甘草，止虚烦躁。同牛黄、犀角、天竺黄、钩藤钩、丹砂、雄黄、真朱、茯神、远志，治惊痫。同地黄、阿胶、麦门冬、山茱萸、五味子、续断、杜仲，治血崩。加牛膝、大蓟、鹿角胶，治血淋。同橘皮、紫苏、木瓜、白术、竹茹，治恶阻安胎。热多者去术、紫苏，加麦门冬。同五加皮、白鲜皮、石南叶、石斛、秦艽、木瓜、薏苡仁、萆薢、牛膝、沉香、菖蒲、二术，治痹。同黄柏、黄芪、白术、五味子、麦门冬、木瓜、白芍药、薏苡仁、白茯苓，治痿。同附子、白术、芍药、甘草、茯苓，治慢惊、慢脾风。同白术、黄芪、芍药，治自汗。同生姜皮各两许，水煎露一宿，五更温服，治气虚久疟不止。同苏木、当归、童便，治产后血晕。同石菖蒲、莲肉等份水煎，治产后不语。同乳香、丹砂、鸡子白、姜汁三匙调匀，别用当归两许煎浓，同吞，治横生倒养难产，神效。同附子、肉桂、麦门冬、五味子，治房劳过度，脱阳欲绝，下部虚冷。同黄芪、天门冬、五味子、牛膝、枸杞、菖蒲，治中风不语。

简误

人参论其功能之广，俱如《本经》所说，信非虚语。第其性亦有所不宜，世之录其长者，或遗其短；摘其瑕者，并弃其瑜。是以或当用而后时，或非宜而妄设，不蒙其利，徒见其害。二者之误，其失则一，遂使良药不见信于世。

粗工互胜其口说，惜哉！岂知人参本补五脏真阳之气者也。若夫虚羸尪[1]怯，劳役饥饱所伤，努力失血，以致阳气短乏，陷入阴分，发热倦怠，四肢无力；或中热伤暑，暑伤气，无气以动；或呕吐泄泻，霍乱转筋，胃弱不能食，脾虚不磨食；或真阳衰少，肾气乏绝，阳道不举，完谷不化，下利清水，中风失音，产后气喘，小儿慢惊，吐泻不止，痘后气虚，溃疡长肉等症，投之靡不立效。惟不利于肺家有热咳嗽，吐痰吐血，衄血齿衄，内热骨蒸劳瘵，阴虚火动之候。盖肺者，华盖之脏也。位乎上，象天属金，喜清肃而恶烦热。真气无亏则宁谧清净，以受生气之熏蒸而朝百脉。苟纵恣情欲，亏损真阴，火空则发，热起于下，炎烁乎上，则肺先受之。火乃肺之贼邪。邪气胜则实，实则肺热郁结为痰，喉痒而发嗽，血热妄行，溢出上窍。王好古所谓肺热还伤肺是已。又有痧疹初发，身虽热而斑点未形；伤寒始作，形证未定而邪热方炽，若误投之，鲜克免者。斯皆实实之害，非药可解。经曰：实实虚虚，损不足而益有余。如是者，医杀之耳。可不戒哉！可不慎哉！

天门冬

味苦、甘，平、大寒，无毒。主诸暴风湿偏痹，强骨髓，杀三虫，去伏尸，保定肺气，去寒热，养肌肤，益气力，利小便，冷而能补。久服轻身益气，延年不饥。忌鲤鱼。

疏：天门冬正禀大寒初之气以生，得地

---

[1] 尪：瘠病之人。《左传·僖公二十一年》："夏大旱，公欲焚巫尪。"杜预注："瘠病之人，其面上向，俗谓天哀其病，恐雨入其鼻，故为之旱。"玄应《一切经音义》卷四："尪，弱也。"

之阴精独厚。味虽微苦甘而带辛。其气大寒，其性无毒。要以甘多者为胜，味厚于气，阴也，降也。除肺肾虚热之要药也。其主诸暴风湿偏痹，杀三虫，去伏尸，保定肺气，去寒热者，盖以热则生风，暴则属火。其言湿者乃湿热之谓。苦以泄湿，寒以除热，热去则风止，湿泄则痹瘳。偏痹者湿热所致也。强骨髓者，肾为作强之官而主骨，湿热不去，下流客肾，能使人骨痿。肾欲坚，急食苦以坚之，天门冬、黄柏之属是已。且肾者水脏也。平则温而坚，虚则热而软。味苦气寒，正入肾而除热坚软，故强骨也。三虫伏尸，必生于脾肾俱虚、内热气弱之人。苦能杀虫，辛能散结，故杀三虫而除伏尸也。肺为华盖之脏，喜清肃而恶烦热，亦畏湿热。平则安和，发声清亮。一受火热，则为贼邪所干，而痰壅咳逆、气喘吐血、寒热声哑之症出焉。热泄则痰散而肺清，肺清则津液流通，气得下降，而诸证自止矣。养肌肤，益气力，利小便者，肺主皮毛，脾气散精，上归于肺，通调水道，下输膀胱；又肺为水之上源，朝百脉而主气。热邪退则肺得所养，故能养肌肤，益气力，利小便也。冷而能补，热盛则肺肾俱虚，除虚热即补肺肾也。久服轻身益气，延年不饥者，热退则水足，水足则精固，精固则肾气益实。肾为先天真气之源，肾实骨强，延龄可知已。要之道书所录，皆指遗世独立，辟谷服饵之流者设，非谓恒人亦可望此也。

主治参互

痰之标在脾胃与肺，其本在肾。若非肾家有火，炎上薄肺，煎熬津液而成黏腻，则痰何自而生耶？天门冬味苦，气大寒，能清热保肺，下通于肾，故同麦门冬、百部、桑白皮、枇杷叶、玄参、贝母、童便、竹沥，为清肺消痰止嗽必用之药。同地黄、麦门冬、五味子、黄柏、车前子、枸杞、牛膝为丸，补阴除热，滋肾家燥。脾胃弱者加山药、白茯苓、砂仁以佐之。同麦门冬、五味子熬膏，入炼蜜，益肺甚妙，亦治消渴。同甘菊花酿酒，除一切风，能愈大风病。

水煮则除风热，兼除烦闷。同生地黄、麦门冬、白芍药、鳖甲、牛膝、杜仲、续断、童便，治吐血。同干膝、百部、鳖甲、青黛、獭肝、象胆，杀三虫而除劳瘵。同薏苡仁、桑黄、白及、紫菀、百部、百合，能除肺痿吐脓血。同青蒿、鳖甲、麦门冬、银柴胡、牛膝、白芍药、地骨皮、五味子，能治妇人骨蒸。同麻子仁、麦门冬、生地黄、童便，能除大肠热燥；胃强者，略加桃仁。同熟地黄、胡麻仁，和蜜久服，驻颜不饥。

简误

天门冬，味苦平辛，其气大寒。若因阴虚水涸，火起下焦，上炎于肺，发为痰喘者，诚哉要药也。然大寒而苦，不利脾胃阴虚之人。脾胃多弱，又以苦寒损其胃气，以致泄泻恶食则危殆矣。何者？后天元气生于胃气，五脏之气皆因之以为盛衰者也。强则喜食而甘味，弱则恶食而不甘味。阴虚精绝之病，正赖脾胃之气强，能纳能消以滋精气。若脾胃先困，则是后天生气之源绝矣。丸饵虽佳，总统于食；汤液虽妙，终属于饮。若非胃气无损，焉能纳而消之以各归其根，奏平定之功哉？必不得已，当以薏苡仁、白茯苓、山药、甘草、白芍药同用，或用麦门冬以代之可也。误用之必泄。

甘　草

味甘，平，无毒。主五脏六腑寒热邪气，坚筋骨，长肌肉，倍力，金疮尰❶，解毒，温中下气，烦满短气，伤脏咳嗽，止渴，通经脉，利气血，解百药

---

❶ 尰：脚肿。《诗·小雅·巧言》：“既微且尰。”

毒。为九土之精，安和七十二种石，一千二百种草。久服轻身延年。二月、八月除日采根，曝干十日成。术、苦参为使。反大戟、芫花、甘遂、海藻，恶远志。忌猪肉，令人阴痿。

疏： 甘草味甘，气平无毒，正禀土中冲和之阳气以生，故《别录》称之为九土之精。可升可降，阴中阳也。主五脏六腑寒热邪气，坚筋骨者，以其得土中冲阳之气，味甘平，性和缓，故能解一切毒气，安脏腑，除邪热也。五脏之寒热邪气既解，则脏气和而真气生，气日以盛，故筋骨坚。长肌肉倍力者，甘能益脾，脾主肌肉，兼主四肢，脾强则四肢生力，故长肌肉倍力也。主金疮𩩲者，甘入血分而能缓中，且伤则热，热而后𩩲，甘温益血而除热，烦热解，故𩩲散也。温中下气者，甘味属土，土位乎中，故温中。甘能缓中散结，故下气。烦满短气者，是劳伤内乏，阳气不足，故虚而烦满短气。甘温能益血，除大热助气，故烦满短气并除也。甘平且和，和能理伤，故治伤脏。肺苦气上逆，嗽乃肺病。甘以缓之，故治咳嗽。血不足则内热，内热则津液衰少而作渴。甘能入脾益血，故止渴。血虚则经脉不通，能益血则经脉自通矣。甘能益血而温气分，故利血气。其解一切金石草木虫鱼禽兽之毒者，凡毒遇土则化。甘草为九土之精，故能解诸毒也。久服轻身延年者，为其益血安和五脏也。

主治参互

诸毒遇土则化，甘草为土精，故能化毒解一切邪气。佐黄芪、防风，能运毒走表，为痘疹气血两虚者，首尾必资之剂。得白芍药则补脾，甲己化土故也。同人参、黄芪、白术、大枣、当归身、麦门冬，加升麻、柴胡，为补中益气药，专理饥饱劳役内伤，阳气下陷发热。同人参、干姜、肉桂，则温中。同麦门冬、苏子、枇杷叶，则下气。同黄连、芍药、升麻、滑石，解热毒滞下。同桔梗、玄参、鼠粘子、栝楼根，清利咽喉虚热。同人参、菖蒲、益智、龙眼肉、远志，

治健忘。同麦门冬、石膏、竹叶、知母，除烦闷躁渴头痛，解饥。同紫花地丁、金银花、甘菊、夏枯草、贝母、白及、白芷，消一切疔肿。同川黄连，止小儿胎毒惊痫。同黄连、木通、赤芍药、生地黄，泻心经有余之火。同预知子、贯众，解一切蛊毒。单用水炙百遍，煎熬斤许，治悬痈如神。炙则补伤寒病瘥后血虚。

简误

甘能缓中，故中满者忌之。呕家忌甘，酒家亦忌甘。诸湿肿满及胀满病咸不宜服。

干地黄

味甘、苦，寒，无毒。主折跌绝筋，伤中，逐血痹，填骨髓，长肌肉。作汤除寒热积聚，除痹，主男子五劳七伤，女子伤中胞漏下血，破恶血，溺血，利大小肠，去胃中宿食，饱力断绝，补五脏内伤不足，通血脉，益气力，利耳目。生者尤良。

生地黄：大寒。主妇人崩中血不止，及产后血上薄心闷绝，伤身胎动下血，胎不落，堕坠踠折，瘀血留血，鼻衄吐血，皆捣饮之。久服轻身不老。采得即用者为生，晒干收者为干，以法制过者为熟。

疏： 干地黄禀仲冬之气以生。黄者，土之正色，兼禀地之和气，故味甘气寒而无毒。《别录》又云苦者，以其兼入心脾也。此乃补肾家之要药，益阴血之上品。《本经》主折跌绝筋伤中，逐血痹者，肝藏血而主筋，补肝则荣血调，荣血调则伤中自去。痹者血分之病，因虚而风寒湿邪客之，故筋拘挛而痛，养血和肝，痹必廖矣。作汤除寒热积聚除痹者，血和则结散，故诸证自除也。其曰填骨髓，长肌肉，主男子五劳七伤者，地黄为至阴之药，正补肾水真阴而益血，血旺则髓满，阴足则肌肉自长。

五劳七伤皆阴虚内热，真阴不足之候。甘寒能除内热而益精髓，故劳伤自除也。女子伤中胞漏下血者，阴虚则火炽而血热，火能销物，造化自然之道也。凉血益血则胞漏自止矣。下血者，血热也。凉血则下血自愈。荣血滞则为恶血。生地黄能行血，故破恶血。溺血者，肾与小肠热也。益阴凉血则溺血自止，二便自利矣。胃为足阳明，胃家湿热盛则食不消。生地黄能泻脾胃中湿热，湿热去而脾胃安，则宿食自去。饱而努力则肠胃筋脉有绝伤之患。形属血，故行血益血则诸伤自理矣。五脏咸属阴，阴即精血。补精血，则五脏内伤不足自愈矣。通血脉，益气力，利耳目者，皆脏安之验也。又主妇人崩中血不止，及产后血上薄心闷绝，伤身胎动下血，胎不落，堕坠踠折，瘀血留血，衄血吐血，生者捣汁饮之，皆凉血行血之功也。久服轻身不老，则益阴填髓补五脏之能事毕矣。又按《日华子》云：助心胆气，强筋骨，长志安魂定魄，除惊悸者，胆为五脏六腑之首，行春升之气，故十一脏皆取决于胆，为中正之官。地黄入手足少阴，亦入足厥阴。心与肝为子母之脏，胆为肝之腑，肝主筋，肾主骨，肾藏精与志，肝藏魂，肺藏魄，心胆二经虚则病惊悸。生地黄为手少阴之要药，能凉心助胆补肝。心凉则热不薄肺，肝肺清宁则魂魄自定，胆气壮则惊自除，肝肾足则筋骨自强，心肾交济则志自长矣。

主治参互

生地黄同大小蓟各半，俱捣取自然汁，和童便饮，治一切血热妄行，吐血，齿、鼻衄，神效。取汁和面作馎饦冷淘，治虫心痛。同苎麻根捣汁碗许，加炒砂仁末三钱，治胎动下血。同麦门冬，治产后烦闷。同当归、赤芍药、乳香、没药、肉桂、炒黄荆子末，治一切跌打折伤，瘀血作痛。同金银花、甘草、荆芥穗、玄参、连翘、黄柏、地榆、白芷、木通，治血分湿热生脓疮痛甚者，浓煎恣饮，立差。入琼玉膏，为阴阳两补之要剂。干地黄同沙苑蒺藜、肉苁蓉、鹿

茸、山茱萸、五味子，能益男子精。同人参、枸杞、五味子、麦门冬、鹿茸、车前子、覆盆子、菟丝子，多服令人有子。得青蒿子、鳖甲、银柴胡、沙参、天麦二冬、黄柏、甘草、地骨皮、牡丹皮、白芍药、牛膝能治骨蒸劳热。同人参、远志、麦门冬、酸枣仁、柏子仁、茯神、甘草，治心虚惊悸怔忡健忘。同黄芪、黄连、黄柏、酸枣仁、五味子、白芍药、麦门冬、龙眼肉、牡蛎粉，治盗汗久不止。得麦门冬、五味子、牛膝、枸杞子、车前子、阿胶、天门冬，治溺血。同人参、麦门冬、五味子、牛膝渍酒，能益气力，逐及奔马。同当归、白芍药、川芎、阿胶、鹿角胶，能益母安胎。同砂仁，治胎动下血腰痛。同青蒿、地骨皮、麦门冬、白芍药、山茱萸、枇杷叶，治妇人月事先期。同生姜，治产后中风。同当归、川芎、蒲黄、黑豆炒、炮姜、泽兰、益母、牛膝、续断、杜仲、鹿角胶，治一切产后血虚发热。得肉桂及乳香、没药、五灵脂，治儿枕痛；夏月去桂。同芍药、当归、川芎、阿胶、蕲艾、香附，治经事不调。同甘菊花、女贞实、枸杞子、白蒺藜，能明目益精。同黄连、连翘、薄荷、甘草、甘菊花、木通，治目暴赤痛。同鹿茸、五味子、人参、人乳❶粉、白茯苓，能生齿。同何首乌、桑椹、甘菊、鳢肠、蜀椒，能乌须发。

简误

生地黄，性大寒。凡产后恶食作泻，虽见发热，恶露作痛，不可用。误用则泄不止。胃气者，后天元气之本也。胃困则饮食不运，精血不生，虚热何自而退，故并当归忌之。凡见此证，宜多加

---

❶ 人乳：四库本作"钟乳"。

95

炮姜、桂心、人参，必自愈。凡阴虚咳嗽，内热骨蒸，或吐血等候，一见脾胃薄弱，大便不实，或天明肾泄，产后泄泻，产后不食，俱禁用生地黄、当归，误则同于前辙。慎之！凡胸膈多痰，气道不利，升降窒塞，药宜通而不宜滞，汤液中禁入地黄。

术

味苦、甘，温，无毒。主风寒湿痹，死肌痉疸，止汗除热消食。主大风在身面，风眩头痛，目泪出，消痰水，逐皮间风水结肿，除心下急满，及霍乱吐下不止，利腰脐间血，益津液，暖胃消谷嗜食。作煎饵久服，轻身延年不饥。茅山者为胜。忌蛤、雀、桃、李、菘菜、青鱼。

疏： 术禀初夏之气以生。其味苦，其气温，从火化也。正得土之冲气，故《别录》益之以甘，表土德也，故无毒。其气芳烈，其味甘浓，其性纯阳，为除风痹之上药，安脾胃之神品。《本经》主风寒湿痹，死肌痉疸者，正以风寒湿三者合而成痹，痹者拘挛而痛者是也。经曰：地之湿气，感则害人皮肉筋骨。死肌者，湿毒侵肌肉也。痉者，风寒乘虚客于肝脾肾所致也。疸者，脾胃虚而湿热瘀滞也。如上诸病，莫不由风寒湿而成。术有除此三邪之功，故能祛其所致之疾也。止汗除热消食者，湿热盛则自汗，湿邪客则发热。湿去而脾胃燥，燥则食自消，汗自止，热自除也。又主大风在身面者，术气芳烈而悍，纯阳之物也。风为阳邪，发于阳部，故主之也。风眩头痛目泪出者，阳虚则风客之而眩，痰厥则头痛，风热壅则目泪出也。消痰水，逐皮间风水结肿，除心下急痛，及霍乱吐下不止者，湿客于胃则滞而生痰，客于脾则生水，脾虚湿胜则为水肿，湿客中焦则心下急满，脾胃俱虚则中焦不治，而湿邪客之则为霍乱吐下不止也。利腰脐间血者，血属阴，湿为阴邪，下流客之，使腰脐血滞而不得通利，湿去则诸证无不愈矣。益津液、暖胃、消谷嗜

食者，湿去则胃强而津液自生，寒湿散则胃自暖，邪去而脾胃健则消谷而嗜食矣。煎饵久服，轻身延年不饥者，术为阳药，故善除阴湿，湿去则脾胃之气旺；阳主气，气盛则身轻，脾主四肢，湿去则脾健，健则四肢利，故能涉险负重也。《仙经》云：气满不思食，是以延年而不饥也。

主治参互

术为阳草，气胜黄精。除湿祛寒，疏风辟恶，其功能也。单饵则延年，轻身不饥。兼济则观所从何道，故同人参、茯苓、白芍药、甘草、橘皮、莲肉、缩砂，则健脾开胃消饮食，为壮脾胃之要剂，调中之正法。同藿香、橘皮、茯苓、人参、木瓜、猪苓、泽泻、缩砂，则治霍乱吐泻转筋。同干葛、防风、茯苓、炙甘草、车前子、猪苓、泽泻，则治湿胜作泄若雷奔。同秦艽、萆薢、木瓜、薏苡仁、桑寄生、石斛、黄芪、地黄、石菖蒲、桂枝、甘草、晚蚕沙，则治一切痛痹及关节不利；热者去桂枝、加黄柏。得黄柏、牛膝、木瓜、石斛，能健步潜行。得苦参、牡蛎，治小儿胃家湿热，饮食不生肌肉。君人参、芍药、木瓜、薏苡、茯苓、桑白皮、赤小豆、车前、橘皮，佐以猪苓、泽泻，能治一切水肿。日重则倍人参，夜重则加地黄、芍药，俱与术倍。君枳实、橘皮、砂仁、半夏、人参，则除心腹胀痛，消宿食，开胃，去痰涎，除伤食发寒热及泄泻。同人参、橘红、白茯苓、木瓜、藿香，治反胃吐逆；因于寒则加生姜；因于热则加竹茹、枇杷叶、逆水芦根。君黄芪、生地黄，佐以黄柏，治一切臁疮，湿毒攻注足胫成疮久不愈，作丸饵良。倍茯苓，修事如《经验方》，能乌须驻颜。同麦门冬、石斛、黄柏、白芍药、木瓜、薏苡仁、五味子，为治痿要药。同生姜、藿香、槟榔，能治山岚瘴气。同四物汤、

麦门冬、荆芥、防风、地榆，能治肠风下血。同雄羊肝，治雀盲。同补骨脂、川椒、茴香、青盐、川楝子、黄柏，治疝。同熟地、桑椹，修事采日精月华，干则蜜丸，日三服，可变白。为末，和芝麻研烂，入水搅匀，绞汁滤净，曝干，每三钱空心酒服，能滋脾肾。

简误

术，《本经》无分别，陶弘景有赤白二种。近世乃有苍白之分，其用较殊。要之，俱为阳草，故祛邪之功胜而益阴之效亏。药性偏长，物无兼力，此天地生物自然之道也。凡病属阴虚血少，精不足，内热骨蒸，口丁唇燥，咳嗽吐痰，吐血、鼻衄、齿衄、咽塞、便秘、滞下者，法咸忌之。术燥肾而闭气，肝肾有动气者勿服。刘涓子《痈疽论》云：溃疡忌白术，以其燥肾而闭气，故反生脓作痛也。凡脏皆属阴，世人但知术能健脾，此盖指脾为正邪所干，术能燥湿，湿去则脾健，故曰补也。宁知脾虚而无湿邪者用之，反致燥竭脾家津液，是损脾阴也，何补之足云。此最易误，故特表而出之。

菟丝子

味辛、甘，平，无毒。主续绝伤，补不足，益气力，肥健。汁去面䵟，养肌，强阴，坚筋骨。主茎中寒，精自出，溺有余沥，口苦燥渴，寒血为积。久服明目，轻身延年。得酒良，宜丸不宜煮。

疏：菟丝子君，禀春末夏初之气以生，凝平地之冲气以成，感秋之气而实。故《本经》言其味辛平，《别录》益之以甘者，正雷公所谓禀中和凝正阳之气而结者也。其为无毒明矣。五味之中，惟辛通四气，复兼四味。经曰：肾苦燥，急食辛以润之。菟丝子之属是也。与辛香燥热之辛，迥乎不同矣。学者不以辞害

义可也。为补脾肾肝三经要药。主续绝伤，补不足，益气力。肥健者，三经俱实，则绝伤续而不足补矣。脾统血，合肌肉而主四肢，足阳明、太阴之气盛则力长而肥健。补脾故养肌。益肝肾故强阴、坚筋骨。暖而能补肾中阳气，故主茎中寒，精自出，溺有余沥。口苦燥渴者，脾肾虚而生内热，津液因之不足也。二脏得补则二病自愈。寒血为积者，劳伤则血瘀，阳气乏绝则内寒，血随气行，气弱不能统血以行，久而为积矣。凡劳伤皆脾肾肝三脏主之。肝脾气旺则瘀血自行也。久服明目轻身延年者，目得血而能视，肝开窍于目，瞳子神光属肾，肝肾实则目自明，脏实精满则身自轻，延年可必矣。

主治参互

君莲实、山药、人参，能实脾止泄嗜食；加五味子、肉豆蔻、砂仁，能治肾泄。同五味子、沙苑蒺藜、覆盆子、莲须、山茱萸、巴戟天、车前子、没食子、枸杞子，能益脾肾，固精种子。同甘菊花、沙苑蒺藜、甘枸杞子、熟地黄、羚羊角、谷精草、决明子，能明目。君术、人参、牛膝、胡麻仁，治丈夫腰膝积冷痛，或顽麻无力。单服偏补人卫气，能助人筋脉。王好古云：能补肝脏虚，故去风，专主腰膝。腰膝者，肝肾之所治也。苗生研涂面斑，神效。

简误

肾家多火，强阳不痿者，忌之。大便燥结者，亦忌之。

牛　膝 君

味苦、酸，平，无毒。主寒湿痿痹，四肢拘挛，膝痛不可屈伸，逐血气，伤热火烂，堕胎，疗伤中少气，男子阴消，老人失溺，补中续绝，填骨髓，除脑中痛及腰脊痛，妇人月水不通，血结，益精利阴气，止发白，久服轻身耐老。忌牛

肉、牛乳。

疏：牛膝君禀地中阳气以生，气则兼乎木火之化也，故其味苦酸平无毒。味厚气薄，走而能补；性善下行，故入肝肾。主寒湿痿痹，四肢拘挛，膝痛不可屈伸者，肝脾肾虚，则寒湿之邪客之而成痹，及病四肢拘挛，膝痛不可屈伸。此药既禀地中阳气所生，又兼木火之化，其性走而下行，其能逐寒湿而除痹也必矣。盖补肝则筋舒，下行则理膝，行血则痛止。逐血气，犹云能通气滞血凝也。详药性，气当作痹。伤热火烂，血焦枯之病也。血行而活，痛自止矣。入肝行血，故堕胎。伤中少气，男子阴消，老人失溺者，皆肾不足之候也。脑为髓之海，脑不满则空而痛；腰乃肾之腑，脊藏髓于脑。肾虚髓少，则腰脊痛。血虚而热则发白，虚羸劳顿则伤绝。肝藏血，肾藏精，峻补肝肾则血足而精满，诸证自瘳矣。血行则月水自通，血结自散。久服轻身耐老，悉如上说，不复具疏。

主治参互

君术、仙茅、木瓜、石斛、茯苓、石南叶、五加皮、萆薢、生地黄、黄芪、芍药、虎骨、沉香、桂，治诸痹。同甘菊花、石斛、木瓜、何首乌、生地黄、虎骨、沉水香、人参、术、黄芪、天门冬、麦门冬、杜仲、续断、芍药、橘皮、黄柏、桑寄生、白鲜皮，治一切痿痹，四肢拘挛，筋骨疼痛。君当归、地黄，能下死胎；加朴硝，立下胞衣。君木瓜、石斛、萆薢、生地黄、黄柏、五加皮、骨碎补、续断、金银花、白及、芍药、甘草、甘菊根、紫花地丁、茜草、连翘，治鹤膝风。根苗同用二三两，浓煎，调鳖甲末三钱，空心服，治疟在阴分久不瘥者，三剂必已；胃虚者加人参两许，橘皮去白五钱。君青蒿、生地黄、麦门冬、甘枸杞子，熬膏治妇人血虚发热，内热口干舌苦。治小便不利，茎中痛欲死，兼治妇人血结腹坚痛，鲜牛膝三四两，白酒煎浓，服之立愈。金疮作痛，生捣敷之立瘥。

简误

误用伤胎，经闭未久疑似有娠者勿用。上焦药中勿入。血崩不止者，忌之。

茺蔚子

味辛、甘，微温、微寒，无毒。主明目益精，除水气，疗血逆，大热头痛心烦。久服轻身。

茎：主瘾疹痒，可作浴汤。一名益母草。忌铁。

疏：茺蔚子禀地中之阳气以生，兼感乎上天春夏之气而成，亦阳草也。味辛甘，微温微寒无毒，入手足厥阴经。为妇人胎产调经之要药。此药补而能行，辛散而兼润者也。目者，肝之窍也。益肝行血故明目益精。其气纯阳，辛走而不守，故除水气。肝脏有火则血逆，肝凉则降而顺矣。大热头痛心烦，皆血虚而热之候也。清肝散热和血，则头疼心烦俱解。微温微寒说，见人参条内。

主治参互

午月五日采紫花益母草，捣汁，分贮瓷器内各少许，晒干，剔取和蜂蜜封固，加人参、琥珀、乳香、没药、血竭、沉香、丹砂、五灵脂，催生及胞衣不下，神效；兼产后血晕，瘀血薄心，恶露不行腹痛，少腹儿枕痛，调经，治血闭经阻，经行作痛。单用和童便服，能下死胎，及治热入血室，发热烦躁类伤寒。君四物汤、杜仲、阿胶、真川续断，为丸，安胎止痛。得生地黄、白芍药、麦门冬、枇杷叶、青蒿子、五味子、阿胶，治血热经行先期，及胎漏下血。同生甘菊、苍耳草、金银花、紫花地丁各一握，贝母、鼠粘子、白芷、僵蚕、白及、白蔹、生甘草、连翘、生地黄各三钱，熬夏枯草汁，和药同煎浓，顿饮之，消一切疔肿发背及无名肿毒。

简误

益母草，辛甘为阳，故性善行走，能行血通经，血崩禁用。瞳子散大禁用。惟热血欲贯瞳仁者，与凉血药同用则不忌。

葳蕤

味甘、平，无毒。主中风暴热，不能动摇，跌筋结肉，诸不足，心腹结气，虚热，湿毒腰痛，茎中寒及目痛眦烂泪出。久服去面黑䵟，好颜色，润泽，轻身不老。

疏：葳蕤禀天地清和之气，而得稼穑之甘，故《本经》：味甘平无毒，主诸不足。久服好颜色，润泽，轻身不老。《别录》又主心腹结气，虚热，腰痛，茎中寒，目痛眦烂泪出。甄权：主内补不足，去虚劳客热，头痛不安，加而用之良。《日华子》谓其除烦闷，止渴，润心肺，补五劳七伤虚损，腰脚疼痛。详味诸家所主，则知其性本醇良，气味和缓。譬诸盛德之人，无往不利。终始一节，故可长资其利，用而不穷。正如斯药之能补益五脏，滋养气血，根本既治，余疾自除。夫血为阴，而主驻颜；气为阳，而主轻身。阴精不足则发虚热。肾气不固则见骨痿及腰脚痛。虚而火炎则头痛不安，目痛眦烂泪出。虚而热壅则烦闷消渴。上盛下虚则茎中寒，甚则五劳七伤，精髓日枯而成虚损之证矣。以一药而所主多途，为效良多，非由滋益阴精，增长阳气，其能若是乎？迹其所长，殆亦黄精之类欤。其主中风暴热，不能动摇，跌筋结肉湿毒等症，皆是女葳之用。以《本经》二物混同一条故耳。或谓即青粘，理或有之。纯而不驳，和而不偏，有益无损，故无"简误"。昔彭城樊阿，少师事华佗。佗授以漆叶青粘散，服之利五脏，去虫，轻身益气，年至五百余岁。青粘生丰沛彭城及朝歌，一名地节，一名黄芝，主理五脏，益精气。本出于迷人入山，见仙人服之，以告佗，佗以为佳。语阿，阿秘之。人见阿之寿而气力强盛，问之，

因醉误说，人服多验。后无复有人识青粘者。或云即黄精之正叶者。又云即葳蕤。同黄精、桑椹、何首乌，能驻颜。

柴胡 *君*

味苦，平、微寒，无毒。主心腹去肠胃中结气，饮食积聚，寒热邪气，推陈致新。除伤寒心下烦热，诸痰热结实，胸中邪逆，五脏间游气，大肠停积水胀及湿痹拘挛。亦可作浴汤。久服轻身，明目益精。半夏为之使。

疏：柴胡禀仲春之气以生，兼得地之辛味。春气生而升，故味苦平，微寒而无毒。为少阳经表药。主心腹肠胃中结气，饮食积聚，寒热邪气，推陈致新，除伤寒心下烦热者，足少阳胆也。胆为清净之府，无出无入，不可汗，不可吐，不可下。其经在半表半里，故法从和解，小柴胡汤之属是也。其性升而散，属阳，故能达表散邪也。邪结则心下烦热，邪散则烦热自解。阳气下陷则为饮食积聚，阳升则清气上行。脾胃之气行阳道，则饮食积聚自消散矣。诸痰热结实，胸中邪逆，五脏间游气者，少阳实热之邪所生病也。柴胡苦平而微寒，能除热散结而解表，故能愈以上诸病。大肠停积水胀及湿痹拘挛者，柴胡为风药，风能胜湿故也。

主治参互

仲景小柴胡汤中，同人参、半夏、黄芩，治伤寒往来寒热，口苦，耳聋，胸胁痛，无汗。又治少阳经疟，往来寒热。亦治似疟非疟，大便不实，邪不在阳明者。在大柴胡汤，治伤寒表里俱急。伤寒百合证，有柴胡百合汤。东垣治元气劳伤，精神倦怠，用参、芪、白术、炙甘草、当归，佐以柴胡、升麻，引脾胃之气行阳道，名补中益气汤；本方去当归，加茯苓、猪苓、泽泻、干葛、神曲，名清暑益气汤。同四物汤去当归，加泽兰、益母草、青蒿，能治热入血室。

同升麻、干葛等，能升阳散火。同生地黄、黄柏、黄连、甘草、甘菊、玄参、连翘、羌活、荆芥穗，治暴赤眼。

简误

柴胡性升而发散，病人虚而气升者忌之。呕吐及阴虚火炽炎上者，法所同忌。疟非少阳经者，勿入。治疟必用柴胡，其说误甚！不可久服，亦无益精明目之理，尽信书则不如无书，此之谓也。按今柴胡俗用有二种。色白黄而大者，为银柴胡，用以治劳热骨蒸；色微黑而细者，用以解表发散。《本经》并无二种之说，功用亦无分别，但云银州者为最，则知其优于升散，而非除虚热之药明矣。《衍义》所载甚详，故并录之。

［附］《衍义》曰：柴胡，《本经》并无一字治劳，今人方中鲜有不用者。呜呼！凡此误世甚多。尝原病劳，有一种真脏虚损，复受邪热，邪因虚而致劳，故曰劳者，牢也。当须斟酌用之，如《经验方》中治劳热，青蒿煎之，用柴胡正合宜耳。服之无不效，热去即须急已。若或无表热，得此愈甚，虽至死，人亦不悟。目击甚多，可不戒哉！可不慎哉！《日华子》又谓，补五劳七伤。《药性论》亦谓，治劳乏羸瘦。若此等病，苟无实热，医者执而用之，不死何待？注释《本草》，一字亦不可忽，万世之后，所误无穷耳。

麦门冬 君

味甘，平、微寒，无毒。主心腹结气，伤中伤饱，胃络脉绝，羸瘦短气，身重目黄，心下支满，虚劳客热，口干燥渴，止呕吐，愈痿蹶，强阴益精，消谷，调中，保神，定肺气，安五脏，令人肥健，美颜色，有子。久服轻身，不老不饥。

疏：麦门冬在天则禀春阳生生之气，在地则正感清和稼穑之甘。《本经》：甘平。平者，冲和而淡也。《别录》：微寒，著春德矣。入足阳明，兼入手少阴、太阴。实阳明之正药，主心腹结气者，邪热之气结于心腹间也，以其清和微寒而平缓，故能散热结而下逆气也。伤中伤饱，以致胃络脉绝者，脾主肌肉，五脏之气皆禀于胃，胃病则脾无所禀，故羸瘦而短气也。身重目黄者，脾胃湿热也。心下支满者，脾虚而湿滞中焦也。虚劳客热，口干燥渴者，因虚劳而热客中焦，故口干而燥渴，阳明之热上冲则兼呕吐也。痿蹶者，阳明湿热病也。阳明湿热盛则上熏蒸于肺，而为痿蹶。治痿独取阳明，治本之道也。阴精生于五味，五味先入脾胃，脾胃得所养，则能散精于各脏，而阴精充满，故能强阴益精也。中焦者，脾胃之所治也。脾胃安则中焦治，故能消谷而调中也。保神定肺气，则兼润乎心肺矣。胃气盛，则五脏之气皆有所禀而安。脾胃俱实则能食而肥健。脾统血，心主血，五脏之英华皆见于面。血充脏安则华彩外发而颜色美矣。脾胃强则后天之元气日盛。下气则阳交于阴，交则虚劳愈而内热不生，内热去则阴精日盛，故有子。断谷固著于《仙经》，却乃已疾之良药，故久服延年轻身，而不老不饥也。

主治参互

同人参、五味子，为生脉散，能复脉通心，夏月暑伤气服之良，酒后饮之解酒毒；肺热者，去人参；加甘枸杞子作饮，治一切虚劳客热。同五味子、枸杞、地黄、牛膝、鳖甲、酸枣仁、天冬，治五劳七伤；胃强者，可加当归；火盛者，可入黄柏、砂仁、甘草，三物俱递减。治阳明疟，大渴引饮烦躁，或呕吐，麦门冬、石膏、知母、竹叶各数两；病人虚者加人参两许；痰多者加贝母、橘红各两许。《药性论》云：麦门冬止烦渴，主大水，面目肢节浮肿，下水，治肺痿吐脓，宜同天门冬、薏苡仁、黄柏、芍药、茯苓、石斛、桑根白皮、五味子、牛膝，煮饮弥佳。止泄精，宜兼覆盆、蒺藜、黄柏、五味子。同茯苓、车前、黄连、石斛、猪苓、泽泻，疗心腹结气，身重目黄。《日华子》治五劳七伤，安魂定魄，止渴，肥人，时疾热狂头痛，止嗽。故同石膏、知母、竹叶、粳米，专疗时气头痛，大渴烦躁及发狂甚者，须各数两浓煎，顿饮乃佳；虚羸人因作劳内伤而发者，可量加人参，名人参白虎汤；有肺热者勿入人参。崔元亮《海上方》同黄连治消渴。《衍义》治心肺虚热，虚劳客热，入沙参、五味子。同青蒿、鳖甲、牛膝、地黄、芍药、天门冬、枸杞子、五味子、胡黄连、山药、茯苓、山茱萸，蜜丸。治骨蒸劳热。

简误

麦门冬性寒，虽主脾胃，而虚寒泄泻及痘疮虚寒作泄，产后虚寒泄泻者，咸忌之。

独　活

味苦、甘，平、微温，无毒。主风寒所击，金疮止痛，贲豚，痫痓，女子疝瘕，疗诸贼风百节痛风无久新者。久服轻身耐老。一名羌活。

疏：独活禀天地正阳之气以生，故味苦、甘平。甄权、洁古，益之以辛，微温无毒。气味俱薄，浮而升，阳也。足少阴引经气分之药。

羌活性温，辛、苦。气厚于味，浮而升，阳也。手足太阳行经风药，并入足厥阴、少阴经气分。

羌活气雄，独活气细。故雄者治足太阳风湿相搏，头痛肢节痛，一身尽痛者，非此不能除，乃却乱反正之主君药也。细者治足少阴伏风头痛，两足湿痹不能行动，非此不能除，而不治太阳之证。名列君部之中，非比柔懦之主。小无不入，大无不通，故能散肌表八风之邪，

利周身百节之痛。其主风寒所击，金疮止痛者，金疮为风寒之所袭击，则血气壅而不行，故其痛愈甚。独活之苦甘平辛温，能辟风寒，邪散则肌表安和，气血流通，故其痛自止也。贲豚者，肾之积。肾经为风寒乘虚客之则成贲豚。此药本入足少阴，故治贲豚。痫与痓，皆风邪之所成也。风去则痫痓自愈矣。女子疝瘕者，寒湿乘虚中肾家所致也。苦能燥湿，温能辟寒，辛能发散，寒湿去而肾脏安，故主女子疝瘕，及疗诸贼风，百节痛风无久新也。轻身耐老，定非攻邪发散之药所能，乌可久服哉？《本经》载之误矣！二药本一种，第质有虚实老嫩，气有厚薄之不同耳。

主治参互

君麻黄、甘草，主冬月即病伤寒，太阳经头疼，发汗解表。君麦门冬、前胡、黄芩，佐以甘草，治春时瘟疫，邪在太阳头痛。入葛根汤，治太阳阳明头痛，兼遍身骨痛，口渴，烦热不得眠；若渴甚，烦热甚，头痛甚，则加石膏、知母、竹叶各两许。疟发太阳经头痛者，于治疟药中加之，痛止则去之。同白术、苍术、秦艽、生地黄、薏苡仁、木瓜、石斛、黄柏，治下部一切风湿、湿热。同生地黄、赤芍药、生甘草、牡丹皮、石膏等，水煎治风热上攻牙肿痛。同莱菔子炒香，只取羌活为末，每服二钱，温酒调下，一日一服，二日二服，三日三服，治妊娠浮肿由于风湿，出许学士《本事方》。人睛忽垂至鼻，如黑角塞，痛不可忍，或时时大便血出痛，名曰肝胀，羌活一味煎汁，服数盏自愈，出夏子益《奇疾方》。

简误

独活、羌活，阳草中之风药也。本为祛风散寒除湿之要品。风能胜湿，以其性燥故也。《本经》、《别录》并载主中风及诸风。不知真中风惟西北边塞高寒之地，风气刚猛，虚人当之往往猝中，

或口眼㖞斜，或口噤不语，或手足瘫痪，左右不仁，或刚痉柔痉，即角弓反张，此药与诸风药并用可也。若夫江南、吴、楚、越、闽、百粤、鬼方、梁州之域，从无刚劲之风，多有湿热之患，质脆气虚，多热多痰，其患中风，如前等病，外证虽一一相似，而其中实非，何者？此皆刘河间所谓将息失宜，水不制火。丹溪所谓中湿、中痰、中气是也。此则病系气血两虚，虚则内热煎熬津液，结而为痰；热则生风，故致猝倒亦如真中风状。而求其治疗之方，迥若天渊。外邪之气胜则实，实则泻之，祛风是已；内而真气不足则虚，虚则补之，调气、补血、生津、清热是已。倘误用风药，反致燥竭其津液，血愈不足而病愈沉困，命曰虚虚。攻补既谬，死生遂殊。粗工懵昧，执迷不悟，兹特表而明之。又有血虚头痛及遍身疼痛骨痛，因而带寒热者，此属内证，误用反致作剧。

升　麻

味甘、苦，平、微寒，无毒。主解百毒，杀百精老物殃鬼，辟瘟疫瘴气邪气，蛊毒入口皆吐出，中恶腹痛，时气毒疠，头痛寒热，风肿诸毒，喉痛口疮。久服不夭，轻身长年。

疏：升麻禀天地清阳之气以生，阳草也。故味甘、苦，平、微寒，无毒。洁古又云：性温，味辛微苦。气味俱薄，浮而升，阳也。为足阳明、太阴引经的药。得葱白、白芷，缓带脉之纵急。亦入手阳明大肠，升阳气于至阴之下。春气生生而上升，升麻正得之，故主解百毒。感清阳之气者必能破幽暗，故杀百精老物殃鬼，辟瘟疫瘴气邪气，蛊毒入口皆吐出。凡云甘者，其气必和，升则必散，和而散，故主中恶腹痛，时气毒疠，头痛寒热。风肿诸毒。喉痛口疮者，手少阳，足阳明、太阴热极故也。

散三经之火，则二证愈矣。末载久服不夭，轻身长年，此岂发散之药所能哉？无是理也。

主治参互

升麻葛根汤，散足阳明之热邪，发手太阴、阳明之斑疹，及天行豌豆疮[1]，水煎，绵沾拭之。引葱白，散手阳明风邪。引石膏，止阳明经齿痛。或加生地黄、麦门冬、知母、牡丹皮、黄柏、连翘、玄参，弥良。醋炒绿色升麻，君莲肉、人参，治噤口痢有神。同石膏、知母、麦门冬、竹叶，治阳明热极，发斑头疼口渴。佐参、芪，引清阳之气上升行阳道，故补脾胃药中不可缺。入升阳散火汤，治阳气郁遏，及元气不足，阳气下陷。同荆芥、防风、黄芩、甘草、白芷，能去皮肤风邪。同葛根、荆芥、菊花、甘草，解肌肉间风热，兼发浮汗。同葛根、连翘、玄参、甘草、生地黄、麦门冬，治牙根浮烂恶臭。为小儿斑疹及天行疮子家圣药。天行疮子即痘也。未见点时可用，见标之后不可用。同郁金服，治蛊毒，不吐则下。同射干，水煎服，治射工溪毒，并以滓涂之。同生地黄、麦门冬、牛膝、蒲黄水煎，治小儿尿血。佐黄连、红曲、滑石、白芍药、莲肉、甘草，为治一切滞下要药。

简误

升麻属阳而性升，其功用俱如经说。凡吐血、鼻衄、咳嗽多痰，阴虚火动，肾经不足，及气逆呕吐，惊悸怔忡，癫狂等病，法咸忌之。误用多致危殆。

车前子

味甘、咸，寒，无毒。主气癃止痛，利水道小便，除湿痹，男子伤中，女子

---

[1] 豌豆疮：即天花。

淋沥不欲食，养肺强阴益精，令人有子，明目疗赤痛。久服轻身，耐老。

叶及根：味甘，寒。主金疮止血，衄鼻瘀血，血瘕下血，小便赤，止烦下气，除小虫。

疏：车前子禀土之冲气，兼天之冬气以生，故味甘寒而无毒。《别录》兼咸，故走水道，其主气癃止痛，通肾气也。小便利则湿去，湿去则痹除。伤中者必内起烦热。甘寒而润下则烦热解，故主伤中。女子淋沥不欲食，是脾肾交病也。湿去则脾健而思食，气通则淋沥自止，水利则无胃家湿热之气上熏而肺得所养矣。男女阴中俱有二窍，一窍通精，一窍通水。命门真阳之火即系先天之元气，道家谓之君火，后天之精气亦与之合而系焉。膀胱者，湿热浊阴之水渗出下窍为小便，道家谓之民火是也。二窍不并开，故水窍常开，则小便利而湿热外泄，不致鼓动真阳之火，则精窍常闭而无漏泄。久久则真火宁谧而精用益固，精固则阴强，精盛则生子。肾气固即是水脏足，故明目及疗赤痛。轻身耐老，即强阴益精之验。肝肾膀胱三经之要药也。

叶及根，味甘寒。金疮必发热，热则痛极，甘寒能凉血除热，故主金疮。血热则妄行溢出上窍，故主吐衄，及尿血便赤，止烦下气。《明医杂录》云：根叶治鼻衄，尿血，热痢，捣汁饮之。子主气癃，利水道，疗肝中有风热冲目。若人服固精药久，服此一泄即有子。

主治参互

同木通、沉香、橘皮、升麻，治气癃。同二术、宣木瓜、石斛、川萆薢、茯苓、五加皮，治湿痹。独用为末，米饮下二钱匕，治暴泻神效。君白芍药、白茯苓、白扁豆、炙甘草，治水泄。同生地黄、牛膝、天门冬、麦门冬、黄柏、五味子、甘枸杞子、人参、白胶，治尿血及妇人血淋。入十子衍宗丸，为生精种子要药。入《金匮》肾气丸，则固精益阴。独用炒为末，专治湿胜水泻。同五味子、覆盆子、莲子、莲须、山茱萸

肉、没食子、沙苑蒺藜、人参、麦门冬、牛膝、白胶、鱼胶，能强阴固精种子。同生地黄、甘菊花、决明子、玄参、密蒙花、连翘、黄连、柴胡、生甘草，治暴赤目痛。

简误

车前子性走下窍，虽有强阴益精之功，若遇内伤劳倦，阳气下陷之病，皆不当用。肾气虚脱者，忌与淡渗药同用。

木 香

味辛，温，无毒。主邪气，辟毒疫温鬼，强志，主淋露，疗气劣，肌中偏寒，主气不足，消毒，杀鬼精物，温疟，蛊毒，行药之精。久服不梦寤魇寐，轻身致神仙。

疏：青木香，味辛温无毒。是禀夏秋之阳气以生，兼得土之阳精，故无毒。性属纯阳，故主邪气，辟毒疫温鬼。阳主清明开发，故强志及不梦寤魇寐。行药之精，皆阳盛气烈之功也。

主治参互

同延胡索，治一切女人血气刺心，痛不可忍。同牵牛、雷丸、槟榔，杀一切虫。佐黄连、芍药，治一切滞下。惟身热作呕逆口渴者，勿用。同橘皮、砂仁、白豆蔻、紫苏叶，调一切气不通顺，及冷气攻痛作泄，大怒后气逆，胸膈胀满，两胁作痛。

简误

详其治疗，与今白木香当是两种。按《图经》谓：生永昌。又云：今惟广州舶上有来者。一云：出大秦国，一云：产昆仑，则所出地土各异，是名同而实异可知已。《药性论》云：当以昆仑来者为胜，此绝不可得。又云：西胡来者劣。今市肆所有，正白木香也。其味辛，

其气温，专主诸气不顺，求其能辟毒疫温鬼，杀鬼精物，恐或未然也。肺虚有热者，慎毋犯之。元气虚脱，及阴虚内热，诸病有热，心痛属火者禁用。《伤寒类要》所载：治天行热病，若发赤豆斑，用青木香水煮服者，盖指昆仑来者一种，定非坊间所市广州舶上世所常用之白木香也。

薯蓣

味甘，温、平，无毒。主伤中，补虚羸，除寒热邪气，补中益气力，长肌肉。主头面游风，头风眼眩，下气，止腰痛，补虚劳羸瘦，充五脏，除烦热，强阴。久服耳目聪明，轻身不饥延年。

疏： 薯蓣得土之冲气，兼禀春之和气以生，故味甘，温平无毒。观其生捣敷痈疮，能消热肿，是微寒之验也。甘能补脾，脾统血而主肌肉，甘温能益血，脾治中焦，故主伤中，补虚羸，补中益气力，长肌肉，充五脏，除烦热，强阴也。其主寒热邪气，及头面游风，头风眼眩，下气，止腰痛者，正以其甘能除大热，甘能益阴气，甘能缓中，甘温平能补肝肾。《药性论》云：薯蓣臣，能补五劳七伤，去冷是也。盖寒热邪气者，阴不足则内热，内虚则外邪客之。热则生风，缓则下气，下气则阳交于阴。五劳既去，五脏既充，则久服耳目聪明，轻身延年之效自著矣。

主治参互

同地黄、枸杞、牛膝、甘菊花、白蒺藜、五味子，则补肝肾，益阴气，治一切虚羸，强阴，长肌，增力，明目。同莲肉、白扁豆、人参、白芍药、茯苓、炙甘草、橘皮，则补脾健胃止泄泻；加木瓜、藿香，安吐逆。同羊肉、肉苁蓉作羹，可扶衰补虚羸。

简误

诸芋、薯蓣，确系两种。譬诸米谷，其种有糠、糯、籼、黍、稷之不同是也。入药必以冀州所产者为胜。总之，南方不逮北地，《图经》并载入四明则误矣。不宜与面同食。

薏苡仁

味甘，微寒，无毒。主筋急拘挛，不可屈伸，风湿痹，下气，除筋骨邪气不仁，利肠胃，消水肿，令人能食。久服轻身益气。

疏： 薏苡仁正得地之燥气，兼禀乎天之秋气以生，故味甘淡，微寒无毒。阳中阴，降也。经曰：地之湿气，感则害人皮肉筋脉。又曰：风寒湿三者合而成痹。此药性燥能除湿，味甘能入脾补脾，兼淡能渗泄，故主筋急拘挛，不可屈伸及风湿痹，除筋骨邪气不仁，利肠胃，消水肿，令人能食。久服轻身。总之，湿邪去则脾胃安，脾胃安则中焦治，中焦治则能荣养乎四肢，而通利乎血脉也。甘以益脾，燥以除湿，脾实则肿消，脾强则能食，湿去则身轻，如是则以上诸疾，不求其愈而自愈矣。

主治参互

同木瓜、石斛、萆薢、黄柏、生地黄、麦门冬，治痿厥。同五加皮、牛膝、石斛、生地黄、甘草，主筋拘急；加二术、菖蒲、甘菊花，可治痹。佐以附子，能治胸痹偏缓。独用数两，淘净煮浓汤，顿饮，可治肺经因湿火所伤吐脓血，一切肺痿、肺痈、咳嗽、涕唾上气。经曰：治痿独取阳明。阳明者，胃与大肠也。二经湿热盛则成痿；熏蒸于肺则发肺痈，及吐血咳嗽涕唾秽浊。盖肺与大肠为表里，腑热必传于脏，大肠与胃家之湿热散则痿自愈，吐脓血咳嗽亦并止矣。

简误

薏苡乃除湿燥脾胃之药。凡病人大便燥，小水短少，因寒转筋，脾虚无湿者忌之。妊娠禁用。

泽泻

味甘、咸，寒，无毒。主风寒湿痹，乳难，消水，养五脏，益气力，肥健，补虚损五劳，除五脏痞满，起阴气，止泄精，消渴，淋沥，逐膀胱三焦停水。久服耳目聪明，不饥，延年轻身，面生光，能行水上。扁鹊云：多服病人眼。

疏： 泽泻禀地之燥气，天之冬气以生，故味甘寒。《别录》益之以咸。肾与膀胱为表里，咸能入肾，甘能入脾，寒能去热，盖淡渗利窍之药也。其曰主风寒湿痹，乳难，消水，养五脏，皆以利水燥湿则脾得所养，脾得所养则五脏皆得所养。益气力肥健者，皆水利则湿去，湿去则脾强之功效也。又云：主腹痞满淋沥，逐膀胱三焦停水，其能利水祛湿益无疑矣。泄精者，湿热下流，客肾与膀胱，是民火扇君火也，故精摇而泄，病在脾胃，湿热尽则泄精自止矣。止消渴者，单指湿热侵脾，脾为邪所干则不能致津液也。总之，其性利水除湿，则因湿热所生之病，靡不除矣。

主治参互

水肿昼剧夜平者，阳水也。泽泻同猪苓、白茯苓、人参、白术、白芍药、赤小豆、桑白皮、橘皮治之，多服必愈。夜剧昼平者，阴水也。同车前子、赤茯苓、生地黄、白芍药、赤小豆、桑根白皮、木瓜、石斛、薏苡仁治之，多服必愈。入五苓散、四苓散，治一切湿热。入六味地黄丸，除阴虚病有湿热者。同人参、白术、半夏、茯苓、橘皮、紫苏、猪苓，为治饮之要药，一切停饮停水无不效。仲景治心下支饮，泽泻五两，术二两，水二升，煎取半升，分温再服。《素问》：身热懈堕，汗出如浴，恶风少气，名曰酒风。服之以泽泻、术各十分，麋衔五分，合以二指撮，食后服之。饮证，病甚欲眩者，用泽泻五两，炒术二

两，水三升，煮浓服必效。仲景治水搐渴烦，小便不利，或吐或泻，五苓散主之。

简误

泽泻，《本经》及《药性论》、《日华子》皆曰：补虚损五劳，久服耳目聪明，不饥延年；及《仙经》：断谷，肾虚精自出，补女人血海，令人有子等条，则悖谬之谈，文不属理，非神农氏之言明矣。扁鹊云：多服病人眼，乃为确论也。泽泻善逐水病，人无湿无饮而阴虚，及肾气乏绝，阳衰精自流出，肾气不固，精滑目痛，虚寒作泄等候，法咸禁用。误犯令人虚极。

远 志 君

味苦，温，无毒。主咳逆伤中，补不足，除邪气，利九窍，益智慧，耳目聪明，不忘强志，倍力，利丈夫，定心气，止惊悸，益精，去心下膈气，皮肤中热，面目黄。久服轻身不老，好颜色延年。茎名小草，主益精补阴气，止虚损梦泄。

疏： 远志感天之阳气，得地之芳烈而生，故无毒，亦阳草也。其菖蒲之流乎。其味苦温，兼微辛。为手少阴经君药，兼入足太阴经。苦能泄热，温能壮气，辛能散郁，故主咳逆伤中，补不足。养性全神明，故除邪气。阳主发散，故利九窍，心气开通则智慧自益。经曰：心为君主之官，神明出焉。天君既定，五官自明，故耳目聪明，不忘强志。阳气盛则力增长，男子属阳，故利丈夫。定心气，止惊悸者，心脏得补而实，故心气定而惊悸止也。心火不妄动则阳不妄举，精不摇矣，故益精。心下膈气是心气郁而不舒也；皮肤中热面目黄者，湿热在上部也。苦以泄之，温以畅之，辛以散之，则二证自去矣。久服轻身不老，好颜色，延年者，心主血，心气足则血色华于面，君主强明则十

一官皆得职，故延年不老，阳气日积故身轻也。人之心肾，昼夜必交，心家气血旺盛，则肾亦因之而实，肾藏精与志，肾实故志强也。

茎名小草，性味略同，功用相近。故亦主益精补阴气，止虚损梦泄。

主治参互

同茯神、人参、地黄、酸枣仁、丹砂，为镇心定惊要药。同人参、白芍药、酸枣仁、茯神、炙甘草、天竺黄、钩藤钩，治儿心虚易惊；加白檀香，治一切惊及慢惊。同茯神、天竺黄、钩藤钩、丹砂、金箔、真朱、琥珀、胆星、犀角，治小儿急惊。同人参、柏子仁、酸枣仁、麦门冬、五味子、当归身、茯神、茯苓、益智仁、生地黄、甘草、沉香，治心气弱，心血少，馁怯易惊，梦寐多魇，神不守舍，怔忡健忘，失志阳痿。同茯神、人参、白术、龙眼、酸枣仁、木香、炙甘草，能归脾益智。入当归六黄汤，能止阴虚盗汗；加甘草，治妇人血噤失音，小儿客忤。《古今录验》及《范汪方》治胸痹心痛，逆气膈中饮不下。小草丸：小草、桂心、蜀椒去目、干姜、细辛各三两，附子二分炮去皮脐，共为末，蜜丸如梧子大。先食米汁，下三丸，日三。不知稍增，以知为度。禁猪肉、冷水、生葱菜。远志一味煎酒，治一切痈疽发背，病从七情忧郁恼怒而得者，服之皆愈。陈言《三因方》：用远志酒，治一切痈疽发背，恶候浸大，有死血阴毒在中则不痛，敷之即痛；有忧怒等气积怒攻则痛不可忍，敷之即不痛；或蕴热在内，热逼人手不可近，敷之即清凉；或气虚冷，溃而不敛，敷之即敛。此本韩大夫宅用以救人方，极验。若七情内郁，不问虚实寒热，治之皆愈。用远志不拘多寡，米泔浸洗，捶去心，为末。每服三钱，温酒一盏调，澄少顷，饮其清，

以滓敷患处。

简误

心经有实火为心家实热，应用黄连、生地黄者，禁与参、术等补阳气药同用。

龙 胆

味苦、涩，大寒，无毒。主骨间寒热，惊痫邪气，续绝伤，定五脏，杀蛊毒，除胃中伏热，时气温热，热泄下痢，去肠中小虫，益肝胆气，止惊惕。久服益智不忘，轻身耐老。

疏：草龙胆禀天地纯阴之气以生，故其味大苦涩，其性大寒而无毒，足厥阴、足少阴、足阳明三经药。入足少阴，除本经之热，肾主骨，故主骨间寒热。热极生风则发惊搐，重则变为痫病。湿热邪气之在中下二焦者，非此不去，热去则诸证自解。五脏有热则不安，热除则五脏自定。苦涩而寒，故杀蛊毒。大苦大寒，故能涤除胃中所伏实热，及时气温热，热泄下痢，去肠中小虫。热清则肝胆之气亦清，故益肝胆气而止惊惕也。久服益智不忘，轻身耐老，则非其任矣。

主治参互

草龙胆同白芍药、甘草、茯神、麦门冬、木通，主小儿惊痫入心，壮热骨热，时疾热黄，口疮。同苦参、牛胆治谷疸。同苦参、蛆虫灰、青黛，治小儿一切疳热狂语及疮疥。治蛔虫攻心如刺，吐清水。龙胆二两，去头，锉，水二盏，煎取一盏，去滓。隔宿勿进食，平旦时一顿服之即瘥。同生地黄等份，治湿热伤血分，浸大肠，以致猝下血，多服必效。

简误

草龙胆味既大苦，性复大寒，纯阴之药也。虽能除实热，胃虚血少之人不可轻试。凡病脾胃两虚，因而作泄者忌之。凡病虚而有热者勿用。亦勿空腹服。

饵之令人溺不禁，以其太苦则下泄太甚故也。《炮炙论》以铜刀切去须上头，锉碎，甘草汁中浸一宿，漉出，曝干用。

细辛

味辛，温，无毒。主咳逆，头痛脑动，百节拘挛，风湿痹痛，死肌，温中，下气，破痰，利水道，开胸中，除喉痹，齆鼻，风痫疾，下乳结，汗不出，血不行，安五脏，益肝胆，通精气。久服明目，利九窍，轻身长年。

疏：细辛禀天地阳升之气以生，故其味辛温而无毒。入于少阴、太阳经。风药也。风性升，升则上行，辛则横走，温则发散，故主咳逆，头痛脑动，百节拘挛，风湿痹痛死肌。盖痹及死肌，皆是感地之湿气，或兼风寒所成。风能除湿，温能散寒，辛能开窍，故疗如上诸风寒湿疾也。《别录》又谓：温中下气，破痰开胸中，除喉痹齆鼻，下乳结，汗不出，血不行，益肝胆，通精气，皆升发辛散开通诸窍之功也。其曰：久服明目，利九窍，轻身长年者，必无是理。盖辛散升发之药，其可久服哉？

主治参互

同石膏，能治阳明火热上攻以致齿痛。得当归、芍药、川芎、牡丹、藁本、甘草、白薇，通治妇人子宫冷不受孕。得鲤鱼胆、青羊肝、甘菊花、决明子，疗目痛。得甘草，疗伤寒少阴咽痛。得藁本、川芎、白芷、荆芥、防风，治风头痛。得紫苏、防风、甘草、桔梗、杏仁、薄荷、桑白皮，能解利伤风寒鼻塞。

简误

细辛，风药也。其性升燥发散，故凡病内热，及火升炎上，上盛下虚，气虚有汗，血虚头痛，阴虚咳嗽，法皆禁用。即入风药亦不可过五分，以其气味俱厚而性过烈耳。

石斛

味甘，平，无毒。主伤中，除痹下气，补五脏虚劳羸瘦，强阴益精，补内绝不足，平胃气，长肌肉，逐皮肤邪热痱气，脚膝疼冷痹弱。久服厚肠胃，轻身延年，定志除惊。

疏：石斛禀土中冲阳之气，兼感春之和气以生，故其味甘平而无毒。气薄味厚，阳中阴也。入足阳明，足少阴，亦入手少阴。甘能除热，甘能助脾，甘能益血，平能下气，味厚则能益阴气，故主伤中，下气，补五脏虚劳羸瘦，强阴益精，补内绝不足，平胃气，长肌肉，久服厚肠胃，轻身延年。定志除惊者，以其入胃，入肾，入心、脾，补益四经，则四经所生病皆得治疗。盖皆益脾、益胃、益肾、益心之功力也。又主除痹逐肌肤邪热痱气，脚膝疼冷痹弱者，兼能除脾胃二经之湿故也。

主治参互

同麦门冬、白茯苓、橘皮、甘草，则益胃强四肢。同麦门冬、五味子、人参、炙甘草、白芍药、枸杞、牛膝、杜仲，则理伤中，补五脏虚劳羸瘦，强阴益精。同枇杷叶、麦门冬、橘皮，则下气。得木瓜、牛膝、桑白皮、石南叶、白鲜皮、黄柏、茯苓、菖蒲，则主诸痹及逐皮肤邪热痱气冷痹弱。夏月一味酒蒸，泡汤代茶，顿健足力。

简误

宜入汤酒，不宜入丸。其味不苦而带甘，其形长而细，中坚实者良。酒洗蒸晒干用，慎毋误用木斛，味大苦，饵之损人，亦不入上焦药。

巴戟天

味辛，甘，微温，无毒。主大风邪气，阴痿不起，强筋骨，安五脏，补中，增志，益气。疗头面游风，少腹及阴中相引痛❶，下气，补五劳，益精，利男子。

疏：巴戟天禀土德真阳之精气，兼得天之阳和。阳主发散，散则横行，是当木之令而兼金之用也，故其味辛。《别录》益之以甘，而《本经》又曰：微温无毒，宜其然也。其主大风邪气，及头面游风者，风为阳邪，势多走上。经曰：邪之所凑，其气必虚。巴戟天性能补助元阳而兼散邪，况真元得补，邪安所留？此所以愈大风邪气也。主阴痿不起，强筋骨，安五脏，补中增志益气者，是脾肾二经得所养而诸虚自愈矣。其能疗少腹及阴中引痛，下气并补五劳，益精利男子者，五脏之劳肾为之主，下气则火降，火降则水升，阴阳互宅，精神内守，故主肾气滋长。元阳益盛，诸虚为病者，不求其退而退矣。

主治参互

得黄柏、橘核、荔枝核、牛膝、川萆薢、木瓜、金铃子、怀生地黄，治疝气因于肾虚。得五味子、肉苁蓉、鹿茸、山茱萸、柏子仁、补骨脂、枸杞子，治阴痿；去鹿茸、肉苁蓉，加黄柏、牛膝、麦门冬、生地黄、车前子，治阴虚白浊久不愈。得鹿角、柏子仁、天门冬、远志、莲须、覆盆、黄柏，治夜梦鬼交泄精。同甘菊花、石菖蒲、何首乌、刺蒺藜、黑豆、山茱萸、天门冬，治头面上风。得熟大黄，治饮酒人脚弱。

简误

巴戟天性温属阳，故凡病相火炽盛，思欲不得，便赤口苦，目昏目痛，烦躁口渴，大便燥闭，法咸忌之。

菴䕡子

味苦，微寒，微温，无毒。主五脏瘀血，腹中水气，胠❷胀留热，风寒湿痹，身体诸痛。疗心下坚，膈中寒热，周痹，妇人月水不通，消食，明目。久服轻身，延年不老。

疏：菴䕡子得土之烈气，而微感天之阴气，味厚气薄，故味苦，微寒，微温，无毒。察其功用，必应兼辛。《药性论》加辛是也。何者？苦以泄下，温以开通。使非兼辛，胡能主五脏瘀血及腹中水气，胠胀留热，风寒湿痹，身体诸痛，疗心下坚，膈中寒热，周痹，妇人月水不通，消食明目耶？正以其散中有补，补而能行，故列上经也。

主治参互

同牛膝、茜草、白及，消腹痛，去留血；又主瘀血。腹胀俗呼为单腹胀，四肢不肿者，是其候也。善辟蛇，蛇着之即烂。

简误

此行血散结之药。妇人月事不以时至，审察未定者，不可轻用。瘀血病见之，不审者勿试。

卷 柏

味辛、甘，温、平、微寒，无毒。主五脏邪气，女子阴中寒热痛，癥瘕血闭绝子。止咳逆，治脱肛，散淋结，头中风眩，痿蹷，强阴益精。久服轻身，和颜色，令人好容颜。

疏：卷柏禀石之气，兼感天之阳气以生，故味辛温。《别录》益之以甘平，微寒，无毒。入足厥阴、少阴。血分药也，故主五脏邪气，女子阴中寒热痛，癥瘕血闭绝子。又主痿蹷，强阴益精。久服轻身和颜色，当是理荣血之要药，行而能补者也。《别录》又谓：止咳逆，治脱肛，散淋结，头中风眩，其亦辛能散结，辛能润燥，甘能缓中，甘能益血之谓欤！

简误

孕妇禁用。

---

❶ 痛：底本及四库均作"通"，据上下文改。

❷ 胠：腹前肉。《广韵·九鱼》："腹前曰胠。"

辟虺雷

味苦，大寒，无毒。主解百毒，消痰，祛大热，疗头痛，辟瘟疫。其状如粗块苍术，节中有眼。

疏： 辟虺雷感天地阴寒之精，其味苦，气大寒无毒，故主解百毒，消痰，祛大热，疗头痛，辟瘟疫。豫章人专以此和诸草捣汁，治疗疮有神。

药　王

味甘，平，无毒。解一切毒，止鼻衄，吐血，祛烦躁。苗茎青色，花黄色，叶摘之有汁，捣汁饮验。

疏： 药王禀天地清和生发之气以生，故其味甘平，无毒。甘能解毒，故主解一切毒。平能凉血清热，故止鼻衄、吐血，祛烦躁也。

草犀根

味辛，平，无毒。主解诸药毒。岭南及睦婺间如中毒草，此药及千金藤并解之。亦主蛊毒、溪毒、恶刺、虎狼虫虺等毒，天行疟瘴寒热，咳嗽痰壅，飞尸，喉闭，疮肿，小儿寒热丹毒，中恶注忤，痢血等，并煮汁服之。其功用如犀，故名草犀，解毒为最。

疏： 草犀根得地之辛味，感天之寒气以生。《本草》只言辛平，详治疗功能，专主解诸药毒，亦主蛊毒、溪毒、恶刺、虎狼虫虺等毒。天行疟瘴寒热，咳嗽痰壅，飞尸，喉闭，疮肿，小儿寒热丹毒，中恶注忤，痢血，并煮汁服之。其功用如犀，故名草犀。解毒为最，生衢婺江饶间。苗高二三尺，独茎，根如细辛。研服更良。生水中者，名水犀也。

百草花

主百病，长生神仙。亦煮花汁酿酒服之。《异类》云：凤刚者，渔阳人也。常采百花，水渍封泥，埋之百日，煎为丸。猝死者，纳口中即活。胡刚服药百余岁，入地肺山。《列仙传》云：尧时，赤松子服之得仙。

疏： 百草花，当取群草中之芳烈者。大都百花必在春时，春者天地发生万物之气也。花者，华也。因得天地发生之和气，抽其精英而为花，故主百病，长生神仙。亦煮花汁酿酒服。昔有采百花，水渍泥封，埋之百日，煎为丸。猝死者，纳口中即活，其功固可验矣。

以上三种，一种《唐本》余，二种陈藏器余。以下却有旱藕、石蕊、仙人草、会州白药、陈思岌、千里及、铁葛、伏鸡子根、陈家白药龙珠捶、胡根、甜藤、孟娘菜、吉祥草、郎耶菜、菁菜、蓼荞等，功效虽多，所产土地不一，罕识难致，坊间无有。故皆存而不论，以俟后之博物君子。

卷七　草部上品之下

总五十三种，今疏其要者二十五种。

蓝实　川芎　黄连　络石木莲附　蒺
藜　黄芪　肉苁蓉　防风　蒲黄　续断
漏芦　营实　天名精　决明子　丹参
茜根　五味子　兰草　忍冬　蛇床子
景天　茵陈蒿　沙参　王不留行　长松

蓝　实

味苦，寒，无毒。主解诸毒，杀蛊
蚑疰鬼螫毒。久服头不白，轻身。其叶
汁杀百药毒，解狼毒，射罔毒。

疏：蓝实禀天地至阴之精，故其味苦寒
而无毒。其用主解诸毒，杀蛊蚑疰鬼螫毒，久
服头不白。头白者，血热也。蓝能凉血而解热，
故令发不白也。热去而血得所养，故身轻。其
叶汁解百药毒，解狼毒，射罔毒。《药性论》
云：蓝实味甘，能填骨髓，益心力。汁止心烦
躁。由此观之，苦寒而兼甘可知矣。《日华子》
又云：治天行热狂，疗疮，游风，热毒，肿毒，
风疹，除烦止渴，杀疳，解毒药毒箭，金疮血
闷，排脓，小儿热疳，小儿丹热，最为要药。
其功用之广，俱如《本草》所载。蓼蓝最堪入
药，甘蓝人食去热黄。

主治参互

蓝汁入麝香、雄黄，治蜘蛛咬，有
神。干蓝为末，同犬肉空腹食之，主长
肉，内塞。

简误

虚寒人及久泄畏寒，腹中觉冷者，
勿服。

川　芎

味辛，温，无毒。主中风入脑头痛，
寒痹筋挛缓急，金疮，妇人血闭无子，
除脑中冷动动宜作痛，面上游风去来，目
泪出，多涕唾，忽忽如醉，诸寒冷气，
心腹坚痛，中恶猝急肿痛，胁风痛，温
中内寒。

疏：川芎禀天之温气，地之辛味。辛甘
发散为阳，是则气味俱阳而无毒。阳主上升，
辛温主散，入足厥阴经，血中气药。扁鹊言酸，
以其入肝也。故主中风入脑头痛，寒痹筋挛缓
急，金疮，妇人血闭无子。《别录》：除脑中冷
动，动宜作痛，面上游风去来，目泪出，多涕
唾，忽忽如醉，诸寒冷气，心腹坚痛，中恶辛
急肿痛，胁风痛，温中内寒。以上诸病，皆病
在血分，正以其性走窜，而绝无阴凝黏滞之性，
故入血药上行，而不可多用耳。

主治参互

同地黄、当归、芍药，为四物汤。
通主入血分补益。同荆芥、白芷、当归、
地黄、芍药、术、甘草，治破伤风；冬
月加桂枝。同当归、地黄、干漆、延胡
索、五灵脂、芍药、牡蛎粉、京三棱，
治血瘕。同白芷、茜根、黄芪、金银花、
生地黄，能排脓消瘀血。同甘菊花、当
归、地黄、天门冬、白芍药、炙甘草，
专主血虚头痛；火盛者，加童便服。同
当归尾、桂心、牛膝，治子死腹中。同
续断、怀熟地、白胶、杜仲、山茱萸、
五味子、人参、黄芪、酸枣仁，治血崩
久不止。

简误

川芎性阳，味辛。凡病人上盛下虚，
虚火炎上，呕吐，咳嗽，自汗，易汗，
盗汗，咽干口燥，发热作渴烦躁，法并

忌之。

黄 连

味苦，寒，微寒，无毒。主热气。目痛眦伤泪出，明目，肠澼腹痛下痢，妇人阴中肿痛，五脏冷热，久下泄澼脓血，止消渴大惊，除水利骨，调胃厚肠益胆，疗口疮。久服令人不忘。

疏： 黄连禀天地清寒之气以生，故气味苦寒而无毒。味厚于气，味苦而厚，阴也。宜其下泄，欲使上行须加引导。入手少阴、阳明，足少阳、厥阴，足阳明、太阴。为病酒之仙药，滞下之神草。六经所至，各有殊功。其主热气，目痛眦伤泪出，明目，大惊益胆者，凉心清肝胆也。肠澼腹痛下痢，《别录》兼主泄澼。泄者，泻利也；澼者，大肠下血也。俗呼为脏毒。除水利骨，厚肠胃，疗口疮者，涤除肠、胃、脾三家之湿热也。久服令人不忘者，心家无火则清，清则明，故不忘。禅家习定多饮苦茗，亦此义尔。

主治参互

同赤桎木叶，入三黄石膏汤，治瘀疹已透而烦躁不止，有神。入当归六黄汤，加枣仁、龙眼，治盗汗，有神。同地黄、甘菊、荆芥穗、甘草梢、川芎、柴胡、蝉蜕、木通，治风热上攻目赤痛。黄连末一两，同雄羊肝一具，生捣匀，众手丸如梧子。每服以滚浆水吞二十一丸。诸眼目疾，及障翳、青盲皆主之。禁食猪肉，虽油汁亦勿入口，作六剂必效矣。同当归、甘菊花、人乳浸蒸，入明矾、铜绿各少许，洗目甚效。同芍药、莲子、扁豆、升麻、甘草、滑石、红曲，治一切滞下脓血。同槐花、枳壳、乳香、没药，治滞下纯血腹痛，煮服神效。同五谷虫、芦荟、白芜荑、青黛、白槿花、白芙蓉花，治小儿一切疳热，如神。同赤小豆，为细末，敷痔疮妙。同干葛、甘草、升麻、芍药，治痧疹后泄泻。同五味子、麦门冬、干葛，治酒病酒伤，如神。同五味子、甘草，煮浓汁漱口，治口糜口疮良。同麦门冬、五味子，治猝消渴，小便多，良。同人参、莲子，治虚人患滞下，及老人、产妇滞下不止。

简误

黄连味大苦，气大寒，群草中清肃之物。其虚上经，譬犹皋陶之在虞廷，明刑执法以禁民邪，是其职也。稷契夔龙之事，则非其任矣。故祛邪散热，荡涤肠胃，肃清神明，是其性之所长；而于补益精血，温养元气，则其功洎如也。凡病人血少气虚，脾胃薄弱，血不足以致惊悸不眠，而兼烦热躁渴，及产后不眠，血虚发热，泄泻腹痛，小儿痘疮，阳虚作泄，行浆后泄泻，老人脾胃虚寒作泻，阴虚人天明溏泄，病名肾泄。真阴不足，内热烦躁诸证，法咸忌之。犯之使人危殆。大忌猪肉。

络 石

味苦，温、微寒，无毒。主风热，死肌痈伤伤，宜作痒，口干舌焦，痈肿不消，喉舌肿不通，水浆不下，大惊入腹，除邪气，养肾，主腰髋痛，坚筋骨，利关节。久服轻身，明目，润泽好颜色，不老延年。

疏： 络石禀少阳之令，兼得地之阴气。其味苦，其气温，微寒而无毒。入足阳明，手足少阴，足厥阴、少阳经。故主风热，死肌痈伤，口干舌焦，痈肿不消，喉舌肿，水浆不下，皆苦温通气血，血属阴，阴寒入血而除热之效也。又能除邪气，养肾，主腰髋痛，坚筋骨，利关节，疗蛇毒心闷，刀斧伤，捣封立瘥，皆凉血除热之功也。《本经》：久服轻身明目，润泽好颜色，不老延年。陈藏器以为能变白，亦指益阴凉血而言也。生石上者良。

主治参互

络石捣汁，入诸解毒药，治发背，痈疽，神验。《外台秘要》治喉痹，喘息不通，须臾欲绝。以络石二两，水一升，煎取一大盏，去滓。细细吃，须臾即通。

简误

阴脏人畏寒易泄者，勿服。

附：木莲

木莲，薜荔也。附木而生得木气，故名木莲，俗呼鬼馒头。蔂缘树木墙壁，三五十年渐大，枝叶繁茂，叶长二三寸，厚若石苇，生子似莲房，打破有白汁，停久如漆。六七月实内空而红，则满腹细子大如稗子。一子一须，其味微涩，其壳虚轻。一年一熟，子亦入药。颂曰：薜荔、络石极相类，茎叶粗大如藤状，木莲更大于络石。四时不凋，盖禀天地阴寒之气而生者也。故其味酸寒，辛平无毒。用其叶研烂绞汁，和蜜饮数升，并敷痈上，能消背痈，下利即愈。考木莲无经文者，为其与络石相类也。俱以杜仲、牡丹为之使。恶铁落，畏贝母、菖蒲。

蒺藜子

味苦、辛，温，微寒，无毒。主恶血，破癥结积聚，喉痹，乳难，身体风痒，头痛，咳逆伤肺肺痿，止烦下气，小儿头疮，痈肿阴㿗，可作摩粉。其叶主风痒，可煮以浴。久服长肌肉，明目，轻身。

疏：蒺藜有二种，一种同州沙苑白蒺藜，一种秦州刺蒺藜。白者感马精所生，刺者感地中阳气所生。《本经》：苦温，《别录》加辛及微寒，并无毒。夫苦能泄，温能宣，辛主散，主润。故刺蒺藜主恶血，破癥结积聚，喉痹，

乳难，身体风痒，头痛，咳逆，小儿头疮，痈肿，阴㿗。叶主风痒，可煮以浴。辛入肝，肝主风也。

《药性论》云：白蒺藜味甘，微腥。甘中必有辛，辛能润，故主咳逆伤肺肺痿，止烦下气，久服长肌肉，明目，轻身，以其入肾益精故也。专饵长年，效可责矣。单行杂疗，主治良多，本草诸方咸堪选用。形如羊肾圆而细，色如绿豆，嚼之作绿豆腥气，为末煮之则香同新茶者真。

主治参互

刺蒺藜同何首乌、豨莶叶、胡麻、地黄、木瓜、荆芥穗、天门冬、黄柏，治遍身风痒。同州白蒺藜得莲须、山茱萸、五味子、莲肉、覆盆子、鱼胶、龙骨、白胶，能固精益肾，令人有子，兼主小便遗沥。得甘菊花、甘枸杞子、决明子、女贞实、槐角子，能明目。《外台秘要》：单服，能复明三十年目疾。

简误

同州蒺藜性能固精，命门火炽，阳道数举，交媾精不得出者，勿服。

黄　芪

味甘，微温，无毒。主痈疽久败疮，排脓止痛，大风癞疾，五痔鼠瘘，补虚，小儿百病，妇人子脏风邪气，逐五脏间恶血，补丈夫虚损，五劳羸瘦，止渴，腹痛泄痢，益气，利阴气。生白水者冷，补。其茎叶疗渴及筋挛，痈肿疽疮。

疏：黄芪禀天之阳气、地之冲气以生。故味甘微温而无毒。气厚于味，可升可降，阳也。入手阳明、太阴经。甘乃土之正味，故能解毒。阳能达表，故能运毒走表。甘能益血，脾主肌肉，故主久败疮，排脓止痛。风为阳邪，凡贼风虚邪之中人也，则病疠风。经曰：邪之所凑，其气必虚。性能实表，则能逐邪驱风，故主大风癞疾，五痔鼠瘘，补虚，兼主小儿天行痘疮之在阳分，表虚气不足者，小儿胎毒生

疮疖。《别录》又主妇人子脏风邪气，逐五脏恶血者，血不自行，随气而行，参合血药则能之矣。补丈夫虚损，五劳羸瘦者，通指因劳阳气乏绝所生病也。甘温益元气，甘温除大热，故通主之。气旺则津液生，故止渴。血虚则腹痛，中焦不治亦腹痛，脾胃之气不足，则邪客之而泄痢，补中气则诸证自除矣。益气利阴气者，阳生阴长故也。

主治参互

黄芪在补中益气汤，甘温能除大热，为治劳倦发热之要剂。同生熟地黄、黄柏、黄芩、黄连、当归，加酸枣仁炒熟研，为治阴虚盗汗之正法。本方去三黄，加人参、五味子、酸枣仁，治表虚自汗。同桂枝、白芍药、防风、炙甘草，能实表，治表虚畏风，伤风自汗。与茅山术、生地黄等份，牛膝、黄柏减半，作丸，治积年湿毒臁疮，百药不效。《外台秘要》：主甲疽疮，肿烂生脚指甲边，赤肉出。黄芪二两，蔄茹三两，苦酒渍一宿，猪脂五合，微火上煎取三合，绞去滓，以封疮上，日三度易，其肉即消。同白芷、白及、甘草、金银花、皂角刺，排脓止痛。同人参、甘草，治天行痘疮，阳虚无热证。

简误

黄芪功能实表，有表邪者勿用。能助气，气实者勿用。能内塞补不足，胸膈气闭闷，肠胃有积滞者勿用。能补阳，阳盛阴虚者忌之。上焦热甚，下焦虚寒者忌之。病人多怒，肝气不和者勿服。痘疮血分热盛者，禁用。

肉苁蓉

味甘、酸、咸，微温，无毒。主五劳七伤，补中，除茎中寒热痛，养五脏，强阴，益精气多子，妇人癥瘕，除膀胱邪气，腰痛，止痢。久服轻身。

疏：肉苁蓉得地之阴气、天之阳气以生，故味甘酸咸，微温无毒。入肾，入心包络、命门。滋肾补精血之要药。气本微温，相传以为热者，误也。甘为土化，酸为木化，咸为水化，甘能除热补中，酸能入肝，咸能滋肾。肾肝为阴，阴气滋长则五脏之劳热自退，阴茎中寒热痛自愈。肾肝足则精血日盛，精血盛则多子。妇人癥瘕，病在血分。血盛则行，行则癥瘕自消矣。膀胱虚则邪客之，得补则邪气自散，腰痛自止。久服则肥健而轻身，益肾肝，补精血之效也。若曰治痢，岂滑以导滞之意乎？此亦必不能之说也。软而肥厚，大如臂者良。

主治参互

肉苁蓉得白胶、杜仲、地黄、当归、麦门冬，主妇人不孕。同人参、鹿茸、牡狗阴茎、白胶、杜仲、补骨脂，主男子阳痿，老人阳衰，一切肾虚腰痛，兼令人有子。同地黄、枸杞、牛膝、鳖甲、天门冬、麦门冬、当归、白胶、杜仲、青蒿、五味子、黄柏、山茱萸，治五劳七伤，茎中寒热痛，妇人癥瘕。独用数两，浸去咸味，并去鳞甲及中心膜，淡白酒煮烂，顿食，治老人便燥闭结，有神。

简误

泄泻禁用。肾中有热，强阳易兴而精不固者，忌之。

防 风

味甘、辛，温，无毒。主大风，头眩痛，恶风，风邪目盲无所见，风行周身，骨节疼痹，烦满，胁痛胁风，头面去来，四肢挛急，字乳❶、金疮内痉。久服轻身。

---

❶ 字乳：四库本作"下乳"。字乳：生育。《论衡·气寿》："所产子死，所怀子凶者，字乳呕数，气薄不能成也。"

113

叶：主中风热汗出。

疏：防风禀天地之阳气以生，故味甘温。《别录》：兼辛而无毒。气厚味薄，升也，阳也。入手阳明、足少阳、厥阴。风药也。治风通用，升发而能散，故主大风，头眩痛，恶风风邪，周身骨节疼痹，胁痛胁风，头面去来，四肢挛急，下乳，金疮因伤于风内痉。其云主目无所见者，因中风邪，故不见也。烦满者，亦风邪客于胸中，故烦满也。风寒湿三者，合而成痹。祛风燥湿，故主痹也。发散之药，焉可久服？其曰轻身，亦湿去耳。《别录》云：刘❶头者，令人发狂；刘尾者，发痼疾。子似胡荽而大，调食用之香，而疗风更优也。

主治参互

防风同黄芪、芍药，则能实表止汗。同荆芥穗、白芷、生地黄、地榆、黄芪，治破伤风，有神。同甘草、桔梗、紫苏、桑根白皮、杏仁、细辛，解利伤风；去紫苏，换薄荷，加石膏，兼除风热；用麻黄易紫苏，治风寒郁于腠理，皮肤致密无汗。入羌活汤，兼除太阳经伤风寒头痛。亦入治风痹药用。若入治大风厉风药中，须加杀虫药、活血药乃可，不宜纯用风药也。

简误

南方中风，产后血虚发痉，俗名角弓反张。诸病血虚痉急，头痛不因于风寒，溏泄不因于寒湿，二便秘涩，小儿脾虚，发搐，慢惊，慢脾风，气升作呕，火升发嗽，阴虚盗汗，阳虚自汗等病，法所同忌。犯之者增剧。

蒲 黄

味甘，平，无毒。主心腹、膀胱寒热，利小便，止血，消瘀血。久服轻身益气力，延年神仙。

疏：蒲黄得地之阴气，兼得金之辛味。其言甘平者，是兼辛而言也，非辛则何以能散

邪。又禀天之阳气，故曰微寒而无毒也。如是则甘能和血，辛能散结，微寒能除热。入手少阴、太阳、太阴，足阳明、厥阴。故主心腹、膀胱寒热，利小便，止血，消瘀血。久服轻身，益气力者，是血热、瘀血、伤损之病去，而身轻力长也。欲止血，熟用；欲消血，生用。产泰州。

主治参互

得炒黑干姜、炒黑豆、泽兰、当归、川芎、牛膝、生地黄，治产后诸血病。同车前子、牛膝、生地黄、麦门冬，治溺血。同阿胶、白胶、人参、麦门冬、赤茯苓、车前子、杜仲、川续断，治血崩、血淋。生纳舌下，数数易之，消重舌。治一切跌扑伤损，瘀血停滞腹中，生蒲黄煮浓，和童便饮之良。能破血，故治癥结，五劳七伤停积瘀血，胸前痛，即发吐衄，悉和凉血行血药主之。

简误

一切劳伤发热，阴虚内热，无瘀血者，禁用。

续 断

味苦、辛，微温，无毒。主伤中，补不足，金疮痈伤，折跌续筋骨，妇人乳难，崩中漏血，金疮血内漏，止痛生肌肉，及踠伤恶血腰痛，关节缓急。久服益气力。地黄为之使。

疏：续断得土金之气，而兼禀乎天之阳气以生。《本经》：味苦微温，《别录》益之以辛。曾得蜀中者，尝之其味带甘，应云：味苦甘辛，微温无毒。使非味甘，焉能主伤中，补不足；非辛，焉能主金疮痈伤，折跌，续筋骨，妇人乳难。辛能润，苦温能散，甘能益血，故《别录》又主崩中漏血，金疮血内漏，止痛生肌肉，及踠伤恶血腰痛，关节缓急。《本经》：

---

❶ 刘：收割，收获。

久服益气力，伤去血生之效也。入足厥阴、少阴，为治胎产，续绝伤，补不足，疗金疮，理腰肾之要药。茎方，叶似苎，相对生。

主治参互

欲行血理伤，当以当归、牛膝、肉桂、延胡索同用。欲止血，补不足，疗崩中，则与白胶、阿胶、地黄、麦门冬、杜仲、五味子、山茱萸、人参、枸杞子、黄芪同用。欲安胎，则与凉血、补血、顺气药同用。欲疗金疮，则与金疮药同用。

简误

禁与苦寒药同用以治血病，及与大辛热药用于胎前。雷公云：草茆根，真似续断，误服之，令人筋软。

漏 芦

味苦、咸，寒，大寒，无毒。主皮肤热，恶疮疽痔，湿痹，下乳汁，止遗溺，热气疮痒如麻豆，可作浴汤。久服轻身，益气，耳目聪明，不老延年。

疏： 漏芦得地味之苦咸，禀天气之大寒，故无毒。苦能下泄，咸能软坚，寒能除热。入足阳明、少阳、太阳，手太阴、阳明。寒而通利之药也。故主皮肤热，恶疮疽痔，湿痹，下乳汁。《别录》又主止遗溺，热气疮痒如麻豆，可作浴汤。又《本经》：久服轻身益气，耳目聪明，不老延年者，盖亦通指热散病除，则脏腑自安，精神自倍，而臻乎寿考也。

主治参互

漏芦同贝母、连翘、甘草、金银花、橘叶、鼠粪、白芷、山豆根、山慈菇、夏枯草，治乳岩、乳痈。同连翘、生甘菊、紫花地丁、贝母、金银花、甘草、夏枯草，治发背，瘰疬，排脓止痛。同黄芪、人参，排脓长肉；加狗蹄、猪蹄汁，能下乳。

简误

妊娠禁用。疮疡阴证，平塌不起发者，真气虚也，法当内塞。漏芦苦寒，非所宜设。

营 实

味酸，温、微寒，无毒。主痈疽恶疮，结肉跌筋，败疮热气，阴蚀不瘳，利关节。久服轻身益气。

根：止泄痢腹痛，五脏客热，除邪逆气，疽癞诸恶疮，金疮伤挞，生肉复肌。

疏： 营实华于春而实于夏，味酸得木之化。其气芬芳，宜其有温之义。《别录》：微寒，以其得春之气也，故无毒。其主恶疮，结肉跌筋，败疮热气，阴蚀不瘳，利关节。《别录》：止泄痢腹痛，五脏客热，除邪逆气，疽癞诸恶疮，金疮伤挞，生肉复肌。岂非酸能收敛，温能通畅，微寒能除热，而兼主乎发生之用也。俗名蔷薇，白花野者良。

主治参互

葛洪：治金疮发热，用蔷薇根灰一方寸匕，日三。《外台秘要》治鲠。蔷薇根末，水服方寸匕，日三。又方：治少小睡中遗尿不自觉。以蔷薇根锉，以酒饮之。《肘后方》：治口疮，以根煮浓汁，温含冷易，神验。

用之颇稀，不著"简误"。

天名精

味甘，寒，无毒。主瘀血，血瘕欲死，下血，止血，利小便，除小虫，去痹，除胸中结热，止烦渴，逐水，大吐下。久服轻身耐老。垣衣为之使。

疏： 天名精禀天地清阴之气，故味甘辛，气寒而无毒。阴入血，甘亦入血，辛能散结，寒能除热，故主瘀血，血瘕欲死，下血，止血。

小便不利由于内热，除热则小便自利也。小虫者，湿热所生也。辛寒能散湿祛热，则小虫自除也。除痹者，去湿之功也。除胸中结实，止烦渴，祛热散结益阴之功也。逐水者，湿热散则水自消也。《唐本》注云：即鹿活草也。《别录》：一名天蔓精。南人呼为地菘，非鹤虱，亦非豨莶，乃荔枝草也。为消痔疮之圣药。味甘辛，故有姜称。其主破血，生肌，利小便，杀三虫，除诸毒肿，疗疮瘘痔，金疮内射，身痒瘾疹不止者，揩之立已，凉血除热散结之力也。

简误

脾胃寒薄，性不喜食冷，易泄，无渴者，勿服。

决明子

味咸、苦、甘，平，微寒，无毒。主青盲，目淫肤赤白膜，眼赤痛泪出，疗唇口青。久服益精光，轻身。

疏： 决明子得水土阴精之气，而兼禀乎清阳者也。故其味咸平。《别录》益以苦甘，微寒而无毒。咸得水气，甘得土气，苦可泄热，平合胃气，寒能益阴泄热，足厥阴肝家正药也。亦入胆肾。肝开窍于目，瞳子神光属肾，故主青盲，目淫肤赤白膜，眼赤痛泪出。《别录》：兼疗唇口青。《本经》：久服益精光，轻身，益阴泄热者，大补肝肾之气所致也。亦可作枕，治头风，明目。

主治参互

得沙苑蒺藜、甘菊花、枸杞子、生地黄、女贞实、槐实、谷精草，补肝明目益精，除肝脏热之要药。得生地黄、甘菊花、荆芥、黄连、甘草、玄参、连翘、木通，治暴赤风眼泪痛。

疗目疾外无他用，故无"简误"。

丹参

味苦，微寒，无毒。主心腹邪气，肠鸣幽幽如走水，寒热积聚，破癥除瘕，止烦满，益气养血，去心腹痼疾结气，腰脊强，脚痹，除风邪留热。久服利人。畏咸水，反藜芦。

疏： 丹参，《本经》：味苦，微寒。陶云：性热无毒。观其主心腹邪气，肠鸣幽幽如走水，寒热积聚，破癥除瘕，则似非寒药。止烦满，益气，及《别录》养血，去心腹痼疾结气，腰脊强，脚痹，除风邪留热，久服利人，又决非热药。当是味苦平微温。入手足少阴、足厥阴经。心虚则邪气客之为烦满。结气久则成痼疾。肝虚则热甚风生。肝家气血凝滞，则为癥瘕，寒热积聚，肾虚而寒湿邪客之，则腰脊强，脚痹。入三经而除所苦，则上来诸证自除。苦能泄，温能散，故又主肠鸣幽幽如走水。久服利人，益气养血之验也。北方产者胜，俗名逐马。

主治参互

入天王补心丹则补心。同牛膝、地黄、黄芪、黄柏，则健步。同当归、牛膝、细辛，则下死胎。同鳖甲、牡蛎、牡丹皮、青蒿、延胡索、牛膝、干膝、水赤蓼子，主寒热积聚，破癥除瘕，心腹痼疾结气。同麦门冬、沙参、五味子、甘草、青蒿、瓜蒌，止烦满。同人参、麦门冬、酸枣仁、地黄，益气养血。同牛膝、草薢、木瓜、豨莶、杜仲、续断，主腰脊强，脚痹，除风邪留热。《圣惠方》：独用一两为末，热酒每服二钱，主寒疝，少腹及阴相引痛，自汗出欲死。《千金方》：治堕胎下血，亦独用丹参十二两，酒五升，煮取三升，温服，日三。萧炳云：酒浸服之，治风软脚，可逐奔马，故名奔马草，曾用有效。《梅师方》治中热油及火烧，除外痛，用丹参八两细锉，以水微调，取羊脂二斤，煎三上三下，以敷疮上。

简误

妊娠无故，勿服。

茜 根

味苦，寒，无毒。主寒湿风痹，黄疸，补中，止血，内崩下血，膀胱不足，踒跌，蛊毒。久服益精气，轻身。

疏：茜根禀土与水之气，而兼得天令少阳之气以生。《本经》：味苦寒。甄权云：甘。洁古：微酸，咸温无毒。盖尽之矣。入足厥阴、手足少阴，行血凉血之要药也。非苦不足以泄热，非甘不足以和血，非咸不足以入血软坚，非温少阳之气不足以通行，故主痹及疸。疸有五，此其为治，盖指蓄血发黄，而不专于湿热者也。痹者血病，行血软坚则痹自愈。甘能益血而补中，病去血和，补中可知已。苦寒能下泄热气，故止内崩及下血。除热故益膀胱。踒跌则血瘀，血行则踒跌自安。凉无病之血，行已伤之血，故治蛊毒。《药性论》：味甘，主六极，伤心肺，吐血泻血。《日华子》：味酸，止鼻洪，带下，产后血晕，乳结，月经不止，肠风痔瘘，排脓治疮疖，泄精尿血，扑损瘀血，皆取其凉血行血，苦寒泄热之功耳。

主治参互

同地黄、麦门冬、当归身、阿胶、茅根、童便，主吐血，衄血，诸血热妄行溢出上窍。同牛膝、地黄、黄芪、地榆、芍药、荆芥穗，治肠风下血。佐地榆，治横痃，鱼口，有神。同䗪虫、乳香、没药、桂心、牛膝、地黄，主踒跌。

简误

病人虽见血证，若加泄泻，饮食不进者，勿服。

五味子

味酸，温，无毒。主益气，咳逆上气，劳伤羸瘦，补不足，强阴，益男子精，养五脏，除热，生阴中肌。苁蓉为之使，恶葳蕤，胜乌头。

疏：五味子得地之阴，而兼乎天之阳气，故《本经》：味酸，气温，味兼五而无毒。王好古云：味酸，微苦咸。阴中微阳。入足少阴，手太阴血分，足少阴气分。主益气者，肺主诸气。酸能收，正入肺补肺，故益气也。其主咳逆上气者，气虚则上壅而不归元。酸以收之，摄气归元则咳逆上气自除矣。劳伤羸瘦补不足，强阴益男子精。《别录》：养五脏，除热，生阴中肌者，五味子专补肾，兼补五脏。肾藏精，精盛则阴强。收摄则真气归元，而丹田暖。腐熟水谷蒸糟粕而化精微，则精自生。精生则阴长，故主如上诸疾也。《药性论》云：五味子君能治中下气，止呕逆，补诸虚劳，令人体悦泽，除热气，病人虚而有气兼嗽者，加而用之。《日华子》云：暖水脏，下气，奔豚冷气，消水肿，反胃，心腹气胀，止渴除烦热，解酒毒，壮筋骨，皆其极功也。

主治参互

同人参、麦门冬，名生脉散，能复脉通心。入八味丸代附子，能润肾强阴。同吴茱萸、山茱萸、肉豆蔻、补骨脂、人参，治肾泄良。同怀干地黄、甘枸杞子、车前子、覆盆子、肉苁蓉、白胶、麦门冬、人参、杜仲、白蒺藜、黄柏，主令人有子。同天麦二冬、百部、阿胶、薄荷叶，主肺虚久嗽。君干葛、白扁豆，解酒毒良。

简误

痧疹初发，及一切停饮，肝家有动气，肺家有实热，应用黄芩泻热者，皆禁用。

兰 草

味辛，平，无毒。主利水道，杀蛊毒，辟不祥，除胸中痰癖。久服益气，轻身不老，通神明。

疏：兰草禀天地清芬之气以生，故其味辛气平无毒。入手太阴，足阳明经。肺主气，肺气郁结则上窍闭，而下窍不通。胃主纳水谷，胃气郁滞，则水谷不以时化，而为痰癖蛊毒。不祥之气，亦胃中受病。辛平能散结滞，芬芳能除秽恶，则上来诸证自瘳。大都开胃除恶，清肺消痰，散郁结之圣药也。久服等语，亦言其效之极功。

主治参互

同藿香、枇杷叶、石斛、竹茹、橘红，开胃气之神品。加入沉水香、郁金、白豆蔻、真苏子、芦根汁，下气开郁，治噎膈之将成者。同栝楼根、麦冬、黄连、竹叶、芦根汁，治消渴。

忍 冬

味甘，温，无毒。主寒热，身肿。久服轻身，长年益寿。

疏：忍冬，即金银花。藤一名鹭鸶藤。感土之冲气，禀天之春气，故味甘，微寒而无毒。主寒热身肿，久服轻身长年益寿者，甘能益血，甘能和中，微寒即生气也。气味如斯，所主宜矣。

主治参互

同甘菊花、紫花地丁、夏枯草、白及、白蔹、贝母、连翘、鼠粘子，治一切肿毒；加辟虺雷，治一切疔疮。君地榆、芍药、黄连、甘草、升麻，治一切血痢。单味熬膏，小儿服之可稀痘。《肘后方》：忍冬藤熬膏，治飞尸、伏尸、遁尸、沉尸、风尸、尸疰。

蛇床子

味苦、辛、甘，平，无毒。主妇人阴中肿痛，男子阴痿湿痒，除痹气，利关节，癫痫，恶疮，温中下气，令妇人子脏热，男子阴强。久服轻身，好颜色，令人有子。

疏：蛇床子味苦平，《别录》：辛甘无毒。今详其气味，当必兼温燥，阳也，故主妇人阴中肿痛，男子阴痿湿痒，除痹气，利关节，恶疮。《别录》：温中下气，令妇人子脏热，男子阴强。久服轻身，令人有子。盖以苦能除湿，温能散寒，辛能润肾，甘能益脾，故能除妇人男子一切虚寒湿所生病。寒湿既除，则病去身轻。性能益阳，故能已疾，而又有补益也。雷公云：凡使须用浓蓝汁，并百部自然汁，二味同浸三伏时，滤出日干，却用生地汁拌蒸，从午至亥，日干。用此药只令阳气盛数，号曰鬼考也。

主治参互

蛇床子同巴戟天、远志、牛膝、何首乌、阳起石，治男子阴痿湿痒。同巴戟天、牛膝、杜仲、续断、地黄、黄柏、白胶，治妇人阴中肿痛。同黄柏、山茱萸肉、五味子、茯苓、车前子、香附、川续断、补骨脂，治一切带下；赤者加白胶、阿胶。

简误

蛇床子性温燥，肾家有火，及下部有热者，勿服。

景 天

味苦、酸，平，无毒。主大热，火疮，身热烦，邪恶气，诸蛊毒，痂疕，寒热风痹，诸不足。

花：主女人漏下赤白。轻身明目，久服通神不老。

疏：景天即慎火草也。味苦平，《别录》：酸，无毒。今详其功用，当是大寒纯阴之草也。性能凉血解毒，故主大热，火疮，身热烦，邪恶气，诸蛊毒，痂疕，寒热风痹，诸不足。热解则毒散血凉，血凉则阴生故也。

花：功用俱如经说，第大苦寒之药，而云轻身明目，通神不老，未可尝试也。

主治参互

治毒虺蛇伤，取汁饮，并敷伤处，立效。治一切赤游风，各种火丹之神药也。故知其性大寒，其味大苦耳。

简误

一切病得之寒湿，恶寒喜热者，勿服。

茵陈蒿

味苦，平，微寒，无毒。主风湿寒热邪气，热结黄疸，通身发黄，小便不利，除头热，去伏瘕。久服轻身，益气，耐老，面白悦，长年。

疏：茵陈蒿感天地苦寒之味，而兼得春之生气以生者也。其味苦平，微寒无毒，故主风湿寒热邪气，热结黄疸，通身发黄，小便不利，及头热，皆湿热在阳明、太阴所生病也。苦寒能燥湿除热，湿热去则诸证自退矣。去伏瘕，及久服轻身，益气耐老，面白悦长年，未有修事者。《日华子》云：石茵陈味苦，凉无毒。即山茵陈也。入足阳明、太阴，足太阳三经。除湿散热结之要药也。

主治参互

茵陈性苦寒，能除一切湿热。五疸虽各有其因，然同为湿热所成。故得黄连、干葛、黄柏、茜蓿、五味子，治酒疸如神。得二术、茯苓、泽泻、车前子、木通、橘皮、神曲、红曲、麦门冬，治谷疸。同生地黄、仙人对坐草、石斛、木瓜、牛膝、黄柏，治疸因酒色而得，病名女劳疸。仲景茵陈汤，治谷疸，寒热不食，食即头眩，心胸不安。茵陈六两，栀子十四枚，大黄二两，以水一斗，先煮茵陈，减六升，纳二味，煮取三升，去渣。分温三服，小便当利，尿如皂角汁状，色正赤，一宿腹减，黄从小便去也。又茵陈五苓散，总治诸疸。

简误

蓄血发黄者，禁用。

沙 参

味苦，微寒，无毒。主血积，惊气，除寒热，补中，益肺气，疗胸痹，心腹痛，结热邪气头痛，皮间邪热，安五脏，补中。久服利人。

疏：沙参禀天地清和之气。《本经》：味苦，微寒，无毒。王好古谓：甘而微苦。苦者，味之阴也；寒者，气之阴也；甘乃土之冲气所化。合斯三者，故补五脏之阴，故主血积，惊气，除寒热，补中益肺气。《别录》又疗胸痹，心腹结热，邪气头痛，皮间邪热者，苦能泄热，寒能除热，甘能缓急，益血补中，故疗诸因热所生病，而其功用驯，致安五脏补中，久服利人也。入手太阴经。

主治参互

同天门冬、麦门冬、百部、五味子、桑白皮，治肺痿、肺热。同贝母、枇杷叶、瓜蒌、甘草、桑白皮、百部、天门冬、款冬花，治久嗽。葛洪治猝得诸疝，少腹及阴中相引痛如绞，自汗出欲死。捣细末，酒服方寸匕，立瘥。

简误

脏腑无实热，肺虚寒客之作嗽者，勿服。

王不留行

味苦、甘，平，无毒。主金疮，止血，逐痛出刺，除风痹内寒，止心烦，鼻衄，痈疽，恶疮瘘乳，妇人难产。久服轻身，耐老增寿。

疏：王不留行禀土金火之气，故味苦甘平。平者，辛也。其气应温而无毒。苦能泄，辛能散，甘入血，温能行，故主金疮，止血，逐痛出刺，除风痹内寒，痈疽，恶疮瘘乳，妇人难产，入血活血之要药也。若夫心烦，鼻衄，应是血分热病，非同凉血药用，未见其可也。入足厥阴经。

主治参互

同漏芦、贝母、鲮鲤甲、青皮、没药、山慈菇、山豆根、栝楼根，治乳岩，乳痈。同鲮鲤甲、白芷、通草、猪蹄汁，煮服下乳。为末，和蟾酥，治疔疮，酒服取汗。《千金方》有王不留行汤，治痈疽，妒乳，月蚀，白秃，及面上疮，去虫止痛。王不留行、东南桃枝、东行吴茱萸根皮各五两，蛇床子一升，牡荆子、苦竹叶、刺蒺藜子各三升，大麻子一升，以水二斗半，煮水一斗，频频洗之。

简误

孕妇勿服。

长 松

味甘，温，无毒。主风血冷气宿疾，温中去风。草似松叶，上有脂，山人服之。

疏： 长松生太行西北五台诸山，得天地温和之气而生，故性味甘温而无毒。主风血冷气宿疾，温中去风。出陈藏器。治大风恶疾，眉发堕落，百骸腐溃，每一两，入甘草少许，水煎服，旬日即愈。又解诸虫毒。当是祛风之仙药也。

卷八 草部中品之上

总六十二种，今疏其要者三十种。

干姜 生姜 菜耳实 干葛 栝楼根及仁 苦参 当归 麻黄 通草 芍药 瞿麦 玄参 秦艽 百合 知母 贝母 白芷 淫羊藿 黄芩 狗脊 茅根 紫菀 紫草 前胡 白鲜 紫参 藁本 草薢 白薇 大青

干 姜

味辛，温、大热，无毒。主胸满咳逆上气，温中止血，出汗，逐风湿痹，肠澼下痢，寒冷腹痛，中恶霍乱胀满，风邪诸毒，皮肤间结气，止唾血。生者尤良。

疏：干姜禀天地之阳气，故味辛而气温，虽热而无毒。辛可散邪理结，温可除寒通气，故主胸满咳逆上气，温中出汗，逐风湿痹，下痢因于寒冷，止腹痛。其言止血者，盖血虚则发热，热则血妄行，干姜炒黑能引诸补血药入阴分，血得补则阴生而热退，血不妄行矣。治肠澼亦其义也。生姜能通神明，辟恶气，故主中恶霍乱胀满，风邪诸毒，皮肤间结气。惟唾血定非寒证，《别录》载之误矣！

主治参互

干姜生用，同橘皮、乌药、白豆蔻，除胸满咳逆上气。同紫苏、桂枝，能温中出汗；加术则能逐风湿痹。同术、茯苓、人参、甘草，治下利寒冷腹痛。炒黑，同生地黄、白芍药、当归、牛膝，治产后恶露不尽，血虚发热。同地黄、地榆、芍药、麦门冬、人参、黄芪、甘草、升麻，治肠澼下血。同藿香、缩砂、橘皮、紫苏、木香，治中恶；去木香，加木瓜，则治霍乱胀满；加桂枝，并治风邪诸毒，皮肤间结气。同橘皮、人参，止胃虚呕逆。同橘皮、术、贝母、茯苓，治痰疟久不愈。同人参、术、桂枝、橘皮，治寒疟。同人参、术、甘草，治虚寒泄泻，中寒作泄。

简误

干姜大辛，辛能散气走血。久服损阴伤目。阴虚内热，阴虚咳嗽吐血，表虚有热汗出，自汗盗汗，脏毒下血，因热呕恶，火热腹痛，法并忌之。

生 姜

味辛，微温。主伤寒头痛鼻塞，咳逆上气，止呕吐。久服去臭气，通神明。

疏：生姜所禀与干姜性气无殊。第消痰止呕，出汗散风，祛寒止泄，疏肝导滞，则功优于干者。

"主治"、"简误"，并与前同。

菜耳实

味苦、甘，温；叶味苦、辛，微寒，有小毒。主风寒头痛，风湿周痹，四肢拘挛痛，恶肉死肌，膝痛，溪毒。久服益气，耳目聪明，强志轻身。

疏：菜耳，苍耳也。得土之冲气，兼禀天之春气，故味甘温，而《别录》益之以苦。当是无毒。叶味苦、辛，微寒，有小毒。苦以燥湿，甘以和血，温则通畅。春气发生而升，故主风寒头痛，风湿周痹，四肢拘挛，恶肉死肌，膝痛，溪毒也。祛风疗湿之药。《食疗》、《圣惠》、《千金》、《外台秘要》诸方，咸堪选用，亦无"简误"。

葛 根

味甘，平，无毒。主消渴，身大热，呕吐，诸痹，起阴气，解诸毒，疗伤寒中风头痛，解肌发表，出汗开腠理，疗金疮止痛，胁风痛。生根汁，大寒，疗消渴，伤寒壮热。

葛谷：主下痢十岁以上。

叶：主金疮，止血。

花：主消酒。

一名鸡齐根，一名鹿霍。杀野葛、巴豆、百药毒。

疏： 葛根禀天地清阳发生之气，其味甘平，其性升而无毒。入足阳明胃经。解散阳明温病热邪之要药也。故主消渴，身大热，热壅胸膈作呕吐。发散而升，风药之性也，故主诸痹。生气升腾，故起阴气。甘者，土之冲气，春令少阳，应兼微寒，故解诸毒，及《别录》疗伤寒中风头痛，解肌发表，出汗开腠理。甘能和血而除热，故又主疗金疮止痛，及胁风痛也。

主治参互

葛根汤，治阳明胃经温病，邪热头痛，发渴烦闷，鼻干不得眠；如渴甚、呕甚，则加石膏、麦门冬、知母、竹叶。葛根升麻汤，治斑疹初发，点粒未形。同一切补肾益精药作丸饵，则起阴，令人有子。同升麻，入升阳散火、升阳除湿、升阳益胃、清暑益气、补中益气等汤用。

简误

伤寒头痛，兼项强腰脊痛，及遍身骨疼者，足太阳也，邪犹未入阳明，故无渴证，不宜服。五劳七伤，上盛下虚之人，暑月虽有脾胃病，不宜服。

栝楼根

味苦，寒，无毒。主消渴身热，烦满大热，补虚安中，续绝伤，除肠胃中痼热，八疸身面黄，唇干口燥，短气，通月水，止小便利。

实：名黄瓜。主胸痹，悦泽人面。

茎、叶：疗中热伤暑。

枸杞子为之使，恶干姜，畏牛膝、干漆，反乌头。

疏： 栝楼根禀天地清寒之气，故味苦气寒而无毒。能止消渴清身热，烦满大热。热散则气复，故又主补虚安中。凉血则血和，故主续绝伤，并除肠胃中痼热。苦寒能除热，故主八疸身面黄，唇干口燥，短气。血凉则不瘀，故通月水。膀胱热解则小便不频，故能止小便利。

黄瓜主胸痹及伤寒结胸，悦泽人面。瓜蒌仁主消痰。茎叶疗中热伤暑者，皆以其清寒散热故也。

主治参互

根同贝母、竹沥、竹茹、荆沥、天门冬，消痰。同金银花、连翘、贝母、白及、甘草，消一切肿毒。实同黄连、枳实，为小陷胸汤，治伤寒虚结胸。

简误

脾胃虚寒作泄者，勿服。

苦 参

味苦，寒，无毒。主心腹结气，癥瘕积聚，黄疸，溺有余沥，逐水除痈肿。补中，明目止泪，养肝胆气，安五脏，定志，益精，利九窍，除伏热肠澼，止渴醒酒，小便黄赤，疗恶疮下部怀，平胃气，令人嗜食，轻身。玄参为之使，恶贝母、漏芦、菟丝子，反藜芦。

疏： 苦参禀天地阴寒之气而生，其味正苦，其气寒而沉，纯阴无毒。足少阴肾经君药也。苦以燥脾胃之湿，兼泄气分之热，寒以除血分之热。热则生风，风湿合则生虫，故主心腹结气，癥瘕积聚，黄疸，溺有余沥，逐水，除痈肿，明目止泪，利九窍，除伏热，肠澼，止渴醒酒，小便黄赤，疗恶疮，下部䘌疮。胃家湿热盛，则口淡不思食，食亦不生肌肉。湿热散则胃气平和，而令人嗜食矣。其曰补中养肝胆气，安五脏，定志，益精，轻身者，通指热散湿除，则脏腑气血安和而致然也。味既至苦，性复阴寒，善能杀虫，故《药性论》治热毒风，皮肌烦躁生疮，赤癞眉脱，主除大热嗜睡。

主治参互

腊月，米醋渍入瓮中封固。主一切天行热病，头疼口渴身热；甚者发狂。饮碗许，得吐则愈。汗亦如之。同胡麻、刺蒺藜、荆芥穗、甘菊花、豨莶、白芷、当归、川芎、地黄、天门冬、何首乌、牛膝、漆叶、秦艽、龙胆草，治大麻风。同牡蛎粉、白术、青黛，治童子胃热，羸瘦疳蛔。同龙胆草为末，牛胆和丸梧子大。生大麦汤服五丸，日三。治谷疸，食劳头旋，心怫郁不安，而发黄疸，由失饥大食，胃气湿热冲熏所致。《集验方》：治热毒足肿疼欲脱，酒煮苦参以渍之。

简误

苦参虽能泄血中之热，除湿热生虫为疬，然以其味大苦，气大寒，久服能损肾气，肾虚而无大热者，勿服。

当 归

味甘、辛，温、大温，无毒。主咳逆上气，温疟寒热洗洗在皮肤中，妇人漏下绝子，诸恶疮疡，金疮，煮饮之。温中止痛，除客血，内塞，中风痉作痉，汗不出，湿痹，中恶，客气虚冷，补五

脏，生肌肉。恶䕡茹、面。畏菖蒲、海藻、牡蒙。

疏：当归禀土之甘味，天之温气，《别录》：兼辛，大温无毒。甘以缓之，辛以散之润之，温以通之畅之。入手少阴，足厥阴，亦入足太阴。活血补血之要药，故主咳逆上气也。温疟寒热洗洗在皮肤中者，邪在厥阴也，行血则厥阴之邪自解，故寒热洗洗随愈也。妇人以血为主，漏下绝子，血枯故也。诸恶疮疡，其已溃者温补内塞，则补血而生肌肉也。金疮以活血补血为要，破伤风亦然。并煮饮之。内虚则中寒，甘温益血，故能温中。血凝则痛，活血故痛自止。血溢出膜外，或在肠胃，曰客血。得温得辛，则客血自散也。内寒者，甘温益血之效也。中风痉，痉即角弓反张也。汗不出者，风邪乘虚客血分也。得辛温则血行而和，故痉自柔而汗自出也。痹者，血分为邪所客，故拘挛而痛也。风寒湿三者合而成痹，血行则邪不能客，故痹自除也。中恶者，内虚故猝中于邪也。客气者，外来之寒气也。温中则寒气自散矣。虚冷者，内虚血不荣于肉分故处冷也。补五脏生肌肉者，脏皆属阴，阴者血也。阴气足则荣血旺而肌肉长也。患人虚冷，加而用之。

主治参互

用川芎、芍药、地黄，名四物汤，主妇人血分百病；加炒黑干姜、炒黑豆、泽兰、牛膝、益母草、蒲黄，治妇人产后百病。同桂枝、术、菊花、牛膝，主痹。同牛膝、鳖甲、橘皮、生姜，治疟在阴分久不止。同酸枣仁、远志、人参、茯神，治心血虚不得眠。同黄芪、生熟地黄、黄芩、黄连、黄柏，治盗汗。同荆芥、白芷、川芎、地黄，治破伤风。同续断、牛膝、杜仲、地黄、鹿角屑、桂，治一切折伤跐跌，挫闪作疼。同川芎、人参，治难产及倒生。同益母草、红蓝花、蒲黄、牛膝，治产后血上薄心。同白胶、地黄、芍药、续断、杜仲，治妇人血闭无子。同地榆、金银花、滑石、红曲，治滞下纯血，里急后重。

简误

当归性辛温，虽能活血补血，终是行走之性，故致滑肠。又其气与胃气不相宜，故肠胃薄弱，泄泻溏薄，及一切脾胃病，恶食不思食，及食不消，并禁用之。即在产后胎前，亦不得入。

麻 黄

味苦，温、微温，无毒。主中风伤寒头痛，温疟，发表出汗，去邪热气，止咳逆上气，除寒热，破癥坚积聚，五脏邪气缓急，风胁痛，字乳余疾，止好唾，通腠理，疏伤寒头疼，解肌泄邪恶气，消赤黑斑毒。不可多服，令人虚。

疏： 麻黄禀天地清阳刚烈之气，故《本经》：味苦，其气温而无毒。详其主治，应是大辛之药。《药性论》加甘，亦应有之。气味俱薄，轻清而浮，阳也，升也。手太阴之药，入足太阳经，兼走手少阴、阳明。轻可去实，故疗伤寒，为解肌第一。专主中风伤寒头痛，温疟，发表出汗，去邪热气者，盖以风寒湿之外邪，客于阳分皮毛之间，则腠理闭拒，荣卫气血不能行，故谓之实。此药轻清成象，故能去其壅实，使邪从表散也。咳逆上气者，风寒郁于手太阴也。寒热者，邪在表也。五脏邪气缓急者，五缓六急也。风胁痛者，风邪客于胁下也。斯皆卫实之病也。卫中风寒之邪既散，则上来诸证自除矣。其曰消赤黑斑毒者，若在春夏，非所宜也。破癥坚积聚，亦非发表所能。洁古云：去荣中寒邪，泄卫中风热，乃确论也。多服令人虚，走散真元之气故也。

主治参互

仲景治伤寒，有麻黄汤、大小青龙汤。治肺病上气，有射干麻黄汤、厚朴麻黄汤。同石膏、杏仁、桑白皮、甘草，治寒邪郁于肺经，以致喘满咳嗽。仲景治少阴病发热，脉沉，有麻黄附子细辛汤及麻黄附子甘草汤。同桂可治风痹冷

痛。蜜炒麻黄，治冬月疮疱为风寒所郁，以致倒靥喘闷，一服立解。

简误

麻黄轻扬发散，故专治风寒之邪在表，为入肺之要药。然其味大辛，气大热，性轻扬善散，亦阳草也，故发表最速。若夫表虚自汗，阴虚盗汗，肺虚有热，多痰咳嗽，以致鼻塞；疮疱热甚，不因寒邪所郁，而自倒靥；虚人伤风，气虚发喘，阴虚火炎，以致眩晕头痛；南方中风瘫痪，及平日阳虚，腠理不密之人，皆禁用。汗多亡阳，能损人寿。戒之！戒之！自春深夏月，以至初秋，法所同禁。

通 草

味辛，甘，平，无毒。主去恶虫，除脾胃寒热，通利九窍血脉关节，令人不忘。疗脾疸常欲眠，心烦哕，出音声，疗耳聋，散痈肿诸结不消，及金疮恶疮，鼠瘘，踒折，齆鼻息肉，堕胎，去三虫。

疏： 通草者，即木通也。禀清秋之气，兼得土之甘淡，故其味辛平。《别录》加甘，无毒。又云：微寒，味甘而淡，气平味薄，降也，阳中阴也。入足少阴、太阳，亦入手少阴、太阳。能助西方秋气下降，故利小便，专泻气滞。肺受热邪，津液气化之源绝，则寒水断流；膀胱受湿热癃闭，则约束小便不通，宜此治之。其证胸中烦热，口燥舌干，咽干大渴引饮，小便淋沥，或闭塞不通，胫酸脚热，并宜此主之。《本经》主除脾胃寒热者，以其通气利湿热也。其曰通利九窍血脉关节，以其味淡渗而气芬芳也。令人不忘者，心主记，心家之热去，则心清而不忘矣。湿热生虫，故又主恶虫。疗脾疸常欲眠，心烦哕者，脾家湿热壅盛则成疸，心脾之热不清则昏昏欲眠而心烦哕。音声出于肺，肺家之湿热去，则肺金之气清而音声出矣。治耳聋者，泄肾家之湿火也。散痈肿诸结不消，

及金疮恶疮，鼠瘘，蹉折，齆鼻息肉，堕胎。又《药性论》治五淋，利小便，开关格，下水，排脓止痛，及治人多睡，水肿浮大。陈士良：主理湿热，小便数急疼，少腹虚满。《日华子》：主妇人血闭，月候不匀，乳结下乳者，皆通窍之所致也。

主治参互

同茯苓、泽泻、灯心、车前子、猪苓，治膀胱湿热癃闭，如《疏》中所引东垣所说：入导赤散者，以其能泻丙丁之火，则肺不受邪，能通水道，水源既清，则津液自化，而诸经之湿与热得由小便泻去故也。同牛膝、生地黄、天麦门冬、五味子、黄柏、甘草，治尿血。同牛膝、生地黄、延胡索，治妇人经闭及月事不调。

简误

木通性通利，凡精滑不梦自遗，及阳虚气弱，内无湿热者，禁用。妊娠忌之。

通脱木

即今之通草也。禀土之清气，兼得天之阳气，故味甘淡，气寒无毒。东垣：甘平。阳中阴，降也。阳中之阴必下降，故主利阴窍，治五淋，除水肿癃闭，泻肺，解诸毒虫痛，明目退热，下乳催生。以其色白，体轻，气寒，味淡，故入手太阴经，引热下降以利小便。故又入足阳明胃经，通气上达而下乳汁。及除寒热不通之气，以其气寒而降也。

主治参互

佐番降香、红曲、鲮鲤甲、山楂、没药，治上部内伤。

简误

虚脱人禁用。孕妇忌服。

芍 药

味苦、酸，平，微寒，有小毒。主邪气腹痛，除血痹，破坚积，寒热疝瘕。止痛利小便，益气通顺血脉，缓中散恶血，逐贼血，去水气，利膀胱大小肠。消痈肿，时行寒热，中恶腹痛，腰痛。甄权：主妇人血闭不通。《日华子》：主女人一切病，胎前产后诸疾。治风补劳，退热除烦，益气，目赤，肠风泻血。元素：主泻肝安脾肺，收胃气，止泻利，固腠理，和血脉，收阴气，敛逆气。好古：主理中气，治脾虚中满，心下痞，胁下痛，喜❶噫。肺急胀逆喘咳。太阳鼽衄。目涩，肝血不足。阳维病苦寒热。带脉病苦腹痛满，腰溶溶如坐水中。时珍：止下痢腹痛后重。

疏：芍药禀天地之阴，而兼得甲木之气。《本经》：味苦平，无毒。《别录》加酸，微寒。气薄味厚，升而微降，阳中阴也。又可升可降，阴也，降也。为手足太阴引经药，入肝脾血分。《图经》载有二种：金芍药，色白；木芍药，色赤。赤者利小便散热；白者止痛下气。赤行血，白补血。白补而赤泻；白收而赤散。酸以收之，甘以缓之，甘酸相合用，补阴血通气而除肺燥。故《本经》主邪气腹痛，除血痹，破坚积，寒热疝瘕，通顺血脉，散恶血，逐贼血，消痈肿，妇人血闭不通，目赤，肠风泻血，赤所治也。缓中，去水气，利膀胱大小肠，中恶腹痛，腰痛，女人一切病，胎前产后诸病，治风补劳，退热除烦，益气，泻肝安脾肺，收胃气，止泻利，固腠理，和血脉，收阴气，敛逆气，理中气，治脾虚中满，心下痞，胁下痛，善噫，肺急胀逆喘咳，太阳鼽衄，目涩肝血不足，阳维病苦寒热，带脉病苦腹痛满，腰溶溶如坐水中，止下痢腹痛后重，白所治也。详味《图经》，以金木分赤白，厥有深旨。芍药味酸寒得木化，金色白，故白者兼金气者也。专入脾经血分，能泻肝家火邪，故其所主收而补。

---

❶ 喜：四库本作"善"。

制肝补脾，陡健脾经，脾主中焦，以其正补脾经，故能缓中。土虚则水泛滥，脾实则水气自去，故去水气。土坚则水清，故利膀胱大小肠。中焦不治则恶气乘虚而客之，为腹痛，补脾则中自和而邪不能留，腹痛自止矣。脾虚则湿气下流客肾，故腰痛得补则脾气运而上行，故腰痛自愈。女人以血为主，脾统血，故治女人一切病。胎前产后，无非血分所关，酸寒能凉血补血，故主胎产诸病。土实则金肃而木气自敛，故治风除热。益血，故能补劳退热除烦。脾统后天元气，得补则旺，故益气。酸寒能泻肝，肝平则脾不为贼邪所干，脾健则母能令子实，故安脾肺。胃气属土，土虚则缓而散，木化作酸，故收胃气。脾虚则中气下陷而成泻痢，东垣以中焦用白芍药，则脾升而升阳，又使肝胆之邪不敢犯，则泻痢自止矣。肺主皮毛腠理，脾主肌肉，而为肺之母，母能令子实，故固腠理。脾统血，脾和则血脉自和。酸敛入阴，故收阴气，敛逆气，理中气。脾虚则中满，实则满自消。治中心下不痞，泻肝则胁下不痛。善噫者，脾病也。脾健则不噫。肝脾之火上炎，则肺急胀逆喘咳，酸寒收敛以泻肝补脾，则肺自宁，急胀逆喘咳之证自除。凉血补血则太阳衄血自愈。脾虚则目涩，得补则涩除。肝家无火则肝血自足。阳维病苦寒热，及带脉病苦腹痛满，腰溶溶如坐水中，皆血虚阴不足之候也。肝脾和，阴血旺，则前证自瘳矣。木芍药，色赤。赤者主破散，主通利，专入肝家血分，故主邪气腹痛。其主除血痹，破坚积者，血瘀则发寒热，行血则寒热自止，血痹疝瘕，皆血凝滞而成，破凝滞之血，则痹和而疝瘕自消。凉肝故通顺血脉。肝主血，入肝行血，故散恶血，逐贼血。荣气不和则逆于肉里，结为痈肿，行血凉血则痈肿自消。妇人经行属足厥阴肝经，入肝行血，故主经闭。肝开窍于目，目赤者，肝热也。酸寒能凉肝，故治目赤。肠风下血者，湿热伤血也，血凉则肠风自止矣。

主治参互

白芍药酒炒为君，佐以炙甘草，为健脾最胜之剂，能治血虚腹痛。同黄连、滑石、甘草、升麻、人参、莲肉、扁豆、红曲、干葛，为治滞下之神药。同人参、白术、茯苓、炙甘草、肉豆蔻、橘皮、车前子，治脾虚泄泻。酒炒白芍药二两，炙甘草二钱，莲心去心五十粒，水煎。治痘疮有热作泄，热甚加酒炒黄连一钱。同荆芥、防风、生地黄、黄芪、炙甘草，治肠风下血。同当归、地黄、牛膝、炒黑干姜、续断、麦门冬、五味子，治产后血虚发热。君白芷、炙甘草，治痘疮血虚发痒。同黄芪、防风，治表虚伤风自汗。

赤芍药同藿香、橘皮、木瓜、甘草，治中恶腹痛。同川芎、红花、生地黄、当归、白芷、荆芥，治破伤风发热疼痛。同牛膝、当归、地黄、延胡索、山楂、泽兰、红蓝花、五灵脂，治初产恶露不下腹痛；冬月加肉桂。

同金银花、白芷、鲮鲤甲、紫花地丁、夏枯草、茜草、生甘菊，消一切痈肿。同香附、当归、地黄、延胡索、青皮，治经阻腹痛。加五灵脂、蒲黄，能散恶血，逐败血。

简误

白芍药酸寒。凡中寒腹痛，中寒作泄，腹中冷痛，肠胃中觉冷等证忌之。赤芍药破血，故凡一切血虚病，及泄泻，产后恶露已行，少腹痛已止，痈疽已溃，并不宜服。

瞿　麦

味苦、辛，寒，无毒。主关格诸癃结，小便不通，出刺，决痈肿，明目去翳，破胎堕子，下闭血，养肾气，逐膀胱邪逆，止霍乱，长毛发。

疏：瞿麦禀阴寒之气而生，故味苦寒。《别录》：兼辛无毒。苦辛能破血，阴寒而降，能通利下窍而行小便，故主关格诸癃结小便不通，因于小肠热甚者。寒能散热，辛能散结，故决痈肿。除湿热，故明目去翳。辛寒破血，故破胎堕子而下闭血也。去肾家湿热，故云养肾气。逐膀胱邪逆者，亦泄湿热故也。湿热客中焦，则清浊不分而为霍乱，通利湿热，则霍乱自解矣。

用蕊壳，不用茎叶。入药先须以董竹沥浸一伏时，漉出晒干。

主治参互

入八正散，利小肠实热结闭。《千金方》立效散：治下焦结热，小便淋闭，或有血出，或大小便出血。瞿麦穗一两，炙甘草七钱五分，山栀仁炒半两，为末，每服七钱，连须葱白七个，灯心五十茎，生姜五片，水二盏，煎至七分，时时温服。

简误

瞿麦苦寒兼辛，性猛利，善下逐。凡肾气虚，小肠无大热者，忌之。胎前产后，一切虚人患小水不利，法并禁用。水肿、蛊胀脾虚者不得施。

玄参

味苦、咸，微寒，无毒。主腹中寒热积聚、女子产乳余疾，补肾气，令人明目。主暴中风伤寒，身热支满，狂邪忽忽不知人，温疟洒洒，血瘕，下寒血，除胸中气，下水止烦渴，散颈下核，痈肿，心腹痛，坚癥，定五脏。久服补虚明目，强阴益精。忌犯铜器。甄权：杀瘤、瘘、瘰疬。时珍：解斑毒，利咽喉。

疏：玄参正禀北方水气，而兼得春阳之和，故味苦而微寒无毒。《别录》：兼咸，以其入肾也，为足少阴经君药。黑乃水色，苦能下气，寒能除热，咸能润下软坚，故主腹中寒热积聚，女子产乳余疾。补肾气，令人明目者，益阴除热，故补肾而明目也。热则生风，故主暴中风，及疗伤寒至春变为温病，身热支满，

狂邪忽忽不知人。主温疟洒洒者，邪热在表也。胸中气亦邪热也。止烦渴，散项下核痈肿者，解热软坚之效也。心腹痛亦热也。坚癥者，内热血瘀而干也。益阴除热，故定五脏，久服补虚强阴益精也。散结气而能软坚，故主瘰疬也。散结凉血降火，故解斑毒，利咽喉也。下寒血三字，疑有误。

主治参互

同升麻、甘草等份，水煎，治发斑咽痛，出《活人书》。同鼠粘子半生半炒，各两许，为末，新汲水服。治急喉痹风。同地黄、甘菊花、蒺藜、枸杞子、柴胡，能明目。同贝母、连翘、甘草、栝楼根、薄荷、夏枯草，治瘰疬。同知母、麦门冬、竹叶，治伤寒阳毒汗下后，热毒不散，心下懊侬，烦不得眠，心神颠倒欲绝。同黄连、大黄等份，蜜丸如梧子，每三四十丸白汤下，治三焦积热。《经验方》治劳：香玄参一斤，甘松六两，为末，炼蜜一斤和匀，入瓶中封闭，地中埋窨十日取出，更用灰末六两，炼蜜六两，同和入瓶，更窨五日取出，烧之，尝令闻香，其疾自愈。

简误

血少目昏，停饮寒热支满，血虚腹痛，脾虚泄泻。并不宜服。

秦艽

味苦、辛，平，微温，无毒。主寒热邪气，寒湿风痹肢节痛，下水利小便。疗风无问久新，通身挛急。

疏：秦艽感秋金之气，故味苦平。《别录》：兼辛，微温而无毒。洁古：气微温，味苦辛，亦可云微寒。阴中微阳，可升可降，降多于升。入手足阳明经。苦能泄，辛能散，微温能通利，故主寒热邪气，寒湿风痹肢节痛，下水利小便。性能祛风除湿，故《别录》疗风无问久新及通身挛急。能燥湿散热结，故《日

华子》治骨蒸及疳热。甄权：治酒疸，解酒毒。元素：除阳明风湿，及手足不遂，肠风泻血，养血荣筋。好古：泄热益胆气。咸以其除湿散结，清肠胃之功也。雷公云：左纹裂为秦，即治病；右纹裂为艽，即发脚气。先以布拭上黄肉毛令尽，用还元汤浸一宿，晒干用。

主治参互

秦艽同干葛、山茵陈、五味子、黄连、白扁豆、木通、茵蓿，治酒疸。《圣惠方》：治小便难，腹满，不急治之，杀人。用秦艽一两，去苗细锉，以水一大盏，煎取七分，去滓。每于食前分为三服。用薏苡仁、木瓜、五加皮、黄柏、苍术、牛膝，治下部湿热作疼，或生湿疮。孙真人治黄疸，皮肤眼睛如金色，小便赤，取秦艽五两，牛乳三升，煮取一升，去滓，纳芒硝一两，分作三服。《正元广利方》疗黄疸，心烦，烦热口干，皮肉皆黄。以秦艽三两，牛乳一大升，同煮，取七合，去滓，分温再服瘥。此方出许仁则。崔元亮《集验方》：凡发背疑似者，须便服秦艽牛膝煎，当即快利三五行，即瘥。

简误

下部虚寒人及小便不禁者，勿服。

百　合

味甘，平，无毒。主邪气腹胀心痛，利大小便，补中益气，除浮肿胪胀，痞满寒热，通身疼痛，及乳难喉痹，止涕泪。

疏：百合得土金之气，而兼天之清和，故味甘平，亦应微寒无毒。入手太阳、阳明，亦入手少阴，故主邪气腹胀。所谓邪气者，即邪热也。邪热在腹故腹胀，清其邪热则胀消矣。解利心家之邪热，则心痛自瘳。肾主二便，肾与大肠二经有热邪，则不通利，清二经之邪热，则大小便自利。甘能补中，热清则气生，故补

中益气。清热利小便，故除浮肿胪胀，痞满寒热，通身疼痛，乳难，足阳明热也。喉痹者，手少阳三焦、手少阴心家热也。涕泪，肺肝热也。清阳明、三焦、心部之热，则上来诸病自除。

主治参互

仲景治伤寒病百合证，有柴胡百合汤。同知母、贝母、天门冬、麦门冬、百部、桑根白皮、薏苡仁、枇杷叶，治肺热咳嗽及吐脓血。同麦门冬、白芍药、甘草、通脱木，利大小便。同知母、柴胡、竹叶，治寒热邪气，通身疼痛。同白芍药、炙甘草、麦门冬、五味子，补中益气。同白芍药、白茯苓、车前子、桑根白皮，治浮肿。

简误

中寒者勿服。

知　母

味苦，寒，无毒。主消渴热中，除邪气，肢体浮肿，下水，补不足，益气。疗伤寒，久疟烦热，胁下邪气，膈中恶，及风汗内疸。多服令人泄。

疏：知母禀天地至阴之气，故味苦气寒而无毒。《药性论》：兼平，《日华子》：兼甘，皆应有之。入手太阴、足少阴经。苦寒能除烦热，至阴能入骨，故主消渴热中，除邪气。脾肾俱虚则湿热客之，而成肢体浮肿。肺为水之上源，肾属水，清热滋肺金，益水脏，则水自下矣。补不足者，清热以滋金水之阴，故补不足。热散阴生，故益气。苦寒至阴之性，烦热得之即解，故疗伤寒，久疟烦热，及胁下邪气。凡言邪者，皆热也。膈中恶，即邪恶之气中于膈中也。风汗者，热则生风，而汗自出也。内疸者，即女劳色疸也。热火既散，阴气即生，故主上来诸证也。多服令人泄者，阴寒之物，其味复苦，则必伤脾胃生发之气，故作泄也。

主治参互

入白虎汤，解伤寒阳明证。口渴，

头疼烦热，鼻干不得眠，加竹叶、麦门冬，名竹叶石膏汤。治阳明经前证，大渴引饮，头疼欲破，因作劳而得者，加人参，名人参白虎汤。汗后烦热不解亦用之。同麦门冬、石膏、贝母、橘红、鳖甲、青蒿、牛膝，治久疟烦热而渴。同贝母、天门冬、麦门冬、沙参、甘草、桑白皮、枇杷叶、五味子、百部，治阴虚咳嗽。同黄柏、车前子、木通、天门冬、生甘草，治强阳不痿。

简误

阳痿及易举易痿，泄泻脾弱，饮食不消化，胃虚不思食，肾虚溏泄等证，法并禁用。

贝　母

味辛、苦，平，微寒，无毒。主伤寒烦热，淋沥邪气，疝瘕，喉痹，乳难，金疮风痉，疗腹中结实心下满，淅淅恶风寒。目眩，项直，咳嗽上气，止烦热渴，出汗，安五脏，利骨髓。厚朴、白薇为之使。畏秦艽。反乌头。

疏　贝母在地则得土金之气，在天则禀清肃之令，故味辛平。《别录》：兼苦，微寒无毒。入手太阴、少阴。阴中微阳，可升可降，阴也。色白象金而主肺。肺有热，因而生痰，或为热邪所干，喘嗽烦闷，必此主之。其主伤寒烦热者，辛寒兼苦，能解除烦热故也。淋沥者，小肠有热也。心与小肠为表里，清心家之烦热，则小肠之热亦解矣。邪气者，邪热也。辛以散结，苦以泄邪，寒以折热，故主邪气也。经曰：一阴一阳结为喉痹。一阴者，少阴君火也；一阳者，少阳相火也。解少阴、少阳之热，除胸中烦热，则喉痹自愈矣。乳难者，足厥阴、足阳明之气结滞而不通。辛能散结气，通其结滞则乳难自瘳。热解则血凉，血凉则不痛，故主金疮。热则生风，故主风痉。《别录》又疗腹中结实心下满，洗洗恶风寒者，肺主皮毛也。

目眩者，热上攻也。项直即风痉也。咳嗽上气，气上逆也。烦热渴，邪不解，汗不出者，邪热盛也。其性专能散结除热，则上来诸证皆自愈矣。病去则五脏自安，骨髓自利也。

主治参互

同知母、前胡、葛根、麦冬、甘草，治阳明斑疹初发，壮热喘嗽有痰，不得眠，即《本经》所谓：伤寒烦热邪气。君橘皮、前胡、石膏、知母、麦门冬、竹沥，治痰疟。同知母、天麦门冬、桑白皮、枇杷叶、百部、桔梗、甘草，治肺热咳嗽及胸中烦热。同生甘菊、紫花地丁、金银花、白及、白蔹、鼠粘子、甘草、夏枯草，治一切热毒，消一切痈疽。同鼠粘子、玄参、栝楼根、白僵蚕、甘草、桔梗，治风痉。同郁金、橘叶、连翘、栝楼根、鼠粘子、夏枯草、山慈菇、山豆根、玄参，消一切结核、乳岩、瘰疬。同百部、百合、薏苡仁、麦冬、苏子、郁金、童便、竹沥、鱼腥草，治肺热吐脓血。同番降香、郁金、橘红、远志、苏梗、苏子、香附、白豆蔻，开郁痰；加抚芎、神曲，并解一切气郁。

简误

寒湿痰及食积痰火作嗽，湿痰在胃恶心欲吐，痰饮作寒热，脾胃湿痰作眩晕，及痰厥头痛，中恶呕吐，胃寒作泄，法应以辛温燥热之药，如南星、半夏、天麻、苍白术、茯苓之类治之者，并禁用。

白　芷

味辛，温，无毒。主女人漏下赤白，血闭阴肿，寒热，头风侵目泪出，长肌肤润泽，可作面脂。疗风邪，久渴宜作泻，呕吐，两胁满，风痛头眩目痒。可作膏药，面脂，润颜色。

疏： 白芷得地之金气，兼感天之阳气，故味辛气温，无毒。其气香烈，亦芳草也。入手足阳明、足太阴。走气分，亦走血分，升多于降，阳也。性善祛风，能蚀脓，故主妇人漏下赤白。辛以散之，温以和之，香气入脾，故主血闭阴肿，寒热，头风侵目泪出。辛香散结而入血止痛，故长肌肤。芬芳而辛，故能润泽。辛香温散，得金气，故疗风邪久泻，风能胜湿也。香入脾，所以止呕吐。疗两胁风痛，头眩目痒，祛风之效也。兼可作膏药，面脂，润颜色，乃祛风散结之余事耳。

主治参互

同芍药、黄芪、当归、地黄、续断、杜仲、益母草、香附、白胶，主漏下赤白；加牛膝，主血闭阴肿寒热。同甘菊、细辛、藁本、决明子、蒺藜子、荆芥穗、辛夷，治头风侵目泪出。同黄芪、甘草、地黄、麦冬、五味子，能长肉。同黄芪、甘草、茜草、皂角刺、金银花、夏枯草、地黄、赤芍药，排脓止痛消痈肿。同升麻、柴胡、干葛、羌活，治湿泄。同羌独活、防风、荆芥、蒺藜、胡麻仁、甘菊花、何首乌，治风邪。同贝母、漏芦、连翘、金银花、夏枯草、蒲公英、紫花地丁、橘皮，消乳痈结核。《衍义》蚀脓方：白芷一两，单叶红蜀葵根二两，白芍药、白矾烧枯各半两，别研，余俱为细末，黄蜡丸如梧子大。空腹及饭前米饮下十九或十五丸。俟脓尽，仍别以他药补之。同雄黄烧，可以辟蛇。同白芍药，治痘疮作痒，及皮肤瘙痒。

简误

白芷性升而温，呕吐因于火者，禁用。漏下赤白，阴虚火炽血热所致者，勿用。痈疽已溃，宜渐减去。

淫羊藿

味辛，寒，无毒。主阴痿绝阳，茎中痛，利小便，益气力，强志坚筋骨，消瘰疬赤痈，下部有疮，洗出虫。丈夫久服，令人无子。薯蓣为之使。

疏： 淫羊藿本得金土之气，而上感天之阳气，故其味辛甘，其气温而无毒。《本经》言寒者，误也。入手厥阴，为补命门之要药，亦入足少阴、厥阴。可升可降，阳也。辛以润肾，甘温益阳气，故主阴痿绝阳，益气力，强志。茎中痛者，肝肾虚也。补益二经，痛自止矣。膀胱者，州都之官，津液藏焉，气化则能出矣。辛以润其燥，甘温益阳气以助其化，故利小便也。肝主筋，肾主骨，益肾肝则筋骨自坚矣。辛能散结，甘能缓中，温能通气行血，故主瘰疬赤痈，及下部有疮，洗出虫。丈夫久服令人无子者，因阳旺则阳道数举，频御女而精耗散，故无子也。一名仙灵脾。柳文作毗。毗者，人脐也。脐为命蒂，故主入命门。修事如雷公法。

主治参互

淫羊藿，阳草也。甘温益阳气，辛则走而能补，宜与白蒺藜、甘枸杞、肉苁蓉、五味子、牛膝、山茱萸同用，为补阳之妙剂。渍醇酒饮，益丈夫，兴阳道，理腰膝冷，亦治偏风不遂。大约每藿一斤，渍酒十斤，如常法，勿令过醉。修事时忌鸡犬妇人见。与五味子等份为末，炼蜜丸如梧子大，每三十丸姜茶汤下，治三焦咳嗽，腹满不饮食，气不顺。《圣济总录》：治目昏生翳，用仙灵脾、生王瓜（即小瓜蒌红色者）等份为末。每服一钱，茶下，日三服。《百一选方》：治病后青盲目，日近者可治。仙灵脾一两，淡豆豉一百粒，水一碗半，煎一碗，顿服即愈。《普济方》：治小儿雀盲。仙灵脾、晚蚕蛾各半两，炙甘草、射干各二钱半，为末，羊肝一枚切开，掺药末二钱，扎定，以黑豆一合，米泔一盏，同煮熟。分二次食，以汁送之。痘疹入目，用仙灵脾、威灵仙等份为末，每服五分，米汤下。

简误

虚阳易举，梦遗不止，便赤口干，强阳不痿，并忌之。

黄芩

味苦，平，大寒，无毒。主诸热，黄疸，肠澼泄痢，逐水，下血闭，恶疮疽蚀，火疡，疗痰热，胃中热，小腹绞痛，消谷，利小肠，女子血闭，淋露下血，小儿腹痛。

其子：主肠澼脓血。山茱萸、龙骨为之使。恶葱实。畏丹砂、牡丹、藜芦。

疏：黄芩禀天地清寒之气，而兼金之性，故味苦平，无毒。《别录》益之以大寒。味厚气薄，阴中微阳，可升可降，阴也。入手太阴、少阴、太阳、阳明，亦入足少阳。其性清肃，所以除邪；味苦所以燥湿；阴寒所以胜热，故主诸热。诸热者，邪热与湿热也。黄疸、肠澼泄痢，皆湿热胜之病也。折其本则诸病自瘳矣。苦寒能除湿热，所以小肠利而水自逐，源清则流洁也。血闭者，实热在血分，即热入血室，令人经闭不通。湿热解则荣气清而自行也。恶疮疽蚀者，血热则留结而为痈肿溃烂也。火疡者，火气伤血也。凉血除热则自愈也。《别录》消痰热者，热在胸中则生痰火，在少腹则绞痛，小儿内热则腹痛。胃中湿热去，则胃安而消谷也。淋露下血，是热在阴分也。其治往来寒热者，邪在少阳也。五淋者，湿热胜所致也。苦寒清肃之气胜，则邪气自解，是伐其本也。

主治参互

入仲景小柴胡汤，治伤寒寒热邪在少阳。亦治少阳疟往来寒热，伤寒心下痞满。泻心汤凡四方，皆用黄芩，以其主诸热，利小肠故也。又太阳病下之，利不止，喘而汗出者，有葛根黄芩黄连汤。又太阳少阳合病下痢，黄芩汤。成无己言：黄芩苦而入心，泄痞热，是黄芩能入手少阴、阳明，手足太阴、少阳

六经明矣。盖以苦入心，寒胜热，泄心火，去脾湿，则胃火不熏蒸于肺，乃所以救肺也。同芍药、黄连、炙甘草、车前子、防风、升麻，治湿热作泄腹痛。同芍药、黄连、炙甘草、滑石、升麻，治滞下腹痛。洁古：风热有痰，眉眶作痛，酒浸黄芩，同白芷、天麻等份为末，每服二钱，茶调下。同芍药、麦门冬、白术，能安胎清热。一味为末，酒服，治灸疮血出不止。一切火丹，为细末，鸡子清调敷。又治驴马负重伤破，洗净敷之，主生肌肉。

简误

黄芩为苦寒清肃之药，功在除热邪而非补益之品。当与黄连并列。虽能清湿利热消痰，然苦寒能损胃气而伤脾阴，脾肺虚热者忌之。故凡中寒作泄，中寒腹痛，肝肾虚而少腹痛，血虚腹痛，脾虚泄泻，肾虚溏泻，脾虚水肿，血枯经闭，气虚小水不利，肺受寒邪喘咳，及血虚胎不安，阴虚淋露，法并禁用。

狗脊

味苦、甘，平、微温，无毒。主腰背强，机关缓急，周痹寒湿膝痛，颇利老人，疗失溺不节，男子脚弱腰痛，风邪淋露，少气，目暗，坚脊利俯仰，女子伤中，关节重。萆薢为之使，恶败酱。

疏：狗脊禀地中冲阳之气，而兼感乎天之阳气，故其味苦，其气平。《别录》云：甘，微温，无毒，兼火化也。苦能燥湿，甘能益血，温能养气，是补而能走之药也。入足少阴。肾主骨，骨者肾之余也。肾虚则腰背强，机关有缓急之病。滋肾益气血，则腰背不强，机关无缓急之患矣。周痹寒湿膝痛者，肾气不足而为风寒湿之邪所中也。兹得补则邪散痹除而膝亦利矣。老人肾气衰乏，肝血亦虚，则筋骨不健。补肾入骨，故利老人也。失溺不节，肾气虚脱

故也。经曰：腰者肾之府，动摇不能，肾将惫矣。此腰痛亦指肾虚而为湿邪所乘者言也。气血不足，则风邪乘虚客之也。淋露者，肾气与带脉冲任俱虚所致也。少气者，阳虚也。目得血而能视，水旺则瞳子精明。肝肾俱虚故目暗。女子伤中，关节重者，血虚有湿也。除湿益肾，则诸病自瘳。坚脊，俯仰利矣。

主治参互

得鹿茸、白蔹、艾、茯苓、蛇床子，治室女冲任带脉三经虚寒下白带。得牛膝、菟丝子、地黄、山茱萸、白胶、杜仲，固精强骨壮腰肾。得沉香、牛膝、石斛、木瓜、五加皮、白鲜皮、菊花、漆叶❶、蒺藜子，能通利关节，除五缓六急。

简误

肾虚有热，小水不利，或短涩赤黄，口苦舌干，皆忌之。

茅 根

味甘，寒，无毒。主劳伤虚羸，补中益气，除瘀血血闭寒热，利小便，下五淋，除客热在肠胃，止渴坚筋，妇人崩中。久服利人。

疏：茅根正禀土之冲气，而兼感乎春阳生生之气以生，故其味甘，气寒而无毒。入手少阴，足太阴、阳明。劳伤虚羸必内热。甘能补脾，甘则虽寒而不犯胃，甘寒能除内热，故主劳伤虚羸。益脾所以补中，除热所以益气，甘能益血。血热则瘀，瘀则闭，闭则寒热作矣。寒凉血，甘益血。热去则血和，和则瘀消而闭通，通则寒热自止也。小便不利由于内热也。热解则便自利。淋者，血分湿热所致也，凉血益血则淋自愈，而肠胃之客热自解。津液生而渴亦止矣。肝藏血而主筋。补血凉肝则筋坚矣。血热则崩。凉血和血，崩自愈矣。血热则妄行，溢出上窍为吐，为咯，为鼻衄、齿衄。凉血和血则诸证自除。益脾补中利小便，故亦治水肿、黄疸，而兼理伤寒哕逆也。

主治参互

同麦冬、生地、枸杞子，治劳伤内热。同生地、麦冬、苏子、枇杷叶、白芍药、甘草、蒲黄、童便，治诸血。同牛膝、生地黄、童便，治血热经枯而闭。同竹茹、麦冬、石膏、人参，治伤寒胃热哕逆。同芍药、赤小豆、赤白茯苓、车前子、薏苡仁、木瓜、石斛、木通，治水肿。同枇杷叶、竹茹、麦门冬，治火炎内热，反胃上气。同生地、天麦门冬、车前子、牛膝、白茯苓、黄柏、五味子、枸杞子、童便，治溺血。

简误

因寒发哕，中寒呕吐，湿痰停饮发热，并不得服。

紫 菀

味苦、辛，温，无毒。主咳逆上气，胸中寒热结气，去蛊毒，痿蹶，安五脏，疗咳唾脓血，止喘悸，五劳体虚，补不足，小儿惊痫。款冬为之使。恶瞿麦、雷丸、远志。畏茵陈蒿。

疏：紫菀感春夏之气化，而兼得地中之金性，故味苦温。《别录》：兼辛无毒。入手太阴，兼入足阳明。苦以泄之，辛以散之，温以行之。辛先入肺，肺主诸气，故主咳逆上气，胸中寒热结气。去蛊毒，亦辛之力也。痿蹶者，阳明之湿热熏蒸于肺，则肺热而津液不能下滴，伤其气化，以困水之上源，故为痿蹶也。肺为五脏之华盖，而主诸气。肺安则能朝百脉，散精布液于各脏，故云：安五脏也。疗咳逆吐脓血，止喘悸者，散肺家之邪也。能安五脏，故治五劳及体虚不足。小儿惊痫亦虚而有热故也，热散则惊痫自止矣。得蜜蒸焙良。

主治参互

《古今传信方》：治久嗽。紫菀、款

---

❶ 漆叶：四库本作"泽泻"。

冬花各一两，百部半两，为末作散。每服三钱，生姜三片，乌梅一枚，同煎汤下，食后、临卧各一服。入嚼化丸，治阴虚咳嗽。《千金方》：治妇人猝不得小便，紫菀末，以井花水服三撮，便通。小便血，服五撮便止。《斗门方》：治缠喉风喉闭，饮食不通欲死者，返魂草根一茎，洗净，纳入喉中，取恶涎出即瘥，神效。更以马牙硝津咽之，即绝根。一名紫菀，南人呼为夜牵牛。《全幼心鉴》：治小儿咳嗽声不出者，紫菀末、杏仁泥等份，入蜜同研，丸芡实大，每服一丸，五味子汤化下。

简误

观其能开喉痹，取恶涎，则辛散之功烈矣。而其性温，肺病咳逆喘嗽，皆阴虚肺热证也。不宜专用及多用，即用亦须与天门冬、百部、麦冬、桑白皮苦寒之药参用，则无害。

紫 草

味苦，寒，无毒。主心腹邪气，五疸，补中益气，利九窍，通水道，疗腹肿胀满痛。以合膏，疗小儿疮及面皯。

疏：紫草禀天地阴寒清和之气，故味苦气寒而无毒。入足少阴、厥阴。为凉血之圣药，故主心腹邪热之气。五疸者，湿热在脾胃所成。去湿除热利窍，其疸自愈。邪热在内能损中气。邪热散即能补中益气矣。苦寒性滑，故利九窍而通利水道也。腹肿胀满痛者，湿热瘀滞于脾胃，则中焦受邪而为是病。湿热解而从小便出，则前证自除也。合膏药，疗小儿痘疮及面皯，皆凉血之效也。

主治参互

同红花子、生地黄、甘草、贝母、牡丹皮，浓煎，加生犀角汁，量儿大小，以四十九匙至半盏为度，治痘疮深红色，或紫、或黑陷干枯，便闭，神效。若在

一朝及二朝内，稍有元气，虽危可生。痘疔痘毒咸治之。惟痘毒须加黄芪、金银花、鼠粘子；痘疮夹斑疹者，加硬石膏、麦冬、知母、竹叶。一二剂即去之。

简误

紫草苦寒而能通利九窍，痘疮家气虚脾胃弱，泄泻不思食，小便清利者，俱禁用。

前 胡

味苦，微寒，无毒。主疗痰满，胸胁中痞，心腹结气，风头痛，去痰实下气。治伤寒寒热，推陈致新，明目益精。半夏为之使。恶皂荚。畏藜芦。

疏：前胡得土金之气，而感秋冬之令，故味苦微寒无毒。入手太阴、少阳。阳中之阴，降也。应有甘辛平，寒而能降，所以下气，故除痰满，胸胁中痞，心腹结气，痰厥头风痛，去痰下气，治伤寒寒热，推陈致新，能去实热及时气内外俱热。单煮服之；亦治一切气，破痰结，及邪热骨节烦闷，气喘咳嗽，兼散风邪也。

主治参互

同白前、杏仁、桑白皮、甘草、桔梗，能豁风热痰壅，喘嗽下气。入青礞石滚痰丸中，代黄芩，治一切实痰有殊功，其用黄芩者误也。同羌活、干葛、柴胡、黄芩、栝楼根，治时疫寒热。

简误

前胡苦辛微寒之药也。能散有余之邪热实痰，而不可施诸气虚血少之病。故凡阴虚火炽，煎熬真阴，凝结为痰而发咳嗽；真气虚而气不归元，以致胸胁逆满；头痛不因于痰而因于阴血虚；内热心烦，外现寒热而非外感者，法并禁用。明目益精，厥理亦谬。

白鲜

味苦、咸，寒，无毒。主头风黄疸，咳逆，淋沥，女子阴中肿痛，湿痹死肌，不可屈伸起止行步，疗四肢不安，时行腹中大热饮水，欲走大呼，小儿惊痫，妇人产后余痛。恶螵蛸、桔梗、茯苓、萆薢。

疏：白鲜皮禀天地清燥阴寒之气，其味苦寒。《别录》：兼咸无毒。降多于升，阴也。入足太阴、阳明，兼入手太阳。苦能泄热，寒能除热，故主头风有火证。性寒而燥，能除湿热，故主五疸。咳逆者，实火上冲也。得寒而散，则咳逆止矣。淋沥及女子阴中肿痛，亦皆下部湿热乘虚客肾与膀胱所致也。湿痹死肌，不可屈伸起止行步者，地之湿气感则害人皮肉筋脉也。脾主四肢，恶湿而喜燥。今为湿邪所干，故四肢不安也。时行腹中大热，因而饮水。大呼欲走者，邪热盛也。小儿惊痫，亦热则生风之候也。散湿除热，蔑不济矣。妇人产后余痛，应是血虚而热，非所宜也。

主治参互

得牛膝、石斛、薏苡仁、黄柏、苍术，疗足弱顽痹。去下部湿热，多加金银花，佐以汉防己，治下部一切湿疮。

简误

下部虚寒之人，虽有湿证勿用。

紫参

味苦、辛，寒、微寒，无毒。主心腹积聚，寒热邪气，通九窍，利大小便，疗肠胃大热，唾血衄血，肠中聚血，痈肿诸疮，止渴益精。畏辛夷。甄权：主散瘀血，妇人血闭不通。好古：主狂疟，鼽血，血利。苏恭：主金疮。

疏：紫参禀地之阴气，兼得天之寒气，故味苦辛，气寒而无毒。气味俱厚，阴也，降也。入足厥阴，亦入足太阳、阳明。专入血分，

为除热散结逐血之要药，故主心腹积聚，寒热邪气，通九窍，利大小便，略同紫草也。苦以燥湿泄热，辛以散结，寒以除邪气，故疗肠胃大热，唾血衄血，肠中聚血。亦主痈肿诸疮者，荣气热则留瘀而成痈肿，血凉而活，则自散也。能散瘀血，故主妇人血闭不通。疟有血蓄则狂。阳明热则衄血。湿热在肠胃，则血瘀滞而成血痢。除热活血，故亦主金疮。

主治参互

仲景《金匮玉函经》：滞下纯血，紫参汤主之。《圣惠方》：治吐血不止。用紫参、阿胶、甘草等份，为末，乌梅汤或糯米汤服一二钱。

简误

妇人血枯经闭禁用。男子劳伤吐血，阳气虚乏，脾胃弱者禁用。

藁本

味辛、苦，温、微温、微寒，无毒。主妇人疝瘕，阴中寒肿痛，腹中急，除风头痛，长肌肤，悦颜色，辟雾露，润泽，疗风邪亸曳，金疮。可作沐药，面脂。

实：主风流四肢。恶䕡茹。

疏：藁本感天之阳气，兼得地之辛味，故味辛气温。《别录》：兼苦。从火化也。无毒。入足太阳经。温能通，苦能泄，大辛则善散，气厚则上升，阳也。妇人疝瘕，阴中寒肿痛，腹中急，皆太阳经寒湿邪为病也；风头痛者，风中于太阳经也，此药正入本经，故悉主之。凡痈疮皆血热壅滞，毒气浸淫于肌肉，以致溃烂不收。辛散苦泄则毒解滞消，肌肉自长矣。悦颜色者，即去风作面脂之义也。辟雾露，疗风邪者，辛温芬芳，开发升散之力也。亸曳，金疮，及甄权治一百六十种恶风鬼疰，流入腰痛冷，能化小便，通血，作沐药面脂。《日华子》：去皮肤疵皯❶，酒齇粉刺。元素：主太阳

---

❶ 皯：面色枯焦黝黑。《列子·黄帝》："燋然肌色皯黣。"

经头痛，巅顶痛，及大寒犯脑，痛连齿颊。东垣：主头面身体皮肤风湿。皆风邪湿气干犯太阳经所致也。好古主督脉为病，脊强而厥者，督脉并足太阳经夹脊而上故也。

主治参互

用羌活、细辛、川芎、葱白，治寒邪郁于足太阳经，头痛、巅顶痛，非此不能除。与木香同用，治雾露、疗清邪中于上焦。与白芷同作面脂。治小儿疥癣，煎汤浴之，并以浣衣。治风又治湿，各从其类也。

简误

温病头疼发热口渴，或骨疼；及伤寒发于春夏，阳证头疼；产后血虚火炎头痛，皆不宜服。

萆薢

味苦、甘，平，无毒。主腰背痛强，骨节风寒湿周痹，恶疮不瘳，热气伤中恚怒，阴痿失溺，关节老血，老人五缓。薏苡为之使。畏葵根、大黄、柴胡、前胡。

疏：萆薢得火土之气，而兼禀乎天之阳气，故味苦甘平，无毒。阳中之阴，降也。入足阳明、少阴、厥阴。为祛风除湿，补益下元之要药，故主腰背痛强，骨节风寒湿周痹。恶疮不瘳，热气伤中，恚怒，阴痿失溺，关节老血，老人五缓，正以苦能燥湿，甘入脾而益血，故悉主之。甄权又主冷风痛[1]痹，腰脚瘫痪不遂，手足惊掣，男子腰痛久冷，肾间有湿，膀胱宿水。《日华子》：主头旋痫疾，补水脏，坚筋骨，益精明目，中风失音。海藏主肝虚。李氏治白浊，茎中痛，痔漏坏疮。以上诸证无非阳明湿热流入下焦，客于肝肾所致。此药祛阳明之湿热以固下焦，故能去浊分清，而疗下元虚冷湿邪为病也。

主治参互

得牛膝、木瓜、薏苡仁、黄柏、骨碎补、续断、杜仲、石斛、生地黄、狗脊，治腰脊痛强骨节；加术、菖蒲、茯

苓，治周痹。同黄芪、生地黄、金银花、皂角刺、皂荚子、牛膝、木瓜、石斛、薏苡仁、海风藤、白僵蚕、胡麻，治恶疮久不瘳。同莲子、茯苓、车前子、木通、泽泻、牛膝、黄柏、甘草，可分清除湿。《杨氏家藏方》：治真元不足，下焦虚寒，小便频数，白浊如膏，有萆薢分清饮。又杨子建《万金护命方》云：凡人小便频数，不计度数，便时茎中痛不可忍者，此疾必先大腑不通，水液只就小肠，大腑愈加干竭，甚则浑身热[2]，心躁，如此即重证也。此疾本因贪酒色，积有热毒，腐物瘀血之类乘虚流入于小肠，故便时作痛也。不饮酒者，必平生过食辛热荤腻之物，又因色伤而然。此乃小便频数而痛，与淋证涩而痛者不同也。宜用萆薢一两，水浸少时，以盐半两同炒，去盐为末。每服二三钱，水一盏煎八分，和滓服之。使水道转入大肠，仍以葱汤频洗谷道，令气得通，则小便数及痛自减也。

简误

萆薢本除风湿，若下部无湿，阴虚火炽以致溺有余沥，茎中痛，此真阴不足之候也。无湿肾虚腰痛，并不宜服。

菝葜、土茯苓，与萆薢形虽不同，而主治不甚相远。李氏疑为一物数种，理或然也。总之，皆善除湿祛风消水，去浊分清，固下焦元气，故能兴阳道而主诸痹，及恶疮不瘳也。

"主治"及"简误"并同前。忌茗，醋。

白薇

味苦、咸，平、大寒，无毒。主暴

---

[1] 痛：痹也。
[2] 热：四库本无此字。

中风身热支满，忽忽不知人，狂惑邪气，寒热酸疼，温疟洗洗，发作有时。疗伤中淋露，下水气，利阴气，益精。久服利人。

疏： 白薇全禀天地之阴气以生，《本经》：味苦咸平。《别录》益之以大寒，无毒可知已。暴中风身热支满者，阴虚火旺则内热，热则生风，火气烦灼，故令支满。火旺内热则痰随火涌，故令神昏忽忽不知人也。狂惑邪气，寒热酸疼，皆热邪所致也。阴气不足，则阳独盛而为热。心肾俱虚，则热收于内而为寒，此寒热之所以交作，寒热作则荣气不能内荣，是以肢体酸疼也。先热而后寒者名曰温疟。疟必因暑而发，阴气不足则能冬不能夏，至夏而为暑邪所伤，秋必发为温疟。故知温疟之成未有不由阴精不守而得者。若夫阴精内守，则暑不能侵，疟何自而作耶？上来诸证皆由热淫于内之所发。经曰：热淫于内，治以咸寒。此药味苦咸而气大寒，宜其悉主之也。《别录》疗伤中淋露者，女子荣气不足则血热，血热故伤中，淋露之候显矣。除热益阴，则血自凉，荣气调和，而前证自瘳也。水气亦必因于湿热，能除热则水道通利而下矣。终之以益精者，究其益阴除热功用之全耳。

主治参互

妇人调经种子方中，往往用之。不孕缘于血少血热，其源必起于真阴不足，真阴不足则阳胜而内热，内热则荣血日枯，是以不孕也。益阴除热则血自生旺，故令有孕也。其方以白薇为君，佐以地黄、白芍药、当归、苁蓉、白胶、黄柏、杜仲、山茱萸、天麦门冬、丹参，蜜丸，久服可使易孕。凡温疟、瘅疟，久而不解者，必属阴虚，除疟邪药中，多加白薇主之则易瘳。凡治似中风证，除热药

中，亦宜加而用之良。天行热病得愈，或愈后阴虚内热，及余热未除者，随证随经应投药中宜加之。

简误

白薇苦咸大寒之药，凡伤寒及天行热病或汗多亡阳；或内虚不思食，食亦不消；或下后内虚，腹中觉冷；或因下过甚，泄泻不止，皆不可服。

大 青

味苦，大寒，无毒。主疗时气头痛，大热口疮。

疏： 大青禀至阴之气，故味苦，气大寒无毒。甄权云：大青臣，味甘，能去大热，治温疫寒热。盖大寒兼苦，其能解散邪热明矣。经曰：大热之气，寒以取之，此之谓也。时行热毒头痛，大热口疮，为胃家实热之证，此药乃对病之良药也。

主治参互

《千金方》：小儿口疮，大青十八铢，黄连十二铢，水三升，煮一升。日二服，以瘳为度。《肘后方》：热病下利困笃者，大青汤。大青四两，甘草、赤石脂各三两，豉八合，水一斗，煮三升，分三服，不过二剂瘥。《保幼大全》方：小儿猝然肚皮青黑，乃血气失养，风寒乘之，危恶之候也。大青为末，纳口中，以酒送下。

简误

大青乃阴寒之物，止用以祛除天行热病，而不可施之虚寒脾弱之人。

卷九　草部中品之下

总七十八种，今疏其要者三十六种，又移入木部一种，果部一种，菜部四种。

艾叶　恶实　水萍　王瓜　地榆
大小蓟　海藻　泽兰地笋　昆布　防己
天麻　阿魏　高良姜　百部根　茴香子
款冬花　红蓝花　牡丹　京三棱　姜黄
青黛　郁金　芦荟　延胡索　肉豆蔻
补骨脂　缩砂蜜　蓬莪术　白前　白约
子　莎草根　胡黄连　鳢肠　使君子
白豆蔻　剪草

霍香木部移入　豆蔻果部移入

假苏　苏　香薷　薄荷以上菜部移入

艾　叶

味苦，微温，无毒。主灸百病。可作煎，止下痢，吐血，下部䘌疮，妇人漏血。利阴气，生肌肉，辟风寒，使人有子。作煎勿令见风。弘景：捣汁止伤血，杀蛔虫。苏恭：止衄血，下血，脓血痢，主崩血，金疮，安胎。苦酒作煎治癣。《大明》：治妇人带下，霍乱转筋。

疏：艾叶禀天地之阳气以生，故味苦微温，熟则大热。可升可降，其气芳烈，纯阳之草也，故无毒。入足太阴、厥阴、少阴三经。烧则热气内注，通筋入骨❶，故灸百病。性能通窍，辟恶杀鬼精，故止鬼击吐血。芳烈之气必燥，故主下部䘌疮。其治妇人漏血，利阴气，生肌肉者，皆以之导引凉血补血药为用者也。使人有子，盖指气血两虚之人，风寒乘虚入子宫不孕者设也。辟风寒，其性辛温也。捣汁服止伤血者，生寒而兼辛散也。杀蛔虫者，辛而苦也。主衄血者，伤寒邪热郁而不汗则发衄也。风邪入大肠则下血，湿热伤脾胃则下痢脓血。

煮则上升，故亦止崩漏也。理金疮，血热则行也。胎为风寒之气所犯则不安，风寒散则胎自安也。苦酒作煎治癣甚良者，杀虫之功也。治妇人带下，温中除湿而升也。止霍乱转筋者，因寒而得也。为治白带之要药，调经之妙品，故妇人方多须之。

主治参互

艾叶能灸百病，陈久者良。入红铅蒸脐，补阳虚，温脾胃。治妇人月事不调，血少无热证者，同香附醋浸，入四物汤加阿胶、枳壳，神效。《金匮要略》：妇人有漏下者，有半产后下血不绝者，有妊娠下血者，并以胶艾汤主之。阿胶二两，艾叶三两，川芎、甘草各二两，当归、地黄各三两，芍药四两，水五升，清酒五升，煮取三升，纳胶令消尽。每温酒一升，日三服。妊娠、产后、血虚人作痢下血，用胶艾汤，蕲艾、阿胶、白芍药、人参、橘皮、甘草。胎前加黄芩，产后入当归。烧烟入管中，熏狐惑虫䘌良。非时不正之气伤人，发为头痛壮热，因于寒者，用干艾叶三升，水一斗，煮取一升顿服，取汗，出《肘后方》。《妇人良方》治妊娠风寒卒中，不省人事，状如中风。用熟艾三两，米醋和炒极热，以绢包熨脐下，良久即解。蛔虫咬，或心痛如刺，口吐清水。白熟艾一升，水三升，煮取一升服，吐虫出。或取生艾捣汁，五更先食香脯一片，乃饮一升，当下虫出。鹅掌风，用蕲艾五两，水四五碗，煮五六滚，入大口瓶，覆以麻布二层，熏掌心，如冷，炖热再熏，

---

❶　骨：四库本作"足"。

137

如神。发背初起，急灸疮头，不痛灸至痛，痛灸至不痛，夺命神方也。纵溃，毒气外泄，不致内攻矣。若未溃，疮头用湿纸贴上，看先干处是也，即于此灸。臁疮年久，口冷不合者，用艾烟熏之。

简误

艾性纯阳，善辟风寒湿气及非时邪气。然性气芳烈而燥热，凡妇人胎动不安由于热，而不由于寒；妊娠下痢脓血由于暑湿、肠胃热甚，而非单湿为病；崩中由于血虚内热；经事先期由于血热；吐血不由于鬼击中恶；霍乱转筋不由于寒邪，而由于脾胃虚弱停滞，或伤暑所致；不孕由于血虚而不由于风寒入子宫，法并忌之。

恶 实

味辛，平。主明目，补中，除风伤。

疏： 恶实至秋而成，得天地清凉之气。《本经》言：辛平。藏器：兼苦。升多于降，阳也。入手太阴、足阳明经。为散风、除热、解毒之要药。辛能散结，苦能泄热，热结散则脏气清明，故明目而补中。风之所伤，卫气必壅，壅则发热。辛凉解散则表气和，风无所留矣，故除风伤。藏器主风毒肿，诸瘘。元素主润肺散结气，利咽膈，去皮肤风，通十二经者，悉此意耳。故用以治瘾疹、痘疮，尤获奇验。

主治参互

同赤柽木，为疹家要药。同浮萍等份为末，治风热瘾疹，薄荷汤下，每服二钱，日进二服。同紫草、犀角、生地黄，治天行痘疮，血热干枯不得出，有神。《痘疹要诀》：治咽喉痘疮。牛蒡子二钱，桔梗一钱五分，粉草节七分，水煎服。《和剂局方》：治痘疮出不快，时壮热狂躁，咽膈壅塞，大便秘涩，小儿咽肿不利。牛蒡子炒一钱二分，荆芥穗二分，甘草四分，水煎，温服。已出亦

可服。名必胜散。若大便利者勿用。《延年方》：治风龋牙疼，单用一味煎汤，含漱吐去。《袖珍方》：治便痈肿痛。用牛蒡子二钱，炒研，入蜜一匙，朴硝一匙，空心温酒服。刘禹锡《传信方》：疗暴中风。用紧细牛蒡子根，取时避风，以竹刀或荆刀刮去土，用生布拭了，捣绞取汁一大升，和蜜四大合，温分二服，得汗出，便瘥。

简误

恶实性冷而滑利，痘疮家惟宜于血热便闭之证。若气虚色白，大便自利或泄泻者，慎勿服之。痧疹不忌泄泻，故用之无妨。痈疽已溃，非便闭不宜服。

水 萍

味辛、酸，寒，无毒。主暴热身痒，下水气，胜酒，长须发，主消渴，下气。以沐浴生毛发。久服轻身。一名水花。

疏： 水萍专得水气之清阴，故味辛气寒。《别录》：兼酸无毒。盖其体轻浮，其性清燥，能祛湿热之药也。热气郁于皮肤则作痒。味辛而气清寒，故能散皮肤之湿热也。寒能除热，燥能除湿，故下水气。酒性湿热，而萍之质不沉于水，其气味辛寒，轻清而散，故能胜酒。血热则须发焦枯而易堕。凉血则荣气清而须发自长矣。《别录》主消渴者，以湿热之邪去，则津液自生而渴自止也。其曰：下气，以沐浴生毛发者，亦以寒能除热，凉血之验也。热邪不干，荣气清旺则能获轻身矣。

主治参互

苏颂曰：治恶疾疠疮遍身者，浓煮汁，浴半日，多效。《圣惠方》：少年面疱，挪❶浮萍饮之，亦可饮汁少许。《千金翼方》治小便不利，膀胱水气流滞。

───────

❶ 挪：揉搓。原作"挼"，"挼"为"挪"的异体字，故改。

浮萍日干为末，服方寸匕，日二服，良。《子母秘录》：风热丹毒，浮萍捣汁敷之令遍。去风丹：采浮萍诗曰：天生灵草无根干，不在山间不在岸，始因飞絮逐东风，泛梗青青飘水面。神仙一味去沉疴，采时须在七月半。选甚瘫风与大风，些小微风都不算。豆淋酒化服三丸，铁幞头❶上也出汗。其法：以紫背浮萍晒干，为细末，炼蜜丸弹子大。每服一丸，以豆淋酒化下，治瘫痪，三十六种风，有验。

简误

表气虚而自汗者，勿用。

王　瓜

味苦，寒，无毒。主消渴内痹，瘀血月闭，寒热酸疼，益气愈聋，疗诸邪气热结，鼠瘘，散痈肿留血，妇人带下不通，下乳汁，止小便数不禁，逐四肢骨节中水，疗马骨刺人疮。一名土瓜。

疏：王瓜禀土中清肃阴寒之气，故味苦气寒而无毒。其能除湿热热毒，大约与瓜蒌性同，故其主治内痹消渴，邪气热结，鼠瘘，痈肿等证，皆与瓜蒌相似，而此则入血分诸病为多耳。

"简误"、"主治"，与瓜蒌亦略相当，不复赘。

地　榆

味苦、甘、酸，微寒，无毒。主妇人乳痓痛，七伤，带下，五漏，止痛，除恶肉，止汗，疗金疮，止脓血，诸瘘恶疮，热疮，消酒，除消渴，补绝伤，产后内塞，可作金疮膏。得发良。恶麦门冬。

疏：地榆禀地中阴气，而兼得乎天之微阳，故味苦甘酸，气则微寒而无毒。气薄味厚，沉而降，阴也。入足厥阴、少阴，手足阳明经。妇人乳痓痛者，厥阴肝经有热，以致血分热壅所致也。七情伤于带脉，故带下也。五漏者，阳明大肠湿热伤血病也。血热则肿而作痛。恶肉者，亦血热极则瘀，故肿而成恶肉也。伤则出血，血出必发热而作痛，金疮是也。脓血不止，皆血热所致。诸瘘恶疮，莫不由血热所生。苦寒能凉血泄热，热散则血活肿消，故并主如上诸疾也。性行而带补，味兼甘酸，故补绝伤及产后内塞也。消酒，除渴，明目，止纯血痢、疳痢极效，治肠风者，皆善祛湿热之功也。沉寒入下焦，故多主下部湿热诸病。

主治参互

地榆得金银花等份，佐以芍药、甘草、枳壳、黄连、乌梅，治血痢。如热在心经，下痢纯鲜血，则加生犀角汁十五匙，神验。绵地榆四两为君，加金银花两许，鲮鲤甲三片土炒，研细，水酒煎浓，空心温热服，治横痃鱼口，有神。虽甚，四服无不消者；若已成脓，更加盐水炒黄芪五钱，白芷二钱，主速溃易合；去鲮鲤甲，并加牛膝、木瓜、僵蚕、黄柏，治下疳阴蚀极效。《圣惠方》治妇人漏下赤白不止，令人黄瘦。地榆三两，米醋一斤，煮十余沸，去滓。食前稍热，服一合。崔元亮《海上方》：治赤痢骨立者。地榆一斤，水三升，煎一升半，去滓再煎如稠饧，绞滤，空腹时服三合，日再服。《活法机要》治久病肠风，痛痒不止。地榆五钱，苍术一两，水二钟，煎一钟，空心服，一日一服。《肘后方》：治下血不止二十年者。地榆、鼠尾草各二两，水二升，煮一升，顿服。若不断，以水渍屋尘饮一小杯投之。《宣明方》治结阴下血，腹痛不已。地榆四两，炙甘草三两，每服五钱，水一盏，入缩砂七枚，煎半盏，分二服。

---

❶ 幞头：古代男子用的一种头巾。

《肘后方》治小儿疳痢。地榆煮汁，熬如饴糖，与服便已。《千金方》治大指肿痛，地榆煮汁渍之，半日愈。

简误

地榆性寒而下行。凡脾胃虚寒作泄，白痢久而胃弱，胎产虚寒泄泻，血崩脾虚作泄，法并禁服。

大小蓟根

味甘，温。主养精保血。大蓟主女子赤白沃，安胎，止吐血鼻衄。令人肥健。

疏：大蓟根禀土之冲气，兼得天之阳气，故味甘气温而无毒。《日华子》：凉，当是微寒。陶云：有毒。误也。女子赤白沃，血热所致也。胎因热则不安。血热妄行，溢出上窍则吐衄。大蓟根最能凉血，血热解则诸证自愈矣。其性凉而能行，行而带补。补血凉血则荣气和，荣气和故令肥健也。

主治参互

大蓟叶得地榆、茜草、牛膝、金银花，治肠痈、腹痛、少腹痛。生捣绞汁，入前四味浓汁，和童便饮良。得炒蒲黄、棕皮灰，调汁半升，治崩中下血立瘥。又治瘀血作晕，跌扑损伤作痛，俱生取汁，入酒并童便服。又治恶疮疥癣，同盐捣罨之。《药性论》云：大蓟亦可单用，味苦平，止崩中下血。生取根捣绞汁，服半升许立瘥。《日华子》云：大蓟叶凉，治肠痈，腹藏瘀血，血晕，扑损，可生研，酒并小便任服。恶疮疥癣，盐研罨敷。又名刺蓟、山牛蒡。

[附] 小蓟根苗，气味甘温，微寒，无毒。其所禀与大蓟皆同，得土中冲阳之气，而兼得乎春气者也。故主养精保血。精属阴，气血之所生也。甘温益血而除大热，故能养精而保血也。陈藏器云：破宿血，生新血，暴下血，血崩出血，呕血等，绞取汁，作煎和沙糖合。金疮及蜘蛛蛇蝎毒，服之亦佳。《日华子》云：小蓟根凉无毒，治热毒风，并胸膈烦闷，开胃下食，退热，补虚损。苗：去烦热，生研汁服。小蓟力微，只可退热，不似大蓟能补养下气。《食疗》云：小蓟根主养气，取生根叶捣取自然汁，服一盏亦佳。又取叶煮食之，除风热。根主崩中。又女子月候伤过，捣汁半升服之。金疮血不止，挪叶封之。夏月热烦闷不止，捣叶取汁半升，服立瘥。《圣惠方》：治心热吐血口干，用刺蓟叶及捣绞取汁，每服一小盏，顿服。又方：乳石发动，壅热心闷吐血。以生刺蓟捣取汁，每服三合，入蜜少许，搅匀服之。《外台秘要》治鼻塞不通。小蓟一把，水二升，煮取一升，去滓分服。《梅师方》治猝吐血及泻鲜血。取小蓟叶捣汁，温服。《简要济众》：治九窍出血。以刺蓟一握，绞取汁，以酒半盏，调和顿服。如无鲜汁，只捣干者为末，冷水调三钱。又方：治小儿浸淫疮，痛不可忍，发寒热。刺蓟末新水调敷疮上，干即易之。

简误

大小蓟性下行，以其能下气，故主崩衄多效。惟不利于胃弱泄泻，及血虚极，脾胃弱，不思饮食之证。

海藻

味苦、咸，寒，无毒。主瘿瘤气，颈下核，破散坚气痈肿，癥瘕坚气，腹中上下鸣，下十二水肿，疗皮间积聚，暴溃，瘤气热结，利小便。

疏：海藻全禀海中阴气以生，故味苦咸寒而无毒。气味俱厚，纯阴，沉也。苦能泄结，寒能除血热，咸能软坚润下，故《本经》主瘿瘤气，颈下核，破散结气痈肿，癥瘕坚气，及腹中上下鸣，下十二水肿，疗皮间积聚，暴溃，瘤气结热，利小便。洁古：专消瘰瘤、马刀、瘰疬诸疮，坚而不溃者。经云：咸能软坚。荣气不从，外为浮肿，随各引经治之，肿无不消。反甘草。一云：有小毒。

主治参互

危氏《得效方》，治蛇盘瘰疬，头项交接者。海藻菜，以荞麦面炒过，白僵蚕等份，为末，以白梅泡汤，和丸梧子大。每服六十丸，米饮下，必泄出毒气。宜加连翘。《范汪方》海藻酒：治瘿气及项下瘰疬。用海藻一斤，绢袋盛之，以清酒二斤浸之，春夏二日，秋冬三日，每服两合，日三。酒尽再作，其滓曝干为末，每服方寸匕，日三服。不过两剂即瘥。雷公云：凡使须用生乌豆，并紫背天葵，同蒸一伏时，曝干用。宜以淡白酒先洗净为佳。

简误

脾家有湿者，勿服。

泽 兰

味苦、甘，微温，无毒。主乳妇内衄，中风余疾，大腹水肿，身面四肢浮肿，骨节中水，金疮，痈肿疮脓，产后金疮，内塞。防己为之使。根名地笋。

疏：泽兰感土泽之气，故味苦甘而入血。兼得乎春气，故微温而无毒。桐君：兼酸，故入足厥阴、太阴经。苦能泄热，甘能和血，酸能入肝，温通荣血，故又主痈肿疮脓，及妇人吹乳，乳结，止衄血并中风余疾。佐以益脾土之药，而用防己为之使，则主大腹水肿，身面四肢浮肿，骨节中水气。《日华子》云：泽兰通九窍，利关脉，养血气，破宿血，消癥瘕，产前产后百病。通小肠，长肉生肌，消扑损瘀血，治鼻衄吐血，头风目痛，妇人劳瘦，丈夫面黄。又《药性论》云：泽兰味苦辛，主产后腹痛，频产血气衰冷成劳瘦羸。又治通身面目

大肿。主妇人血沥腰痛。总其泄热和血，行而带补之能也。

主治参互

泽兰，妇人方中最为急用。古人治妇人，泽兰丸甚多。泽兰得炒黑豆、炮干姜、当归、川芎、干地黄、牛膝、益母草、赤芍药、蒲黄、五灵脂，治产后恶露不尽，少腹作痛，俗名儿枕痛；寒月加桂；多热及内热虚劳人，去桂加童便；去五灵脂，加人参、鳖甲、香附、麦门冬，治产后诸虚百病；肺热者去人参。雷公云：凡使须要别识雌雄，其形不同。大泽兰茎叶皆圆眼青黄，能生血调气，养荣气，与小泽兰迥别。采得后看叶上斑根须尖。此药能破血通久积。凡修事，大小泽兰须细锉之，用绢袋盛悬于屋南畔角上，令干用。《子母秘录》：治小儿蓐疮，嚼泽兰心封上。

泽兰气味和平，除妇人产后，他用甚稀，故无"简误"。

昆 布

味咸，寒，无毒。主十二种水肿，瘿瘤聚结气，瘘疮。

疏：昆布得水气以生，故味咸气寒而性无毒。咸能软坚，其性润下，寒能除热散结，故主十二种水肿，瘿瘤聚结气，瘘疮。东垣云：瘿坚如石者，非此不除，正咸能软坚之功也。详其气味性能，治疗与海藻大略相同。故同一"简误"也。

主治参互

《外台秘要》：项下猝肿，其囊渐大欲成瘿者。昆布、海藻等份，为末，蜜丸杏核大。时时含咽汁。《圣惠方》：瘿气结核，累累肿硬。以昆布一两，洗去咸，晒干为散。每以一钱绵裹，好醋浸过，含之咽汁，味尽再易之。项下五瘿同此。《广济方》治膀胱结气，急宜下

气。用昆布一斤，白米泔浸一宿，洗去咸味，以水一斛，煮熟劈细，入葱白一握，寸断之，更煮极烂，乃下盐醋，掺姜、橘、椒末，调和食之。仍食粱米、粳米饭，极能下气。

防 己

味辛、苦，平、温，无毒。主风寒温疟，热气诸痫，除邪，利大小便，疗水肿风肿，去膀胱热，伤寒寒热邪气，中风手脚挛急，止泄，散痈肿恶结，诸㾦疥癣虫疮，通腠理，利九窍。

疏： 防己得土中阳气，而兼感乎秋之燥气以生，故味辛苦平，温，无毒。洁古谓其大苦辛寒，为得之。然性燥而不淳，善走下行，长于除湿。以辛能走散，兼之气悍，故主风寒温疟，热气诸痫，除邪气。除湿下行，故利大小便。此《本经》所载也。《别录》疗水肿风肿，去膀胱热，通腠理，利九窍，止泄者，皆除湿之功也。其曰伤寒寒热邪气，中风手脚挛急，则寒非燥药可除，不宜轻试。又曰：散痈肿恶结，诸㾦疥癣虫疮，非在下部者，亦不宜用。治湿风口眼㖞斜，手足拘痛，真由中风湿而病者，方可用之。留痰非由脾胃中湿热而得者，亦不宜服。肺气喘嗽，不因风寒湿所郁腠理壅滞者勿用。惟治下焦湿热，肿、泄、脚气，行十二经湿为可任耳。生汉中，内有淡黑纹晕如车辐解者，良。凡修事，以车前草根相对蒸半日，晒干。杀雄黄毒。恶细辛。畏草薢、女菀、卤碱。伏硝石。殷孽为之使。

主治参互

凡用防己，于下部湿热药中亦必以二术、茯苓、黄柏、甘草、萆薢、木瓜、石斛、薏苡仁等补益之药为主，而使防己为使，乃无瞑眩之患。陶曰：防己是疗风水要药。洁古曰：去下焦湿肿及痛，并泄膀胱火邪，必用汉防己、龙胆草为君，黄柏、知母、甘草佐之。防己乃足太阳本经药也。本草《十剂》云：通可去滞，通草、防己之属是也。夫防己大苦寒，能泻血中湿热，通其滞塞，亦能泻大便，补阴泻阳，助秋冬泻春夏之药也。比之于人，则险而健者也。幸灾乐祸能首为乱阶，然善用之，亦可敌凶突险，此瞑眩之药也。故圣人存而不废。大抵闻其臭则可恶，下咽则令人身心烦乱，饮食减少。至于十二经有湿，壅塞不通，及下注脚气，暨膀胱积热，非此药不可，真行经之仙药，无可代之者。若夫饮食劳倦，阴虚生内热，元气谷食已亏，以防己泄大便，则重亡其血，此不可用一也。如人大渴引饮，是热在上焦肺经气分，宜渗泄，而防己乃下焦血分药，此不可用二也。外伤风寒，邪传肺经，气分湿热而致小便黄赤，乃至不通，此上焦气病，禁用血药，此不可用三也。大抵上焦湿热者，皆不可用。下焦湿热流入十二经，致二阴不通者，然后审而用之。张仲景方：治皮水胕肿，按之没指，不恶风，水气在皮肤中，四肢聂聂动者，防己茯苓汤主之。防己、黄芪、桂枝各三两，茯苓六两，甘草三两，水一升，煎半升，日二服。又方：治风水恶风，汗出身重，脉浮，防己黄芪汤主之。防己一两，黄芪二两二钱半，白术七钱半，炙甘草半两，锉散，每服五钱，生姜四片，枣一枚，水一盏半，煎八分。温服，良久再服。腹痛加芍药。又：治风湿相搏，关节沉痛，微肿恶风。方同上。

简误

防己固为去下焦血分湿热之要药，然其性悍，其气猛，能走窜决防，大苦大寒，能伤胃气。凡胃虚、阴虚、自汗、盗汗、口苦、舌干、肾虚小水不利，及胎前产后血虚，虽有下焦湿热，慎毋用之。犯之为害非细。

天　麻

味辛，平，无毒。主诸风湿痹，四肢拘挛，小儿风痫惊气，利腰膝，强筋力。久服益气轻身。

疏：天麻得土之辛味，兼感天之阳气以生，故其味辛气平无毒。《大明》云：暖。浮而升，阳也。入足厥阴经。厥阴为风木之脏，诸风湿痹，四肢拘挛，小儿风痫惊气，皆肝脏为邪气所客致病。天麻入肝，味辛气暖，能逐风湿外邪，则肝气平和，前证自瘳矣。肝主筋，位居于下，故能利腰膝，强筋力也。风湿缠注则身重气乏，能除风湿则身自轻，气自益也。凡头风眩晕，与夫痰热上壅，以致头痛及眩，或四肢湿痹麻木，小儿风痫惊悸等证，所必须之药。

主治参互

同术、半夏、黄芩、前胡、橘皮、茯苓，治痰厥头痛。同术、橘皮、茯苓、车前，治饮在心下作支满。同南星、前胡、橘皮、白前，消一切风痰。

简误

风药多燥，风能胜湿故也。凡病人觉津液衰少，口干舌燥，咽干作痛，大便闭涩，病火炎头晕，血虚头痛，及南方似中风，皆禁用之。

阿　魏

味辛，平，无毒。主杀诸小虫，去臭气，破癥积，下恶气，除邪鬼蛊毒。

疏：阿魏禀火金之气，而兼得乎天之阳气，故其味辛平温而无毒。气味俱厚，阳也。入足太阴、阳明经。其气臭烈殊常，故善杀诸虫，专辟恶气。辛则走而不守，温则通而能行，故能消积利诸窍，除秽恶邪鬼蛊毒也。苏恭曰：体性极臭而能止臭，亦奇物也。

主治参互

同人参、橘红、京三棱、蓬莪术、砂仁，治一切肉食坚积。入膏药，同麝香、硫黄、苏合油，贴一切痞块。同安息香、百部、青黛、丹砂，治尸疰恶气。

简误

阿魏之气臭烈。人之血气闻香则顺，闻臭则逆，故凡脾胃虚弱之人，虽有痞块坚积，不可轻用。当先补养胃气，胃气强则坚积可渐磨而消矣。故古人治大积大聚，消其大半而止，正此谓也。

高良姜

大温。主暴冷，胃中冷逆，霍乱腹痛。

疏：高良姜禀地二之气以生。《本经》：大温。藏器：辛温。元素：辛热。纯阳，浮也。入足阳明、太阴经。二经为客寒所犯，则逆冷，霍乱腹痛诸病生焉。辛温暖脾胃而逐寒邪，则胃中冷逆自除，霍乱腹痛自愈矣。甄权：治腹内久冷气痛，去风冷痹弱。《大明》：主转筋泻痢，反胃，解酒毒，消宿食。苏颂：治恶心呕清水。皆取其暖胃温中，散寒祛冷之功也。

主治参互

《外台秘要》：霍乱吐利。高良姜炙令香，每用五两，以酒一升，煮三四沸，顿服。亦治腹痛中恶。《普济方》：霍乱呕甚不止。用高良姜生锉二钱，大枣一枚，水煎冷服，立定。《永类钤方》：心脾冷痛。用高良姜三钱，五灵脂六钱，为末。每服三钱，醋汤调下。

简误

高良姜辛温大热，惟治客寒犯胃，胃冷呕逆，及伤生冷饮食致成霍乱吐泻之要药。如胃火作呕，伤暑霍乱，火热注泻，心虚作痛，法咸忌之。

百部根

微温《蜀本》云：微寒。主咳嗽上气。

疏：百部根正得天地阴寒之气，故《蜀本》云：微寒。《日华子》言：苦。《本经》言：微温者，误也。苦而下泄，故善降肺气，升则喘嗽，故善治咳嗽上气。能散肺热，故《药性论》主润益肺。其性长于杀虫，传尸骨蒸劳，往往有虫，故亦主之。疳热有虫及蛔虫、寸白虫、蛲虫，皆能杀之。又烧熏树木蛀虫，触烟即死。亦杀蝇蠓。《日华子》论之详矣。陶云：杀虱，浓煎，洗牛马虱即去。陈藏器云：火炙酒浸空腹饮，去虫蚕咬，兼疥癣疮。

主治参互

同桑根白皮、天麦二冬、贝母、枇杷叶、五味子、紫菀，治一切虚嗽，但不能治食积嗽。《千金方》：单用一味熬膏，入蜜，不时取服，可疗三十年嗽。《杨氏经验方》治遍身黄肿。取鲜百部根，洗捣罨脐上，以糯米饭半升，拌酒半合，揉和，盖在药上，用帛包住。过一二日后，口内作酒气，则水从小便出，肿自消矣。《圣济总录》：百虫入耳。百部炒研细末，生油调敷耳门上。

简误

百部味苦，脾虚胃弱人，宜兼保脾安胃药同用，庶不伤胃气。

茴香子

味辛，平，无毒。主诸瘘，霍乱及蛇伤。

疏：茴香得土金之冲气而兼禀乎天之阳，故其味辛平，亦应兼甘无毒。辛香发散，甘平和胃。入足太阴、阳明、太阳、少阴经，故主霍乱。香气先入脾，脾主肌肉，故主诸瘘。脾主四肢，故主脚气。通肾气，膀胱为肾之腑，故主膀胱肾间冷气及治疝气。胃和则热解，热解则口臭自除。

主治参互

茴香酒炒，得川楝子、荔枝核、橘核、肉桂、苍术、木瓜、牛膝，治寒湿成疝。得炒砂仁、食盐，则主中恶腹痛，霍乱腹痛吐逆。古方：恶毒痈肿，或连阴髀间疼痛急挛，牵入少腹不可忍，一宿则杀人者。用茴香苗叶捣取汁一升，服之，日三四进，用其滓以贴肿上。冬间根亦可用。此外国方，永嘉以来用之，起死神效。

简误

茴香辛温，胃肾多火，阳道数举，得热则呕者，勿服。

款冬花

味辛、甘，温，无毒。主咳逆上气，善喘，喉痹，诸惊痫，寒热邪气，消渴，喘息呼吸。

疏：款冬花得天地阴寒之气，而兼禀乎金水之性，故凌冰雪而独秀。其味辛甘，温而无毒，阴中含阳，降也。辛能散而能润，甘能缓而能和，温则通行不滞，善能降下。咳逆上气，善喘，喉痹，诸惊痫，寒热邪气，消渴，喘息呼吸，一皆气升火炎之病也。气降则火自降，气降则阳交于阴，水火既济，既济则火不上炎，气不逆升，肺不受邪，得清肃之常道，而诸证自退矣。杏仁为之使，得紫菀良。

主治参互

款冬花虽畏贝母，然得贝母、桑根白皮、紫菀、枇杷叶、栝楼根、百部、天麦门冬、杏仁，治喘逆及咳嗽反良，物有相制故也。如半夏畏生姜，得之则制其毒，而愈能奏效也。得麻黄、杏仁、桑根白皮、甘草，治风寒郁实热于上焦，肺分作喘，其效甚速。一味烧烟吸之治喘嗽。俱如《本草》注中所载。《济生方》：痰嗽带血。款冬花、百合蒸焙等份，为末，蜜丸龙眼大。每卧时嚼一丸，薄荷汤下。款冬花，古今方用之为治嗽要药，以其辛温，散而能降，于肺无迕，无分寒热虚实，皆可施用，故无"简误"。

红蓝花

味辛，温，无毒。主产后血晕口噤，腹内恶血不尽，绞痛，胎死腹中，并酒煮服。亦主蛊毒下血。堪作燕脂。其苗生捣碎敷游肿。其子吞数颗，主天行疮子不出。其燕脂主小儿聤，滴耳中。

疏： 红蓝花禀土与火之气，洁古、海藏皆兼甘苦温。阴中之阳，故入心。海藏以为肝经血分药也。入酒良，乃行血之要药。其主产后血晕口噤者，缘恶血不下，逆上冲心，故神昏而晕及口噤。入心，入肝，使恶血下行，则晕与口噤自止。腹内绞痛由于恶血不尽，胎死腹中，非行血活血则不下，瘀行则血活，故能止绞痛，下死胎也。凡蛊药之毒必伤血分，此药能行血，血活则毒可解。子主天行疮子者，痘疮因血分有毒，血行则毒散，故主之也。小儿聤耳亦血凝也，血散则耳肿自消矣。

主治参互

热病胎死腹中，新汲水浓煮红蓝花汁，和童便热饮之立瘥。胞衣不下，产后血晕，并同此法，无不立效。同延胡索、当归、生地黄、牛膝、赤芍药、益母草、川芎，或丸，或煎，治经阻少腹作痛及结块良。

其子：主天行痘疮血热有功，宜同生犀角、紫草、生地黄用。

燕脂：其汁所造也。痘疮初发时以之抹眼眶及眼角，可免疮子入眼。同薄荷、金丝荷叶汁，入矾末少许，滴入耳中，治聤耳。同冰片、珍珠，细末，治痘毒及痘疗，剔破令人吮出恶血，抹入疮眼中良。

简误

红蓝花本行血药也，血晕解，留滞行，即止。过用能使血行不止而毙，世人所不知者。

牡 丹

味辛、苦，寒、微寒，无毒。主寒热，中风瘛疭，痉惊痫邪气，除癥坚瘀血留舍肠胃，安五脏，疗痈疮，除时气头痛，客热五劳，劳气头腰痛，风噤癫疾。

疏： 牡丹皮禀季春之气，而兼得乎木之性，阴中微阳，其味苦而微辛，其气寒而无毒，其色赤而象火，故入手少阴、厥阴，足厥阴，亦入足少阴经。辛以散结聚，苦寒除血热，入血分凉血热之要药也。寒热者，阴虚血热之候也。中风瘛疭，痉，惊痫，皆因阴虚内热，荣血不足之故。热去则血凉，凉则新血生阴气复，阴气复则火不炎，而无因热生风之证矣，故悉主之。痈疮者，热壅血瘀而成也。凉血行血，故疗痈疮。辛能行血，苦能泄热，故能除血分邪气，及癥坚瘀血留舍肠胃，脏属阴而藏精，喜清而恶热，热除则五脏自安矣。《别录》并主时气头痛，客热五劳，劳气头腰痛者，泄热凉血之功也。甄权又主经脉不通，血沥腰痛，此皆血因热而枯之候也。血中伏火非此不除，故治骨蒸无汗，及小儿天行痘疮血热。东垣谓心虚肠胃积热，心火炽甚，心气不足者，以牡丹皮为君，亦此意也。忌胡荽。赤花者利，白花者补。

主治参互

神不足者，手少阴；志不足者，足少阴。故仲景肾气丸，用之治神志之不足。究竟牡丹皮，乃入心经正药。心主血，凉血则心不热而阴气得宁。用之肾经药中者，阴阳之精互藏其宅。神志水火藏于心肾，即身中坎离也。交则阴阳和而百病不生，不交则阴阳否而精神离矣。欲求弗夭，其可得乎？入清胃散，治阳明胃经血热齿痛。洁古曰：叶为阳，发生也；花为阴，成实也；丹者赤色，火也，故能泻阴胞中之火。四物汤加之，治妇人骨蒸。又曰：牡丹皮入手厥阴、足少阴，故治无汗之骨蒸，然须与青蒿子、天麦门冬、沙参、地黄、五味子、牛膝、枸杞之属同用，始得其力。

简误

牡丹皮，本入血凉血之药，然能行血。凡妇人血崩及经行过期不净，并忌与行血药同用。

京三棱

味苦，平，无毒。主老癖癥瘕结块。俗传：昔人患癥癖死，遗言令开腹取之。得病块，坚硬如石，纹理有五色。人谓异物，窃取削成刀柄，后因以刀刈三棱，柄消成水，乃知此可疗癥癖也。黄色体重，状若鲫鱼而小者良。

疏：京三棱禀火土之气，故《本经》：味苦平。洁古：兼甘。亦应兼辛兼甘，故无毒。入足厥阴，亦入足太阴。从血药则治血，从气药则治气。老癖癥瘕积聚结块，未有不由血瘀、气结、食停所致，苦能泄而辛能散，甘能和而入脾，血属阴而有形，此所以能治一切凝结停滞有形之坚积也。又主产后恶血血结，通月水，堕胎，止痛利气者，亦散血行气之功用也。洁古用以治心膈痛，饮食不消，海藏用以通肝经积血，皆与作者之意合也。

主治参互

用蓬莪术、青皮、香附、延胡索、肉桂、牡蛎、鳖甲、人参，则消一切坚癥老癖之积聚。同青皮、红蓝花、当归、川芎、生地黄、芍药、桂心、牛膝、延胡索、五灵脂，则治产后一切恶血停滞留结，及月水凝蓄不通，少腹作痛不可按。同橘皮、青皮、缩砂蜜、红曲、山楂、麦芽、人参、肉豆蔻、黄连，则消

一切食积并气壅塞不利。《子母秘录》：治小儿气癖。三棱煮汁作羹粥，与奶母食，日亦以枣许与儿食。小儿百日及十岁以下，痫热疰癖皆理之。合人参弥良。

简误

京三棱，洁古谓其辛苦甘，无毒。阴中之阳，能泻真气，真气虚者勿用。此见谛之言也。故凡用以消导，必资人参、芍药、地黄之力，而后可以无弊。观东垣五积方皆有人参，意可知已。何者？盖积聚癥癖，必由元气不足，不能运化流行致之。欲其消也，必借脾胃气旺，能渐渐消磨开散，以收平复之功。如只一味专用克削，则脾胃之气愈弱，后天之气益亏，将见故者不去，新者复至矣。戒之哉！

姜 黄

味辛、苦，大寒，无毒。主心腹结积，疰忤，下气破血，除风热，消痈肿。功力烈于郁金。

疏：姜黄得火气多，金气少，故其味苦胜辛劣，辛香燥烈，性不应寒，宜其无毒。阳中阴也，降也。入足太阴，亦入足厥阴经。苦能泄热，辛能散结，故主心腹结积之属血分者，兼能治气，故又云下气。总其辛苦之力，破血，除风热，消痈肿，其能事也。《日华子》谓其能治癥瘕血块，又通月经，及扑损瘀血。苏颂谓其祛邪辟恶，治气胀及产后败血攻心。方书用以同肉桂、枳壳，治右胁痛、臂痛有效。戴元礼云：能入手臂治痛何？莫非下气破血、辛走苦泄之功欤！察其气味治疗，乃介乎京三棱、郁金之药也。

主治参互

得当归、生地黄、牛膝、延胡索、肉桂，治一切积血在腹中作痛。《经验方》治中寒心痛难忍。姜黄一两，桂三两，为末。醋汤服一钱。《产宝方》治

产后血痛有块。用姜黄、桂心等份，为末。酒服方寸匕，血下尽即愈。

简误

凡病人因血虚臂痛、血虚腹痛，而非瘀血凝滞、气逆上壅作胀者，切勿误用。误则愈伤血分，令病转剧。慎之！慎之！

青 黛

味咸，寒，无毒。主解诸药毒，小儿诸热，惊痫，发热，天行头痛寒热，并水研服之。亦磨敷热疮，恶肿，金疮下血，蛇犬等毒。染淀亦堪敷热毒恶肿、蛇虺螫毒。

疏： 青黛，外国蓝靛之英华也。禀水土阴寒之气以生，故味咸寒而无毒。甄权谓其甘平，以其得土气之厚也。故可解诸药毒，及小儿诸热惊痫发热，天行头痛寒热，并水研服之。亦磨敷热疮恶肿，金疮下血，蛇犬等毒。波斯国来及太原产者胜。如不可得，即用染瓮上沫之紫碧色者，亦可。

主治参互

得芜荑、使君子肉、胡黄连、芦荟，杀虫除热，及小儿一切疳积病。《医学正传》治心口热痛，姜汁调一钱服之。《圣惠方》治内热吐血，青黛二钱，新汲水下。《中藏经》治肺热咯血。用青黛一两，杏仁以牡蛎粉炒过一两，研匀，黄蜡化和，作三十饼子，方名青饼子。每服一饼，以干柿半个夹定，湿纸裹，煨香嚼食，粥饮送下，日三服。《生生编》治小儿夜啼，青黛水研服之。《宫气方》治小儿疳痢歌云：孩儿杂病变成疳，不问强羸女与男。烦热毛焦鼻口燥，皮肤枯槁四肢瘫。腹中时时更下痢，青黄赤白一般般。眼涩面黄鼻孔赤，谷道开张不可看。此方便是青黛散，孩儿百病服之安。《活人书》治伤寒赤斑，青

黛二钱，水研服。

简误

青黛既禀阴寒之气而生，解毒除热固其所长，古方多有用之于诸血证者。使非血分实热，而病生于阴虚内热，阳无所附，火气因空上炎，发为吐衄咯唾等证，用之非宜。血得寒则凝，凝则寒热交作，胸膈或痛，愈增其病矣。医师宜详辨之。

郁 金

味辛、苦，寒，无毒。主血积，下气，生肌，止血，破恶血，血淋，尿血，金疮。

疏： 郁金禀天令清凉之气，而兼得土中金火之味，故其味辛苦，其气寒而无毒。洁古论气味俱薄，阴也，降也，入酒亦能升。入手少阴、足厥阴，兼通足阳明经。辛能散，苦能泄，故善降逆气。入心、肝、胃三经，故治血积。气降而和，则血凝者散，故主生肌止血。其破恶血，治血淋尿血，主金疮者，调气行血之功也。单用亦治女人宿血气，心痛冷气积聚。温醋磨服之，入心凉血，故洁古用以凉心。入足阳明，故治阳毒入胃，下血频痛。其性轻扬，能开郁滞，故为调逆气，行瘀血之要药。

主治参互

郁金同韭菜、番降香、当归、生地黄、童便，能治怒气伤肝吐血。又治鼻衄、唾血，喉中血腥气及经脉逆行；有痰，方加竹沥。郁金七两，同明矾三两，为细末，薄米糊为丸梧子大。每服五十丸，白汤下。昔人曾治妇人癫狂，十年不愈。初服此药，心胸间有物脱去，即神气洒然，再服而苏。此惊忧痰血总聚心窍所致。此药入心去恶血，明矾化顽痰故也。庞安常《伤寒论》云：痘疹始有白泡，忽搐入腹，渐作紫黑色，无脓，日夜叫乱者。郁金一枚，甘草二钱半，

水半碗煮干，去甘草，切片微火烘燥为末，入真片脑半钱。每用一钱，以生猪尾血五七滴，新汲水调下，不过二服，甚者毒气从手足心出如痛状，乃瘥。此乃五死一生之候也。又《范石湖文集》云：岭南有采生之害。其术于饮食中行厌胜法，致鱼肉能反生于人腹中，而人已死，则阴役其家。初得觉胸腹痛，次日刺人，十日则生在腹中也。凡胸膈痛，即用升麻或胆矾吐之；若膈下痛，急以米汤调郁金末二钱服，即泻出恶物；或合升麻、郁金服之。不吐则下。李巽岩侍郎为雷州推官，鞫狱得此方，活人甚多。

简误

郁金本入血分之气药，其治以上诸血证者，正谓血之上行，皆属于内热火炎。此药能降气，气降即是火降，而其性又入血分，故能降下火气，则血不妄行。丹溪不达此理，乃谓其上行治血，则误矣。凡病属真阴虚极，阴分火炎，迫血妄行，溢出上窍，而非气分拂逆，肝气不平，以致伤肝吐血者，不宜用也。即用之亦无效。

芦 荟

味苦，寒，无毒。主热风烦闷，胸膈间热气，明目镇心，小儿癫痫惊风，疗五疳，杀三虫，及痔病疮瘘，解巴豆毒。俗呼为象胆，盖以其味苦如胆故也。生波斯国。似黑锡。

疏：芦荟禀天地阴寒之气，故其味苦，其气寒，其性无毒。寒能除热，苦能泄热燥湿，苦能杀虫，至苦至寒，故为除热杀虫之要药。其主热风烦闷，胸胁间热气，明目，镇心，小儿癫痫惊风，疗五疳，杀三虫者，热则生风，热能使人烦闷，热除则风热烦闷及胸膈间热气自解。凉肝故明目，除烦故镇心。小儿癫痫惊

风，热所化也，五疳同为内热脾胃停滞之证，三虫生于肠胃湿热，痔病疮瘘亦皆湿热下客肠脏，致血凝滞之所生，故悉主之。能解巴豆毒，亦除热之力也。详其功用，是足厥阴、足太阴二经药，亦可兼入手少阴经。

主治参互

同厚朴、橘红、甘草、青黛、芜荑、百草霜、旋覆花，为末，以砂仁汤吞，治小儿诸疳。一岁一分，甚效。《卫生易简方》治脾疳。与使君子等份，为末。每服一二钱，米饮调下。李珣：用以主小儿诸疳热。甄权：单用杀疳蛔，及吹鼻杀脑疳，除鼻痒。苏颂：研末敷匿齿甚效。治湿癣出黄水，有神。治大便不通。真芦荟研细七钱，朱砂研如飞面五钱，滴好酒和丸。每服三钱，酒吞。朝服暮通，暮服朝通。须天晴时修合为妙。

简误

其味至苦，其性大寒，主消不主补。凡儿脾胃虚寒作泻及不思食者，禁用。

延胡索

味辛，温，无毒。主破血，产后诸病因血所为者，妇人月经不调，腹中结块，崩中淋露，产后血晕，暴血冲上，因损下血。或酒摩及煮服。

疏：延胡索禀初夏之气，而兼得乎金之辛味，故味辛气温而无毒。入足厥阴，亦入手少阴经。温则能和畅，和畅则气行。辛则能润而走散，走散则血活。血活气行故能主破血，及产后诸病因血所为者。妇人月经之所以不调者，无他，气血不和，因而凝滞，则不能以时至而多后期之证也。腹中结块，产后血晕，暴血冲上，因损下血等证，皆须气血和而后愈，故悉主之也。崩中淋露，利守不利走，此则非与补气血同用，未见其可。

主治参互

君当归、生地黄、牛膝、益母草、

童便，则主产后血晕，有神。得四物汤、白胶、牛膝、香附，则主妇人经阻少腹作痛，或结块。《活人书》治小便尿血。用延胡索一两，朴硝七钱半，为末。每服四钱，水煎服。非蓄血瘀滞者，不可用。《胜金方》治膜外气疼及气块。延胡索不限多少，为末，猪胰一具，切作块子，炙熟，蘸末频食之。《圣惠方》治热厥心痛，或发或止，久不愈，身热足寒者。用延胡索去皮、金铃子肉等份，为末。每温酒，或白滚汤下二钱。《济生方》治妇女血气腹中刺痛，经候不调。用延胡索去皮醋炒，当归酒浸炒，各一两，橘红二两，为末，酒煮米糊丸梧子大。每服一百丸，空心艾醋汤下。《圣惠方》治产后诸病，凡产后秽污不尽腹满，及产后血晕心头硬，或寒热不禁，或心闷手足烦热，气力欲绝诸病。并用延胡索炒研，酒服二钱。《直指方》治疝气危急。用延胡索盐水炒，全蝎去毒生用，等份为末，空心盐酒下。又方：治冷气腰痛。用延胡索、当归、桂心等份，为末，温酒服三四钱，随量频进，以止为度。《圣惠方》治坠落车马，筋骨痛不止。延胡索末，豆淋酒服二钱，日二服。

简误

此药性温味辛，能走而不能守。故经事先期，及一切血热为病。凡崩中淋露，皆应补气血，凉血清热则愈。一切辛走之药，法所应禁。

肉豆蔻

味辛，温，无毒。主鬼气，温中，治积冷心腹胀痛，霍乱中恶，冷疰，呕沫冷气，消食止泄，小儿乳霍。糯米粉裹煨，去粉，捣碎。忌铜铁器。

疏：肉豆蔻禀火土金之气，故味辛气温而无毒。入足太阴、阳明经，亦入手阳明大肠。辛味能散能消，温气能和中通畅。其气芬芳，香气先入脾，脾主消化。温和而辛香，故开胃，胃喜暖故也。故为理脾开胃，消宿食，止泄泻之要药。香能辟恶除不祥，又中气不虚则邪恶之气不能入，故主鬼气及温中。脾主中焦，胃为后天生气之本。脾胃之阳气旺，则积冷心腹胀满，霍乱，中恶，冷疰，呕沫冷气，食不消，泄不止，小儿乳霍，诸证自除矣。

主治参互

君人参、补骨脂、吴茱萸、五味子、砂仁，为治肾泄及冷泄之圣药。得缩砂蜜、橘皮、人参、红曲、山楂肉、藿香、麦芽，为开胃进饮食、消宿食止泻之上剂。独用修事为末，以枣肉和丸，或为末，缩砂汤下，名公子登筵散。言服之即可赴席，其开胃进食消导之功烈矣。《百一选方》治久泻不止。用肉豆蔻一两，木香二钱五分，为末，枣肉和丸。米饮下四五十丸。又方：肉豆蔻煨一两，熟附子七钱，为末，糊丸。米饮服四五十丸。《瑞竹堂方》治老人虚泻。肉豆蔻三钱，煨研，乳香一两，为末。《全幼心鉴》治小儿泄泻。用肉豆蔻五钱，乳香二钱半，生姜五片，同炒黑色，去姜研为膏，收入密器，旋丸绿豆大。每量大小，米饮下。《圣惠方》治冷痢腹痛，不能食者。肉豆蔻一两，去皮，醋和面裹煨，捣末。每服一钱，粥饮调下。

简误

大肠素有火热，及中暑热泄暴注，肠风下血，胃火齿痛，及湿热积滞方盛，滞下初起，皆不宜服。

补骨脂

味辛，大温，无毒。主五劳七伤，风虚冷，骨髓伤败，肾冷精流，及妇人血气，堕胎。一名破故纸。忌羊肉、诸血。

得胡桃良。

疏：补骨脂禀火土之气，而兼得乎天令之阳，故其味辛，其气大温，性则无毒。阳中微阴，降多升少。入手厥阴心包络、命门、足太阴脾经。能暖水脏，阴中生阳，壮火益土之要药也。其主五劳七伤，盖缘劳伤之病多起于脾肾两虚，以其能暖水脏，补火以生土，则肾中真阳之气得补而上升，则能腐熟水谷，蒸糟粕而化精微，脾气散精，上归于肺，以荣养五脏，故主五脏之劳、七情之伤所生病。风虚冷者，因阳气衰败，则风冷乘虚而客之，以致骨髓伤败，肾冷精流。肾主骨而藏精，髓乃精之本，真阳之气不固，即有证见矣。固其本而阳气生，则前证自除。男子以精为主，妇人以血为主。妇人血气者，亦犹男子阳衰肾冷，而为血脱气陷之病，同乎男子之肾冷精流也。大温而辛，火能消物，故能堕胎。

主治参互

《三因方》治精气不固。用破故纸、青盐，等份同炒，为末。每服二钱，米饮下。《普济方》治小便无度，肾气虚寒。用破故纸十两酒蒸，茴香十两盐炒，为末，酒糊丸梧子大。每服百丸，盐酒下。或以末糁猪肾，煨食之。《婴童百问》治小儿遗尿，膀胱冷也，夜属阴，故小便不禁。用破故纸炒为末，每夜热汤服五分。《和剂方》补骨脂丸：治下元虚败，脚手沉重，夜多盗汗，纵欲所致。此药壮筋骨，益元气。补骨脂四两炒香，菟丝子四两酒蒸，胡桃肉一两去皮，沉香研细一钱半，炼蜜丸如梧子大。每服二三十丸，空心盐汤、温酒任下。自夏至起，冬至止，日一服。此乃唐宣宗时，张寿太尉知广州，得方于南番人。有诗云：三年时节向边隅，人信方知药力殊。夺得春光来在手，青娥休笑白髭须。《经验方》治虚劳，男子女人五劳七伤，下元虚冷，一切风病，四肢疼痛，驻颜壮气，乌髭须。用补骨脂一斤，酒浸一宿，晒干，却用乌油麻一升和炒，令麻子声绝，簸去，只用补骨脂，为末，醋煮面糊丸如梧子大。每服二三十丸，空心温酒、盐汤任下。又方：治肾虚腰痛。用破故纸一两，炒为末，温酒服三钱，神效。或加木香一钱。《和剂局方》青娥丸：治肾气虚弱，风冷乘之。或血气相搏，腰痛如折，俯仰不利，或因劳役伤肾[1]，或湿痹伤腰，或堕跌损伤，或风寒客搏，或气滞不散，皆令腰痛，或腰间如物重坠。用破故纸酒浸炒一斤，杜仲去皮切片姜汁炒一斤，胡桃肉去皮二[2]十个，为末，以蒜捣膏一两，和丸梧子大。每空心温酒服二十丸，妇人淡醋汤下。常服壮筋骨，活血脉，乌髭须，益颜色。夏子益《奇疾方》：治玉茎不痿，精滑无歇，时时如针刺，捏之则脆，此名肾漏。用破故纸、韭子各一两，为末。每用三钱，水二盏，煎六分服，日三次，愈则止。二神丸，治脾肾虚泻。用破故纸炒半斤，肉豆蔻生用四两，为末，肥枣研膏，和丸梧子大。每服五七十丸，空心米饮下。《本事方》加木香二两，名三神丸。《直指方》治打坠腰痛，瘀血凝滞。用破故纸炒、茴香炒、辣桂等份，为末。每热酒服二钱。唐代郑相国自叙云：予为南海节度，年七十五。粤地卑湿，伤于内外，众疾俱作，阳气衰绝，服乳石补药，百端不应。元和七年，有诃陵国舶主李摩诃，知予病状，遂传此方并药。予初疑而未服，摩诃稽首固请，遂服之。经七八日而觉应验。自尔常服，其功神效。十年二月，罢郡归京，录方传之。用破故纸十两，净去皮，洗过，曝干，酒浸蒸，再曝，

---

❶ 肾：四库本作"骨"。
❷ 二：四库本作"三"。

捣筛令细。胡桃瓤二十两，汤浸去皮，细研如泥。更以好蜜和，令如饴糖，瓷器盛之。旦日以暖酒二合，调药十匙服之，便以饭压。如不饮酒人，以暖熟水调之。饵久则延年益气，悦心明目，补添筋骨。但禁芸苔、羊肉，余无所忌。此物本自外番随海舶而来，非中华所有。番人呼为补骨脂，语讹传为破故纸也。王绍颜《续传信方》载其事颇详，故录之。按白飞霞《方外奇方》云：破故纸属火，收敛神明，能使心包之火与命门之火相通。故元阳坚固，骨髓充实，涩以治脱也。胡桃属木，润燥养血，血属阴，恶燥，故油以润之。佐破故纸，有木火相生之妙。故语云：破故纸无胡桃，犹水母之无虾也。

简误

补骨脂，阳药也。凡病阴虚火动，阳道妄举，梦遗，尿血，小便短涩，及目赤，口苦，舌干，大便燥结，内热作渴，火升目赤，易饥嘈杂，湿热成痿，以致骨乏无力者，皆不宜服。

缩砂蜜

味辛，温，无毒。主虚劳冷泻，宿食不消，赤白泄痢，腹中虚痛，下气。

疏： 缩砂蜜禀天地阳和之气以生，故其味辛，其气温，其性无毒。入足太阴、阳明、少阴、厥阴，亦入手太阴、阳明、厥阴。可升可降，降多于升，阳也。辛能散，又能润，温能和畅通达。虚劳冷泻，脾肾不足也。宿食不消，脾胃俱虚也。赤白滞下，胃与大肠因虚而湿热与积滞客之所成也。辛以润肾，故使气下行；兼温则脾肾之气皆和，和则冷泻自止，宿食自消，赤白痢下自愈。气下则气得归元，故腹中虚痛自已也。甄权用以止冷气痛，止休息痢，消化水谷，温暖肝肾。陈藏器用以主上气奔豚，鬼疰邪气。鬼疰必由于脾肾两虚，阴阳

乏绝故也。《日华子》用以主一切气，转筋霍乱。转筋霍乱必由脾胃为邪所干，胃气壅滞闭塞而成。杨氏用以止痛安胎。气结则作痛，气逆则胎不安。洁古用以治脾胃气结滞不散，皆下气散结，温中和胃，入脾、入肾、入肝、入命门、入大肠之故耳。

主治参互

缩砂蜜，气味辛温而芬芳，香气入脾，辛能润肾，故为开脾胃之要药，和中气之正品。若兼肾虚气不归元，非此为向导不济，殆胜桂附热毒之害多矣。好古谓：得人参、益智则入脾，得黄柏、茯苓则入肾，得赤、白石脂则入大小肠也。得人参、橘皮、藿香、白茯苓、白芍药、炙甘草，治泄泻兼呕吐及不思食。得藿香、橘皮、木瓜，治霍乱转筋，腹痛吐泻。独用两许，炒为末，入食盐三钱，滚汤一碗，泡浸冷服，治干霍乱累效。《药性论》治冷滑下痢不禁，虚羸。以缩砂仁为末，以羊子肝薄切掺之，瓦上焙干，为末，入干姜末等份，饭丸梧子大。每四十丸，白汤下，日二服。《直指方》治遍身肿满，阴亦肿者。用缩砂仁、土狗一个，等份研，和老酒服之。《简便方》治痰气膈胀。用砂仁捣碎，以萝卜汁浸透，焙干为末。每服二钱，食远沸汤服。《简便方》治上气咳逆。用砂仁洗净炒研，生姜连皮，等份捣烂，热酒食远泡服。《温隐居方》治子痫昏冒。用砂仁和皮炒黑，热酒调下二钱，不饮者米饮下。此方安胎止痛，其效不可尽述。孙尚药方：治妊娠胎动，偶因所触，或跌堕伤损，致胎不安，痛不可忍者。用砂仁熨斗炒热，去皮用仁，捣碎。每服二钱，热酒调下。须臾觉腹中胎动极热，即胎已安矣。神效。《妇人良方》治妇人血崩。用砂仁于新瓦上焙，研末，米饮服三钱。《直指方》治牙齿疼痛，缩砂仁常嚼之良。《事林广记》治

一切食毒，用砂仁末，水服二钱。

简误

缩砂蜜，气味辛温，阳药也。凡腹痛属火，泄泻得之暑热，胎动由于血热，咽痛由于火炎，小儿脱肛由于气虚，肿满由于湿热，上气咳逆由于火冲迫肺，而不由于寒气所伤，皆须详察简别，难以概用。误则有损无益，勿易视也。本非肺经药，今亦有用之于咳逆者，通指寒邪郁肺，气不得舒，以致咳逆之证。若咳嗽多缘肺热，此药即不应用矣。

蓬莪术

味苦，辛，温，无毒。主心腹痛，中恶疰忤鬼气，霍乱冷气，吐酸水，解毒，食饮不消，酒磨服之。又疗妇人血气，丈夫奔豚。

疏：蓬莪术感夏末秋初之气，而得土金之味，故其味苦辛，其气温而无毒。阳中阴，降也。入足厥阴肝经气分，能破气中之血。入气药发诸香。主积聚诸气，为最要之药。与京三棱同用之良。心腹痛者，非血气不得调和，即是邪客中焦所致。中恶疰忤鬼气，皆由气不调和，脏腑壅滞，阴阳乖隔，则疫疠疰忤鬼气得以凭之。术气香烈，能调气通窍，窍利则邪无所容而散矣。解毒之义亦同乎是。其主霍乱，冷气吐酸水，及饮食不消，皆行气之功也，故多用酒磨。又疗妇人血气结积，丈夫奔豚，入肝破血行气故也，多用醋磨。郁金入心亦入肝，专主血分，亦散肝郁；术与三棱专能行气破积，姜黄行气破血，入脾为多。

主治参互

得人参、橘皮、缩砂蜜、京三棱、肉豆蔻、青皮、麦蘖、谷蘖、木香，消一切饮食停滞积聚，及小儿癥癖甚良。杨子建《护命方》，治一切冷气抢心切痛，发即欲死，久患心腹痛时发者。蓬莪术醋煮二两，木香煨一两，为末，淡

醋汤下半钱。《普济方》治妇人血气游走作痛及腰痛，术同干漆等份，为末，酒服二钱。腰痛，核桃酒下。《保幼大全》治小儿盘肠内钓痛。以术半两，用阿魏一钱，化水浸周时，焙研。紫苏汤下一字。《十全普救方》治小儿气痛，以术炮熟为末，热酒服一钱。《保幼大全》治初生吐乳不止。用术少许，盐二厘，乳一合，煎三五沸，去滓，入牛黄二厘，服之甚效。《危氏得效方》治浑身燎泡，每个出水，有靥一片，如指甲大，其泡复生，抽尽肌肉，即不可治。用术同三棱，各五钱，为末，分三服，酒调，连进愈。

简误

蓬莪术行气破血散结，是其功能之所长。若夫妇人、小儿气血两虚，脾胃素弱，而无积滞者用之，反能损真气，使食愈不消而脾胃益弱。即有血气凝结，饮食积滞，亦当与健脾开胃、补益元气药同用，乃无损耳。

白 前

味甘，微温蜀本云：微寒，无毒。主胸胁逆气，咳嗽上气。

疏：白前感秋之气而得土之冲味，故味甘辛，气微温。苏恭又谓：微寒。性无毒，阳中之阴，降也。入手太阴肺家之要药。甘能缓，辛能散，温能下。以其长于下气，故主胸胁逆气、咳嗽上气二病。皆气升气逆，痰随气壅所致，气降则痰自降，能降气则病本立拔矣。微温，微寒，见人参条下。

主治参互

寇宗奭曰：白前能保定肺气，治嗽多用，以温药相佐使尤佳。仲景《金匮要略》治嗽而脉浮，用泽漆汤中有白前。苗似细辛而大，根色白，亦似白薇，又似牛膝，脆而易折，不若白薇之可弯而

不折也。苦者非是。《外台方》治久嗽吐血。用白前、桔梗、桑根白皮各三两，甘草炙一两，水六升，煮一升，分三服。忌猪肉、菘菜。《深师方》治久咳上气，体肿短气，昼夜倚壁不得卧，常作水鸡声者，白前汤主之。白前二两，紫菀、半夏各三两，大戟七合，以水一斗，渍一宿，煮取三升，分作数十服。第进一服勿相继，以须药力之行。

简误

白前辛温，走散下气之药，性无补益。凡咳逆上气，咳嗽气逆，由于气虚气不归元，而不由于肺气因邪客壅实者，禁用。《深师方》中所主久咳上气，体肿短气胀满，当是有停饮、水湿、湿痰之病乃可用之。病不由于此者，不得轻施。

白 药

味辛，温，无毒。主金疮生肌。

疏：白药子禀天地清寒之气，而兼金水之性，故味辛。《经》云：气温。《日华子》云：冷。当是辛寒之药无疑。故无毒而能解毒。金疮出血过多必发热，热则作痛不得生肌矣。凉血消热则其痛自止，肌自生也。又《药性论》：亦可单用，味苦能治喉中热塞，噎痹不通，胸中隘塞，咽中常痛肿胀。《日华子》云：性冷，消痰，止嗽，治渴，并吐血喉闭，消肿毒。又云：剪草根，名白药。详味二条所主，皆解热散结之功，则其为寒明矣。入肺，入胃，不言可知。

主治参互

施州人取白药子，并野猪尾二味，洗净去粗皮，焙干，等份为末，酒调服二钱许，疗心气痛，解热毒，甚效。又诸疮痈肿不散者，取生根烂捣敷贴，干则易之，无生者用细末，水调涂之亦可。崔元亮《海上方》：治一切天行热病，

取白药研如面二钱，浆水一大盏，空腹顿服之，便仰卧，一食顷，候心头闷乱，或恶心，腹内如车鸣疗刺痛，良久，当有吐利数行，勿怪。欲服药时，先令煮浆水粥，于井中悬着待冷，若吐利过度，即吃冷粥一碗止之，不吃即困人。《经验方》治妊娠伤寒，护胎。以白药子为细末，鸡子清调摊于棉纸上，可如碗大，自脐贴至脐下胎存生处，干即以湿水润之。《衍义》又为治马肺热药有效。《圣惠方》治风热上壅，咽喉不利。白药三两，黑牵牛五钱，同炒香，去牵牛，一半为末，防风末三两和匀，每一钱水调服。又方：治吐血不止。白药煅存性，糯米饮服三钱。又方：治咽喉肿痛。白药末一两，龙脑香二分五厘，生蜜和丸茨实大。每含咽一丸。又方：名铁罩散，治胎热不安。用白药子一两，白芷五钱，为末。每服二钱，紫苏汤下。心烦热，入白沙糖少许。《经验良方》治衄血不止。红枣肉、白药各煅存性，等份为末，糯米饮调服二钱许。

简误

苦寒辛散之物，凡病虽有血热吐衄等证，若脾胃素弱易于作泄者，勿服。

莎草根

味甘，微寒，无毒。主除胸中热，充皮毛。久服令人益气，长须眉。

疏：莎草根禀天地温燥之气，而兼得乎土金之味，故其味甘，应有苦辛微寒，亦应微温无毒。入足厥阴肝气分，亦入手太阴经。气厚于味，阳中之阴，降也。血中之气药也。能行十二经八脉气分。得童子小便、苦酒渍过良。川芎为之使。辛主散，苦温主降泄。肝主怒而苦急。肺苦气上逆而主皮毛。怒则气上逆，逆则胸中热。降则肝气平而胸中热除，肺得安而皮毛自充，须眉自长矣。其云久服益气者，是

亦调气之功也。苏颂又谓：治心腹中客热，膀胱间连胁下气妨，常日忧愁不乐，心松少气。东垣治一切气，霍乱吐泻，腹痛，肾气膀胱冷气。《世医》专用以治妇人崩漏带下，月经不调者，皆降气调气、散结理滞之所致也。盖血不自行，随气而行，气逆而郁则血亦凝涩，气顺则血亦从之而和畅，此女人崩漏带下、月事不调之病所以咸须之耳。然须辅之以益血凉血之药，气虚者兼入补气药乃可奏功也。海藏云：本草不言治崩漏，而方中用治崩漏是能益气而止血也。又能逐去瘀血，是推陈也。凡气郁血滞必用之药，童便浸透炒黑，能止血治崩漏。

主治参互

香附一斤，童子小便浸透，砂器中炒，炒时不住手洒童便，火勿过猛，炒三昼夜为度。川木耳四两，纸包裹，以新瓦两片夹定，绳缚泥固，火煅存性，觉烟起良久，急去火取置冷地，候冷取出，同香附研极细如面。每五七分，淡醋汤调空心服。此治血崩秘方，累试有验。交感丹：凡人中年精耗神衰。盖由心血少，火不下降；肾气惫，水不上升，致心肾隔绝，荣卫不和。上则多惊，中则塞痞、饮食不下，下则虚冷遗精。愚医徒知峻补下田，非惟不能生水滋阴，而反见衰悴。但服此方半年，屏去一切暖药，绝嗜欲，然后习秘固溯流之术，其效不可殚述。香附子一斤，新水浸一宿，炒黄，同茯神四两为末，蜜丸弹子大。每早细嚼一丸，以降气汤下。降气汤用香附半两，茯神二两，炙甘草一两半，为末，点沸汤服前药。《和剂局方》：升降诸气，并一切气病，痞胀、喘、哕、噫酸、烦闷，虚痛走注。常服开胃消痰，散壅思食。早行、山行，尤宜服之，去邪辟瘴。香附子炒四百两，沉香十八两，缩砂仁四十八两，炙甘草一百二十两，为末。每服一钱，盐汤点服。又方：香附一斤，砂仁八两，炙甘

草四两，为末，盐汤服。治一切气疾，心腹胀满，噎塞，噫气，吞酸，痰逆呕恶及宿酒不解。又方：香附二十两，乌药十两，甘草炒一两，为末。盐汤服二钱。能调中快气，治心腹刺痛。《集简方》：香附二两，蕲艾五钱，以醋汤同煮熟，去艾，炒，为末，醋糊丸。白汤服二钱。治心气痛，腹痛，少腹痛，血气痛不可忍。《仁存方》：香附、皂荚水浸，半夏各一两，白矾末半两，姜汁面糊丸。姜汤下一二钱。治停痰宿饮，风气上攻，胸膈不利。同南星等份，为末，姜汁糊丸。治老少痃癖，往来疼痛。《集简方》：香附末二钱，以海藻一钱煎酒，空心调下。并食海藻，治癫疝胀痛及小肠气。《妇人良方》：香附炒一两，荔枝核烧存性半两，为末，每二钱米饮调下，治血气刺痛。《瑞竹堂方》：四制香附丸。香附一斤，分作四份。用酒、醋、盐水、童便，各浸，春三、夏一、秋五、冬七日，淘净晒捣，微焙为末，醋糊丸梧子大，每酒下七十丸。治女人经候不调兼诸病。瘦人加泽兰、赤茯苓末二两；气虚加四君子料；血虚加四物料。《济生方》：香附四两，茯苓、甘草炙各一两，橘红二两，为末。沸汤下二钱。治妇人气盛血衰，变生诸证，头晕、腹满皆宜。独用炒为末，极热酒服二钱，立愈。下血血崩，或五色漏带。并宜常服滋血调气，乃妇人之仙药也。同赤芍药为末，加盐一捻，煎服。治赤白带下及崩漏不止。君缩砂仁、炙甘草，能临产顺胎，九月、十月服此，永无惊恐。独用为末，童溲调下二钱，治气郁吐血。君川芎，治气郁头痛。独用为末，莱菔子煎汤，早夜各服二钱，治耳猝聋闭。

简误

香附香燥，苦温带辛。凡月事先期

者，血热也，法当凉血，禁用此药。误犯则愈先期矣。

胡黄连

味苦，平，无毒。主久痢成疳，伤寒咳嗽，温疟骨热，理腰肾，去阴汗，小儿惊痫寒热，不下食，霍乱，下痢。唐本云：大寒，主骨蒸劳热，补肝胆明目，治冷热泄痢，益颜色，厚肠胃，治妇人胎蒸虚惊，治三消五痔，大人五心烦热。恶菊花、玄参、白鲜皮。解巴豆毒。服之忌猪肉，令人漏精。折之尘出如烟者真。肉似鹳鸪眼者良。

疏：胡黄连得天地清肃阴寒之气，故其味至苦，其气大寒，性则无毒。善除湿热，故主久痢成疳及冷热泄痢，厚肠胃。伤寒咳嗽者，邪热在手太阴、足阳明也。温疟骨蒸者，热在骨间也。理腰肾，去阴汗者，肾虚湿热下流客之，使热伏肾间也。小儿惊痫寒热，不下食者，热则生风，故发惊痫。热在胃口，故不下食也。心主五色，脾胃主肌肉，二经湿热去，则颜色自佳也。三消五痔，大人五心烦热者，无非湿热在肠胃，及火在五脏间也。大寒至苦极清之性，能清热自肠胃以次于骨，一切湿热、邪热、阴分伏热所生诸病，莫不消除。

主治参互

苏颂《图经》：治伤寒劳复，身热，大小便赤如血色者。胡黄连一两，山栀仁二两，入蜜半两，拌和，炒令微焦，二味捣罗为末，用猪胆汁和丸梧子大，每服用生姜二片，乌梅一枚，童便三合，浸半日，去滓，食后，暖童便令温，下十丸，临卧再服，甚效。《全幼心鉴》治小儿疳热，肚胀潮热，发焦，不可用大黄、黄芩伤胃之药，恐生别证。以胡黄连五钱，五灵脂一两，为末，雄猪胆汁和丸绿豆大。米饮服一二十丸。钱乙《小儿直诀》治脾热疳疾。用胡黄连、川黄连各半两，朱砂二钱半，为末，入猪胆内扎定，以杖子另悬于砂锅内，浆水煮一炊久，取出研烂，入芦荟、麝香各一分，饭和丸麻子大。每服五七丸至一二十丸，米饮下。又方：治小儿黄疸。胡黄连、川黄连各一两，为末，用黄瓜一个，去瓤留盖，入药在内，合定，面裹煨熟，去面，捣丸绿豆大。量大小温水下。

简误

胡黄连气味苦寒之至，设使阴血太虚，真精耗竭，而胃气脾阴俱弱者，虽见如上诸证，亦勿轻投。即欲用之，亦须与健脾安胃等药同用，乃可无弊。慎之！

鳢肠

味甘酸，平，无毒。主血痢，针灸疮发，洪血不可止者，敷之立已。汁涂发眉，生速而繁。

疏：鳢肠正禀北方坎水之气，故其汁玄黑，其味甘酸平而无毒，纯阴之草也。入肾，入肝，亦入胃与大小肠。善凉血。须发白者，血热也。齿不固者，肾虚有热也。凉血益血，则须发变白而齿亦因之而固矣。故古今变白之草，当以兹为胜。《本经》主血痢及针灸疮发，洪血不可止者，敷之立已，涂眉发生速而繁。萧炳又谓：能止血，排脓，通小肠，敷一切疮。膏点鼻中添脑者，盖以血痢由于血分为湿热所伤；针灸疮发，洪血不止，亦缘病人素有血热，及加艾火则益炽矣，血凉则不出。荣血热壅则生脓，凉血则自散。小肠属丙火，有热则不通。荣血热解则一切疮自愈。脑为髓之海，热则消，火能消物故也。鼻窍通气于脑，故以膏点鼻中使脑中热散，无邪剥蚀则脑自益之矣。数者，何非凉血益血之功也。

主治参互

孙真人《千金月令方》有金陵煎，能益髭须，变白为黑。金陵草一秤，六月后收,拣青嫩无泥土者。不用洗,抹净,摘去黄叶,烂捣,新布绞取汁,以纱绢滤过,入通油器钵盛之,日中煎五日。又取生姜一斤绞汁,白蜜一斤合和,日中煎,以柳木勿停手搅,待如稀饧,药乃成矣。每早及午后各服一匙,以温酒一盏化下,如欲作丸,日中再煎。令可丸,每服三十丸,及时多合为佳。《摄生众妙》用方:取旱莲草根一斤,用无灰酒洗净,青盐四两,淹三宿,同汁入油锅中炒存性,研末。日用擦牙,连津咽之,能乌须固齿。又方:旱莲一两半,麻枯饼❶三两,升麻、青盐各三❷两半,诃子连核二十个,皂角三挺,晚蚕沙二两炒,为末,薄醋面糊丸弹子大,晒干,入泥瓶中火煅,令烟出存性,取出研末,日用揩牙。又方:取汁滴鼻中,治偏正头痛。同蓝叶各一握,油一斤,入浸密封四十九日,每卧时以铁匙点一切眼疾,翳膜遮障。凉脑再摩顶上四十九遍,久久甚佳,亦治头痛,能生发。同车前草等份,杵取汁,每空心服三杯,治小便溺血。独用,瓦上焙研,每米饮下二钱,治肠风脏毒,下血不止。独用,捣汁,冲极热酒饮,治痔漏疮发,外即以滓敷患处,重者不过三服。同盐少许,揉擦掌心,治风牙疼痛。

简误

鳢肠性冷阴寒之质,虽善凉血,不益脾胃。病人虽有血热,一见脾胃虚败,饮食难消,及易溏薄作泄者,勿轻与服。孙真人方用姜汁和剂,盖防其冷而不利于肠胃故也。不用姜汁、椒红相兼修事服之者,必腹痛作泄。宜详审之。

使君子

味甘,温,无毒。主小儿五疳,小便白浊,杀虫,疗泻痢。俗传始因潘州郭使君疗小儿,多是独用此物,后医家因号为使君子。

疏: 使君子得土之冲气,而兼感乎季春之令以生,故其味甘,其气温,其性无毒。甘入脾,故入足太阴、阳明。为补脾健胃之要药。小儿五疳、便浊、泻痢及腹虫,莫不皆由脾虚胃弱,因而乳食停滞,湿热瘀塞而成。脾健胃开,则乳饮自消,湿热自散,水道自利,而前证俱除矣。不苦不辛而能杀疳蛔,此所以为小儿上药也。

主治参互

得芦荟、芜荑、滑石、麦芽、厚朴、橘皮,治一切疳疾,神效。又方:治小儿脾疳。使君子、芦荟等份,为末,米饮,每服一钱。《全幼心鉴》治小儿蛔痛,口流涎沫。使君子为末,五更米饮调服一钱。《简便方》治小儿虚肿,头面阴囊俱浮。使君子肉一两,蜜五钱,炙尽为末,每食后米汤服一钱。《普济方》治头疮面疮。使君子仁,以香油少许浸三五枚,临卧时细嚼,香油送下,久久自愈。《集简方》治虫牙疼痛,使君子煎汤频漱。

简误

小儿泄痢有赤积,是暑气所伤,禁与肉豆蔻、诃子等涩药同用。亦忌食热物,及饮热茶,犯之即泄。

白豆蔻

味辛,大温,无毒。主积冷气,止吐逆反胃,消谷下气。入药去皮微焙用。

疏: 白豆蔻感秋燥之令,而得乎地之火金,故其味辛,其气大温,其性无毒。好古:

---

❶ 麻枯饼:为胡麻科植物脂麻的种子经榨去脂肪油后的渣滓。

❷ 三:四库本作“一”。

大辛热，味薄气厚，轻清而升，阳也，浮也。入手太阴，亦入足阳明经。味大辛也，气大温也，宜其主积冷气，及伤冷吐逆，因寒反胃也。暖能消物，故又主消谷。温能通行，故主下气。东垣用以散肺中滞气，宽膈进食，去白睛翳膜，散滞之功也。

主治参互

得人参、生姜、橘皮、藿香，治胃虚反胃，及因寒呕吐，殊验。得半夏、橘红、生姜、白术、茯苓，治寒痰停胃作呕吐似反胃。得橘皮、白术、白蒺藜、决明子、甘菊花、密蒙花、木贼草、谷精草，理脾虚白睛生障翳。得藿香、橘皮、木香，理上焦滞气。加乌药、香附、紫苏，治妇人一切气逆不和。佐参、术、姜、橘，治秋深疟发，寒多热少，呕吐胃弱，饮食不进，良。同扁豆、五味子、橘红、木瓜，能解酒毒及中酒呕吐恶心。张文仲《备急方》治胃冷恶心，食已即欲吐。用白豆蔻三枚，捣细，好酒一盏温服，并饮数服佳。《肘后方》治人忽恶心，多嚼白豆蔻子最佳。《危氏得效方》治小儿吐乳胃寒者。白豆蔻、缩砂蜜各十四个，生、炙甘草各二钱，为末，常掺入儿口中。《济生方》治脾虚反胃。白豆蔻、缩砂蜜各二两，丁香一两，陈廪米一升，黄土炒焦，去土细研，姜汁和丸，每二三钱姜汤下，名太仓丸。

简误

白豆蔻辛温，其治在因寒呕吐反胃，其不因于寒及阳虚者，皆不得入。故凡火升作呕，因热腹痛，法咸忌之。

剪 草

凉，无毒。治恶疮、疥癣、风瘙。根名白药。叶如茗而细。

疏： 剪草禀天地清寒至阴之气以生，故藏器云：味苦，其气寒凉，性应无毒。主诸恶疮、疥癣、风瘙、瘘蚀者，以诸痛痒疮疡，皆属心火。苦寒能降火而凉血清热，故主之也。湿热生虫，苦能杀虫，寒能除热，故有虫，浸酒服。

主治参互

洁古专以主上部血，而与牡丹皮、天门冬、麦门冬同用。许学士《本事方》云：剪草治痨瘵吐血肺损，及血妄行，名神传膏。其法每用一斤，洗净，晒，为末，入生蜜二斤，和为膏，以器盛之，不得犯铁器，九蒸九曝，日一蒸曝。病人五更起，面东坐，不得语言，以匙抄药如粥服之。每服四两，服已良久，以稀粟米饮压之。药只冷服，米饮亦勿太热，或吐或下皆不妨。如久病肺损咯血，只二服愈。寻常咳嗽血妄行，每服一匙可也。有一贵妇病瘵，得此方，九日药成。前一夕，病者梦人戒令翌日勿乱服药，次日将服之，为屋上土坠器中不可服。再合既成，又将服之，为婢覆器，又不得服。又再合，未就而夫人卒矣。此药之异如此。若小小血妄行，一啜而愈矣。此药妙绝若此，而世失传，惜哉！《中藏经》治风虫牙痛。剪草、细辛、藁本等份，煎水热漱，少顷自止。《和剂局方》有滑肌散：治风邪客于肌中，浑身瘙痒，致生疮疥，及脾肺风毒，攻冲生疮，干湿日久不瘥。用剪草七两，不见火，轻粉一钱，为末掺之，干者麻油调搽。

简误

剪草，大苦大寒之药，虽治血热妄行神效。若脾肾俱虚，胃口薄弱，见食欲呕，及不思食，泄泻者，勿遽投之。法当先理脾胃，俟能进食而后施治乃可。

豆 蔻

味辛，温，无毒。主温中，心腹痛，

呕吐，去口臭气。《开宝》：主下气，止霍乱，一切冷气，消酒毒。东垣：调中补胃，健脾消食，去客寒心与胃痛。自果部移入。

疏：豆蔻得地二之火气而有金，复兼感乎夏末秋初之令以生，故《别录》谓其味辛，气温，而性无毒。海藏又云：大辛热，阳也，浮也。入足太阴、阳明经。盖辛能破滞，香能入脾，温热能祛寒燥湿，故主温中，及寒客中焦心腹痛，中寒呕吐也。脾开窍于口。脾家有积滞则瘀而为热，故发口臭，醒脾导滞则口气不臭矣。辛散温行，故下气。寒客中焦，饮食不消，气因闭滞则霍乱。又散一切冷气，消酒毒者，亦燥湿，破滞，行气，健脾，开胃之功也。产闽之建宁者，气芳烈，类白豆蔻，善散冷气，疗胃脘痛，理中焦。产滇、贵、南粤者，气猛而浊，俗呼草果者是也。善破瘴疠，消谷食，及一切宿食停滞作胀闷及痛。

主治参互

入人参养胃汤，能消一切宿食，开拓中焦滞气。《药性论》云：草豆蔻单用，能主一切冷气。《千金方》治心腹胀满短气。用草豆蔻一两，去皮为末，以木瓜、生姜汤调服半钱。《圣济总录》治霍乱烦渴。草豆蔻、黄连各一钱半，乌豆五十粒，生姜三片，水煎服。《济生方》治气虚瘴疟，热少寒多，或单寒不热，或虚热不寒。用草果仁、熟附子等份，水一盏，姜七片，枣一枚，煎半盏服，名果附汤。《医方大成》亦用治脾寒疟，大便泄而小便多，不能食者。《百一选方》治脾肾不足，虚寒泄泻。草果仁一两，以舶上茴香一两炒香，去茴不用，吴茱萸一两，汤泡七次，同破故纸一两炒香，去故纸不用，葫芦巴一两，同山茱萸一两炒香，去茱萸不用，三味为末，酒糊丸，每六七十丸盐汤下。《肘后方》：香口辟臭。草豆蔻、细辛为末，含之。《直指方》治脾痛胀满。草果仁二个，酒煎服之。

简误

豆蔻性温热，味大辛，本是祛寒破滞、消食除瘴之药。凡疟不由于瘴气；心痛胃脘痛由于火而不由于寒；湿热瘀滞，暑气外侵而成滞下赤白，里急后重，及泄泻暴注，口渴；湿热侵脾因作胀满，或小水不利，咸属暑气湿热，皆不当用，犯之增剧。

藿 香

微温。疗风水毒肿，去恶气，疗霍乱心痛。自木部移入。

疏：藿香禀清和芬烈之气，故其味辛，其气微温、无毒。洁古：辛甘，又曰：甘苦。气厚味薄，浮而升，阳也。东垣：可升可降，阳也。入手足太阴，亦入足阳明经。风水毒肿，病在于脾。恶气内侵，亦由脾虚邪入。霍乱心腹痛，皆中焦不治之证。脾主中焦，香气先入脾，理脾开胃，正气通畅，则前证自除矣。苏颂以为脾胃吐逆为要药。洁古谓其助胃气，开胃口，进饮食。海藏谓其温中快气。肺虚有寒，及寒郁热壅于上焦，饮酒口臭，煎汤饮之。皆辛温入肺入脾，清上治中之功也。

主治参互

得缩砂蜜、炒盐，治霍乱。得人参、橘皮、木瓜、茯苓、缩砂蜜，治吐泻转筋霍乱。得木香、沉水香、乳香、缩砂蜜，则辟恶气，治中恶心腹疗痛。入顺气乌药散则补肺。入黄芪四君子汤则补脾。入桂苓甘露饮，治中暑吐泻。得木香、丁香、紫苏叶、人参、生姜，治暴中寒邪，吐逆不止。《经效济世方》：升降诸气。藿香一两，香附炒五两，为末，每以白汤点服一钱。《百一选方》治霍乱吐泻垂死者，服之回生。用藿香叶、陈皮各半两，水煎，温服。《禹师经验方》治暑月吐泻。滑石二两，藿香二钱五分，丁香五分，为末。每服二钱，渐米泔调服。

简误

藿香虽能止呕治吐逆，若病因阴虚火旺，胃弱欲呕，及胃热作呕，中焦火盛热极，温病热病，阳明胃家邪实作呕作胀，法并禁用。

假 苏

味辛，温，无毒。主寒热鼠瘘，瘰疬生疮，破结聚气，下瘀血，除湿痹。自菜部移入。

疏：假苏，荆芥也。得春气，善走散，故其气温，其味辛，其性无毒。升也，阳也。春气升，风性亦升，故能上行头目。肝主风木，故能通肝气，行血分。能入血分之风药也，故能发汗。其主寒热者，寒热必由邪盛而作，散邪解肌出汗，则寒热自愈。鼠瘘由热结于足少阳、阳明二经，火热郁结而成。瘰疬为病，亦属二经故也。生疮者，血热有湿。凉血燥湿，疮自脱矣。破结聚气者，辛温解散之力也。下瘀血，入血分，辛以散之，温以行之之功用也。痹者，风寒湿三邪之所致也。祛风燥湿散寒，则湿痹自除矣。

主治参互

得白颈蚯蚓，同捣取汁，解阳明经热病汗出，立已。得童子小便调服，立苏血晕。《千金方》治头项风强。八月后取荆芥穗，作枕及铺床下，立春日去之。又方：治风热牙疼。用荆芥根、乌桕根、葱根，等份煎汤，频含漱之。《经验方》治一切偏风口眼㖞斜。用青荆芥一斤，青薄荷一斤，同捣汁，于磁器中熬成膏，留三分之一，将二分日干为末，以膏和丸如梧子大。每三十丸白汤下，早暮各一服，忌动风物。又方：治中风口噤。荆芥穗为末，酒服二钱，立愈，名荆芥散。贾似道云：此方出《曾公谈录》，前后用之甚验。其子名顺者，病已

革❶，服之立定，真再生丹也。华佗愈风散，治妇人产后中风口噤，手足瘛疭如角弓；或产后血晕不省人事，四肢强直；或心眼倒筑，吐泻欲死。用荆芥穗微焙，为末，每服三钱，豆淋酒调服，或童便服之。口噤则挑齿灌之，龈噤则灌入鼻中，其效如神。大抵产后虚甚则汗出而腠理疏，易于中风也。戴原礼：独行散，治产后迷闷，因怒发热而得者。用荆芥穗，以新瓦半炒半生，为末，童便服一二钱；若角弓反张，以豆淋酒下，或锉散童便煎服极妙。盖荆芥乃产后要药，而角弓反张乃妇人急候，得此证者十存一二而已。《图经本草》治产后血晕，筑心眼倒，风缩欲死者。取荆芥末二钱匕，童便调匀热服，立愈。口噤者灌鼻中皆效。近世名医用之，无不如神也。《保命集》：治产后血眩晕风虚，精神昏冒。荆芥穗一两三钱，桃仁去皮尖五钱，为末，水服三钱；若喘加杏仁去皮尖炒，甘草炙，各三钱。《妇人良方》：治产后鼻衄。荆芥穗末，童便服二钱，海上方也。《简便方》治大便下血。用荆芥二两，槐花一两，同炒紫为末，每三钱，清茶送下。《活法机要》治瘰疬溃烂，牵至胸前，两腋，块如茄子大，或牵至两肩上，四五年不能疗者，皆治之，其效如神。晋陵朱守仁传云：其项不能回顾，用此数日可减。如疮烂破者，用荆芥根下一段剪碎，煎沸待温洗，良久，看烂破处紫黑，以针一刺去血，再洗三四次愈。用樟脑、雄黄等份，为末，麻油调扫上，出水。次日再洗再扫，以愈为度。《普济方》治一切疥疮。荆芥末，以地黄自然汁熬膏，和丸如梧子大。每

---

❶ 革：通"亟"。危急。《礼记·檀弓上》："成子高寝疾，庆遗入请，曰：'子之病革矣'。"

服三十丸，茶酒任下。《龙木论》治一切眼疾，血劳风气头痛，头旋目眩。用荆芥穗末，每酒服三钱。《普济方》治癃闭不通，小便急痛，无问久新。荆芥、大黄为末，等份，每温水服三钱。小便不通，大黄减半；大便不通，荆芥减半。名倒换散。

简误

荆芥，风药之辛温者也。主升，主散，不能降，亦不能收。病人表虚有汗者忌之。血虚寒热，而不因于风湿风寒者勿用。阴虚火炎面赤，因而头痛者，慎勿误入。

苏

味辛，温。主下气，除寒中。其子尤良。忌与鲤鱼同食，生毒疮。自菜部移入。

疏： 苏，紫苏也。得天阳和之气，故温。兼地之金味，故辛。辛则善散，温能通气，故主下气，除寒中也。子尤良者，以其善降气也。入手少阴、太阴、足阳明经。孟诜谓其除寒热，治一切冷气。《日华子》谓其补中益气，治心腹胀满，止霍乱转筋，开胃下食，止脚气，通大小肠。苏颂谓其通心经，益脾胃，煮饮尤胜，与橘皮相宜。时珍谓其解肌发表散风寒，行气宽中，消痰利肺，和血，温中，止痛，定喘，安胎，解鱼蟹毒。

子：味辛，温，无毒。主下气，除寒温中。甄权用以治上气咳逆，冷气及腰脚中湿气，风结气。研汁煮粥常食，令人肥白身香。《日华子》谓其能止霍乱、呕吐反胃，消五膈，消痰止嗽，润心肺。寇宗奭用以治肺气喘急。皆辛温能散结而兼润下之力也。

主治参互

苏，阳草也。解肌散寒，疏表辟恶之要药。入参苏饮，治表虚人伤风久不愈。入苏沉九宝汤，解利伤风寒咳嗽。《肘后方》治感寒上气。苏叶三两，橘皮四两，酒四升，煮一升半，分再服。又方：治霍乱胀满，未得吐下。生苏捣汁饮之佳，干苏煮饮亦妙。《金匮要略》疗食蟹中毒。紫苏煮汁，饮二升。《普济方》治咳逆上气，苏茎叶二钱，人参一钱，水一钟，煎数沸服。《济生方》：顺气利肠。紫苏子、麻仁等份，研烂，水滤取汁，用米煮粥食之。《圣惠方》治风顺气，利肠宽中。用苏子一升，微炒，杵，以生绢袋盛，于三斗清酒中浸三宿，少炒食之。《药性论》治一切冷气。苏子、良姜、橘皮，等份，蜜丸梧子大。每服十丸，空心酒下。又用治风湿脚气。《简便方》治上气咳逆。紫苏子，入水研，滤汁，同粳米煮粥食。

简误

苏叶，其气芬芳，其味辛，其性温，纯阳之草也，故善发散，解肌出汗。病属阴虚，因发寒热，或恶寒及头痛者，慎毋投之，以病宜敛宜补故也❶。火升作呕者，亦不宜服，惟可用子。

香薷

味辛，微温。主霍乱腹痛吐下，散水肿。菜部移入。

疏： 香薷，丹溪谓其有金与水，然亦感夏秋之气以生者，故其味辛，其气微温而无毒。可升可降，阳也。入足阳明、太阴，手少阴经。辛散温通，故能解寒郁之暑气。霍乱腹痛吐下转筋，多由暑月过食生冷，外邪与内伤相并而作。辛温通气，则能和中解表，故主之也。散水肿者，除湿利水之功也。孟诜谓其去热风，猝转筋者，煮汁顿服半升即止。为末，水调服止鼻衄。《日华子》谓其下气，除烦热，疗呕逆冷气。汪颖谓其夏月煮饮代茶，可无热病。调中温胃。含汁嗽口，去臭气。

---

❶ 以病宜敛宜补故也：四库本无此八字。

主治参互

香薷饮，有十味者，有六味者，有加黄连者。虽同为祛暑之药，然脾、胃、肾俱虚之人，当以十味者为准，除有肺热咳嗽病者，去人参、白术、黄芪。治水肿以之为君，当同人参、术、木瓜、茯苓、橘皮、白芍药、车前子良。《和剂局方》：香薷饮，治一切伤暑，或暑月卧湿当风，或生冷不节，真邪相干，便致吐利，或发热头痛体痛，或心腹痛，或转筋，或干呕，或四肢逆冷，或烦闷欲死。并用香薷一斤，厚朴姜制，扁豆微炒各半斤，锉散，每用五钱，水二盏，煎一盏，水中沉冷，连进二服，立效。《活人书》去扁豆，入黄连四两，姜汁同炒黄色。《外台秘要》治水病，洪肿气胀，食不消。干香薷五十斤，锉入釜中，以水淹过三寸，煮使气尽，去滓澄之，微火煎至可丸，丸如梧子大。一服五丸，日三服，渐加之，以小便利则愈。宜有术同煎。《外台秘要》：薷术丸，治暴水、风水、气水、通身皆肿，服至小便利为效。用香薷叶一斤，熬成膏，加白术末七两，和丸梧子大。每服十丸，米饮下，日五夜一服。《肘后方》治心烦，胁痛连胸欲死者。香薷捣汁二升服。《圣济总录》治鼻衄不止。香薷研末，水服一二钱。《肘后方》治舌上出血如钻孔者。香薷煎汁服一升，日三进。《千金方》治口臭。香薷一把，煎汁含之。《食医心镜》：主心烦，去热。取煎汤，作羹煮粥，及生食亦得。《子母秘录》治小儿白秃发不生，汁出惨痛。浓煮陈香薷汁，入猪脂少许，和胡粉敷之。《衍义》云：治霍乱不可缺，用之无不效。雷公云：凡采得，去根留叶，细锉曝干，勿令犯火。服至十两，一生不得食白山桃也。

简误

香薷性温，不宜热饮，故治乘凉饮冷，寒与暑气相搏激，是阳气为阴邪所遏，以致头疼发热恶寒，烦躁口渴，或吐，或泻，或霍乱者，宜用此药以发越阳气，散水和脾则愈。若夫饮食不节，劳役斫丧之人，伤暑热而病大热大渴，汗泄如雨，烦躁喘促，或泻或吐者，乃劳倦内伤之证，宜从东垣人参白虎汤、清暑益气汤、桂苓甘露饮之类，以泻火益元可也。然中热不吐泻者，宜人参白虎汤；吐泻者，宜清暑益气汤、桂苓甘露饮。设用香薷，是重虚其表而又济之以温，则误矣。盖香薷乃夏月解表之药，表无所感，而中热为病，何假于此哉？误则损人表气。戒之！戒之！

薄荷

味辛，苦，温，无毒。主贼风伤寒，发汗，恶气，心腹胀满，霍乱，宿食不消，下气。煮汁服，亦堪生食。饮汁发汗，大解劳烦。菜部移入。

疏：薄荷感杪❶春初夏之气，而得乎火金之味，金胜火劣，故辛多于苦而无毒。洁古：辛凉，浮而升，阳也。入手太阴、少阴经。辛合肺，肺主皮毛；苦合心而从火化，主血脉，主热，皆阳脏也。贼风伤寒，其邪在表，故发汗则解风。药性升又兼辛温，故能散邪辟恶。辛香通窍，故治腹胀满霍乱。《食疗》以为能去心家热，故为小儿惊风，风热家引经要药。辛香走散以通关节，故逐贼风。发汗者，风从汗解也。本非脾胃家药，安能主宿食不消？上升之性，亦难主下气。劳乏属虚，非散可解。三疗俱非，明者当自别之。

主治参互

风热上壅，斯为要药。入嚼化丸以

———————
❶ 杪：指年月或四季的末尾。

之为君，主阴虚肺热咳嗽甚良；加生、干姜，并治伤风寒咳嗽。佐漆叶、苦参、何首乌、胡麻仁、荆芥穗、生地黄、蒺藜子、石菖蒲、苍术，治大麻风；去苍术，加赤茎豨莶，治紫云风。同贝母、荆芥穗、玄参、斑蝥，佐肥皂，能治瘰疬。《外台秘要》：治水入耳中，捣汁滴入立验。孙真人用以辟邪毒，除劳气，令人口气香洁。汤洗漆疮。《日华子》用以治中风失音吐痰。苏颂主伤风，头脑风，通关节，及小儿风涎为要药。东垣用以清头目，除风热，故可疗风瘙瘾疹，及涂蜂螫。《简便单方》：清上化痰，利咽膈，治风热上壅。以薄荷叶为末，炼蜜丸芡实大，每噙一丸。《医学集成》治舌胎❶语謇。薄荷自然汁，和白蜜、姜汁少许，擦之。《明目经验方》治眼弦赤烂。薄荷以生姜汁浸一宿，晒干为末，每用一钱，沸汤泡洗。《济生方》治瘰疬结核，或破，未破。以新薄荷二斤取汁，皂荚一挺，水浸去皮捣取汁，同于银石器内熬膏，入连翘末半两，连白青皮、陈皮、黑牵牛半生半炒，各一两，皂荚仁一两半，同捣和丸梧子大。每服三十丸，煎连翘汤下。张杲《医说》疗火毒生疮，因灸火火气入内，两股生疮汁水淋漓者。用薄荷煎汁频涂，立愈。

简误

病人新瘥勿服，以其发汗虚表气也。咳嗽若因肺虚，寒客之而无热证者勿服，以其当补而愈也。阴虚人发热勿服，以出汗则愈竭其津液也。脚气类伤寒勿服，以其病在下而属脾故也。血虚头痛，非同诸补血药不可用。小儿身热，由于伤食者不可用。小儿身热，因于疳积者不可用。小儿痘疮，诊得气虚者，虽身热初起，亦不可用。

---

❶ 胎：据上下文意，似应作"强"字义胜。

卷十 草部下品之上

总六十二种，今疏其要者一十六种。

附子　半夏　大黄　葶苈　桔梗
草蒿　旋覆花　藜芦　射干　常山　甘
遂　白蔹　白及　大戟　贯众　羊踯躅

附　子

味辛、甘，温、大热，有大毒。主
风寒咳逆邪气，温中，金疮，破癥坚积
聚血瘕，寒湿踒躄，拘挛膝痛，脚疼冷
弱，不能行步，腰脊风寒，心腹冷痛，
霍乱转筋，下痢赤白，坚肌骨，强阴，
又堕胎，为百药长。冬月采为附子，春
采为乌头。忌豉汁。得蜀椒、食盐可引之下
行。地胆为之使。恶蜈蚣。畏防风、黑豆、甘
草、黄芪、人参、童便、犀角。

疏：附子全禀地中火土燥烈之气，而兼
得乎天之热气，故其气味皆上辛大热，微兼甘
苦而有大毒。气厚味薄，阳中之阴，降多升少，
浮中沉无所不至。入手厥阴，命门，手少阳三
焦，兼入足少阴、太阴经。其性走而不守，得
甘草则性缓，得肉桂则补命门。《本经》主风
寒咳逆邪气，寒湿踒躄，拘挛膝痛，脚疼冷弱，
不能行步，以此诸病，皆由风寒湿三邪客之所
致也。邪客上焦则咳逆，邪客下焦则成踒躄，
拘挛膝痛，脚疼冷弱，不能行步。此药性大热
而善走，故亦善除风寒湿三邪，三邪祛则诸证
自瘳矣。癥坚积聚血瘕，皆血分虚寒，凝而不
行所成。血得热则行，故能疗之。其主金疮，
亦谓金疮为风寒所郁击，血瘀不活之证，而非
血流不止之金疮也。《别录》又主腰脊风寒，
脚气冷弱，心腹冷痛，及脾虚寒客中焦为霍乱，
客下焦肝肾之分为转筋。借诸补气药则温中，
补血药则强阴坚肌骨。火能消物，气性热极，

入血善行，故善堕胎，为百药长。引参、术、
黄芪、茯苓，则温暖脾胃，除脾湿，祛肾寒，
补下焦阳虚。佐之以桂，则除脏腑沉寒，三焦
厥逆，湿淫腹痛，胃寒蛔动，气虚经闭，补阳
虚，散虚壅。亦可入足太阳、少阴，故治督脉
为病，脊强而厥。督脉夹脊而上，并足太阳膀
胱经。膀胱者，肾之府，故主之也。天雄、乌
头、附子，本是同生，第其形质有异，老嫩或
殊，大热大毒则未始有别也。

主治参互

附子得生、干姜、桂枝，主伤寒直
中阴经，温中散寒而能出汗。佐人参，
兼肉桂、五味子，则补命门相火不足，
回阳有神。得人参、肉桂，治元气虚人
暴寒之气入腹，腹痛作泄，完谷不化，
小水不禁。佐白术为除寒湿之圣药。得
黄芪、人参、炙甘草、白芍药、橘皮、
五味子，主痈疽溃后去脓血过多，以致
饮食不进，恶心欲呕，饮食不化，不生
肌肉。亦主久漏冷疮。得人参、白芍药、
炙甘草、砂仁、橘皮，主小儿慢惊；加
莲肉、白扁豆，则治吐泻不止。得术、
桂、牛膝、木瓜、橘皮，主寒疝痛极，
立止。得术、木瓜、石斛、萆薢、薏苡
仁、橘皮、茯苓，治风湿麻痹肿痛，脚
气之无热证者，辄验。得人参、橘皮，
主久病呕哕反胃，虚而无热者良。经曰：
肾苦燥，急食辛以润之。附子同肉桂之
辛，入八味丸以润肾燥，阳虚无热证者
宜之。

简误

附子既禀地二之火气，兼得乎天之
热气以生，是阴阳凑合，无非火热为性，

气味皆然，毒可知已。论其性质之所能，乃是退阴寒，益阳火，兼除寒湿之要药；引补气血药入命门，益相火之上剂。若非阴寒寒湿，阳虚气弱之病，而误用之于阴虚内热，血液衰少，伤寒，温病，热病，阳厥等证，靡不立毙。谨列其害如下。医师司命，宜详玩而深鉴之，亦生人之大幸也。伤寒阳厥，其外证虽与阴厥相类，而其内实不相侔，何者？阳厥之病，若系伤寒温疫，其先必发热头疼口渴，其后虽头不疼而表热已除，然必面赤颧红，二便不利，小水必赤，或短少，是其候也，此当下之病也。产后血虚，角弓反张，病名曰痉。痉者，劲也。是去血过多，阴气暴虚，阴虚生内热，热则生风，故外兼现乎风证，其实乃阴血不足，无以荣养于筋所致，足厥阴肝家大虚之候。此宜益阴补血清热则愈也。故凡病人一见内热口干，咽干口渴，渴欲引饮，咳嗽多痰，烦躁，五心烦热，骨蒸劳热恶寒，阴虚内热外寒，虚火上攻齿痛，脾阴不足以致饮食无味，小便黄赤短涩及不利，大便不通或燥结，腹内觉热闷，喜饮冷浆及鲜果，畏火及日光，兼畏人声木声，虚阳易兴，梦泄不止。产后发热，产后血行不止，及恶疮臭秽，小产憎寒壮热，中暑厥晕，阴虚头晕，中暑暴泄，痢下如火，赤白滞下。小儿中暑，伤食作泄，小便短赤，口渴思饮。血虚腹痛，按之即止。火炎欲呕，外类反胃而恶热焦烦，得寒暂止。中热腹中绞痛。中暑霍乱吐泻，或干霍乱。或久疟寒热并盛。或赤白浊，赤白淋，尿血，便血，血崩，吐衄，齿衄，舌上出血。目昏，神短，耳鸣，盗汗，汗血，多汗恶热。老人精绝阳痿，少年纵欲伤精，以致阴精不守，精滑，脑漏。妇人血枯无子，血枯经闭。肾虚小便余

沥，血虚大便燥结，阴虚口苦舌干。心经有热，梦寐纷纭。下部湿热，行履重滞，湿热痿痹，湿热作泄，湿热脚气。小儿急惊内热，痘疮干焦黑陷，痘疮火闭不出，痘疮皮薄娇红，痘疮因热咬牙，痘疮挟热下利，痘疮余毒生痈。中风僵仆不语，中风口眼㖞斜，中风语言謇涩，中风半身不遂，中风痰多神昏。一切痈疽未溃，金疮失血发痉。血虚头痛，偏头风痛。上来内、外、男、妇、小儿共七十余症，病属阴虚及诸火热，无关阳弱，亦非阴寒，法所均忌。倘误犯之，轻变为重，重者必死，枉害人命，此药居多。临证施治，宜谨审之。世徒见其投之阳虚之候，肺肾本无热证者，服有起死之殊功，而不知其用之阴虚如上诸病，亦复下咽莫救。故特深著其害，以表其非尝试轻用之药也。业医君子，可不慎诸！

半 夏

味辛，平，生微寒，热[1]温，有毒。主伤寒寒热，心下坚，下气，咽喉肿痛，头眩，胸胀咳逆，肠鸣，止汗，消心腹胸膈痰热满结，咳嗽上气，心下急痛坚痞，时气呕逆，消痈肿，堕胎，疗痿黄，悦泽面目。生令人吐，熟令人下。用之汤洗，令滑尽。射干为之使。恶皂荚。畏雄黄、生姜、干姜、秦皮、鳖甲。反乌头。忌羊血、海藻、饴糖。

疏： 半夏得土金之气，兼得乎天之燥气，故其味辛平苦温，火金相搏，则辛而有毒。洁古谓味辛苦，性温，气味俱薄，沉而降。好古谓其辛厚苦轻，阳中阴也。入足太阴、阳明、少阳，亦入手少阴经。柴胡为之使。辛温善散，故主伤寒邪在表里之间，往来寒热。苦善下泄，

---

[1] 热：据文义当作"熟"。

邪在胸中则心下坚，胸胀咳逆；邪在上焦则头眩；邪在少阴则咽喉肿痛。《别录》亦谓其消心腹胸膈痰热满结，咳逆上气，心下急痛坚痞，时气呕逆，亦皆邪在上焦胸中之所致，故悉主之也。中焦者，足太阴之所治也。有湿有热，清浊不分则肠鸣，湿热胜则自汗，入足太阴故并主之。辛能散结，故消痛肿。脾家湿热则面色痿黄，实脾分水燥湿，则前证俱除，面目因而滑泽矣。辛温有毒，故堕胎也。

主治参互

张仲景《伤寒论》：小结胸痛，正在心下，按之则痛，脉浮而滑者，小陷胸汤主之。半夏半升，黄连一两，瓜蒌实大者一个，水六升，先煮瓜蒌至三升，去滓，纳二味，煮取二升，分三服。又：治少阴咽痛生疮，不能言语，声不出者，苦酒汤主之。半夏七枚打碎，鸡子一枚，头开一窍，去黄，纳苦酒令小满，入半夏在内，以环子坐于炭火上，煎三沸，去滓，置杯中，时时咽之，极验。未瘥更作。《金匮要略》治支饮作呕，呕家本渴，不渴者，心下有支饮也。或似喘不喘，似呕不呕，似哕不哕，心下愦愦，并宜小半夏汤。用半夏泡七次，一升，生姜半升，水七升，煮一升五合，分温服。又：治呕、哕、眩、悸，谷不得下。半夏加茯苓汤。半夏一升，生姜半斤，茯苓三两切，以水七升，煎一升半，分温服之。又：心下悸忪。半夏麻黄丸。半夏、麻黄等份，为末，蜜丸小豆大。每服三十丸，日三。又：呕吐反胃。大半夏汤。半夏三升，人参三两，白蜜一升，水一斗二升和，扬之一百二十遍，煮取三升半，温服一升，日再服。亦治膈间支饮。又：张仲景方。治黄疸喘满，小便自利，不可除热者。用半夏半斤，生姜半斤，水七升，煮一升五合，分再服。有一人气结而死，心下暖，以此少许入口，其人遂活。洁古《活法机要》

方：风痰头晕，呕逆目眩，面青黄色，脉弦者。水煮金花丸。用生半夏、生天南星、寒水石煅，各一两，天麻半两，雄黄二钱，小麦面三两，为末，水和成饼，水煮浮起漉出，捣丸梧子大。每服五十丸，姜汤下，极效。亦治风痰咳嗽，二便不通，风痰头痛。又：治风痰喘逆，兀兀欲吐，眩晕欲倒。半夏一两，雄黄三钱，为末，姜汁浸，蒸饼丸梧子大。每服三十丸，姜汤下。已吐者加槟榔。又：治湿痰咳嗽，面黄体重嗜卧，兼食不消，脉缓者，白术丸：用半夏、南星各一两，白术一两半，为末，薄糊丸梧子大。每服五十丸，姜汤下。又：治气痰咳嗽，面白气促，洒淅恶寒，愁忧不乐，脉涩者，玉粉丸。用半夏、南星各一两，官桂半两，为末，糊丸梧子大。每服五十丸，姜汤下。《和剂局方》治停痰留饮，胸膈满闷，气短恶心，饮食不下，或吐痰水。茯苓半夏汤。用半夏泡五两，茯苓三两，每服四钱，姜七片，水一盏半，煎七分，甚捷径。又：搜风化痰，安神定志，利头目。辰砂化痰丸。用半夏曲三两，天南星炮一两，辰砂、枯矾各半两，为末，姜汁打糊丸梧子大。每服三十丸，食后姜汤下。又：治风痰喘急。千缗汤。用半夏汤洗七个，甘草炙、皂荚炒各寸许，姜三片，水一盏，煎七分，温服。又：治停痰冷饮呕逆。橘皮半夏汤：用半夏水煮熟，陈橘皮各半两，每服四钱，生姜七片，水二盏，煎一盏，温服。又：治胃寒哕逆，停痰留饮，藿香半夏汤。用半夏汤泡，炒黄二两，藿香一两，丁皮半两，每服四钱，水一盏，姜七片，煎服。又：治伏暑引饮，脾胃不和。消暑丸。用半夏醋煮一斤，茯苓半斤，生甘草半斤，为末，姜汁面糊丸梧子大。每服五十丸，热汤下。

又：治中焦痰涎，利咽，清头目，进饮食。半夏泡七次四两，枯矾一两，为末，姜汁打糊，或煮枣肉和丸梧子大。每姜汤下十五丸。寒痰加丁香五钱；热痰加寒水石煅四两，名玉液丸。《御药院方》治膈壅风痰。半夏半斤，酸浆浸一宿，温汤洗五十遍，去恶气，日干，为末，浆水搜作饼，日干再研为末。每五两入生龙脑一钱，以浆水浓煮和丸鸡头子大。纱袋盛，避风处阴干。每服一丸，好茶或薄荷汤嚼下。叶氏方：治风痰、湿痰。青壶丸：半夏一斤，天南星八两，各汤泡晒干，为末，姜汁和作饼，焙干，入神曲半两，白术末四两，枳实末二两，姜汁面糊丸梧子大。每服五十丸，姜汤下。作三仙丸，能化痰利气。《斗门方》：消痰开胃，去胸膈壅滞。用半夏洗泡焙干为末，自然姜汁和作饼，湿纸裹，煨香，以熟水二盏，同饼二钱，入盐五分，煎一盏，服之，大压痰毒及酒食伤，极验。《机要》又治结痰不出，语音不清，年久者亦宜。玉粉丸：半夏半两，桂心一字，草乌半字，为末，姜汁浸蒸饼丸芡实大。每服一丸，夜卧含咽。《活幼口议》治小儿痰吐，或风壅所致，或咳嗽发热，饮食即呕。半夏泡七次半两，丁香一❶钱，以半夏末水和包丁香，用面重包，煨熟，去面为末，生姜自然汁和丸麻子大。每服二三十丸，陈皮汤下。《肘后方》治冒寒霍乱腹胀。用半夏、桂枝等份为末，水服方寸匕。又：治产后晕绝，半夏末，冷水和丸大豆大，纳鼻中即愈。此扁鹊法也。《永类钤方》：打扑瘀痕。水调半夏末涂，一宿即没。魏元君方：猝死不瘥。用半夏末吹鼻中，即活。《子母秘录》治五绝急病：一曰自缢，二曰墙压，三曰溺水，四曰魇魅，五曰产乳。并以半夏末，纳大豆一丸入

鼻中，心温者，一日可活也。刘长春《经验方》治吹奶肿痛。半夏一个煨研，酒服，立验。一方：以末，随左右搐鼻效。《箧中方》治蝎虿螫人，用半夏末，水调涂之，立止。

简误

半夏，辛温性燥而有毒，虽能祛湿分水实脾，开寒湿痰，气郁结痰，而其所大忌者，乃在阴虚血少、津液不足诸病。故古人立三禁，谓血家、渴家、汗家也。故凡一切吐血、衄血、咯血、齿衄、舌上出血、金疮、产后失血过多、尿血、便血、肾水真阴不足发渴、中暑发渴、阳虚自汗、阴虚盗汗、内热烦躁出汗诸证，皆所当禁者也。然三禁之外，应忌者尚多，兹更详列于后：凡咳嗽由于阴虚火空上炎烁肺，喉痒因而发嗽，内热煎熬津液凝结为痰所致，而不由于寒湿，病本乎肺而不本乎脾。呕吐由于火冲胃热，而不由于寒湿痰壅。饮食不化由于脾阴不足，而不由于因湿。脾慢呕、哕、眩、悸，谷不得下，由于胃气虚弱，见食厌恶，而不由于寒湿邪所干。霍乱腹胀由于脾虚邪热客中焦，而不由于寒湿饮食停滞。咽痛由于阴虚，肾水不足则水涸而阳无所附，故火空上炎而发咽痛，而不由于伤寒少阴病邪热不解。气喘由于气虚，而不由于风寒所郁。头痛由于血虚，而不由于痰厥。小儿吐痰由于伤热，而不由于脾胃。不寐由于心经血少，而不由于病后胆虚。自汗由于表虚腠理不固，而不由于湿热内客自胜。如上诸证，法所同禁。其所最易误而难明者，世医类以其能去痰，凡见痰嗽莫不先投之，殊不知咳嗽吐痰，寒热骨蒸，类皆阴虚肺热津液不足之候，误服此药，

———

❶ 一：四库本作"三"。

愈损津液，则肺家愈燥，阴气愈虚，脓痰愈结，必致声哑而死。若合参、术，祸不旋踵。盖以其本脾胃家药，而非肺肾药也。寒湿痰饮作嗽，属胃病者固宜，然亦百之一二。其阴虚火炽，煎熬真阴，津液化为结痰，以致喉痒发咳者，往往而是。故凡痰中带血，口渴咽干，阴虚咳嗽者大忌之。又有似中风痰壅失音，偏枯拘挛，及二便闭涩，血虚腹痛，于法并忌。犯之过多，则非药可救，吉凶贸理，悔不可追，责在司命。谨诸！戒诸！

大　黄

味苦，寒，大寒，无毒。主下瘀血，血闭寒热，破癥瘕积聚，留饮宿食，荡涤肠胃，推陈致新，通利水谷，调中化食，安和五脏，平胃下气，除痰实，肠间结热，心腹胀满，女子寒血闭胀，小腹痛，诸老血留结。黄芩为之使。无所畏。

疏： 大黄禀地之阴气独厚，得乎天之寒气亦深，故其味至苦，其气大寒而无毒。入足阳明、太阴、厥阴，并入手阳明经。气味俱厚。味厚则发泄，故其性猛利，善下泄，推陈致新无所阻碍，所至荡平，有戡定祸乱之功，故号将军。味厚则入阴分，血者，阴也，故主下瘀血，血闭寒热，癥瘕积聚，留饮宿食，荡涤肠胃，通利水谷。其曰调中化食，安和五脏者，概指脏腑积滞既去，则实邪散而中自调，脏自和也。《别录》又云：平胃下气，除痰实，肠间结热，心腹胀满，女子寒热，女子因寒血凝闭而作胀，少腹痛因于血闭，及诸老血留结，皆由通利开导之力所致也。总之，此药乃除实热燥结，下有形积滞之要品。随经随证以为佐使，则奏功殊疾矣。

主治参互

大黄君枳实、厚朴，为小承气汤，治伤寒热病，邪结中焦。治伤寒病发于阴而反下之，心下满而不痛，按之濡，此为痞也，大黄黄连泻心汤主之。大黄二两，黄连一两，以麻沸汤二升渍之，须臾绞汁，分作二次温服。洁古用以泻诸实热不通，及泻心下痞满由于实。皆本仲景法也。亦治滞下赤白初起，壮实之人可同枳壳、槟榔、当归、甘草、滑石，作丸投之，是迎而夺之之法也。然不可过剂，过剂则伤胃气。同碱及白蔹、炒陈小粉❶、没药、乳香、醋、蜜，调敷，作痈肿围药。凡实热湿痰为病，以锦纹大黄酒蒸八两，入前胡八两，橘红四两外，另以青礞石二两，同焰硝二两，入砂罐固济❷，煅红，研末二两。上各取末，以水和为丸梧子大。每常服一二十丸，小病五六十丸，缓病七八十丸，急病一百二十丸，温水吞下，即卧勿动，候药逐上焦痰滞，次日先下糟粕，次下痰涎，未下再服。惟妊娠、水泄忌之。仲景《金匮玉函方》云：凡人食已即吐，此胸中有火也。大黄一两，甘草炙二钱五分，水一碗，煮半升，温服。此真方滚痰丸也。治一切因痰发为怪证。若入霞天膏为丸，更妙。西大黄拌蜜及竹沥，九蒸九晒，粉糊为丸如麻子大，薄荷汤吞三钱，治中上二焦有热痰，因发偏头风，诸药不效，目将损者有殊功。又治中焦脾胃湿热下流客肾，以致饱后夜卧即梦遗，临卧以升麻、陈皮汤，吞三四钱，湿热去即止。

简误

经曰：实则泻之。大黄气味大苦大寒，性禀直遂，长于下通，故为泻伤寒、温病、热病实热，热结中下二焦，二便

---

❶　陈小粉：即陈年的小麦粉。为小麦麸洗制面筋后沉淀的淀粉。

❷　固济：黏结。

不通，及湿热胶痰滞于中下二焦之要药。祛邪止暴，有拨乱反正之殊功。第具峻利之性，猛烈之气，长驱直捣，一往不返。如武王伐纣，前徒倒戈，血流漂杵，虽应天顺人，救民水火，然亦不免于未尽善之议矣。故凡血闭由于血枯，而不由于热积；寒热由于阴虚，而不由于瘀血；癥瘕由于脾虚胃弱，而不由于积滞停留；便闭由于血少肠燥，而不由于热结不通；心腹胀满由于脾虚中气不运，而不由于饮食停滞；女子少腹痛由于厥阴血虚，而不由于经阻老血瘀结；滞下初起即属胃虚，当以补养胃气，清消湿热为本，而不可以妄加推荡；疟病伤于暑气，而不由于山岚湿热；吐衄血由于阴虚火起于下，炎铄乎上，血热妄行溢出上窍，而不由于血分实热；腰脚风气由于下元先虚，湿热下流，因兹致病，而不专由于风湿外侵；骨蒸积热本于阴精不足，而非实热所致；偏坠由于肾虚，湿邪乘虚客之而成，而不由于湿热实邪所犯；乳痈肿毒由于肝家气逆郁抑不舒，以致荣气不从，逆于肉里，乃生痈肿，而不本于膏粱之变，足生大疔，血分积热所发，法咸忌之。以其损伤胃气故也。故伤寒家，调胃承气汤中用甘草以和之，正谓是也。轻发误投，多致危殆。戒之！戒之！

葶苈

味辛、苦，寒、大寒，无毒。主癥瘕积聚结气，饮食寒热，破坚逐邪，通利水道，下膀胱水，伏留热气，皮间邪水上出，面目浮肿，身暴中风热痱痒，利小腹。久服令人虚。得酒良。

疏：葶苈禀阴金之气以生，故其味辛苦，大寒无毒。气薄味厚，阳中阴也。为手太阴经

正药，故仲景泻肺汤用之。亦入手阳明、足太阳经。肺属金，主皮毛；膀胱属水，藏精液。肺气壅塞则膀胱与焉。譬之上窍闭则下窍不通，下窍不通则水湿泛溢，为喘满，为肿胀，为积聚，种种之病生矣。辛能散，苦能泄，大寒沉阴能下行逐水，故能疗《本经》所主诸病。《十剂》云：泄可去闭，葶苈之属是矣。至苦极寒，有泻无补，暂用尚能损真，久服宁不令人虚也。

主治参互

《金匮》方：肺痈喘急不得卧，葶苈大枣泻肺汤主之。葶苈炒黄捣末，蜜丸弹子大。每用大枣二十枚，水三升，煎取二升，入葶苈一丸，更煎取一升，顿服。亦主支饮不得息。《外台秘要》：通身肿满。苦葶苈炒四两，为末，枣肉和丸梧子大，每服十五丸，桑白皮汤下，日三。大效。《千金方》：腹胀积聚。葶苈子一升，熬，以酒五升浸七日，日服三合。《箧中方》：痰饮咳嗽，含奇丸。用葶苈子一两，纸衬炒令黑，知母、贝母各一两，枣肉半两，沙糖一两半，和丸弹子大。每以新绵裹一丸，含之咽津，甚者不过三丸。

简误

葶苈，泻肺利小便，治肿满之要药。然味苦大寒，走而不守，不利于脾胃虚弱及真阴不足之人。凡肿满由于脾虚不能制水，水气泛溢；小便不通由于膀胱虚，无气以化者，法所咸忌。犯之则轻病重，重必危，慎之！近世甜、苦二种，据《本经》云：辛苦，则甜者非矣！总之，疗体皆以行水泄闭为用，多服久服，咸不宜耳。

桔梗

味辛、苦，微温，有小毒。主胸胁痛如刀刺，腹满肠鸣幽幽，惊恐悸气，

利五脏肠胃，补血气，除寒热风痹，温中消谷，疗喉咽痛，下蛊毒。

疏： 桔梗，《本经》：味辛，气微温。《别录》加苦，云有小毒。神农、医和、岐伯、雷公，咸曰：无毒，而复加甘。观其所主诸病，应是辛苦甘平，微温无毒。入手太阴、少阴，兼入足阳明胃经。味厚气轻，阴中之阳，升也。伤寒邪结胸胁，则痛如刀刺。邪在中焦，则腹满及肠鸣幽幽。辛散升发，苦泄，甘和，则邪解而气和，诸证自退矣。其主惊恐悸气者，心脾气血不足则现此证，诸补心药中借其升上之力，以为舟楫胜载之用，此佐使之职也。《别录》：利五脏肠胃，补血气者，盖指邪解则脏腑肠胃自和，和则血气自生也。除寒热风痹，温中，疗喉咽痛，下蛊毒者，皆散邪解毒通利之功也。消谷者，以其升载阳气，使居中焦而不下陷，则脾中阳气长浮而谷食自消矣。甄权用以治下痢及去肺热气促者，升散热邪之故也。《日华子》用以除邪辟瘟，肺痈排脓。洁古用以利窍除肺部风热，清利头目咽嗌，胸膈滞气及痛，除鼻塞者，入肺开发和解之功也。好古以其色白，故为肺部引经，与甘草同行为舟楫之剂，诸药有此一味，不能下沉也。

主治参互

朱肱《活人书》治胸中痞满不痛，用桔梗、枳壳，取其通肺利膈下气也。张仲景《伤寒论》治伤寒实结胸，用桔梗、贝母、巴豆，取其温中散邪，消谷破积也。又治肺痈唾脓，用桔梗、甘草，取其苦辛清肺，甘温泻火，又能排脓血，补内漏也。其治少阴证二三日，咽痛，亦用桔梗、甘草，取其苦辛散邪，甘平除热，合而用之能调寒热也。后人易名甘桔汤，通治咽喉、口舌诸病。《南阳活人书》治伤寒腹胀，阴阳不和者，桔梗半夏汤主之。桔梗、半夏、陈皮各三钱，姜五片，煎服。《简要济众方》治痰嗽喘急。桔梗一两半，为末，用童子小便半升，煎四合，去滓温服。仲景《金匮玉函方》治肺痈咳嗽，胸满振寒，脉数，

咽干不渴，时出浊唾腥臭，久久吐脓如粳米粥者，桔梗一两，甘草二两，水三升，煮一升，分温再服，朝暮吐脓血则瘥。《千金方》治喉痹毒气，桔梗二两，水三升，煮一升，顿服。仲景《伤寒论》：少阴证二三日，咽痛者，可与甘草汤；不瘥者，与甘桔汤主之。桔梗一两，甘草二两，水三升，煮一升，分服。又可治口舌生疮。《永类钤方》治齿䘌肿痛，桔梗、薏苡仁等份，为末服。《经验方》治骨槽风，牙龈肿痛者。桔梗为末，枣瓤和丸皂子大。绵裹咬之，仍以荆芥汤漱之。《卫生易简方》治牙疳臭烂，桔梗、茴香等份，烧研敷之。《普济方》治鼻衄。桔梗为末，水服方寸匕，日四服。一方加生犀角屑。《古今录验方》治中蛊下血如鸡肝，昼夜出血石余，四脏皆损，惟心未毁，或鼻破将死者。苦梗为末，以酒服方寸匕，日三服。不能下药，以物拗口灌之，心中当烦，须臾自定，七日止。当食猪肝肺以补之。一方加犀角等份。《圣惠方》治妊娠中恶，心腹疼痛。桔梗一两，生姜三片，煎温服。张文仲《备急方》治小儿客忤死，不能言。桔梗烧研三钱，米汤服之，仍吞麝香豆许。

简误

桔梗之性属阳而升，凡病气逆上升，不得下降，及邪在下焦者勿用。凡攻补下焦药中勿入。雷公云：凡使勿用木梗，真似桔梗，只是咬之腥涩不堪为异。

草 蒿

味苦，寒，无毒。主疥瘙痂痒恶疮，杀虱，留热在骨节间，明目，一名青蒿。

疏： 草蒿，青蒿也。禀天地芬烈之气以生，故其味苦，其气寒而芬芳，其性无毒。疥

瘰疬痒恶疮,皆由于血热所致。留热在骨节间者,是热伏于阴分也。肝胃无热则目明。苦能泄热,苦能杀虫,寒能退热,热去则血分平和,阴气日长,前证自除,故悉主之也。诸苦寒药多与胃气不宜,惟青蒿之气芬芳可人,香气先入脾,故独宜于血虚有热之人,以其不犯胃气故尔。是以蓐劳虚热,非此不除矣。

主治参互

青蒿得鳖甲、地黄、牛膝、枸杞、麦门冬、五味子,除一切产后虚热,寒热淹延不解。亦治一切虚劳寒热,阴虚五心烦热,肾水真阴不足,以致骨蒸劳热,此为要药。陶隐居谓其生挪敷金疮,大止血生肉,止疼痛,以帛裹之。陈藏器谓其主鬼气尸疰伏留,妇人血气腹内满,及冷热久痢。秋冬用子,春夏用苗。《日华子》谓其能补中益气,轻身补劳,驻颜色,长毛发,发黑不老,心痛热黄,生捣汁服。《百一方》治蜂螫人。嚼青蒿敷疮上,即瘥。《斗门方》治男妇劳瘦,用青蒿细锉,水三升,童便五升,同煎,取一升半,去滓,入器中煎成膏,丸如梧子大。每空心及临卧,温酒吞二十丸。《灵苑方》治虚劳寒热,肢体倦疼,不拘男妇。八九月青蒿成实时采之,去枝梗,以童便浸三日,晒干为末。每服二钱,乌梅一个,煎汤服。崔元亮《海上方》治骨蒸鬼气。用童便五大斗,澄清,青蒿五斗,八九月采,带子者最好,细锉相和,纳大釜中,以猛火煎取三大斗,去滓,溉釜令净,再以微火煎可二大斗,入猪胆一枚,同煎一大斗半,去火待冷,以瓷器盛之。每欲服时,取甘草二三两,炙熟为末,以煎和捣千杵为丸。空腹粥饮下二十丸,渐增至三十丸止。《十便良方》治骨蒸烦热。用青蒿一握,猪胆汁一枚,杏仁四十个去皮尖炒,以童溺一大盏,煎五分,空心温服。《圣济总录》治虚劳盗汗,烦热口

干,用青蒿一斤,取汁熬膏,入沙参末、麦冬末各一两,同熬至可丸,丸如梧子大,每食后米饮服二十丸,名青蒿煎。《肘后方》治疟疾寒热。用青蒿一握,水二升,捣汁服之。《仁存方》治温疟痰盛,但热不寒。用青蒿二两,童便浸焙,黄丹半两,为末。每服二钱,白汤调下,《卫生易简方》治鼻衄。青蒿捣汁服之,并塞鼻中,极验。《永类钤方》治酒痔便血。青蒿用叶不用茎,用茎不用叶,为末。血从粪前冷水调,粪后温酒调服。《济急方》治牙齿肿痛。青蒿一握,煎漱之。《圣惠方》治耳中出脓。青蒿为末,绵裹纳耳中。

简误

产后气虚,内寒作泻,及饮食停滞泄泻者,勿用。凡产后脾胃薄弱,忌与当归、地黄同用。

旋覆花

味咸、甘,温、微温、冷利,有小毒。主结气胁下满,惊悸,除水,去五脏间寒热,补中下气。消胸上痰结,唾如胶漆,心胁痰水,膀胱留饮,风气湿痹,皮间死肌,目中眵臁,利大肠,通血脉,益色泽。一名金沸草。五月采花,日干。

疏:旋覆花,《别录》、甄权、《日华子》、寇宗奭,皆无毒。宗奭又加苦辛,而曰:冷利。其禀冬之气而生者乎,故其味首系之以咸,润下作咸,咸能软坚。《别录》加甘,甘能缓中;微温,温能通行,故主结气胁下满。心脾伏饮则病惊悸,饮消则复常矣。除水去五脏间寒热,及消胸上痰结,唾如胶漆,心胁痰水,膀胱留饮,风气湿痹,皮间死肌,目中眵臁,利大肠者,皆软坚、冷利、润下、消痰饮、除水之功也。其曰:补中下气者,以甘能缓中,咸能润下故也。通血脉,益色泽者,盖指饮消则脾健,

健则能运行，脾裹血又统血故也。

主治参互

仲景治伤寒汗下后，心下痞坚，噫气不除，有七物旋覆代赭汤。成无己曰：硬则气坚，旋覆之咸以软痞坚也。《金匮要略》治半产漏下，虚寒相搏，其脉弦芤，旋覆花汤。用旋覆花三两，葱十四茎，新绛少许，水三升，煮一升，顿服。胡洽治痰饮在两胁胀满，有旋覆花丸。《总微论》治小儿眉癣，自眉毛眼睫，因癣退不生。用野油花即旋覆花、赤箭即天麻苗、防风，等份为末，洗净。以油调涂之。

简误

丹溪谓为走散之药，病人涉虚者，不宜多服。冷利，大肠虚寒人禁用。

藜芦

味辛、苦，寒、微寒，有毒。主蛊毒，咳逆，泄痢肠澼，头疡疥瘙恶疮，杀诸虫毒，去死肌，疗哕逆，喉痹不通，鼻中息肉，马刀烂疮。不入汤。

疏：藜芦禀火金之气以生，故其味辛气寒，《别录》：苦微寒，有毒。入手太阴、足阳明经。《本经》主蛊毒咳逆，及《别录》疗哕逆、喉痹不通者，皆取其宣壅导滞之力。苦为涌剂，故能使邪气痰热，胸膈部分之病悉皆吐出也。辛能散结，故主鼻中息肉。苦能泄热杀虫，故主泄痢肠澼，头疡疥瘙，杀诸虫毒也。疮疡皆湿热所生，湿热不去则肌肉溃烂。苦寒能泻湿热，则马刀恶疮、烂疮死肌皆愈也。味至苦，入口即吐，故不入汤。

主治参互

《经验方》：诸风痰饮，藜芦十分，郁金一分，为末。每以一字，温浆水一盏和服，探吐。《简要济众方》：中风不省，牙关紧急者。藜芦一两去苗，浓煎，防风汤洗焙干切片炒，为末。每服半钱，小儿减半，温水调灌，吐出风涎效。《圣惠方》：诸风头痛。以藜芦一茎，日干研末，入麝香少许，吹鼻。《保命集》：久疟痰多不食，欲吐不吐。藜芦末半钱，温浆水调下，探吐。

简误

藜芦辛苦有大毒，服一匕则令人胸中烦闷，吐逆不止。凡胸中有痰饮，或中蛊毒恶气者，只可借其上涌宣吐之力，获效一时。设病非关是者，切勿沾唇，徒令人闷乱，吐逆不止，亏损津液也。

射干

味苦，平、微温，有毒。主咳逆上气，喉痹咽痛、不得消息，散结气，腹中邪逆，食饮大热，疗老血在心脾间，咳唾，言语气臭，散胸中热气。久服令人虚。

疏：射干禀金气而兼火，火金相搏则辛而有毒，故《本经》谓其味苦平有毒，平亦辛也。《别录》：微温。保升：微寒。二说一义，并无异云。洁古云：味苦。阳中阴也。入手少阳、少阴、厥阴经。苦能下泄，故善降，兼辛故善散，故主咳逆上气，喉痹咽痛不得消息，散结气，胸中邪逆。既降且散，益以微寒，故主食饮大热。《别录》又主老血在心脾间，咳唾言语气臭，散胸中热气。甄权主疰气，消瘀血，主女人月闭。《日华子》主消痰，破癥结，胸膈满，腹胀气喘，痃癖。寇宗奭主肺气喉痹为佳。洁古主胃中痈疮。皆此意也。丹溪主行太阴、厥阴之积痰，使结核自消甚捷。又治足厥阴湿气下流，因疲劳而发为便毒。悉取其泄热散结之力耳。故古方治喉痹咽痛为要药。

主治参互

仲景《金匮》方治咳逆上气，喉中作水鸡声，射干麻黄汤。入鳖甲煎丸，治疟母。《袖珍方》治咽喉肿痛。用生射干、猪脂各四两，合煎令焦，去滓，

171

每噙枣许，即瘥。《医方大成》治喉痹不通。用扁竹新根，擂汁咽之，大肠动即解；或醋研汁噙，引涎出亦妙。《便民方》亦治喉痹不通。用紫蝴蝶根一钱，黄芩、生甘草、桔梗各五分，为末，水调顿服，立愈。名夺命散。《永类钤方》治乳痈初肿，用扁竹根如僵蚕者，同萱草根为末，蜜调敷之，神效。孙真人《千金方》治喉痹，有乌翣膏。

简误

射干虽能降手少阳、厥阴相火，泄热散结，消肿痛，然无益阴之性。故《别录》云：久服令人虚。凡脾胃薄弱，脏寒气血虚人，病无实热者，禁用。

常　山

味苦、辛，寒、微寒，有毒。主伤寒寒热，热发温疟鬼毒，胸中痰结吐逆，疗鬼蛊往来，水胀，洒洒恶寒，鼠瘘。畏玉札。忌菘菜。

疏：常山禀天地阴寒之气以生，故其味苦寒。《别录》、桐君益之以辛，宜其有毒也。苦泄辛散，故善逐饮。阴寒祛热，故善破瘴疠。入口即吐，其性暴悍又可知已。《本经》主伤寒寒热，宜作主山岚瘴气。寒热发为温疟，鬼毒，胸中痰结，古方治疟多用。盖以岭南、西粤、鬼方咸多山岚瘴疠之气，所感邪气充于荣卫皮肤之间，欲去皮肤毛孔中瘴气根本，非常山不可，以其性能祛逐老痰积饮，善散山岚瘴疠之邪故也。

主治参互

治山岚瘴气作疟，百药不效，秘方：常山四两，砂仁四两，槟榔二两，米醋浸入瓷器中二宿，取出，各炒燥为末，鸡子清和丸如绿豆大。五更，新汲水向东吞三五钱，一服可止。九月以后，宜以酒吞。刘长春《经验方》治瘴疟寒热，用常山一寸，草果一枚，热酒一盏，浸一宿，五更向东饮之，盖卧，酒醒即愈。《肘后方》治三十年老疟，及积年久疟。常山、黄连各一两，酒三升，渍一宿，以瓦釜煮取一升半。发日早服五合，发时再服。热当吐，冷当利，无不瘥者。

简误

常山，阴毒之草也。其性暴悍，虽能破瘴疠，逐积饮，然善损真气，故疟非由于瘴气，及老痰积饮所致者，勿用。经曰：夏伤于暑，秋必痎疟。又曰：邪之所凑，其气必虚。暑邪乘虚客于五脏六腑十二经，疟亦因之而发，《内经》载之详矣。王好古分条立方，殊得仲景遗意，此皆疟之对病正药也，并不得妄用常山，虚人真气，变为危证。戒之！戒之！清暑养胃，健脾消痰，乃治疟之正法。稍久则当分气血施补助，靡不愈者，又安所事常山乎？

甘　遂

味苦、甘，寒、大寒，有毒。主大腹，疝瘕腹痛，面目浮肿，留饮宿食，破癥坚积聚，利水谷道，下五水，散膀胱留热，皮中痞，热气肿满。瓜蒂为之使。恶远志。反甘草。

疏：甘遂禀天地阴寒之气以生，故其味苦，其气寒而有毒，亦阴草也。水属阴，各从其类，故善逐水。其主大腹者，即世所谓水蛊也。又主疝瘕腹满，面目浮肿，及留饮，利水道谷道，下五水，散膀胱留热，皮中痞气肿满者，谓诸病皆从水湿所生，水去饮消湿除，是拔其本也。洁古谓其味苦性寒。苦性泄，寒胜热，直达水气所结之处，乃泄水之圣药。水结胸非此不能除，故仲景大陷胸汤用之。但有毒不可轻用，其性之恶可概见已。其根皮赤，肉白，作连珠实重者良。

主治参互

入陷胸汤，治伤寒水结胸，有神。《圣济总录》治膜外水气。甘遂末、大麦面各半两，水和作饼，烧熟食之，取利。《肘后方》治身面洪肿。甘遂末二钱，以雄猪腰子一枚，分作七片，入末在内，湿纸包煨令熟。每日服一片，至四五服当觉腹鸣小便利，是其效也。张仲景《金匮玉函方》治心下留饮坚满，脉伏，其人欲自利反快。甘遂半夏汤：用甘遂大者三枚，半夏十二枚，以水一升，煮半升，入芍药五枚，水二升，煮半升，去滓。以蜜半升，同煎至八合，顿服之。《笔峰杂兴方》治小便转脬。甘遂末一钱，猪苓汤调下，立通。秘方：治体气。甘遂末一钱，同猪肉煮食。于野地中掘一坑，令患人至彼处，向上风站立，以甘草末唾调入脐内，须臾腹中作响，取利下黑汁，亟从上风奔回，可绝。不绝再作一服，仍前用之。

简误

甘遂性阴毒，虽善下水除湿，然能耗损真气，亏竭津液。元气虚人除伤寒水结胸不得不用外，其余水肿臌胀类多脾阴不足，土虚不能制水，以致水气泛滥，即刘河间云：诸湿肿满属脾土。法应补脾实土，兼利小便。不此之图而反用甘遂下之，是重虚其虚也。水既暂去，复肿必死矣。必察病属湿热，有饮有水而元气尚壮之人，乃可一施耳。不然祸不旋踵矣。戒之！戒之！慎之！慎之！

白 蔹

味苦、甘，平、微寒，无毒。主痈肿疽疮，散结气，止痛除热，目中赤，小儿惊痫，温疟，女子阴中肿痛，下赤白，杀火毒。反乌头。

疏：白蔹得金气，故味苦平，平应作辛。《别录》：兼甘。其气微寒无毒。苦则泄，辛则散，甘则缓，寒则除热，故主痈肿疽疮，散结止痛，盖以痈疽皆由荣气不从，逆于肉里所致。女子阴中肿痛，亦由血分有热之故。火毒伤肌肉即血分有热，目中亦血热为病，散结凉血除热，则上来诸苦蔹不济矣。其治小儿惊痫，温疟，及妇人下赤白，则虽云惊痫属风热，温疟由于暑，赤白淋属湿热，或可通用，然病各有因，药各有主，以类推之，恐非其任矣。尚俟后哲详之。总之，为疗肿痈疽家要药，乃确论也。

主治参互

白蔹得白及、红药子，加朱砂、雄黄、乳、没、脑、麝，为敷痈疽止痛散毒之上药。《肘后方》治发背初起，水调白蔹末敷之。《圣惠方》治疔疮初起，同上。陶隐居治一切痈肿。白蔹、赤小豆、茜草，为末，鸡子白调涂之。又方：白蔹二分，藜芦一分，为末。酒和贴之，日三上。《御药院方》治面鼻酒渣，白蔹、白石脂、杏仁各半两，为末。鸡子调涂，日一洗。《肘后方》治面生粉刺，白蔹二分，杏仁半分，鸡屎白一分，为末，蜜和杂水拭面。谈野翁治冻耳成疮。白蔹、黄柏，等份为末，生油调搽。《外台》方治汤火灼烂，白蔹末敷之。《圣惠方》治铁刺诸哽，及竹木哽在咽中，白蔹、半夏泡，等份为末，酒服半钱，日二服。又治刺在肉中，方同上。《千金方》治风痹筋急，肿痛屈转异常处。白蔹二分，熟附子一分，为末。每酒服半刀圭，日二服。以身中热行为候，十日便觉。忌猪肉、冷水。《瑞竹堂方》治诸疮不敛口，白蔹、赤蔹、黄柏各三钱，炒研，轻粉一钱，用葱白浆水洗净，敷之。

简误

痈疽已溃不宜服。

白 及

味苦、辛，平、微寒，无毒。主痈肿恶疮败疽，伤阴死肌，胃中邪气，贼风鬼击，痱缓不收，除白癣疥虫。紫石英为之使。恶理石。畏李核、杏仁。反乌头。

疏：白及，《本经》：味苦平。《别录》加辛，微寒。李当之：大寒。《日华子》加甘。东垣亦微寒，谓其性涩。阳中之阴，收也。辛为金味，收为金气，其为得季秋之气，而兼金水之性者哉，宜乎入肺理伤有奇效矣。苦能泄热，辛能散结，痈疽皆由荣气不从，逆于肉里所生，败疽伤阴死肌皆热壅血瘀所致，故悉主之也。胃中邪气者，即邪热也。贼风鬼击，痱缓不收，皆血分有热，湿热伤阴之所生也。入血分以泄热散结逐腐，则诸证靡不瘳矣。

主治参互

白及性涩，破散中有收敛，盖去腐逐瘀以生新之药也。得白蔹、红药子，加脑、麝、乳、没，治一切痈疽肿毒，止痛散结排脓，有神。一味为细末，米饮调三钱服，治损肺吐血有奇效。《经验方》治鼻衄不止，津调白及末，涂山根上，仍以水服一钱，立止。《袖珍方》治疔疮肿毒。白及末半钱，以水澄之，去水，摊于厚纸上贴之。《永类钤方》治打跌骨折。酒调白及末二钱服，其功不减于自然铜、古铢钱也。《济急方》治手足皲裂。白及末水调塞之，勿犯水。赵真人方：治汤火伤灼，白及末，油调敷之。

简误

痈疽已溃，不宜同苦寒药服。

大 戟

味苦、甘，寒、大寒，有小毒。主蛊毒，十二水，肿满急痛，积聚，中风，皮肤疼痛，吐逆，颈腋痈肿，头痛，发汗，利大小肠。反甘草。畏菖蒲、芦草、鼠粪。

疏：大戟禀天地阴毒之气以生，故味苦寒而有小毒。甄权、洁古：兼辛。《别录》：兼甘。应是辛多，非辛则无毒矣。苦寒故善下走而入肾肝，辛则横走无所不到矣。洁古又谓泻肺损真气。其主下蛊毒者，以蛊毒必热，必辛，辛则散，走脏腑，故假其辛寒以搜其辛热，是以毒攻毒也。苦寒下泄，故能逐诸有余之水，湿热及留饮在中下二焦则为腹满急痛，或成积聚。苦辛甘寒，故散颈腋痈肿，利大小便，泻毒药，通月水。阴草苦辛有毒，故又堕胎也。天行黄病，非元气实者勿用。经曰：邪之所凑，其气必虚。中风之人其虚必矣。《本经》又谓其主中风，皮肤疼痛，吐逆者，非也！焉有虚病而可施苦寒有毒下泄之药哉？是重虚其虚也。

主治参互

大戟入玉枢丹、紫金锭，则解蛊毒，热毒痈疽疔肿，及蛇虫诸毒，内服外敷，取利为度。百祥丸：治痘疮变黑干陷，不发寒而大便闭结者。用大戟一两，枣三枚，水一碗，同煮曝干，去大戟，以枣肉焙丸服。从三分服至五分，以利为度。《三因方》控涎丹：治痰涎留在胸膈上下，变为诸病，或颈项、胸背、腰胁、手足、胯髀，隐痛不可忍，筋骨牵引，钓痛走易，及皮肤麻痹，似乎瘫痪，不可误作风气风毒，及疮疽施治。又治头痛不可举，或睡中流涎，或咳唾喘息，或痰迷心窍，并宜此药。数服痰涎自失，诸疾寻愈。紫大戟、白甘遂、白芥子微炒，各一两，为末，姜汁打面糊丸梧子大。每服七丸，或二十丸，以津液咽下。若取利则服五六十丸。《千金方》：中风发热。大戟、苦参各四两，白酢浆一斗，煮熟洗之，寒乃止。《生生方》：牙齿摇痛，大戟咬于痛处，良。

简误

大戟阴寒，善走而下泄，洁古谓其

损真气。故凡水肿不由于受湿停水，而由于脾虚，土坚则水清，土虚则水泛滥，实脾则能制水，此必然之数也。今不补脾，而复用疏泄追逐之药，是重虚其虚也。宜详辨而深戒之。惟留饮伏饮，停滞中焦，及元气壮实人患水湿，乃可一暂施耳。

贯 众

味苦，微寒，有毒。主腹中邪热气，诸毒，杀三虫，去寸白，破癥瘕，除头风，止金疮。赤小豆为之使。

花：疗恶疮，令人泄。

疏：贯众味苦，而又微寒，止应云有小毒。以其苦寒，故主腹中邪热气诸毒。三虫皆由湿热所生，苦寒除湿热，则三虫自死矣。苦以泄之，亦兼有散之之义，故破癥瘕。苦寒能除风热，故止头风。金疮出血后必发热，泄热散结，则金疮自止。

主治参互

贯众一味为细末，水调一钱匕，治鼻衄有效。疫气发时，以此药置水中，令人饮此水，则不传染。

简误

病人虚寒无实热者，禁用。

羊踯躅

味辛，温，有大毒。主贼风在皮肤中淫淫痛，温疟，恶毒，诸痹，邪气鬼疰，蛊毒。

疏：羊踯躅，毒药也。然性能祛风寒湿，故可以治恶痹。痹者，风寒湿所成也。然非元气未虚，脾胃尚实之人，不可用。凡用此等毒药，亦须杂以安胃和气血药同用。

简误

踯躅性发散，气血虚人忌之。不可近眼。

卷十一　草部下品之下

总百五种，今疏其要者三十五种。

何首乌　威灵仙　牵牛子　蓖麻子
天南星　豨莶　马鞭草　苧根　白头翁
甘蕉根　芦根笋附　鬼臼　马兜铃根附
仙茅　刘寄奴　骨碎补　连翘　续随子
山豆根　白附子　鹿藿　预知子　木贼
蒲公草　谷精草　夏枯草　山慈菇　灯
心草　马勃　水蓼　海金沙　草三棱
鹿药　草石蚕　漆姑草

何首乌

味苦、涩，微温，无毒。主瘰疬，消痈肿，疗头面风疮，五痔。主心痛，益血气，黑髭鬓，悦颜色，久服长筋骨，益精髓，延年不老。亦治妇人产后及带下诸疾。茯苓为之使。与白莱菔相恶，犯之令人髭发早白。

疏：何首乌，本文味苦涩微温，《传》言味甘气温，其禀春深生气无疑。春为木化，入通于肝，外合于风，升也，阳也。入足厥阴，兼入足少阴经，故为益血祛风之上药。雌雄二种，遇夜则交，有阴阳交合之象，故能令人有子。肝主血，肾主精，益二经则精血盛。发者，血之余也，故乌髭鬓。其主瘰疬者，肝胆气郁结则内热，荣气壅逆，发为是病。十一脏皆取决于胆，与肝为表里，为少阳之经，不可出入，气血俱少，乃风木所主，行胆气，益肝血，则瘰疬自消矣。调荣气则痈肿消。治风先治血，血活则风散，故疗头面风疮。肠澼为痔，痔者湿热下流，伤血分而无所施泄，则逼近肛门肉分，迸出成形为种种矣。风能胜湿，湿热解则痔将自平。心血虚则内热，热则心摇摇而作痛，益血则热解而痛除。益血气，黑髭鬓，悦颜色，

久服长筋骨，益精气，延年不老者，皆补肝肾，益精血之极功也。亦治妇人产后及带下诸疾者，妇人以血为主，月事通后，厥阴主之，带下于血虚而兼湿热，行湿益血，靡不除矣。

主治参互

君甘菊花、枸杞子、地黄、牛膝、天门冬、赤白茯苓、桑椹、南烛子，则益精血，乌须发，驻颜延年。得牛膝、鳖甲、橘红、青皮，治疟邪在阴分，久而不解；如表气已虚，脾胃已弱，则加人参三五钱；肺热者去人参，换入当归如其数。得刺蒺藜、甘菊花、天门冬、胡麻仁、漆叶、白芷、荆芥穗、苦参、地黄、百部，治头面诸风及大麻风。得金银花、地榆、犀角、草石蚕、山豆根、黄连、芍药、干葛、升麻、甘草、滑石，治毒痢下纯血，诸药不效，有神。《经验方》治骨软风，腰膝疼，行履不得，遍身瘙痒。何首乌大而有花纹者，同牛膝，锉，各一斤，以好酒一升，浸一宿，曝干，于木臼内捣末，蜜丸。每日空心食前，酒吞三五十丸。兼可治风痰、久疟不愈。《斗门方》治瘰疬，或破或不破，下至胸前者，皆治之。用何首乌根洗净，日日生嚼，并取叶捣涂之，数服即止。其药久服延年黑发，用之神效。《何首乌传》：何首乌味甘气温，性则无毒。茯苓为之使。治五痔，腰膝之病，冷气心痛，积年劳瘦，痰癖，风虚败劣，长筋力，益精髓，壮气，驻颜黑发，延年，妇人恶血痿黄，产后诸疾，赤白带下，毒气入腹，久痢不止，其功不可俱述。一名野苗，二名交藤，三名夜合，四名地精，

五名首乌。本出虔州，江南诸道皆有之。苗叶有光泽者，又如桃李叶，雄者苗色黄白，雌者黄赤，根远不过三尺，春秋可采，日干，去皮为末，酒下最良。有疾即用茯苓煎汤为使。常杵末，新瓷器盛用，偶日服之。忌猪肉、血，无鳞鱼，触药无力。其根形大如拳连珠，其有形如鸟兽山岳之状者，珍也。掘得去皮生吃，得味甘甜，可休粮，赞曰：神妙胜道，著在仙书。雌雄相交，夜合昼疏。服之去谷，日居月诸。返老还少，变安病躯。有缘者遇，勉尔自知。明州刺史李远传录云：何首乌，所出顺州南河县及韶州、潮州、恩州、贺州、广州四会县、潘州者为上；邕州、桂州、康州、春州、高州、勒州、循州晋兴县出者次之。真仙草也，五十年者如拳大，号山奴，服之一年，髭鬓青黑。一百年者如碗大，号山哥，服之一年，颜色红悦。一百五十年者如盆大，号山伯，服之一年，齿落更生。二百年如斗栲栳大，号山翁，服之一年，颜如童子，行及奔马。三百年者如三斗栲栳大，号山精，纯阳之体，久服之成地仙也。《衍义》曰：何首乌，兼黑髭鬓。与萝卜相恶，令人髭鬓早白。治肠风热多用。

简误

何首乌为益血之药，忌与天雄、乌头、附子、仙茅、姜、桂等诸燥热药同用。修事以苦竹刀切片，米泔浸，经宿曝干蒸用，勿令犯铁。

威灵仙

味苦，温，无毒。主诸风，宣通五脏，去腹内冷滞，心膈痰水，久积癥瘕痃癖气块，膀胱宿脓恶水，腰膝冷疼，及疗折伤。一名能消。久服之，无温疫疟。忌茗。

疏： 威灵仙感春夏之气，故其味苦，其气温，其性无毒，升也，阳也。入足太阳经。春为风木之化，故主诸风，而为风药之宣导，善走者也。腹内冷滞多由于寒湿，心膈痰水乃饮停于上中二焦也，风能胜湿，湿病喜燥，故主之也。膀胱宿脓恶水，靡不由湿所成；腰膝冷疼亦缘湿流下部侵筋致之，祛风除湿，病随去矣。其曰久积癥瘕痃癖气块及折伤，则病干血分者多，气分者少，而又未必皆由于湿，施之恐亦无当，取节焉可也。

主治参互

《简便方》治脚气入腹，胀闷喘急。用末二钱，酒下，痛减一分，则药亦减一分。《千金方》治腰脚诸痛。用末，空心温酒服一钱，逐日以微利为度。《集验方》治肾脏风壅，腰膝沉重。用威灵仙末，蜜丸梧子大。温酒吞八十丸。平明微利恶物如青脓胶，即是风毒积滞。如未利，再服百丸，取下后，食粥补之。一月仍常服温补药。孙兆方名放杖丸。《卫生易简方》治破伤风。威灵仙半两，独蒜一个，香油一钱，同捣烂，热酒冲服。汗出即愈。又方：治停痰宿饮，喘咳呕逆，全不入食。威灵仙焙，半夏姜汁浸焙，为末，用皂角水熬膏，丸绿豆大。每服七丸至十丸，姜汤下，日三服，一月验，忌茶、面。又方：治诸骨鲠。威灵仙一两二钱，缩砂蜜一两，沙糖一盏，水二钟，煎一钟。温服。李楼《怪证方》治飞丝缠阴，肿痛欲断，以威灵仙捣汁，浸洗。效。

简误

风药性升而燥，走而不守。凡病非风湿，及阳盛火升，血虚有热，表虚有汗，痃疟口渴身热者，并忌用之。

牵牛子

味苦，寒，有毒。主下气，疗脚满

水肿，除风毒，利小便。

疏： 牵牛子《本经》不载，乃《名医续注本草》谓为苦寒有毒。东垣以为感南方热火之化所生，应是辛热有毒之药。其主下气者，乃损削真气之谓。疗脚满水肿，除风毒，利小便，皆相似语，况前病多属脾胃气虚，此是泻药，今反用之，为害滋大。

主治参互

黑牵牛得白木香、槟榔、使君子，能追虫取积。《普济方》治气筑奔冲不可忍。牛郎丸：用黑牵牛半两，槟榔二钱半，为末。每服一钱，紫苏汤下。追虫取积亦可用。《摘玄方》治面上风刺。黑牵牛酒浸三宿，为末。先以姜汁擦面，后用药涂之。《圣惠方》治面上粉刺，瘟子如米粉。黑牵牛末，兑入面粉药中，日日洗之。

简误

牵牛子，辛热有毒之药。性又迅急，其所主治多是脾胃与肺家湿热之病，理应属虚，何资泻药。况诸证应用药物，寻检《本经》所载，良药不乏，何至舍其万全，而就不可必不可保之毒物哉？宜东垣之谆复其辞，以戒后人之勿轻用也。兹并附录其论，以诏后世云。

［附］东垣云：牵牛，非《神农》药也。《名医续注》云：味苦寒，能除湿气，利小便，治下注脚气。此说气味主治俱误矣！何也？凡用牵牛，少则动大便，多则泄下如水，乃泻气之药。其味辛辣，久嚼猛烈雄壮，所谓苦寒安在哉？夫湿者，水之别称，有形者也。若肺先受湿，湿气不得施化，致大小便不通，则宜暂用之。盖牵牛感南方热火之化所生，火能平金而泄肺，湿去则气得周流，所谓五脏有邪，更相平也。今不问有湿无湿，但伤食或有热证，俱用牵牛克伐之药，岂不误哉？况牵牛只能泄气中之湿热，不能除血中之湿热。湿从下受之，下焦主血，血中之湿，宜苦寒之味，反以辛药泄之，伤人元气。且牵牛辛烈，比之诸辛药，泄气尤甚，其伤人必矣。经云：辛泄气，辛走气，辛泄肺，肺病者无多食辛。况饮食失节，劳役所伤，是胃气不行，心火乘之。肠胃受火邪，名曰热中。脾胃主血，当血中泄火。以黄芩之苦寒泄火，当归身之辛温和血，生地黄之苦寒凉血益血，少加红花之辛温以泄血络，桃仁之辛温除燥润肠。仍不可专用，须于补中益气泄阴火之药内加而用之。何则？上焦元气已自虚弱，若反用牵牛大辛热气味俱阳之药，以泄水泄元气，利其小便，竭其津液，是谓重虚，重则必死，轻则夭人。故张文懿云：牵牛不可耽嗜，脱人元气。见人有酒食病痞者，多服牵牛丸散，取快一时，药过仍痞。随服随效，效后复痞，以致久服脱人元气，犹不知悔也。张仲景治七种湿热，小便不利，无一药犯牵牛者。仲景岂不知牵牛能泄湿利小便乎？为湿病之根在下焦，是血分中气病。不可用辛辣之药，泄上焦太阴之气，是血病泻气，使气血俱损也。经云：毋实实，毋虚虚，毋绝人长命，此之谓也。用者戒之！

牵牛自宋以后，北人常用取快。及刘守真、张子和出，又倡为通用下药。李明之目击其事，故著此说极力辟之。牵牛治水气在肺，喘满肿胀，下焦郁遏，腰背胀重，及大肠风秘、气秘，卓有殊功。但病在血分，及脾胃虚弱而痞满者，则不可取快一时，及常服暗伤元气也。

蓖麻子

味甘、辛，平，有小毒。主水癥，

水研二十枚服之，吐恶沫，加至三十枚，三日一服，瘥则止。又主风虚寒热，身体疮痒浮肿，尸疰恶气，榨取油涂之。

叶：主脚气风肿不仁，捣蒸敷之。

疏：蓖麻得土金之气，故其味甘辛，而其气则平，性有小毒。其力长于收吸，故能拔病气出外。其性善收，故能追脓取毒，能出有形之滞物。又能通利关窍，故主水癥。又主风虚寒热，身体疮痒浮肿，尸疰恶气，榨取油涂之。研涂手足心催生。寇氏主瘰疬。李氏主偏风半身不遂，口眼㖞斜，头风脚气肿胀，丹瘤火伤，针刺入肉，女人胞衣不下，及子肠挺出，皆从外治，不经内服，良有见也。子无刺者良，子有刺者毒。

雷公云：凡使勿用黑天赤利子，缘在地萋上，是颗两头尖，有毒。其蓖麻子，节节有黄黑斑。凡使以盐汤煮半日，去皮取子研用。

时珍云：取蓖麻油法，用蓖麻仁五升，捣烂，以水一斗，煮之，沫浮于汤面，即撇起，待沫尽乃止，去水。以沫煎至点灯不乍，滴水不散为度。

李氏曰：凡服蓖麻子者，一生不得食豆，犯之必胀死。其油能伏丹砂、轻粉。

主治参互

蓖麻子去壳，同紫背天葵等份，清水入砂器中煮半日，空腹时与病人嚼下，自十五枚至廿一枚，瘰疬久久自消。李氏云：一人病偏风，手足不举。用此油同羊脂、麝香、鲮鲤甲等药，煎作摩膏，日摩数次，一月余渐复。兼服搜风养血化痰之剂，三月而愈。又：一人病手臂一块肿痛，亦用蓖麻捣膏贴之，一夜而愈。又：一人病气郁偏头痛，用此同乳香、食盐捣敷太阳穴，一夜痛止。又：一妇产后子肠不收，捣仁贴其丹田，一夜而上。此药外用累奏奇功，但内服不可轻率耳。或言捣膏以箸点于鹅马六畜舌根下，即不能食，或点肛内，即下血死，其毒可知矣。又方：治口眼㖞斜，蓖麻子仁捣膏，左贴右，右贴左，即正。

又《妇人良方》亦治前证，用蓖麻子仁七七粒，研作饼，右㖞安在左手心，左㖞安在右手心，却以铜盂盛热水坐药上，冷即换，五六次即正也。治风气头痛不可忍者。乳香、蓖麻仁等份，捣饼随左右贴太阳穴，解发出气甚验。又方：蓖麻仁半两，枣肉十五枚，捣涂纸上，卷筒插入鼻中，下清水涕，头痛即止。《圣济录》治鼻塞不通。用蓖麻仁三十粒，大枣去皮一枚，捣匀，绵裹塞之。一日一易，三十日闻香臭也。《摘玄方》治舌上出血。用蓖麻子油纸捻，烧烟熏鼻中自止。《经验良方》治舌胀塞口。用蓖麻子仁四十粒，去壳研油涂纸上，作捻烧烟熏之。未退再熏，以愈为度。有人舌肿出口外，一村人用此法而愈。治急喉痹，牙关紧急不通，用此即破。以蓖麻子仁研烂，纸卷作筒，烧烟熏吸即通。或只取油作捻尤妙。名圣烟筒。崔元亮《海上集验方》治催生下胞。用蓖麻子七粒，去壳研膏，涂脚心。若胎及衣下，便速洗去，不尔则子肠出，即以此膏涂顶，肠自入也。《肘后方》：产难。取蓖麻子十四枚，每手各把七枚，须臾立下也。《摘玄》治子宫脱下。用蓖麻仁、枯矾等份为末，安纸上托入。仍以蓖麻仁十四枚，研膏涂顶心即入。又：治盘肠生产。涂顶方同上。《肘后方》治一切肿毒，痛不可忍。用蓖麻子捣敷，即止也。

简误

蓖麻子能吸气，又能通窍，体质多油，而又有毒。脾胃薄弱，大肠不固之人，慎勿轻用服饵。

天南星

味苦、辛，有毒。主中风，除痰，

麻痹，下气，破坚积，消痈肿，利胸膈，散血堕胎。畏附子、干姜、生姜。

疏：南星得火金之气，故其味苦辛。火金相搏，故性烈而有毒。阴中之阳，可升可降，入手太阴经。为风寒郁于肺家，以致风痰壅盛之要药也。炎上作苦，苦则善燥，从革作辛，辛则善散，温则开通，故主麻痹，下气破坚积，消痈肿，利胸膈，散血堕胎。

主治参互

南星得牛胆则燥气减，得火炮则毒性缓。得姜、桂、附，主破伤风口噤身强。得牛胆、皂角、川乌、茯神、牛黄、天竺黄、丹砂，治惊痫。加天麻治一切风痰壅盛。同半夏捣细末，入降真香末，敷金疮折伤瘀血。同桂枝、干姜、甘草、细辛，治西北边人真中风，风痰猝壅僵仆。

简误

南星味既辛苦，气复大温而燥烈，正与半夏之性同，而毒则过之，故亦善堕胎也。半夏治湿痰多，南星主风痰多，是其异矣。二药大都相类，故其所忌亦同。非西北人真中风者，勿用。详载半夏条下，兹不重出。

豨莶

味苦，寒，有小毒。主热蛋烦满不能食，生捣汁服三四合，多则令人吐。

疏：豨莶，阳草也。感少阳生发之气以生，故其味苦寒，不应有毒。乃入血分祛风除湿兼活血之要药也。湿热盛则生蛋。湿则烦满不能食。春生之药，本合风化，风能胜湿，苦寒除热，故主之也。经曰：地之湿气，感则害人皮肉筋脉。故苏颂治肝肾风气，四肢麻痹，骨间疼痛，腰膝无力，及行大肠气。成讷用以疗中风。张泳用以轻身驻颜。效已著于曩代，功复见于今时。妙在走而不泄，香可开脾，邪去身安，功力斯倍矣。

主治参互

豨莶，如法修事：一斤入漆叶四两，亦以蜜酒润过，九蒸九晒，蜜和丸如梧子大。每五钱，空心饥时白汤吞，日三服。治紫云风、烂麻风，有神。江陵府节度使成讷进豨莶丸方表略云：臣有弟讦，年三十一，中风伏枕五年，百医不差。有道人钟针者，因睹此患曰：可饵豨莶丸必愈。其药多生沃壤，高三尺许，节叶相对。其叶当夏五月以来收。每去地五寸剪刈，以温水洗去泥土，摘其叶及枝头。凡九蒸九曝，不必太燥，但取蒸足数为度。仍熬捣为末，炼蜜丸如梧子，空心温酒或米饮下二三十丸。服至二千丸，所患愈加，不得忧虑，是药攻之力；服至四千丸必得复故；五千丸当复丁壮。臣依法修合，令研服之，果如其言。钟针又言：此药与本草所述功效相异。盖出处盛在江东，彼土人呼猪莶，缘此药如猪莶气，故以为名。但经蒸曝，莶气自泯。每当服后，须吃饭三五匙压之。五月五日采者佳。《奉敕宣付医院详录》：知益州张泳进豨莶丸表略云：此草金棱银线，素*应是赤字*茎紫荄，对节而生。蜀号火枚。茎叶颇同苍耳。谁知至贱之中，乃有殊常之效。臣自吃至百服，眼目清明，积至千服，髭须乌黑，筋力轻健，效验多端。臣本州有都押衙罗守一，曾因中风坠马，失音不语。臣与十服，其病立瘥。又和尚智严，年七十忽患偏风，口眼㖞斜，时时吐涎。臣与十服，亦便得瘥。今合一百剂，差职员史元奏进。

简误

凡病人患四肢麻痹，骨间疼，腰膝无力，由于脾肾两虚，阴血不足，不因风湿所中而得者，不宜服之。予少年时晤金坛令公刘蓉川，论及此药，刘太夫人平居常服，在金坛令隶卒取此草，太夫人见之辄曰非是。乃知张益公表中所云金棱银线、素茎紫荄，与吴地所产者有异。物随土变，固其性也。

马鞭草

主下部䘌疮。

疏： 马鞭草，《图经》谓之龙牙。《别录》：味苦，气寒无毒。保升、《日华子》咸谓：辛凉，应有之也。本是凉血破血之药。下部䘌疮者，血热之极，兼之湿热，故血污浊而成疮，且有虫也。血凉热解，污浊者破而行之，靡不瘥矣。陈藏器谓其破血杀虫，亦此意耳。

主治参互

《集验方》治男子阴肿大如升，核痛，人所不能治者，马鞭草捣涂之。《太平圣惠方》治白癜风。用马鞭草为末，每服一钱，食前荆芥、薄荷汤下，日三服。忌铁。萧炳《集验方》治人疥、马疥。马鞭草捣自然汁半盏，饮尽，十日内愈，神效。《医方摘要》治赤白下痢。龙牙草五钱，陈茶一撮，煎服，神效。陈嘉谟《本草蒙筌》治杨梅恶疮。马鞭草煎汤，先熏后洗，气到便爽，痛肿随减。

简误

病人虽有湿热、血热证，脾阴虚而胃气弱者勿服。

苎 根

寒，主小儿赤丹。其渍苎汁，疗渴。

疏： 苎根得土之冲气，而兼阴寒，故味甘气寒而无毒。《别录》专主小儿赤丹，为其寒能凉血也。渍苎汁疗渴者，除热之功也。《日华子》用以治心膈热，漏胎下血，胎前产后心烦，天行热疾，大渴发狂，及服金石药人心热，署毒箭、蛇虫咬，皆以其性寒，能解热凉血故也。

主治参互

同生地黄汁，能凉血安胎。《圣惠方》治小便血淋，苎根煎汤频服，大妙，亦治诸淋。《斗门方》治五种淋疾，苎根两茎，打碎，以水一碗半，煎半碗，顿服即通。《梅师方》治妊娠胎动，忽下黄汁如胶，或如小豆汁，腹痛不可忍者，苎根去黑皮切二升，以银一斤，水九升，煎四升。每服入酒半升或一升，分作二服。《圣惠方》同。濒湖《集简方》治肛门肿痛，生苎根捣烂，坐之良。《圣惠方》治脱肛不收，苎根捣烂，煎汤熏洗之。《外台秘要》治五色丹毒，苎根煮浓汁，日三浴之。

简误

病人胃弱泄泻者，勿服。诸病不由血热者，亦不宜用。

白头翁

味苦，温，无毒。主温疟，狂阳寒热，癥瘕积聚，瘿气，逐血止痛，疗金疮、鼻衄。

疏： 白头翁，《本经》：味苦温无毒。吴绶益以辛寒。详其所主，似为得之。东垣谓其气厚味薄。既能入血主血，应云气味俱厚。可升可降，阴中阳也。入手足阳明经血分。暑伏足阳明经，则发温疟；伏手阳明经，则病毒痢、滞下纯血。狂阳、鼻衄者，血热也。寒热者，血瘀也。癥瘕积聚、瘿气，靡不由血凝而成。积滞停留则腹痛。金疮，血凉则痛自止。苦能下泄，辛能解散，寒能除热凉血，具诸功能故悉主之。殆散热凉血行瘀之要药欤。前人所谓肾欲坚，急食苦以坚之。痢则下焦虚，故以纯苦之剂坚之。男子阴疝偏坠，小儿头秃膻膻、鼻衄，无此不效。毒痢有此获功，热毒下痢紫血鲜血者，宜之。

主治参互

仲景《金匮玉函方》白头翁汤：治热痢下重。用白头翁二两，黄连、黄柏、秦皮各三两，水七升，煎二升，每服一升。不愈更服。妇人产后痢，虚极者，加甘草、阿胶各二两。《圣惠方》治下痢咽肿，春夏病此，宜用白头翁、黄连各一两，木香半两，水五升，煎一升半，分三服。《外台秘要》治阴癫偏肿，用根生捣敷肿处。一宿当作疮，廿日愈。《卫生方》治外痔肿痛。用白头翁草，一名野丈人，以根捣涂之，逐血止痛。《肘后方》治小儿秃疮，白头翁根捣敷，一宿作疮，半月愈。

简误

白头翁苦寒，滞下胃虚不思食，及下利完谷不化，泄泻由于虚寒寒湿，而不由于湿毒者，忌之。

甘蕉根

大寒。主痈肿结热。

疏： 甘蕉禀地中至阴之气以生，其味应甘，气大寒，性无毒。入足阳明经。膏粱之变，发为痈肿。甘寒解阳明之结热，则痈肿自除。苏恭：捣敷痈肿，去热毒。捣汁服，治产后血胀闷。《大明》治天行热狂烦闷消渴，患痈毒，并金石发动，燥热口干，并绞汁服之。又治头风、游风等证，皆取其甘寒凉血除热之功也。

主治参互

《肘后方》：发背欲死，芭蕉根捣烂敷之。《子母秘录》：小儿赤游，行于上下，至心即死。捣芭蕉汁，煎涂之。《圣惠方》：血淋涩痛，芭蕉根、旱莲草各等份，水煎服，日二。

简误

蕉性大寒，痈肿阴证，不掀❶肿，不发热者，忌之。天行病非阳明热甚者，忌之。产后血胀闷，当以行血补血为主，

蕉虽味甘，然性大寒，尤非所宜。

芦 根

味甘，寒，无毒。主消渴，客热，止小便利。逆水者良。苏恭：疗反胃呕逆，不下食，胃中热，伤食内热。甄权：解大热，开胃，治噎哕不止。《大明》主时疾烦闷，泻利人渴，孕妇心热。

疏： 芦根禀土之冲气，而有水之阴气，故味甘气寒而无毒。消渴者，中焦有热则脾胃干燥，津液不生而然也。甘能益胃和中，寒能除热降火，热解胃和，则津液流通而渴止矣。客热者，邪热也。甘寒除邪热，则客热自解。肺为水之上源，脾气散精，上归于肺，始能通调水道，下输膀胱；肾为水脏而主二便。三家有热，则小便频数，甚至不能稍忍，火性急速故也。肺肾脾三家之热解，则小便复其常道矣。火升胃热，则反胃呕逆，不下食，及噎哕不止。伤寒时疾，热甚则烦闷。下多亡阴，故泻利人多渴。孕妇血不足则心热。甘寒除热安胃，亦能下气，故悉主之也。

[附] 笋亦能除热，利小便，解河豚鱼蟹毒。

主治参互

逆水芦根，得竹茹、枇杷叶、麦门冬、乌梅、木瓜，能止因热呕吐。得竹茹、麦门冬、大青、青黛，能除伤寒热病，烦闷呕吐。《药性论》云：芦根能解大热，开胃，治噎哕不止，皆由甘寒除热之力也。《外台秘要》治骨蒸肺痿不能食者，苏游芦根饮主之。芦根、麦门冬、地骨皮、生姜各十两，橘皮、茯苓各五两，水二斗，煮八升，去滓，分五服，取汗乃瘥。《肘后方》治劳复、食复欲死。并以芦根煮浓汁饮。又方：治呕哕不止、厥逆者。芦根三斤切，水

❶ 掀：火气高举也。见《说文·手部》段玉裁注。

煮浓汁，频饮二升。必效。若以童子小便煮服，不过三升愈。《金匮玉函方》治五噎吐逆，心膈气滞，烦闷不下食。芦根五两锉，以水三大盏，煎取二盏，温服。《千金方》治反胃上气。芦根、茅根各二两，水四升，煮二升，分服。《太平圣惠方》治霍乱烦闷。芦根三两，麦门冬一两，煎服。《梅师方》治食狗肉中毒，心下坚，或腹胀口干，忽发热妄语。芦根煮汁服。又《圣惠方》治中马肉毒。《千金方》治鳜鲦鱼毒，并食蟹中毒。方俱同。

简误

因寒霍乱作胀，因寒呕吐，勿服。

鬼 臼

味辛，温、微温，有毒。主杀蛊毒鬼疰精物，辟恶气不祥，逐邪，解百毒。疗咳嗽喉结，风邪烦惑，失魂妄见，去目中浮翳，杀大毒，不入汤。

疏：鬼臼得地之金气，而性复阴沉，是以辛温有毒，乃阴草中之散结辟邪者也。故能入阴分以辟不祥，及诸蛊毒，鬼疰精物，尸疰传尸，烦惑，失魂妄见。然此诸病何？莫非阴邪尸鬼之所为凡物以类相从，故惟阴草之异品，乃能治乎阴鬼之贼害也。其去目中浮翳，及咳嗽喉结风邪，则辛散之功耳。其药有二种，味甘者胜，苦者稍劣。

主治参互

鬼臼得丹砂、雄黄、云母、生犀角、丹参、远志、射干、百部、菖蒲、天门冬，能治一切怪惑不祥，及诸尸疰、传尸，阴邪为祟诸异证。《妇人良方》治子死腹中，胞破不生。用鬼臼不拘多少，黄者去毛，为细末，不用筛箩，只捻之如粉为度。每服一钱，无灰酒一盏，同煎八分，通口服，立生如神，名一字散。《千金方》治射工中人，寒热发疮，鬼

臼叶一把，苦酒渍捣取汁，服一升，日二次。三十六黄方：治黑黄急病，其证面黑黄，身如土色，不妨食，脉沉，若青脉入口者死。宜烙口中黑脉、耳会、玉泉、章门、心俞。用生鬼臼捣汁一小盏服；干者为末，水服。

简误

凡病属阳，阳盛热极有似鬼魅为祟，及烦惑失魂妄见者，不可用。

马兜铃

味苦，寒，无毒。主肺热咳嗽，痰结喘促，血痔瘘疮。

疏：马兜铃感冬气而生，故味苦气寒而无毒，亦应有辛，兼金气也。入手太阴经。苦善下泄，辛则善散，寒能除热，其性轻扬，厥状类肺，故能入肺除热，而使气下降。咳嗽者，气升之病也。气降热除，嗽自平矣。痰结喘促，亦肺热病也，宜并主之。血痔瘘疮，无非血热，况痔病属大肠，大肠与肺为表里，清脏热则腑热亦清矣，故亦主之。甄权用以治肺气上急，坐息不得，咳逆连连不止。洁古用以清肺气，补肺，去肺中湿热者，皆除热降气散结之力也。

[附] 独行根，一名青木香。治鬼疰积聚，诸毒热肿，蛇毒。水磨为泥，封之，日三四易，立瘥。水煮一二两，取汁服，吐蛊毒。又：捣末水调，涂疔肿，大效。

主治参互

马兜铃，得桑根白皮、百部、天门冬、桔梗、苏子、枇杷叶、贝母、紫菀，能治一切喘嗽。《圣惠方》治五种蛊毒。马兜铃根三两，为末。分为三贴，以水一盏，煎五分，去滓顿服，当吐蛊出。未快再服，以快为度。又方：草蛊术，在西凉之西及岭南，人中此毒，入咽刺痛欲死者。用马兜铃苗一两，为末。以温水调下一钱匕，即消化蛊出，神效。《外台秘要》解蛇蛊毒，饮食中得之，

咽中如有物，咽不下，吐不出，心下热闷。马兜铃一两，煎服，即吐出。又服麝香一钱匕，即吐蛊毒尽。《简要济众》治肺气喘嗽。马兜铃二两酥炒，甘草一两水炙，为末。每服一钱，水煎温呷。或以药末含，咽津亦得。雷公云：凡采得实，去叶及蔓，用生绢袋盛，于东屋角畔悬令干，劈作片，取向里子，去革膜，取净子焙用。

简误

肺虚寒作咳嗽，或寒痰作喘者，勿服。

仙 茅

味辛，温，有毒。主心腹冷气不能食，腰脚风冷挛痹不能行，丈夫虚劳，老人失溺无子，益阳道。久服通神强记，助筋骨，益肌肤，长精神，明目。

疏：仙茅禀火金之气，然必是火胜金微，虽云辛温，其实辛热有毒之药也。气味俱厚，可升可降，阴中阳也。入手足厥阴经。命门真阳之火，即先天祖气，天非此火不能生物，人非此火不能有生。故真火一衰，则虚劳无子，阳道痿弱，老人失溺，风冷外侵，为腰脚不利，挛痹不能行，并不能生土，以致脾虚腹冷不能食。此药味辛气热，正入命门补火之不足，则诸证自除，筋骨自利，皮脉自益也。命门之系，上通于心，相火得补则君火益自振摄。故久服能通神强记也。长精神明目者，言真阳足，阴翳消，肝肾俱补之极功耳。

主治参互

《圣济总录》：仙茅丸，壮筋骨，益精神，明目，黑髭须。仙茅二斤，糯米泔浸五日，去赤水，夏月浸三日，铜刀刮锉，阴干，取一斤，枸杞子一斤，车前子十二两，白茯苓去皮、茴香炒、柏子仁去壳各八两，生地黄焙、熟地黄焙各四两，为末，酒煮糊丸如梧子大。每

服五十丸，食前温酒下，日二服。

简误

凡味之毒者必辛，气之毒者必热。仙茅味辛，气大热，其为毒可知矣。虽能补命门，益阳道，助筋骨，除风痹，然而病因不同，寒热迥别，施之一误，祸如反掌。况世之人火旺致病者，十居八九；火衰成疾者，百无二三。辛温大热之药，其可常御乎？凡一概阴虚发热咳嗽，吐血、衄血、齿血、溺血、血淋、遗精、白浊、梦与鬼交，肾虚腰痛，脚膝无力，虚火上炎，口干咽痛，失志阳痿，水涸精竭，不能孕育，老人孤阳无阴，遗溺失精，血虚不能养筋，以致偏枯痿痹，胃家邪热不能杀谷，胃家虚火，嘈杂易饥，三消五疸，阴虚内热外寒，阳厥火极似水等证，法并禁用。

刘寄奴草

味苦，温，无毒。主破血下胀。多服令人痢。

疏：刘寄奴草，其味苦，其气温。揉之有香气，故应兼辛。苦能降下，辛温通行，血得热则行，故能主破血下胀。然善走之性，又在血分，故多服则令人痢矣。昔人谓为金疮要药，又治产后余疾，下血止痛者，正以其行血迅速故也。

主治参互

《集简方》治大小便血。刘寄奴为末，茶调空心服二钱，即止。《千金方》治折伤，瘀血在腹内者。刘寄奴、骨碎补、延胡索各一两，水二升，煎七合，入酒及童子小便各一合，顿温服。《本事方》治汤火灼伤。刘寄奴捣末，先以糯米浆鸡翎扫上，后乃掺末；并不痛，亦无痕，大验。此方凡汤火伤，先以盐末掺之，护肉不坏，后乃掺药为妙。《圣惠

方》治风入疮口，肿痛。刘寄奴为末，掺之即止。

简误

刘寄奴草，通行走散之性，专入血分。病人气血虚，脾胃弱，易作泄者勿服。

骨碎补

味苦，温，无毒。主破血，止血，补折伤。

疏：骨碎补得金气，兼得石气，石者水之母也。味苦气温，亦应有辛。好生阴处，故得阴气为多。宜其入足少阴，而主骨、开耳、入血行伤也。开元命名，其义可思矣。甄权用以主骨中毒气，风血疼痛，五劳六极，手足不收，上热下冷。雷公用以治耳鸣。戴元礼用以治痢风、足痿软。皆入肾强骨之验也。

主治参互

骨碎补，得青盐、槐角，炒，研细擦牙，能固齿。《灵苑方》治虚气攻牙，齿痛血出，或时痒痛。骨碎补二两，铜刀细锉，瓦锅慢火炒黑为末。如常揩齿，良久吐之，咽下亦可。刘松石云：此方不独治牙痛，极能坚骨固牙，益精髓，去骨中毒气疼痛，牙动将落者，数擦立住，再不复动，经用有神。《圣济总录》治风虫牙痛。骨碎补、乳香等份为末，糊丸，塞孔中，名金针丸。苏氏《图经》治耳鸣、耳闭。骨碎补削作细条，火炮，乘热塞之。又方：病后发落。胡孙姜，野蔷薇嫩枝，煎汁，刷之。《仁存方》治肠风失血。胡孙姜烧存性五钱，或酒，或米饮服。时珍云：骨碎补，足少阴药也。故能入骨治牙，及久泄痢。昔魏刺史子久泄，诸医不效，垂殆。用此药末，入猪肾中煨熟，与食，顿住。盖肾主大小便，久泄属肾虚，不可专责脾胃也。雷公用治耳鸣，耳亦肾之窍也。

戴元礼治痢后下虚，不善调养，或远行，或房劳，或外感，致两足痿软，或痛，或痹，遂成痢风。宜用独活寄生汤吞虎骨四斤丸，仍以骨碎补三分之一，同研取汁，酒和服之。外用杜牛膝、杉木节、萆薢、白芷、南星煎汤，频频熏洗。此亦从肾虚骨痿而治也。雷公云：凡采得，铜刀刮去黄赤毛，细切，蜜拌蒸曝用。

简误

不宜与风燥药同用。

连翘

味苦，平，无毒。主寒热，鼠瘘瘰疬，痈肿恶疮，瘿瘤结热，蛊毒，去白虫。

疏：连翘感清凉之气，得金水之性，《本经》虽云味苦平无毒，平应作辛，乃为得之。洁古谓其性凉，味苦。气味俱薄，轻清而浮，升也，阳也。海藏以为阴中阳也。入手、足少阳，手阳明经，亦入手少阴心经。其主寒热、鼠瘘瘰疬、瘿瘤结热者，以上诸证皆从足少阳胆经气郁有热而成。此药正清胆经之热，其轻扬芬芳之气又足以解足少阳之郁气，清其热，散其郁，靡不瘳矣。痈肿恶疮，无非荣气壅遏，卫气郁滞而成。清凉以除瘀热，芬芳轻扬以散郁结，则荣卫通和而疮肿消矣。蛊毒，非热非辛则不成，热解则蛊自消。湿热盛则生虫，清其热而苦能泄，虫得苦即伏，故去白虫。甄权用以通利五淋，小便不通，除心家客热。《日华子》用以通小肠，排脓治疮疖，止痛通月经。东垣用以散诸经血结气聚，消肿。丹溪用以泻心火，除脾胃湿热，及治中部血证以为使。海藏用以治气秘火炎之耳聋。一皆清热散结，下气燥湿之功也。

主治参互

得贝母、白芷、甘草、金银花、玄参、薄荷、夏枯草、白及，能消瘰疬。加牡鼠粪、人爪、山豆根、蒲公英，消乳痈、乳岩。《简便方》治瘰疬结核。

连翘、脂麻等份，为末，时时食之。洁古治项边马刀，属少阳经，连翘二斤，瞿麦一斤，大黄三两，甘草半两。每用一两，煎，食后热服。十余日后，灸临泣穴二七壮，六十日决效。《集验方》治痔疮肿痛。连翘煎汤熏洗后，以刀上飞过绿矾，入麝香贴之。

简误

连翘清而无补之药也。痈疽已溃勿服。火热由于虚者勿服。脾胃薄弱，易于作泄者勿服。

续随子

味辛，温，有毒。主妇人血结月闭，癥瘕疣癣，瘀血，蛊毒鬼疰，心腹痛，冷气胀满，利大小肠，除痰饮积聚，下恶滞物。茎中白汁剥人面皮，去黯黵。苗如大戟。一名拒冬，一名千金子。

疏：续随子味辛气温，而其性有毒，实攻击克伐之药也。长于解蛊毒鬼疰，以致腹痛胀满，攻积聚，下恶滞物，及散痰饮。至于妇人月闭，癥瘕疣癣，瘀血，大小肠不利诸病，则各有成病之由，当求其本而治，不宜概施。盖此药之为用，乃以毒攻毒之功也。

主治参互

《圣济总录》治小便不通，脐腹胀痛不可忍。用续随子一两，铅丹半两，同少蜜捣作团，瓶盛埋阴处，腊月至春末取出，研，蜜丸梧子大。每服二三十丸，木通汤下。又方：治涎积癥块，续随子三十枚，腻粉二钱，青黛炒一钱，研匀，糯米饭丸芡子大。每服一丸，打碎，以大枣一枚烧熟去皮核，同嚼，冷茶送下。半夜后，取下积聚恶物为效。崔元亮《海上方》，治蛇咬肿闷欲死。用重台❶六分，续随仁七粒，捣筛为散。酒服方寸匕，兼唾和少许涂咬处，立效。

《普济方》治黑子疣赘。续随子于熟时涂之，自落。

简误

病人元气虚，脾胃弱，大便不固者，禁用。

山豆根

味甘，寒，无毒。主解诸药毒，止痛，消疮肿毒，人及马急黄，发热咳嗽，杀小虫。生剑南山谷，蔓如豆。

疏：山豆根得土之冲气，而兼感冬寒之令以生，故其味甘苦，其气寒，其性无毒。甘所以和毒，寒所以除热。凡毒必热必辛，得清寒之味，甘苦之味，则诸毒自解。譬大人盛德，与物无竞，即阴毒忮害，遇之不起矣。故为解毒清热之上药。凡痛必因于热，毒解热散则痛自止，疮肿自消。人马急黄乃血热极所发，故必发热，热气上熏则发咳嗽，诸虫亦湿热所化，故悉主之，而多获奇效也。

主治参互

山豆根，入散乳毒药中，能消乳岩。《备急方》解中蛊毒，密取山豆根，水研服少许。未定再服。已禁声者，亦愈。又方：治五般急黄。山豆根末，水服二钱；若带蛊气，以酒下。又方：治赤白滞下。山豆根末，蜜丸梧子大，每服二十丸，空腹白汤下，三服当自止。又方：治头风热痛。山豆根末，油调，涂两太阳。又方：治牙龈肿痛。山豆根一片，含于痛所。《永类钤方》治喉痈。山豆根磨醋噙之，追涎即愈。势重不能言者，频以鸡翎扫入喉中，即引涎出，立能言语。《经验方》治麸豆诸疮，烦热甚者，水研山豆根汁，服少许。《备急方》治疥癣。山豆根末，腊猪脂调涂。杨清叟

---

❶ 重台：玄参及蚤休的别名均为重台，然观此方之主治，此处当为蚤休。

外科：治喉风急证，牙关紧闭，水谷不入。山豆根、白药子等份，水煎噙之，咽下二三口即愈。

简误

病人虚寒者，勿服。

白附子

主心痛，血痹，面上百病，行药势。

疏：白附子感阳气而生，故其味应辛微甘，气大温有小毒，性燥而升，风药中之阳草也。东垣谓其纯阳，引药势上行是已。其主心痛血痹者，风寒之邪触心，以致痰壅心经则作痛，寒湿邪伤血分则成血痹。风能胜湿，辛温散寒，故主之也。风性升腾，辛温善散，故能主面上百病而行药势也。《日华子》用以治中风失音，一切冷风气，面䵟瘢疵。李珣用以治诸风冷气，足弱无力，疥癣风疮，阴下湿痒，头面斑痕，入面脂用。丹溪用以治风痰，皆祛风燥湿散结之功也。

主治参互

白附子得南星、半夏，能豁风痰暴壅而有寒邪者，为要药。同胆星、全蝎、白僵蚕、钩藤、天竺黄、白檀香、牛黄，能治小儿急惊。《济生方》治痰厥头痛。同天麻、半夏、南星等份，生姜汁浸，蒸饼丸绿豆大，每服四十丸，食后姜汤下。《简便方》治赤白汗斑。白附子、硫黄等份，为末，姜汁调稀，茄蒂蘸擦，日数次。《卫生易简方》治面上䵟❶黯。白附子为末，卧时浆水洗面，以白蜜和涂纸上，贴之。久久自落。

简误

白附子，燥药也。似中风证，虽痰壅禁用。小儿慢惊不宜服。

鹿 藿

味苦，平，无毒。主蛊毒，女子腰腹痛不乐，肠痈，瘰疬，疡气。

疏：鹿藿禀地中之阴气以生，故其味苦气平无毒。入足阳明、太阴、厥阴经，解毒凉血之药也。惟其解毒，故主蛊毒。惟其凉血，故主肠痈、瘰疬、疡气。女人以血为主。血虚有热则腰腹痛不乐，得苦凉之气，则热退而血得所养，故主女人腰腹痛不乐也。方药不复用，人亦罕识。故不著"参互"及"简误"。

预知子

味苦，寒。无毒。杀虫疗蛊，治诸毒。《传》云：取二枚缀衣领上，遇蛊毒物则闻其有声，当便知之。有皮壳，其实如皂荚子，去皮研服之，有效。

疏：预知子感阴寒之气以生，故其味苦，其气寒，其性无毒。凡蛊毒多辛热之物所造，故宜苦寒以泄其热毒，热毒既解则蛊不灵矣。凡虫皆湿热所生，虫得苦则伏，故杀虫之药多苦多寒也。此草中之有灵性者，故其命名如此。又名仙诏子、圣知子、圣先子。蜀人贵重，云亦难得。采无时。其根味苦，性极冷，其效愈于子，山民目为圣无忧。冬月采，阴干，石臼内捣末，筛细。凡中蛊毒，则水煎三钱匕，温服立已。《日华子》又云：盍合子，温，治一切风，补五劳七伤，其功不可备述。并治痃癖气块，天行温疾，消宿食，利小便，催生，解毒药，中恶，失音，发落，敷一切蛇虫蚕咬。

主治参互

《和剂局方》：预知子丸，治心气不足，精神恍惚，言语错妄，松悸烦郁，忧愁惨戚，善怒多恐，健忘少睡，夜多异梦，寤即惊魇，或发狂眩，暴不知人，并宜服此。预知子去皮、白茯苓、枸杞子、石菖蒲、茯神、柏实、人参、地骨皮、远志、山药、黄精、丹砂等份，为末，炼蜜丸芡实大。每嚼一丸，人参汤下。《圣惠方》治耳猝聋。八月取石榴，

---

❶ 䵟：面色枯焦黝黑。

开一孔，留盖，入米醋满中，盖定，面裹糠火中煨熟，取出，入仙诏子、黑李子末，取水滴耳中，脑痛勿惊。如此二夜，又点一耳。

简误

预知子，苦寒能利，凡病人脾虚作泄泻者，勿服。

木 贼

味甘，微苦，无毒。主目疾，退翳膜，又消积块，益肝胆，明目，疗肠风止痢，及妇人月水不断。得牛角䚡、麝香，治休息痢历久不瘥。得禹余粮、当归、川芎，疗崩中赤白。得槐鹅、桑耳，肠风下血服之效，又与槐子、枳实相宜，主痔疾出血。

疏：木贼草感春升之气，故应味甘微苦，而性则无毒。入足厥阴、少阳二经血分。故首主目疾，及退翳膜，益肝胆而明目也。又疗肠风止痢，及妇人月水不断，则消之中又有止之义矣。其主积块，疗肠风止痢，及妇人月水不断，崩中赤白，痔疾出血者，皆入血益肝胆之功，肝藏血故也。

主治参互

木贼得谷精草、决明子、白蒺藜、蝉蜕、生地黄、甘菊花、密蒙花，治目疾久不愈，消翳障有奇功。得槐角子、桑耳煅存性、地榆、茜草根，治肠痔下血，多效。《广利方》治泻血不止。木贼十二分，切，以水二升，煎取八合，去滓。空心温二分服，如人行五里再服。《衍义》云：治小肠膀胱气。木贼细锉，微焙，捣为末。沸汤点二钱，食前服，必效。

简误

目疾由于怒气，及暑热伤血暴赤肿痛者，非其所任。

蒲公草

味甘，平，无毒。主妇人乳痈肿，水煮汁饮之，又封之，立消。

疏：蒲公英得水之冲气，故其味甘平，其性无毒，当是入肝、入胃，解热凉血之要药。乳痈属肝经，妇人经行后肝经主事，故主妇人乳痈肿、乳毒，并宜生啖之良。

主治参互

蒲公草，得夏枯草、贝母、连翘、白芷、栝楼根、橘叶、甘草、头垢、牡鼠粪、山豆根、山慈菇，治一切乳痈毒肿痛，及治乳岩为上药。《图经》治恶刺，及狐尿刺❶。摘取根茎白汁涂之，惟多涂立瘥。此方出孙思邈《千金方》。其序云：余以贞观五年七月十五日夜，以左手中指背触着庭木，至晓遂患痛不可忍。经十日，痛日深，疮日高大，色如熟小豆色。尝闻长者之论有此方，遂依治之，手下即愈，痛亦除，疮亦即瘥，未十日而平复如故。杨炎《南行方》亦著其效云。《梅师方》治产后不自乳儿，蓄积乳汁结作痈。取蒲公草捣敷肿上，日三四度，易之。此草单治乳痈及肿毒。性既甘平无毒，又乏他用，故无"简误"。

谷精草

味辛，温，无毒。主疗喉痹，齿风痛，及诸疮疥。饲马，主虫颡毛焦等病。

疏：谷精草得金气，故味辛，所言气温者，应曰微温，故其性无毒。入足厥阴经，又入足阳明经，补肝气之要药也。辛能散结，微

❶ 狐尿刺：病名。接触昆虫分泌物等引致之皮肤疹疮等病者。症见初起皮肤干燥，起红紫色疹斑，肿胀焮痛，甚则溃烂成疮，脓水淋漓。

温能通气。喉痹者，手少阴心火与足少阳相火相扇上壅而成。散二经之火，则气通而无所结滞矣。齿风痛者，阳明胃家风火热盛上冲之所致也。热则生风，风火相搏，故发齿风痛也。诸疮疥之生，皆由于血热。诸痛痒疮疡，皆属心火。药宜辛散，故悉主之。其用以饲马，主虫颡毛焦等病者，以马性多热，又为风热所伤，故主之也。以其入肝，补益肝气，故为治目散翳之上药。而《本经》不载，是谓阙文。

主治参互

谷精草，得决明子、木贼草、甘菊花、密蒙花、生地黄，专除目病障翳。《集验方》治偏正头痛。用谷精草一两，为末，以白面糊调摊油纸上，贴痛处，干换。《圣惠方》治鼻衄不止，谷精草为末，熟面汤服二钱。《明目方》治目中翳膜。谷精草、防风等份，为末。米饮服之，甚验。邵真人《济急方》治痘后目翳，隐涩泪出，久而不退。用谷精草为末，以肺或猪肝片蘸食。一方加蛤粉等份，同入猪肝内煮熟，日食之。《卫生家宝方》治小儿雀盲，至晚或不见物，用羯羊肝一具，不用水洗，竹刀剖开，入谷精草一撮，瓦罐煮熟，日食之，屡效。忌铁器。如不肯食，炙熟捣作丸，绿豆大。每服三十丸，茶下。《保幼大全》治小儿中暑吐泻烦渴。谷精草烧存性，用器覆之，放冷，为末。每冷米饮服半钱。

此药味淡，性无毒，喉痹，齿痛，目翳之外无他用，故不著"简误"。

夏枯草

味苦，辛，寒，无毒。主寒热，瘰疬，鼠瘘，头疮，破癥，散瘿结气，脚肿湿痹，轻身。土瓜为之使。

疏：夏枯草得金水之气，故其味苦辛，而性寒无毒。为治瘰疬、鼠瘘之要药。入足厥阴、少阳经。丹溪谓其补厥阴肝家之血，又辛能散结，苦寒能下泄除热，故治一切寒热，及消瘰疬鼠瘘，破癥散瘿结气。头疮皆由于热，脚肿湿痹无非湿热所成，热消结散湿去，则三证自除而身亦轻矣。

主治参互

夏枯草得连翘、忍冬藤、贝母、玄参、薄荷、栝楼根、紫背天葵、蓖麻子仁、甘草，治一切瘰疬有效。得蒲公草，治一切乳痈、乳岩，方具蒲公草条下，单取数两水煮浓汁，入生甘菊、紫花地丁、忍冬藤、连翘、白及、白蔹、甘草、生地黄、白芷、半枝莲，消一切痈疽肿毒，止痛有神。此复方也。《简要济众方》治肝虚目睛疼，冷泪不止，血脉痛，羞明怕日。夏枯草半两，香附子一两，为末，每服一钱，茶调下。《衍义》云：古方用以烧灰，合洁面药。初生嫩时作菜食之，须浸洗淘去苦水。

此草无毒，除治瘰疬鼠瘘及散瘿结气，消痈肿乳毒之外无别用，故不著"简误"。

山慈菇

根有小毒。主痈肿疮瘘，瘰疬结核等。醋磨敷之。亦剥人面皮，除皯䵟❶。

疏：山慈菇，味辛气寒，善散热消结，故主痈肿疮瘘、瘰疬结核等，昔人用醋磨敷，今人亦入服药中。产处州遂昌县，实非金灯花与鹿蹄草，叶似车前。

主治参互

入玉枢丹、紫金锭、大内观音救苦锭，磨敷并服，消一切疔肿痈疽，解一切蛇虫毒，有神。方中有大戟，用此不得服甘草，误则杀人。亦入乳岩、乳毒方，用相宜。

---

❶ 䵟：面部的黑痣。

因无别用，故不著"简误"。

灯心草

味甘，寒，无毒。根及苗主五淋，生煮服之，败席煮服更良。入药宜用生草。

疏：灯心草，气味甘寒，则无毒可知。入心、小肠药也。其质轻通，其性寒，味甘淡，故能通利小肠热气下行从小便出，小肠为心之腑，故亦除心经热也。

主治参互

灯心草以咸卤浸透，入鸡子壳中封固，煅存性，研细，加梁上倒挂尘，及青鱼胆、明矾、铜青，点咽喉生乳蛾，有神效。《经验方》治小儿夜啼，用灯心烧灰，涂乳上与吃。《胜金方》治破伤，多用灯心草烂嚼，和唾贴之，用帛裹，血立止。又方：治小虫蚁入耳挑不出者，以灯心浸油钓出虫。

简误

性专通利，虚脱人不宜用。

马 勃

味辛，平，无毒。主恶疮，马疥。一名马庀。

疏：马勃感土金之气而生，故味辛气平而无毒。宜其主恶疮马疥，及止冻疮也。《衍义》曰：去膜，以蜜揉拌，少以水调呷，治喉痹痛，则辛散之功也。

主治参互

《经验良方》治走马喉痹。马屁勃（即灰菇）、焰硝各一两，为末。每吹一字，吐涎血，即愈。《普济方》治久嗽不止。马勃为末，蜜丸梧子大。每服二十丸，白汤下即愈。斑疮入眼，马屁勃、蛇皮各五钱，皂角子十四个，为末，入罐内盐泥固济，煅存性，研。每温酒服一钱。此阎孝忠《集效方》也。

因无别用，故不著"简误"。

水 蓼

主蛇毒，捣敷之；绞汁服，止蛇毒入内心闷。煮渍捋❶脚消气肿。

疏：水蓼感金水之气而兼有土，故味辛性冷而无毒。阴中微阳。冷而辛，所以能解蛇毒入内心闷，及水煮渍捋脚，消气肿也。

主治参互

《集验方》治脚痛成疮。先锉水蓼煮汤，令温热得所，频频淋洗，疮干自安。《衍义》治瘰疬。水蓼子不拘多少，微炒一半，生用一半，同为末，好酒调二钱，日三服，食后、夜卧各一服，破者亦治。

海金沙

主通利小肠。得栀子、马牙硝、蓬砂，共疗伤寒热狂。

疏：海金沙味甘淡，气寒，性无毒。甘寒淡渗之药，故主通利小肠。得牙硝、栀子，皆咸寒苦寒之极。又得蓬砂之辛，所以能治伤寒热狂大热，当利小便。此釜底抽薪之义也。淡能利窍，故治热淋、血淋、膏淋等病。乃手太阳小肠经药也。

主治参互

《夷坚志》治热淋急痛。海金沙草，日中曝之，令小干，纸衬以杖击之，有细沙落纸上，旋收之，且曝且击，以沙尽为度，研细。煎生甘草汤，调服二钱。《图经本草》治小便不通，脐下满闷。海金沙一两，腊南茶半两，捣碎。每服三钱，生姜甘草煎汤下，日二服。《仁存方》治膏淋如油。海金沙、滑石各一两，

---

❶ 捋：抚摩。杨慎《题秋江远眺图》诗："倚栏独把吟髭捋。"

甘草梢二钱半，为末。每服二钱，麦门冬煎汤服，日二次。《普济方》治血淋痛涩，但利水道，则清浊自分。海金沙末，新汲水或沙糖水服一钱。《兰室秘藏》治脾湿肿满，腹胀如鼓，喘不得卧。海金沙散：用海金沙三钱，白术四两，甘草半两，牵牛子一两半。为末。每服一钱，煎倒流水调下，得利为妙。元气虚人，禁服此方。

简误

海金沙，性淡渗而无补益，大便不利，及诸淋由于肾水真阴不足者，勿服。

草三棱根

味甘，平，温，无毒。疗产后恶血，通月水血结，堕胎，破积聚癥瘕，止痛利气，一名鸡爪三棱。

疏：草三棱，即鸡爪三棱，与京三棱其实一类。但以所产之地与形质不同为别耳。破散克削之性，一同乎京三棱，故"参互"、"简误"亦同，兹不复赘。

鹿 药

味甘，温，无毒。主风血，去诸冷，益老起阳，浸酒服之，生姑藏巴西。根苗并似黄精，根鹿好食。俗呼鹿跑草，又名延寿果。

疏：鹿药得土中阳和之气以生，故其味甘，其气温，其性无毒。甘能益血，甘能入脾，

甘温益阳气，故能主风血，去诸冷，而益老起阳也。当与黄精、葳蕤、枸杞之类同科。气味和平，性本无毒，补益之外无别治疗，故不著"主治"、"简误"。

草石蚕

生高山石上，根如箸，上有毛，节如蚕，叶似卷柏。山人取浸酒，除风破血，主溪毒，煮食之。

疏：按草石蚕，《本经》无气味，予见明州好事者，以水渍羊肚石种之，盘生石上俨类蚕形。得水石之气，性必清寒，故能解毒。予少时见一老医，治毒痢下血久不愈，方中有之。后予按其法试用，良验。

主治参互

草石蚕，同川黄连、白芍药，各酒浸炒，肉豆蔻糯粉裹煨，莲肉、白扁豆俱炒，橘皮、炙甘草、升麻、山楂，和为末，蜜汤调服，治久痢不止，往往获效。当是凉血，破瘀血，消积滞之功也。

无别用，故不著"简误"。

漆姑草

气辛烈。主漆疮，挪研敷之，热更易。亦主溪毒疮。

疏：漆姑草，藏器云：气辛烈。然观其多生石间及阶墀阴处，必是辛苦寒之药。辛能散，苦能泄，故主漆疮、溪毒疮及大人小儿丹毒。总之，其气味辛凉，治一切血热为病之要药也。

卷十二 木部上品

总七十二种，今疏其要者二十八❶种。

桂　松脂实、叶、节附　槐实枝、皮、根、花❷附　枸杞　柏实叶、白皮附　茯苓茯神附　琥珀　酸枣仁　檗木　楮实　干漆叶附　五加皮　牡荆实　蔓荆实　辛夷　桑上寄生　杜仲　枫香脂　女贞实枸骨附　蕤核　丁香　沉香　檀香　乳香降真香　苏合香　金樱子　放杖木

桂

味辛、甘，大热，有小毒。主温中，利肝肺气，心腹寒热冷疾，霍乱转筋，头痛，腰痛，出汗，止烦，止唾，咳嗽，鼻齆。能堕胎，坚骨节，通血脉，理疏不足，宣导百药，无所畏。久服神仙不老。元素：补下焦不足，治沉寒痼冷之病。渗泄止渴，去荣卫中风寒，表虚自汗。春夏为禁药，秋冬下部腹痛非此不能止。好古：补命门不足，益火消阴。《日华子》：桂心治一切风气，补五劳七伤，通九窍，利关节，益精明目，暖腰膝，破痃癖癥瘕，消瘀血，治风痹骨节挛缩，续筋骨，生肌肉。甄权：主九种心痛，腹内冷气痛不可忍，咳逆结气壅痹，脚痹不仁，止下利，杀三虫，治鼻中息肉，破血，通利月闭，胞衣不下。

疏：桂禀天地之阳，而兼得乎土金之气，故其味甘辛，其气大热，亦有小毒。木之纯阳者也。洁古谓其气热，味大辛，纯阳。东垣谓其辛热有毒。浮也，气之薄者，桂枝也；气之厚者，肉桂也。气薄则发泄，故桂枝上行而发表；气厚则发热，故肉桂下行而补肾。此天地亲上亲下之道也。桂枝入足太阳经；桂心入手

少阴、厥阴经血分；桂肉入足少阴、厥阴经血分。夫五味，辛甘发散为阳；四气，热亦属阳。气味纯阳，故能散风寒。自内充外，故能实表。辛以散之，热以行之，甘以和之，故能入血行血，润肾燥。其主利肝肺气，头痛出汗，止烦止唾，咳嗽，鼻齆，理疏不足，表虚自汗，风痹骨节挛痛者，桂枝之所治也。以其病皆得之表虚不任风寒，寒邪客之所致，故悉主之，以其能实表祛邪也。其主心腹寒热冷疾，霍乱转筋，腰痛堕胎，温中，坚筋骨，通血脉，宣导百药，无所畏；又补下焦不足，治沉寒痼冷，渗泄止渴，去荣卫中风寒，秋冬下部腹痛因于寒，补命门，益火消阴者，肉桂之所治也。气薄轻扬，上浮达表，故桂枝治邪客表分之为病；味厚甘辛大热而下行走里，故肉桂、桂心，治命门真火不足，阳虚寒动于中及一切里虚阴寒、寒邪客里之为病。盖以肉桂、桂心，甘辛而大热，所以益阳。甘入血分，辛能横走，热则通行，合斯三者，故善行血。命门者，心包络也。道家所谓两肾中间一点明。又曰：先天祖气是也。先天真阳之气，即医家所谓命门相火，乃真火也。天非此火不能生物，人非此火不能有生。若无此真阳之火，则无以蒸糟粕而化精微，脾胃之气立尽而亡矣。心腹寒热，寒邪在里也；冷疾，霍乱转筋者，脾与肝同受寒邪也。行二脏之气则前证自止矣。腰者，肾之府，动摇不能，肾将惫矣！补命门之真阳，则腰痛自除。血热则行，故堕胎也。益阳则温中。筋者，肝之余也。骨者，肾之余也。入肝入肾，故坚筋骨。通血脉，宣导百药，无所畏者，热则通行，辛则善散也。阳长则阴消，气之自然者也。能益阳则消阴必矣。寒邪触心则心痛，阳虚气

---

❶ 二十八：底本作"二十九"，今据实数改。

❷ 花：底本"槐花"别立目，注曰："附槐实条"，今据本书体例改。

不归元，因而为寒所中，则腹内冷气痛不可忍。咳逆者亦气不归元所致也。结气壅痹，脚痹不仁者，皆寒湿邪客下焦，荣卫不和之所生也。血凝滞而不行，则月经不通，血瘀不走，则胞衣不下。九窍不通，关节不利者，荣卫不调，血分之病也。消瘀血，破疯癖癥瘕，疏导肝气，通行瘀血之力也。补五劳七伤者，盖指阳气虚羸下陷，无实热之候也。其曰：久服神仙不老。甄权又谓：杀三虫，治鼻中息肉。《大明》又谓：益精明目，皆非其性之所宜也。何者？独阳偏热之质，行血破血乃其能事，阴精不长则阳无所附，安所从得神仙不老哉？味既带甘，焉能杀虫？鼻中息肉，由于肺有积热，瞳子神光属肾，肉桂辛而大热，其不利于肺热、肾阴不足亦明矣！益精明目，徒虚语耳。尽信书则不如无书，斯之谓也。

主治参互

得芍药、炙甘草、饴糖、黄芪则建中，兼止荣弱自汗。得石膏、知母、人参、竹叶、麦门冬，治阳明疟，渴欲引饮，汗多，寒热俱甚。得白芷、当归、川芎、黄芪、生地黄、赤芍药、白僵蚕，治金疮为风寒所击，俗名破伤风。得朴硝、当归，下死胎。得蒲黄、黑豆、泽兰、益母草、红花、牛膝、生地黄、当归，治产后少腹儿枕作痛，甚则加乳香、没药各七分。得吴茱萸、干姜、附子，治元气虚人，中寒腹痛不可忍。虚极则加人参。佐参、芪、五味、当归、麦冬，疗疮疡溃后热毒已尽，内塞长肉良。入桂苓甘露饮，治中暑霍乱吐泻，殊验。得姜黄、郁金，治怒气伤肝胁痛。得当归、牛膝，治冬月难产，产门交骨不开。得当归、牛膝、生地黄、乳香、没药、桃仁，治跌扑损伤，瘀血凝滞，腹中作痛，或恼怒劳伤，以致蓄血发寒热，热极令人不得眠，腹不痛，大便不秘，亦不甚渴，脉不洪数，不思食，食亦无味，热至天明得汗暂止，少顷复热，小便赤，

此其候也。和童子小便，服之立除。

简误

桂辛甘，其气大热，独热偏阳，表里俱达，和荣气，散表邪出汗，实腠理，则桂枝为长，故仲景专用以治冬月伤风寒，即病邪在表者，寇宗奭、成无己论之详矣。一览可尽，因附之于后。肉桂、桂心实一物也，只去皮耳。此则走里行血，除寒破血，平肝，入右肾命门，补相火不足，其功能也。然大忌于血崩，血淋，尿血，阴虚吐血，咯血，鼻衄，齿衄，汗血，小便因热不利，大便因热燥结，肺热咳嗽，产后去血过多，及产后血虚发热，小产后血虚寒热，阴虚五心烦热，似中风口眼㖞斜、失音不语、语言謇涩、手足偏枯，中暑昏晕，中热腹痛，妇人阴虚少腹痛，一切温病、热病头疼口渴，阳证发斑发狂，小儿痧疹，腹痛作泻，痘疮血热干枯黑陷，妇人血热经行先期，妇人阴虚内热经闭，妇人阴虚寒热往来、口苦舌干，妇人血热经行作痛，男妇阴虚内热外寒，中暑泻痢，暴注如火热，一切滞下纯血由于心经伏热，肠风下血，脏毒便血，阳厥似阴，梦遗精滑，虚阳数举，脱阴目盲等三十余证，法并忌之。误投则祸不旋踵！谨察病因，用舍在断，行其所明，无行所疑，其难其慎，毋尝试也！

［附］寇宗奭曰：桂，辛甘大热。《素问》云：辛甘发散为阳。故汉代张仲景桂枝汤，治伤寒表虚，皆须此药，正合辛甘发散之意。本草三种之桂，不用菌桂、牡桂者，此二种性止于温，不可以治风寒之病也。然《本经》止言桂，仲景又言桂枝者，取枝上皮也。好古曰：或问《本草》言桂能止烦出汗，而张仲景治伤寒有"当发汗"凡数处，皆用桂枝汤。又云：无汗不得用桂枝。

汗家不得重发汗，若用桂枝是重发其汗；汗多者用桂枝甘草汤，此又用桂枝闭汗也。一药二用，与本草之义相通否乎？曰：《本草》言桂辛甘大热，能宣导百药，通血脉，止烦出汗，是调其血而汗自出也。仲景云：太阳中风，阴弱者汗自出。卫实荣虚，故发热汗出。又云：太阳病发热汗出者，此为荣弱卫强。阴虚阳必凑之，故皆用桂枝发其汗。此乃调其荣气，则卫气自和，风邪无所容，遂自汗而解。非桂枝能开腠理，发出其汗也。汗多用桂枝者，以之调和荣卫，则邪从汗出而汗自止，非桂枝能闭汗孔也。昧者不知出汗、闭汗之意，遇伤寒无汗者，亦用桂枝，误之甚矣。桂枝汤下发汗，发字当认作出字，汗自然出，非若麻黄能开腠理，发出其汗也。其治虚汗，亦当逆察其意可也。成无己曰：桂枝本为解肌者，太阳中风，腠理致密，荣卫邪实，津液禁固，其脉浮紧，发热汗不出者，不可与此必也。皮肤疏泄自汗，脉浮缓，风邪干于卫气者，乃可投之。发散以辛甘为主，桂枝辛热，故以为君，而以芍药为臣，甘草为佐者，风淫所胜，平以辛苦，以甘缓之，以酸收之也。以姜、枣为使者，辛甘能发散，而又用其行脾胃之津液而和荣卫，不专于发散。故麻黄汤不用姜、枣，专于发汗，不待行其津液也。

松脂

味苦、甘，温，无毒。主疽恶疮，头疡白秃，疥瘙风气，安五脏，除热，胃中伏热，咽干消渴，及风痹死肌。炼之令白。其赤者主恶痹。久服轻身，不老延年。

疏：松脂感天之阳气，而得平地之火土之

化者也。故其味苦而兼甘，其气则温，其性无毒。得阳气兼火土，则其性燥，燥则除湿散风寒。苦而燥则能杀虫。甘能除热，胃中伏热散则咽干消渴自止。痹者，风寒湿合而为病也。地之湿气，感则害人皮肉筋脉，此死肌之所由来也。湿热之邪散则血不瘀败，荣气通调而无壅滞，故主疽恶疮。荣和热散，则头疡白秃、疥瘙风气俱愈矣。热消则荣血和，风湿去则卫气安，脾胃健，五脏无病。可知湿去则身轻可必。久服不老延年，固可想见。

[附] 松实：味甘，气温，性和而无毒。《本经》言苦者，误也。以其属阳，故亦主风痹寒气。其主虚羸少气，补不足者，精不足补之以味，甘能益血是已。形不足温之以气，温能和气是已。服饵延年，轻身不饥，惟此足以当之。然亦久服乃可责效耳。

松叶：味苦，温而不甘。宜其主风湿疮，生毛发也。安五脏，守中，不饥，延年。其旨具松脂条内。服之可治恶疾，即癞病。灸署冻疮、风疮佳。

松节：味苦，气温，性燥。故能主百节久风，风虚脚痹疼痛。

主治参互

陶弘景以松节酿酒，主脚弱骨节风。丹溪以松节炒焦，用以治筋骨间病，能燥血中之湿。《外台秘要》治历节风痛，四肢如解脱。松节二十斤，酒五斗，浸三七日，每服一合，日五六服。《集简方》治阴毒腹痛，油松木七块，炒焦，冲酒二钟，热服。《谈野翁方》：跌扑损伤，松节煎酒服。

简误

松脂、松叶，其性甚燥，味又苦温，病人血虚有火及病不关风寒湿所伤而成者，咸不宜服。

槐实

味苦、酸、咸，寒，无毒。主五内邪气热，止涎唾，补绝伤，五痔，火疮，

妇人乳瘕，子脏急痛。以七月七日取之，捣取汁，铜器盛之，日煎令可作丸，大如鼠屎，纳窍中，三易乃愈。又堕胎。久服明目益气，头不白，延年。

枝：主洗疮及阴囊下湿痒。

皮：主烂疮。

根：主喉痹寒热。

花：苦平无毒。主五痔，心痛，眼赤，杀腹藏虫及热，治皮肤风，并肠风泻血，赤白痢，并炒服。

叶：平，无毒，煎汤治小儿惊痫壮热、疥癣及疔肿。

疏：槐实感天地阴寒之气，而兼木与水之化，故其味苦气寒而无毒。《别录》益以酸咸，宜矣。入手足阳明，兼入足厥阴经。其主五内邪气热者，乃热邪实也。涎唾多者，脾胃有热也。伤绝之病，其血必热。五痔由于大肠火热。火疮乃血为火伤。妇人乳瘕，肝家气结血热所成。子脏急痛，由于血热燥火。槐为苦寒纯阴之药，为凉血要品，故能除一切热，散一切结，清一切火。如上诸病莫不由斯三者而成，故悉主之。久服明目益气，头不白，延年者，血分无热，则目自明矣。热能伤气，除火热则气自益矣。凉血则发不白，热去则阴精不损，故引年也。其花味以苦胜，故除手足阳明、足厥阴诸热证尤长耳。

主治参互

《外台秘要》疗蛔虫心痛。取槐树上木耳烧灰，末如枣许，正发和水服。若不止，饮热水一升，蛔虫出。《千金方》疗胎赤眼。取槐枝如马鞭大，长二尺，作二段，齐头，麻油一匙置铜钵内，晨使童子一人，以其木研之，至暝乃止，令仰卧以涂两眼眦，日三度瘥。古方：以子入冬月牛胆中渍之，阴干百日，每日吞一粒。久服明目通神，白发还黑。有痔及下血者，尤宜服之。《千金方》治九种心痛。当太岁上取新生槐枝一握，去两头，水三大升，煎取一升，顿服。

《千金翼》治瘭蝼疮，槐白皮醋浸半日，洗之。及诸恶疮。《肘后方》疗肠痔，大便常下血。槐树上木耳，取末饮方寸匕，日三服。《经验方》治野鸡痔，用槐柳枝煎汤洗痔上，便以艾灸之，七壮。又方：治下血。槐花、荆芥穗等份，为末。酒调下一钱匕。《梅师方》治痔有虫作痒，或下脓血。多取槐白皮，浓煎汁，安盆内，先熏后洗，良久，欲大便当有虫出，不过三度即愈。仍以其皮为末，棉裹纳下部。孟诜《必效方》疗阴疮湿痒，槐树北面不见日枝，煎水洗三五遍，冷再暖之。《太清草木方》云：槐者，虚星之精。以十月上巳日采子服之，去百病，长生通神。又《梁书》言：痿肩吾常服槐实，年七十余，发鬓皆黑，目看细字，亦其验也。《外台秘要》疗内外痔。用槐角子一斗，捣汁晒稠，取地胆为末，同捣丸梧子大。每服十丸，兼作挺子纳下部。或以苦参末代地胆亦可。《圣济总录》治目热昏暗。槐子、黄连各二两，为末，蜜丸梧子大。每浆水下二十丸，日二服。杨梅毒疮乃阳明积热所生。《集简方》用槐花四两略炒，入酒二盏，煎十余沸，热服。胃虚寒者勿服。《医方摘要》疗疔疮肿毒，一切痈疽，不问已成未成，但焮痛者，皆用槐花微炒，核桃仁二两，无灰酒一钟，煎十余沸，热服。未成者二三服，已成者一二服见效。《摘玄方》治白带。槐花炒、牡蛎煅等份，为末，酒服三钱。《圣惠方》治风热牙痛，槐枝烧热烙之。《普济方》疗破伤风，用避阴槐枝上皮，旋刻一片，安伤处，用艾灸皮上百壮。不痛灸至痛，痛者灸至不痛，用火摩之。《生生方》治阴囊下湿痒。槐白皮炒，煎水日洗。

简误

槐性苦寒而属纯阴，病人虚寒，脾胃作泄，及阴虚血热而非实热者，外证似同，内因实异，即不宜服。

枸 杞

味苦，寒。根，大寒；子，微寒，无毒。主五内邪气，热中消渴，周痹风湿，下胸胁气，客热头痛，补内伤大劳嘘吸，坚筋骨，强阴，利大小肠。久服坚筋骨，轻身不老，耐寒暑。

疏：枸杞感天令春寒之气，兼得乎地之冲气，故其味苦甘，其气寒而其性无毒。苗叶苦甘，性升且凉，故主清上焦心肺客热。根名地骨，味甘淡，性沉而大寒，故主下焦肝肾虚热，为三焦气分之药。经曰：热淫于内，泻以甘寒者是已。子味甘平，其气微寒，润而滋补，兼能退热，而专于补肾润肺，生津益气，为肝肾真阴不足，劳乏内热补益之要药。《本经》主五内邪气，热中消渴，周痹。《别录》主风湿，下胸胁气，客热头痛。当指叶与地骨皮而言，以其寒能除热故也，至于补内伤大劳嘘吸，坚筋骨强阴，利大小肠。又久服坚筋骨，轻身不老，耐寒暑者，方是子之功用，而非根叶所能办矣。老人阴虚者，十之七八，故服食家为益精明目之上品。昔人多谓其能生精益气，除阴虚内热，明目者，盖热退则阴生，阴生则精血自长。肝开窍于目，黑水神光属肾。二脏之阴气增益，则目自明矣。

主治参互

甘枸杞子，得地黄、五味子、麦门冬、地骨皮、青蒿、鳖甲、牛膝，为除虚劳内热，或发寒热之要药。加天门冬、百部、枇杷叶，兼可治肺热咳嗽之因阴虚者。《千金方》枸杞煎：治虚劳，退虚热，轻身益气，令一切痈疽永不发。用枸杞三十斤，春夏用茎叶，秋冬用根实，以水一石，煮取五斗，以滓再煎，取三斗，澄清去滓，再煎取二斗，入锅煎如饧，收之。每早，酒服一合。《经验方》金髓煎：枸杞子，逐日摘红熟者，不拘多少，以无灰酒浸之，蜡纸封固，勿令泄气。两月足，取入砂盆中擂烂，滤取汁，同浸酒入银锅内，慢火熬之，不住手搅，恐黏滞不匀，候成膏如饧，净瓶密收。每早温酒服二大匙，夜卧再服。百日身轻气壮，积年不辍，可以羽化也。《经验方》枸杞酒：变白，耐老，轻身。用枸杞子二升，十月壬癸日，面东采之，以好酒二升，磁瓶内浸三七日。乃添生地黄汁三升，搅匀密封，至立春前三十日开瓶。每空心暖饮一杯，至立春后髭发却黑。勿食芜菁、葱、蒜。《瑞竹堂方》四神丸：治肾经虚损，眼目昏花，或云翳遮睛。甘枸杞子一斤，好酒浸透，分作四份：一份同蜀椒一两炒，一份同小茴香一两炒，一份同芝麻一两炒，一份同川楝肉一两炒，拣取枸杞，加熟地黄、白术、白茯苓各一两，为末，炼蜜丸，日服。《龙木论》疗肝虚下泪。枸杞子二斤，绢袋盛，浸一斗酒中，密封三七日，饮之。《肘后方》疗目赤生翳。枸杞捣汁，日点三四次，神验。《圣惠方》治面黯黵皯疱，枸杞子十斤，生地三斤，为末。每服方寸匕，温酒下，日三服。久则如童颜。《摄生方》疗注夏虚病。枸杞子、五味子，研细滚水泡，代茶饮效。《千金方》治虚劳客热。枸杞根为末，白汤调服。有痼疾人慎之。又方：治虚劳苦渴，骨节烦热，或寒。用枸杞根白皮切五升，麦冬三升，小麦二升，水二斗，煮至麦熟，去滓。每服一升，口渴即饮。又方：治肾虚腰痛。枸杞根、杜仲、萆薢各一斤，好酒三斗渍之。罂中密封，锅中煮一日，饮之任意。《简便方》疗小便出血。鲜地骨皮，洗捣自然汁，无汁则以水煎汁。每服一盏，入酒少许，食前温服。《千金方》治带下，脉数。枸杞根一斤，生地黄五斤，酒一斗，煮五升，日日饮之。《兰室秘藏》治口舌糜烂，因膀胱移热于小肠，则上为口糜，心胃壅热，水谷不下。地骨皮、柴胡各三钱，水煎服之。《卫生宝鉴》疗下痛。先以浆水洗之，后搽地骨皮末。生肌止痛。《永类方》疗妇人阴肿，或生疮。枸杞根煎水，频洗。唐慎微《本草》疗痈疽恶疮，脓血不止。地骨皮洗净，刮去粗皮，取细白瓤，以粗皮同骨煎汤洗，令脓血尽。以细瓤贴之，立效。《千金方》治瘰疬出汗，此证手足肩背累累如赤豆。用枸杞根、葵根叶，煮汁煎如饧。随意服之。《闺阁事宜》治足趾鸡眼作疮作痛。地骨皮同红花研细，敷之，次日即愈。《肘后方》治火赫❶毒疮，此患急防毒气入心腹。枸杞捣汁，服之立瘥。《十便良方》治目涩有翳。枸杞叶、车前叶挪汁，以桑叶裹，悬阴地一夜。取汁点之，不过三五度。

简误

枸杞虽为益阴除热之上药，若病脾胃薄弱，时时泄泻者勿入，须先治其脾胃，俟泄泻已止，乃可用之。即用尚须同山药、莲肉、车前、茯苓相兼，则无润肠之患矣。

柏　实

味甘，平，无毒。主惊悸，安五脏，益气，除风湿痹，疗恍惚虚损吸吸，历节腰中重痛，益血止汗。久服令人润泽美色，耳目聪明，不饥不老、轻身延年。

叶：味苦，微温，无毒。主吐血，衄血，痢血，崩中赤白，轻身益气，令人耐寒暑，去湿痹，生肌。四时各依方面采，阴干。

柏白皮：主火灼烂疮，长毛发。

疏：柏感秋令得金气，其质坚而气极芬芳，故其实味甘平无毒。甄权加辛，亦应有之。入足厥阴、少阴，亦入手少阴经。其主惊悸者，心藏神，肾藏精与志，心肾两虚则病惊悸。入心故养神，入肾故定志，神志得所养而宁定，则其证自除矣。芬芳则脾胃所喜，润泽则肝肾所宜，故能安五脏，五脏皆安则气自益矣。心主五色，耳为肾窍，目为肝窍，加以久服气专，其力自倍，岂不令人润泽美色，耳目聪明，不饥不老轻身延年哉！惟除风湿痹之功，非润药所能，当是叶之能事耳。《别录》疗恍惚，即惊悸之渐也。虚损吸吸，精气微也。历节腰中重痛，肝肾不足也。汗乃心液，心主血，益阴血则诸证悉瘥矣。

叶：味苦而微温，义应并于微寒，故得主诸血，崩中赤白。若夫轻身益气，令人耐寒暑，则略同于柏实之性矣。惟生肌去湿痹，乃其独擅之长也。

柏白皮：主火灼烂疮，长毛发者，凉血之功也。

主治参互

雷敩云：柏叶，有花柏叶、丛柏叶及有子圆叶。其有子圆叶成片，如大片云母，叶皆侧叶，上有微赤毛者，宜入药用。柏实，凡使先以酒浸一宿，至明漉出晒干，用黄精自然汁于日中煎之，缓火煮成煎为度。每煎柏子仁三两，用酒五两浸。服柏实法：九月连房取实，曝收去壳，研末。每服二钱，温酒下，一日三服，渴即饮水，令人悦泽。一方加松子仁等份，以松脂和丸。一方加菊花等份，蜜丸服。寇宗奭：治老人虚闭。柏子仁、松子仁、大麻仁等份，同研，熔蜜蜡丸梧子大。以少黄丹汤，食前服二三十丸，日二服。《普济方》治小儿躽啼惊痫，腹满，大便青苔色。用柏子仁末，温水调服一钱。陆氏《积德堂方》治黄水湿疮。真柏油二两，熬稠搽

---

❶ 赫：四库本作"热"。

之，如神。叶，甄权用以治冷风历节疼痛，止尿血。《日华子》用以灸署冻疮，烧取汁，涂头黑润鬓发。苏颂用以傅汤火伤，止痛灭瘢，服之疗蛊痢，作汤常服杀五脏虫，益人。丹溪云：柏属阴与金，善守，故采其叶，随月建方，取其多得月令之气，此补阴之要药。其性多燥，久得之大益脾土，以滋其肺。神仙服饵方：五月五日采五方侧柏叶三斤，远志去心二斤，白茯苓一斤，为末，炼蜜和丸梧子大。每以仙灵脾酒下三十丸，日再服。并无所忌。《杨氏家藏方》治中风不省人事，得病之日，便进此药，可使风退气和，不成废人。柏叶一握去枝，葱白一握连根研如泥，无灰酒一升，煎一二十沸，温服；如不饮酒，分作四五服，方进他药。《圣惠方》治忧恚吐血，烦满少气，胁中疼痛。柏叶为散，米饮调服二方寸匕。《普济方》治衄血不止。柏叶、榴花，研末吹之。《百一选方》治大肠下血。随四时方向采柏叶，烧研。每米饮服二钱。王浼之舒州病此，陈宜父大夫传方，二服愈。又方：以柏叶一斤，捣令极匀，加蜜丸如梧子大。每五钱，白汤空心吞，治肠风效。《普济方》治酒毒下血，或下痢。嫩柏叶九蒸九晒二两，陈槐花炒焦一两，为末，蜜丸梧子大。每空心温酒下四十丸。《本草图经》治蛊痢下黑血茶脚色，或脓血如靛色。柏叶焙干为末，黄连和煎为汁，服之。《经验方》治小儿洞痢。柏叶煮汁，代茶饮之。《本草图经》治汤火灼烧。柏叶生捣，涂之，系定二三日，止痛灭瘢。姚僧垣《集验方》治鼠瘘核痛末成脓。以柏叶捣涂，熬盐熨之，气下即消。《圣惠方》治大风历疾，眉发不生。侧柏叶九蒸九晒，为末，炼蜜丸梧子大。每服五丸至十丸，日三夜一，服

百日即生。《圣惠方》治头发黄赤。生侧柏叶末一升，猪膏一升，和丸弹子大。每以布裹一丸，纳泔汁中化开，沐之，一月色黑而润矣。

简误

柏子仁，体性多油，肠滑作泻者勿服；膈间多痰者勿服。阳道数举，肾家有热，暑湿作泻，法咸忌之。已油者勿用入药。

茯 苓

味甘，平，无毒。主胸胁逆气，忧恚惊邪恐悸，心下结痛，寒热，烦满，咳逆，口焦舌干，利小便，止消渴，好睡，大腹，淋沥，膈中痰水，水肿淋结，开胸腑，调脏气，伐肾邪，长阴益气力，保神守中。久服安魂养神，不饥延年。

其有抱根者，名茯神。茯神，平，主辟不祥，疗风眩，风虚，五劳，口干，止惊悸，多恚怒善忘，开心益智，安魂魄，养精神。

疏：茯苓生于古松之下，感土木之气而成质，故其味甘平，性则无毒。入手、足少阴、手太阳、足太阴、阳明经，阳中之阴也。胸胁逆气，邪在手少阴也。忧恚惊邪，皆心气不足也。恐悸者，肾志不足也。心下结痛，寒热烦满咳逆，口焦舌干，亦手少阴受邪也。甘能补中，淡而利窍。补中则心脾实，利窍则邪热解，心脾实则忧恚惊邪自止，邪热解则心下结痛，寒热烦满咳逆，口焦舌干自除。中焦受湿热则口发渴。湿在脾，脾气弱则好睡。大腹者，脾土虚不能利水，故腹胀大也。淋沥者，脾受湿邪则水道不利也。膈中痰水、水肿，皆缘脾虚所致。中焦者，脾土之所治也，中焦不治，故见斯病。利水实脾，则其证自退矣。开胸腑，调脏气，伐肾邪者何？莫非利水除湿、解热散结之功也。长阴益气力，保神守中，久服安魂养神，不饥延年者，补心脾，伐肾邪，除湿利

窍之极功也。白者入气分，赤者入血分。补心益脾，白优于赤；通利小肠，专除湿热，赤亦胜白。《药性论》云：茯苓臣，忌米醋，能开胃止呕逆，善安心神，主肺痿痰壅，治小儿惊痫，疗心腹胀满，妇人热淋，赤者破结气。《日华子》云：茯苓补五劳七伤，安胎、暖腰膝，开心益智，止健忘。

茯神，抱木心而生，以此别于茯苓。《别录》谓：茯神平。总之，其气味与性，应是茯苓一体。茯苓入脾肾之用多，茯神入心之用多。故主辟不祥，疗风眩风虚，五劳、口干，止惊悸，多恚怒善忘，开心益智，安魂魄，养精神。《药性论》又云：茯神君，味甘无毒。主惊痫，安神安志，补劳乏，主心下急痛坚满，人虚而小肠不利，加而用之。

其心名黄松节，治偏风口面㖞斜，毒风筋挛不语，心神惊掣，虚而健忘，其所主与茯苓大同小异耳。

主治参互

白茯苓，得炼蜜、胡麻仁，饵之可以辟谷，延年不饥。入五苓散，利水除湿。暑气胜则去桂。得人参、白术、橘皮、山药、扁豆、芍药、甘草，为补脾胃之上药。得二术、泽泻、车前、白芍药、橘皮、木瓜、猪苓，为消水肿之要剂。入六味地黄丸，能伐肾邪。入补心丹，则补心安魂养神。《百一选方》朱雀丸：治心神不定，恍惚健忘，不乐，火不下降，水不上升，时复振跳。常服，消阴养火全心气。茯神二两去皮，沉香半两，为末，炼蜜丸小豆大。每服三十丸，食后人参汤下。《证治要诀》治血虚心汗，别处无汗，独心孔有汗，思虑多则汗亦多，宜养心血。以艾汤调茯苓末，服一钱。《直指方》治心虚梦泄，或白浊。白茯苓末二钱，米汤调下，日二服，东坡方也。威喜丸：治丈夫元阳虚惫，精气不固，小便下浊，余沥常流，梦寐多惊，频频遗泄。妇人白淫、白带并治之。白茯苓去皮四两，作柜。以猪苓四钱半入内，煮二十余沸，取出日干，去猪苓，为末，化黄蜡搜和，丸弹子大。每嚼一丸，空心津下，以小便清为度。忌米醋。《三因方》治小便淋浊，由心肾气虚，神志不守，或梦遗白浊，赤、白茯苓等份为末，新汲水飞去沫，控干，以地黄汁同捣，酒熬作膏，和丸弹子大。空心盐汤嚼下一丸。《禹师方》治妊娠水肿，小便不利恶寒。赤茯苓去皮，葵子各半两，为末。每服二钱，新汲水下。《普济方》治卒然耳聋。黄蜡不拘多少，和茯苓末细嚼，茶汤下。夏子益《奇疾方》，治血余怪证，十指节断坏，惟有筋连，无节肉，虫出如灯心，长数寸，遍身绿毛卷，名曰血余。以茯苓、胡黄连煎汤，饮之愈。《普济方》治水肿尿涩。茯苓皮、椒目等份，煎汤，日饮取效。

简误

病人肾虚，小水自利，或不禁，或虚寒精清滑，皆不得服。

琥 珀

味甘，平，无毒。主安五脏，定魂魄，杀精魅邪鬼，消瘀血，通五淋。

疏：琥珀感土木之气而兼火化，故其味甘平，无毒而色赤。阳中微阴，降也。入手少阴、太阳，亦入足厥阴经。专入血分。五脏有所感触则不安，能杀精魅邪鬼，则五脏自安，而魂魄自定。心主血，肝藏血。入心入肝，故能消瘀血也。《药性论》云：琥珀君，治百邪，产后血瘀作痛。《日华子》云：疗蛊毒，壮心，明目磨翳，止心痛癫邪，破结瘕。正以其阳明之物，又消瘀血，故主上来诸病也。若作敷药，能止血，生肌，合金疮。宋高祖时，宁州贡琥珀枕，碎以赐军士敷金疮，其一证也。出罽宾❶国。初如桃胶，凝乃成焉。《海药》云：是

---

❶ 罽宾：古西域国名。

海松木中津液，初如桃胶，后乃凝结。性温。主止血，生肌，镇心，明目，破癥瘕气块，产后血晕闷绝，儿枕痛等，并宜饵此。以拾草❶通明而坚轻、色赤者良。

主治参互

得没药、乳香、延胡索、干漆、鳖甲，为散，治产后血晕有神。佐以人参、益母草、泽兰、生地、牛膝、当归、苏木，作汤，送前药，则治儿枕痛、恶露不尽、腹痛、少腹痛、寒热等症，极效。和大黄、鳖甲作散子，酒下方寸匕，下妇人腹内恶血。同鳖甲、京三棱各一两，没药、延胡索各半两，大黄六铢，熬捣为散，空心酒服三钱。治妇人癥瘕气块，及产后血晕闷绝，儿枕痛甚。虚极者，减大黄。同丹砂、滑石、竹叶、麦冬、木通，治心家有热，小肠受之，因之小水不利，立效。同人爪、珍珠、玛瑙、珊瑚，除目翳赤障。得丹砂、犀角、羚羊角、天竺黄、远志、茯神，镇惊主诸痫。《直指方》治小儿胎惊，琥珀、防风各一钱，丹砂半钱，为末。猪乳调一字，入口中，最妙。又方：治小儿胎痫。琥珀、丹砂各少许，全蝎一枚，为末。麦门冬汤调一字服。《圣惠方》治小儿转胞。真琥珀一两，为末。用水四升，葱白十茎，煮汁三升，入琥珀末二钱，温服，砂石诸淋，三服皆效。《普济方》：小便淋沥。琥珀为末二钱，麝香少许，白汤服之，或萱草煎汤服。老人虚人，以人参汤下，亦可蜜丸，以赤茯苓汤下。《外台秘要》治从高坠下，有瘀血在内，刮琥珀屑，酒服方寸匕。或入蒲黄二三匙，日服四五次。《鬼遗方》治金疮闷绝不识人。琥珀研粉，童子小便调一钱，三服瘥。

简误

此药毕竟是消磨渗利之性，不利虚人。大都从辛温药则行血破血，从淡渗药则利窍行水，从金石镇坠药则镇心安神。凡阴虚内热，火炎水涸，小便因少而不利者，勿服琥珀以强利之，利之则愈损其阴。

酸枣仁

味酸，平，无毒，主心腹寒热，邪结气聚，四肢酸疼湿痹，烦心不得眠，脐上下痛，血转久泄，虚汗烦渴，补中益肝气，坚筋骨，助阴气，能令人肥健。久服安五脏，轻身延年。

疏：酸枣仁得木之气而兼土化，故其实酸平，仁则兼甘。气味匀齐，其性无毒。为阳中之阴。入足少阳、手少阴、足厥阴、太阴之经。专补肝胆，亦复醒脾，从其类也。熟则芳香，香气入脾，故能归脾。能补胆气，故可温胆。母子之气相通，故亦主虚烦，烦心不得眠。其主心腹寒热，邪结气聚，及四肢酸疼湿痹者，皆脾虚受邪之病，脾主四肢故也。胆为诸脏之首，十一脏皆取决于胆。五脏之精气皆禀于脾。故久服之，功能安五脏，轻身延年也。《别录》主烦心不得眠，脐上下痛，血转久泄，虚汗烦渴，补中益肝气，坚筋骨，助阴气，能令人肥健者，缘诸证悉由肝胆脾三脏虚而发。胆主升，肝藏血，脾统血。三脏得补，久而气增，气增则满足，故主如上功能也。

主治参互

君茯神、远志、麦门冬、石斛、五味子、龙眼、人参，能止惊悸，并一切胆虚易惊。入温胆汤，治病后胆虚不眠。入归脾汤，治脾家气血虚，自汗，不眠，惊悸，不嗜食。《太平圣惠方》治骨蒸不眠心烦。用酸枣仁一两炒研，水二盏，研绞取汁，煮粥熟，下地黄汁一合再煮，匀食。凡服固表药而汗不止者，用枣仁

---

❶ 草：四库本作"芥"。

一两炒研，同地黄、白芍药、麦冬、五味子、龙眼肉、竹叶煎服，多服取效，汗乃心液故尔。《简便方》治睡中汗出（即盗汗）。用酸枣仁、白茯苓、人参等份，为末。每服一钱，米饮下。《外台秘要》疗刺入肉中，枣仁核烧存性，为细末，水服之立出。

简误

凡肝、胆、脾三经，有实邪热者勿用。以其收敛故也。

檗 木黄柏

味苦，寒，无毒。主五脏肠胃中结热，黄疸，肠痔，止泄痢，女子漏下赤白，阴伤蚀疮，疗惊气在皮间，肌肤热赤起，目热赤痛，口疮。久服通神。

疏：黄柏禀至阴之气而得清寒之性者也，其味苦，其气寒，其性无毒，故应主五脏肠胃中结热。盖阴不足则热始结于肠胃。黄疸虽由湿热，然必发于真阴不足之人。肠澼痔漏，亦皆湿热伤血所致。泄痢者，滞下也，亦湿热干犯肠胃之病。女子漏下赤白，阴伤蚀疮，皆湿热乘阴虚流客下部而成。肤热赤起，目热赤痛，口疮，皆阴虚血热所生病也。以至阴之气补至阴之不足，虚则补之，以类相从，故阴回热解湿燥而诸证自除矣。乃足少阴肾经之要药，专治阴虚生内热诸证，功烈甚伟，非常药可比也。洁古用以泻膀胱相火，补肾水不足，坚肾壮骨髓，疗下焦虚，诸痿瘫痪，利下窍除热。东垣用以泻伏火，救肾水，治冲脉气逆，不渴而小便不通，诸疮痛不可忍。丹溪谓：得知母滋阴降火，得苍术除湿清热，为治痿要药。得细辛泻膀胱火，治口舌生疮。

主治参互

黄柏，为足少阴肾经药。然以柴胡引之，则入胆；以黄连、葛根、升麻引之则入肠胃及太阴脾经，治湿热滞下。佐牛膝、枸杞、地黄、五味子、鳖甲、青蒿，

则益阴除热。佐甘菊、枸杞、地黄、蒺藜、女贞实，则益精明目。得猪胆汁、水银粉，则主诸热疮有虫，久不合口。得铅丹，则生肌止痛。得木瓜、茯苓、二术、石斛、地黄，则除湿健步。佐白芍药、甘草，则主火热腹痛。《外台秘要》治口中及舌上生疮，锉黄柏含之。《千金方》治小儿重舌，以黄柏苦竹沥浸，点舌上。《肘后方》治咽喉卒肿，食饮不通。黄柏捣末，苦酒和敷肿上，佳。又方：治伤寒时气温病，毒攻手足肿痛欲断，亦治毒攻阴肿。细锉黄柏五斤，以水三斗煮渍之。《伤寒类要》同。葛氏方：治食自死六畜肉中毒。黄柏末服方寸匕，未解再服之。《经验方》治呕血。黄柏蜜涂炙干，杵为末。用麦冬汤调下二钱匕，立瘥。《梅师方》治痈疽发背，或发乳房，初起微赤，不急治之即杀人。捣黄柏末，和鸡子白涂之。《简要济众方》治吐血热极。黄柏二两，蜜炙捣末。每服二钱，温糯米饮调下。《十全博救方》治小儿热泻。黄柏削皮焙为末，用薄米饮丸如粟大。每服十丸，米饮下。《深师方》治伤寒热病口疮。黄柏削去粗皮，蜜渍一宿，惟欲令浓，含其汁，良久吐，更含。若胸中热有疮时，饮三五合尤佳。《衍义》云：檗木，今用皮以蜜炙，与青黛各一分，同为末，入生龙脑一字，研匀。治心脾热，舌颊生疮，当掺疮上，有涎即吐。又张仲景柏皮汤，无不验。《伤寒论》中已著。《妇人良方》治妊娠下痢白色，昼夜三五十行，根黄厚者，蜜炒令焦为末，大蒜煨熟，去皮捣烂如泥，和丸梧子大。每空心米饮下三五十丸，日三服。神妙不可述。《洁古家珍》治赤白浊淫及梦泄精滑。珍珠粉丸：黄柏炒、真蛤粉各一斤，为末，炼蜜丸绿豆大。每服一百丸，空心温酒下。黄柏苦而降火，蛤粉咸而补肾也。又方：加知母

炒，牡蛎煅，山药炒，等份为末，糊丸梧子大。每服八十丸。盐汤下。许学士《本事方》治积热梦遗，心忪恍惚，膈中有热，宜清心丸主之。黄柏末一两，片脑一钱，炼蜜丸梧子大。每服十五丸，麦冬汤下，此大智禅师方也。《三因方》治口疮臭烂，绿云散：黄柏五钱，铜绿二钱，为末掺之，漱去涎。《圣惠方》治鼻疳有虫。黄柏二两，冷水浸一宿，绞汁温服。《普济方》治鬏毛毒疮生头中，初生如蒲桃，痛甚。黄柏一两，乳香二钱半，为末，槐花煎水，调作饼，贴于疮上。《子母秘录》治小儿脐疮不合者。黄柏末涂之。又方：治臁疮，热疮。黄柏末一两，轻粉三钱，猪胆汁调搽之。或只用蜜炙黄柏末一味。张杲《医说》治火毒生疮，凡人冬月向火，火气入内，两股生疮，其汁淋漓。用黄柏末掺之，立愈。一妇生此，人无识者，用此而愈。《宣明方》：敛疮生肌，黄柏末，面糊调涂，效。

简误

黄柏固能除热益阴，然阴阳两虚之人，病兼脾胃薄弱，饮食少进，及食不消，或兼泄泻，或恶冷物，及好热食，肾虚天明作泄，上热下寒，小便不禁，少腹冷痛，子宫寒，血虚不孕，阳虚发热，瘀血停滞，产后血虚发热，金疮发热，痈疽溃后发热，伤食发热，阴虚小水不利，痘后脾虚，小水不利，血虚不得眠，血虚烦躁，脾阴不足作泄等证，法咸忌之。

楮 实

味甘，寒，无毒。主阴痿，水肿，益气，充肌肤，明目。久服不饥，不老，轻身。

疏：楮实禀土气以生，故其味甘气寒无毒，气薄味厚，阴也，降也。入足太阴经。其主水肿，益气，充肌肤者，脾为土脏而主肌肉，脾虚则肌肉不充，土虚则水湿泛滥。甘为土化，能入脾坚土，则水肿消，肌肉充，气自益矣。明目者，目得血而能视。脾旺自能生血也。阴痿者，精气竭也。脾实则能生精而灌注于肾，故阴自强也。补脾益气，则五脏皆实，不饥，不老轻身，是其验矣。

主治参互

《活法机要》治水气蛊胀，楮实子丸，以洁净府。用楮实一斗，水三斗，熬成膏，茯苓三两，白丁香一两半，为末，以膏和丸梧子大。从少至多，至小便清利，胀减为度。后服治中汤养之。忌甘苦峻补，及发动之物。刘禹锡《传信方》治女子月经不绝，来无时者。取案纸三十张烧灰，以清酒半升，和调服之顿定。蓐中血晕，服之立验。已毙者，去板齿灌之，经一日亦活。《圣惠方》治癣湿痒。用楮叶捣烂敷上。《外台秘要》治天行病后两胁胀满，脐下如水肿。以谷枝汁，随意服愈。《肘后方》治鼻衄，小劳辄出。楮叶取汁，饮三升，良。《子母秘录》治小儿下痢赤白，作渴，得水又呕逆者。楮叶炙香，以饮浆半升浸至水绿。去叶。以木瓜一个切，纳汁中，煮二三沸，去木瓜，细细饮之。《圣惠方》治通身水肿，楮枝叶，煎如饧。空腹服一匕，日三服。《直指方》：肝热生翳。楮实研细，食后蜜汤服一钱，日再服。《外台秘要》治金疮出血，谷子捣，傅之。

简误

楮实虽能消水补脾，然气亦微寒，脾胃虚寒者不宜用。

干　漆

味辛，温，无毒，有毒❶。主绝伤，补中，续筋骨，填髓脑，安五脏，五缓六急，风寒湿痹，疗咳嗽，消瘀血，痞结腰痛，女子疝瘕，利小肠，去蛔虫。

疏：干漆禀火金之气以生，故其味辛气温，火金相搏则未免有毒，《别录》言之为当矣。甄权加咸。宗奭加苦。气味俱厚，通行肠胃，入肝行血之药也。凡风寒湿邪之中人，留而不去则肠胃郁而生虫，久则五脏六腑皆受病，或为痈疽，或为拘挛，所自来矣。此药能杀虫消散，逐肠胃一切有形之积滞。肠胃既清，则五脏自安，痿缓痹急自调矣。又损伤一证，专从血论。盖血者，有形者也。形质受病，惟辛温散结而兼咸味者，可入血分而消之。瘀血清而绝伤自和，筋骨自续，而髓脑自足矣。其主痞结腰痛，女子疝瘕者，亦指下焦血分受寒血凝所致。利小肠者，取其通行经脉之功耳。至于疗咳嗽，虽非正治，然亦有瘀血停积，发为骨蒸劳瘵以致咳嗽者，得其消散瘀血之力，则骨蒸退而咳嗽亦除也。误中漆毒者，多食蟹及甘豆汤解之。

主治参互

同䗪虫、桃仁、当归、红花、苏木、牡丹皮、五灵脂、延胡索、牛膝，治腹中瘀血作痛。或产后感寒，恶露未尽，结成痞块作痛者，加入干姜、泽兰。同楝根、鹤虱、槟榔、锡灰、薏苡根、乌梅、龙胆草，能杀肠胃一切诸虫。同牛膝、牡丹皮、续断、赤芍药、桃仁、乳香、没药、红花、延胡索、鳖甲，治女子月闭。因于瘀血，脐腹作痛畏寒，及不发热、不口渴者，可加桂。同豨莶叶、生地黄、半枝莲、胡麻、荆芥、何首乌、天门冬、苦参，可疗紫云风。入仲景大黄䗪虫丸中，治五劳虚极羸瘦，腹满不能饮食，内有干血，肌肤甲错。

简误

干漆，味辛有毒，瘀血得之即化成水，其消散之功可知。凡经闭由于血虚，而非有瘀血结块阻塞者，切勿轻饵。

［附］漆叶，味辛，无毒。《图经》曰：彭城樊阿，少师事华佗，佗授以漆叶青粘散，云：服之去三虫，利五脏，轻身益气，使人头不白。

五加皮

味辛，温，微寒，无毒。主心腹疝气腹痛，益气疗躄，小儿不能行，疽疮阴蚀，男子阴痿囊下湿，小便余沥，女人阴痒，及腰脊痛，两脚疼痹风弱，五缓虚羸，补中益精，坚筋骨，强志意。久服轻身耐老。

疏：五加皮在天得少阳之气，为五车星之精，在地得火金之味，故其味辛，其气温，而其性无毒。《别录》加苦，微寒。气味俱厚，沉而阴也。入足少阴、足厥阴经。观《本经》所主诸证，皆由风寒湿邪伤于二经之故，而湿气尤为最也。其治疝气腹痛，疗躄、小儿不能行，阴蚀疽疮，男子阴痿囊下湿，小便余沥，女人阴痒，脊痛，两脚疼痹风弱者何？莫非二经受风寒湿邪所致。经云：伤于湿者，下先受之。又云：地之湿气，感则害人皮肉筋脉。肝肾居下而主筋骨，故风寒湿之邪多自二经先受。此药辛能散风，温能除寒，苦能燥湿，二脏得其气而诸证悉瘳矣。又湿气浸淫则五脏筋脉缓纵，湿气留中则虚羸气乏，湿邪既去则中焦治而筋骨自坚，气日益而中自补也。其主益精强志者，肾藏精与志也。轻身者，除风湿之效也。耐老者，补肝肾之功也。昔人云：宁得一把五加，不用金银满车，宁得一斤地榆，安用明月宝珠。又昔鲁定公母，单服五加酒，以致不死。又东华真人煮石法，用玉豉、金盐。玉豉，地榆也。金盐，五加也。世为仙经所须。其能轻

---

❶ 无毒，有毒：四库本作"微有毒"。

身耐老，又可知矣。

主治参互

得牛膝、木瓜、黄柏、麦门冬、生地黄、薏苡仁、石斛、虎胫骨、山药，治湿热痿痹，腰以下不能行动。同续断、杜仲、牛膝、山茱萸、巴戟天、破故纸，治肾虚寒湿客之作腰痛。同二术、草薢、石菖蒲、薏苡仁、白蒺藜、甘菊花、防风、羌活、独活、白鲜皮、石斛，治风寒湿成痹。同石菖蒲、连翘、苍术、黄柏、黄芪、薏苡仁、金银花、鳖虱胡麻、木瓜、土茯苓，治下部湿疮久不愈。兼治脓窠疮如神。同黄柏末、菖蒲末、蛇床子，俱为细末，敷囊湿神效。如欲作汤沐，加荆芥、苦参、防风。一味酿酒饮之，治风痹四肢拘挛。《全幼心鉴》治小儿三岁不能行，用此便走。五加皮五钱，牛膝、木瓜各二钱半，为末。每服五分，米饮入酒二三滴，调服。

简误

下部无风寒湿邪而有火者，不宜用。肝肾虚而有火者，亦忌之。

牡荆实

味苦，温，无毒。主除骨间寒热，通利胃气，止咳逆下气。得术、柏实、青葙，共疗头风。防风为之使。

疏：牡荆实感仲夏之气以生，故其味苦，气温无毒。可升可降，阳也。入足阳明、厥阴经。其主骨间寒热，通利胃气，止咳逆下气者，盖足阳明为十二经脉之长，厥阴为风木之位，外邪伤于二经，则寒热留连于筋骨，而胃气壅滞，苦温能通行散邪，则胃气利而寒热自除。咳逆亦邪气壅胃所致，邪散气下则咳逆自止矣。

主治参互

《外台秘要》：头风痛。取荆沥不拘多少服，日日服之。朱震亨治心痛及妇人白带，用牡荆实炒焦，为末，饮服。

入折伤药，能散瘀血和筋骨。

简误

病非干外邪者，一概不宜用。

蔓荆实

味苦、辛，微寒、平、温，无毒。主筋骨间寒热，湿痹拘挛，明目坚齿，利九窍，去白虫、长虫，主风头痛，脑鸣，目泪出，益气。久服轻身耐老，令人光泽脂致。

疏：蔓荆实禀阳气以生，兼得金化而成。《神农》：味苦，微寒，无毒。《别录》加辛平温。察其功用应是苦温辛散之性，而寒则甚少也。气清味薄，浮而升，阳也。入足太阳、足厥阴，兼入足阳明经。其主筋骨间寒热，湿痹拘挛，风头痛，脑鸣目泪出者，盖以六淫之邪，风则伤筋，寒则伤骨，而为寒热，甚则或成湿痹，或为拘挛，又足太阳之脉，夹脊循项而络于脑，目为厥阴开窍之位，邪伤二经，则头痛脑鸣目泪出，此药味辛气温，入二脏而散风寒湿之邪，则诸证悉除矣。邪去则九窍自通。痹散则光泽脂致。其主坚齿者，齿虽属肾而床属阳明，阳明客风热则上攻牙齿，为动摇肿痛，散阳明之风热，则齿自坚矣。去白虫、长虫者，假其苦辛之味耳。益气轻身耐老，必非风药所能也。

主治参互

同甘菊花、荆芥、酒炒黄芩、乌梅、芽茶、白蒺藜、川芎、羌活、黑豆、土茯苓，治偏头风痛，目将损者。

简误

头目痛不因风邪，而由于血虚有火者忌之。元素云：胃虚人不可服，恐生痰疾。

辛 夷

味辛，温，无毒。主五脏身体寒热，

风头脑痛，面黚，温中解肌，利九窍，通鼻塞涕出，治面肿引齿痛，眩冒，身兀兀如在车船之上者。生须发，去白虫。久服下气，轻身明目，增年耐老。可作膏药。用之去心及外毛，毛射入肺令人咳。

疏：辛夷禀春阳之气以生，故其味辛，气温，性无毒。气清而香，味薄而散，浮而升，阳也。入手太阴、足阳明经。其主五脏身体寒热，风头脑痛，面黚，解肌，通鼻塞涕出，面肿引齿痛者，皆二经受风邪所致。足阳明主肌肉，手太阴主皮毛。风邪之中人，必自皮毛肌肉，以达于五脏而变为寒热。又鼻为肺之窍，头为诸阳之首，三阳之脉会于头面。风客阳分则为头痛，面黚，鼻塞涕出，面肿引齿痛。辛温能解肌散表，芳香能上窜头目，逐阳分之风邪，则诸证自愈矣。眩冒及身兀兀如在车船之上者，风主摇动之象故也。风邪散，中气温，则九窍通矣。大风之中人则毛发脱落，风湿之浸淫则肠胃生虫。散风行湿则须发生而虫自去矣。久服下气，轻身明目，增年耐老，悉非风药所能，虽出自《神农本经》，然而易世相传，得无谬讹，存而不论可也。

主治参互

同甘菊花、苍耳子、薄荷、细辛、甘草、羌活、藁本、防风、川芎，治风寒入脑头痛，或鼻塞流涕，或鼻渊涕下不止，腥臭。

简误

辛香走窜之性，气虚人不宜服。虽偶感风寒，鼻窍不通，亦不得用。头脑痛属血虚火炽者，不宜用。齿痛属胃火者，不宜用。

桑上寄生

味苦、甘、平，无毒。主腰痛，小儿背强，痈肿，安胎，充肌肤，坚发齿，长须眉，主金疮，去痹，女子崩中，内伤不足，产后余疾，下乳汁。

其实：主明目，轻身通神。

疏：桑寄生感桑之精气而生，其味苦甘，其气平和，不寒不热，固应无毒。详其主治，一本于桑。抽其精英，故功用比桑尤胜。腰痛及小儿背强，皆血不足之候。痈肿多由于荣气热。肌肤不充由于血虚。齿者骨之余也。发者血之余也。益血则发华。肾气足则齿坚而须眉长。血盛则胎自安。女子崩中及内伤不足，皆血虚内热之故。产后余疾，皆由血分。乳汁不下，亦由血虚。金疮则全伤于血。上来种种疾病，莫不悉由血虚有热所发。此药性能益血，故并主之也。兼能祛湿，故亦疗痹。

实：味甘平，亦益血之药，故主治如经所云也。

主治参互

同枸杞子、地黄、胡麻、川续断、何首乌、当归、牛膝，治血虚手臂骨节疼痛。入独活寄生汤，疗一切风湿痹。《圣惠方》疗胎动腹痛，桑寄生一两五钱，阿胶炒五钱，艾叶五钱，水一盏半，煎一盏，去滓温服。或去艾叶，以其热也。

杜 仲

味辛、甘，平，无毒。主腰脊痛，补中益精气，坚筋骨，强志，除阴下痒湿，小便余沥，脚中酸痛不欲践地，久服轻身耐老。

疏：杜仲禀阳气之微，得金气之厚，故其味辛，气平无毒。《别录》加甘温。甄权言苦暖。应是辛苦胜而苦次之，温暖多而平为劣也。气薄味厚，阳中阴也。入足少阴，兼入足厥阴经。按《本经》所主腰脊痛，益精气，坚筋骨，脚中酸痛不欲践地者，盖腰为肾之府，经曰：动摇不能，肾将惫矣。又肾藏精而主骨，肝藏血而主筋。二经虚则腰脊痛而精气乏，筋骨软而脚不能践地也。"五脏苦欲补泻"云：肾苦燥，急食辛以润之。肝苦急，急食甘以缓之。杜仲辛甘俱足，正能解肝肾之所苦，而补其不足者也。强志者，肾藏志，益肾故也。除阴下痒湿，小便余沥者，祛肾家之湿热也。益肾补肝，则精血自足，故久服能轻身耐老。其主补中者，肝肾在下，脏中之阴也。阴足则中亦补矣。

主治参互

同牛膝、枸杞子、续断、白胶、地黄、五味子、菟丝子、黄柏、山药，治肾虚腰痛，及下部软弱无力。崔元亮《海上方》治肾虚腰痛。用杜仲去皮酥炙黄，一斤分作十剂。每夜取一剂，以水一升浸至五更，煎三分减一，取汁去滓，以羊肾三四枚切片放下，再煎三五沸，如作羹法，和以椒盐，空腹顿服。《得效方》治风冷伤肾，腰背虚痛。杜仲一斤切炒，酒二升，渍十日，日服三合。《肘后方》治病后虚汗，及目中流泪。杜仲、牡蛎等份，为末。卧时水服五匕，不止更服。《简便方》治频惯堕胎，或三四月即堕者。于两月前，以杜仲八两。糯米煎汤浸透炒去丝，续断二两，酒浸焙干为末，以山药五六两为末作糊，丸梧子大。每服五十丸，空心米饮下。青娥丸。见补骨脂条下。

简误

肾虚火炽者不宜用。即用，当与黄柏、知母同入。

枫香脂

味辛、苦，平，无毒。主瘾疹风痒，浮肿，齿痛。一名白胶香。李时珍治一切痈疽，疮疥，金疮吐血，咯血，活血生肌，止痛解毒。烧过揩牙，永无牙疾。

疏：枫香脂属金有火，故其味辛苦，气平无毒。气薄味厚，阳中之阴也。入足厥阴。为活血凉血之药。凡热则生风，又血热则壅而发瘾疹。风为木化，风火相搏则为浮肿。苦平能凉血热，兼辛又能散风，故主血热生风之证。风火既散，则肌肉和而浮肿自消。齿痛亦因风热上攻，风势既散则痛亦止矣。

主治参互

《袖珍方》治便痛脓血。白胶香一两为末，入麝香、轻粉少许，掺之。《直指方》诸疮不合。白胶香、轻粉各二钱，猪脂和涂。《儒门事亲》：一切恶疮。水沉金丝膏：用白胶香、沥青各一两，以麻油、黄蜡各二钱，同熔化，入冷水中扯千遍，摊贴之。《危氏得效方》：年久牙疼。枫香脂为末，以香炉内灰和匀，每旦揩擦。

枫香，近世为外科要药，除外科无别用，故不著"简误"。

女贞实

味苦、甘，平，无毒。主补中，安五脏，养精神，除百疾。久服肥健，轻身不老。

疏：女贞实禀天地至阴之气，故其木凌冬不凋。《神农》：味苦气平。《别录》加甘无毒。观今人用以为变白多效者，应是甘寒凉血益血之药。气薄味厚，阴中之阴，降也。入足少阴经。夫足少阴为藏精之脏，人身之根本。虚则五脏虽无病而亦不安，百疾丛生矣。经曰：精不足者，补之以味。盖肾本寒，因虚则热而软，此药气味俱阴，正入肾除热补精之要品。肾得补则五脏自安，精神自足，百疾去而身肥健矣。其主补中者，以其味甘，甘为土化，故能补中也。所主如上功能，则轻身不老盖有自矣。此药有变白明目之功，累试辄验，而经文不载，为阙略也。叶长子黑色者为女贞。叶微圆子红色者为冬青。亦能治风虚，补益肌肤。

主治参互

同地黄、何首乌、人参、麦门冬、旱莲草、南烛子、牛膝、枸杞子、山药、没食子、桑椹子、黄柏、椒红、莲须，为变白要药。同甘菊花、生地黄、蒺藜、枸杞子，能明目。《简便方》治虚损百病，久服须白再黑，返老还童。用女贞实十月上巳日收，阴干，用时以酒浸一日，蒸透晒干一斤四两，旱莲草五月收，阴干十两为末，桑椹子四月收，阴干十两为末，炼蜜丸如梧子大。每服七八十丸，淡盐汤下。若四月收桑椹，捣汁和药，七月收旱莲捣汁和药，即减蜜之半矣。《济急仙方》治风热赤眼。冬青子不拘多少，捣汁重汤熬膏，净瓶收固，每用点眼。《普济方》治一切眼疾。冬青叶研烂，入朴硝贴之。海上方也。

简误

气味俱阴，变白家当杂保脾胃药，及椒红温暖之类同施。否则恐有腹痛作泄之患。

附：枸骨

《本经》附出女贞条下，不载气味所主。然观陈藏器云：其皮堪浸酒，补腰膝令健，枝叶烧灰淋汁，或煎膏，涂白癜风，亦可作稠煎傅之。应是苦寒无毒，气味俱阴，入肝入肾之药也。惟其入肝，故主白癜风。盖肝为风木之位，藏血之脏。血虚则发热，热甚则生风，苦寒能凉血清热，故主之也。其补腰膝令健者，腰为肾之府，肾虚则湿热乘之而腰膝不利，又肾为作强之官，虚则热而软，故其性欲坚，急食苦以坚之。此药味苦入肾，正遂其欲坚之性耳。肾气既实则湿热自除，而腰膝自健矣。

主治参互

秘方：取其叶煮饮，治痰火甚验。盖痰火未有不因阴虚火炎，上烁乎肺，煎熬津液而成。此药直入足少阴经补养阴气，则痰火自消，如釜底抽薪之意也。兼能散风毒恶疮。昔有老妓患杨梅结毒

三十年者，有道人教以单服此药，疮愈而颜色转少。皆假其清热凉血之功耳。一名枢木。黑子者名极木。又名猫儿刺。用作罗经入地不瘃。

简误

脾胃虚寒作泄及火衰阴痿者，忌之。

蕤核

味甘，温、微寒，无毒。主心腹邪结气，明目，目赤痛，伤泪出，目肿眦烂，鼻衄，破心下结痰痞气。久服轻身，耐老不饥。

疏： 蕤核得土气以生，《神农》：味甘，气温。《别录》加微寒无毒。气薄味厚，阳中之阴也。入足厥阴经。厥阴为风木之脏，开窍于目。风热乘肝，则肝血虚而目为之病，或为赤痛肿伤，或为泪出眦烂。此药温能散风，寒能除热，甘能补血，肝气和而目疾悉瘳矣。其主心腹邪结气者，即邪热气也。热则生痰，痰碍中焦气为之痞。甘寒除热，温主通行，热邪去而痰自不生，痰结解而气自通畅矣。鼻衄者，热在上焦心肺之分也。甘寒总能除上下之热，故亦主之。非养性益精之药，而云轻身益气不饥者，未必然也。

主治参互

《和剂局方》春雪膏：治肝虚风热上攻，眼目昏暗，痒痛隐涩，赤肿羞明，迎风有泪，多见黑花。用蕤核去皮压去油二两，脑子二钱半，研匀，生蜜六钱和收，点眼。《集效方》百点膏：治一切风热眼。蕤仁去油三钱，甘草、防风各六钱，黄连五钱，以三味煎取浓汁，次下蕤仁膏，日点。

简误

目病非关风热，而因于肝肾两虚者，不宜用。凡修事，汤浸去皮尖，劈作两片，用芒硝、木通、通草同煎，一伏时取出，研膏入药。

丁 香

味辛，温，无毒。主温脾胃，止霍乱壅胀，风毒诸肿，齿疳䘌。能发诸香。

疏：丁香禀纯阳之气以生，故其味辛气温性无毒。气厚味薄，升也，阳也。入足太阴、足阳明经。其主温脾胃，止霍乱壅❶胀者，盖脾胃为仓廪之官，饮食生冷伤于脾胃，留而不去则为壅塞胀满，上涌下泄则为挥霍撩乱。辛温暖脾胃而行滞气，则霍乱止而拥胀消矣。齿疳䘌者，亦阳明湿热上攻也。散阳明之邪则疳䘌自除。疗风毒诸肿者，辛温散结，而香气又能走窍除秽浊也。

主治参互

同白豆蔻、藿香、陈皮、厚朴、砂仁，治霍乱因于寒；加生姜、半夏，治吐呕因于寒冷伤胃，或寒月饱食受寒腹痛甚。同砂仁、厚朴、干姜、橘皮、草果、苍术、木香、麦蘖，治小儿伤生冷腹痛。刘氏《小儿方》治小儿虚寒吐泻。丁香、橘皮等份，姜汁糊丸绿豆大。米汤化下。《全幼心鉴》治小儿脾胃虚寒，呕吐不止。丁香、半夏末各一钱，姜汁浸一夜，晒干为末，姜汁打面为丸黍米大。量大小，用姜汤下。《和剂局方》治妇人产难。母丁香、乳香、麝香三件，用十分之三，各为末，腊月兔脑和杵为丸，如芡实大。每服一丸，酒下。《梅师方》治乳头破裂。丁香末，傅之。《证治要诀》：食蟹致伤。丁香末，姜汤服五分。入陈氏异功散，治痘疮虚寒之极，又值冬月寒气薄之，发不出者。

简误

丁香气味辛温，一切有火热证者忌之。非属虚寒，概勿施用。

沉 香

微温。疗风水毒肿，去恶气。

疏：沉香禀阳气以生，兼得雨露之精气而结，故其气芬芳，其味辛而无毒。气厚味薄，可升可降，阳也。入足阳明、太阴、少阴，兼入手少阴、足厥阴经。《本经》疗风水毒肿者，即风毒水肿也。风为阳邪，郁于经络，遇火相煽，则发出诸肿。沉香得雨露之精气，故能解风火之毒。水肿者，脾湿也。脾恶湿而喜燥。辛香入脾而燥湿，则水肿自消。凡邪恶气之中人，必从口鼻而入。口鼻为阳明之窍，阳明虚则恶气易入。得芬芳清阳之气，则恶气除而脾胃安矣。

［附］李珣：味苦温，无毒。主心腹痛霍乱，中恶邪鬼疰，清人神，并宜酒煮服之。诸疮肿宜入膏用。《日华子》：味辛热，无毒，主调中补五脏，益精壮阳，暖腰膝，去邪气，止转筋吐泻冷气，破癥癖，冷风麻痹，骨节不任，风湿皮肤痒，心腹痛，气痢。元素：补右肾命门相火。

主治参互

同人参、菖蒲、远志、茯神、酸枣仁、生地黄、麦门冬，治思虑伤心，心气郁结不舒者。得木香、藿香、砂仁，治中恶腹中疞痛，辟一切恶气。同苏子、橘红、枇杷叶、白豆蔻、人参、麦门冬，治胸中气结，或气逆不快。《医垒元戎》治胞转不通，非小肠、膀胱、厥阴受病，乃强忍房事，或过忍小便所致，当治其气则愈，非利药可通也。沉香、木香各二钱，为末。白汤空腹服之，以通为度。

简误

沉香治冷气、逆气、气郁、气结，殊为要药。然而中气虚，气不归元者忌之。心经有实邪者忌之。非命门真火衰者，不宜入下焦药用。

檀 香

《本经》无正文。弘景云：白檀，

---

❶ 壅：原作"摊"，"摊"、"壅"古字通，据改。

消热肿。藏器：主心腹霍乱，中恶鬼气，杀虫。《日华子》云：檀香，热，无毒。治心痛，霍乱，肾气腹痛，浓煎服。水磨敷外肾，并腰肾痛处。详其所主诸证，亦是芬芳开发，辟恶散结除冷之药也。今人多供燃爇。非上乘沉水者不入药。

乳　香

微温。疗风水毒肿。去恶气，疗风瘾疹痒毒。

疏：乳香得木气而兼火化，《本经》：微温。《大明》：辛热微毒。元素：苦辛。气厚味薄，阳也。入足太阴、手少阴，兼入足厥阴经。风水毒肿，邪干心脾，恶气内侵，亦由二经虚而邪易犯。瘾疹痒毒，总因心脾为风湿热邪所干致之。脾主肌肉，而痛痒疮疡皆属心火。此药正入二经，辛香能散一切留结，则诸证自瘳矣。《日华子》云：煎膏止痛长肉。陈藏器云：治妇人血气，疗诸疮令内消。则今人用以治内伤诸痛及肿毒，内服外敷之药，有自来矣。

主治参互

同紫花地丁、白及、白蔹、金银花、夏枯草、白芷、连翘、贝母、甘菊、甘草、穿山甲、没药，治一切痈疽疔肿。同续断、牛膝、当归、红曲、牡丹皮、没药、地黄、川芎，治内伤胸胁作痛。同没药、牛膝、泽兰、黑豆、蒲黄、五灵脂、延胡索、牡丹皮、山楂，治产后儿枕作痛。入一切膏药，能消毒止痛。《灵苑方》治甲疽胬肉，脓血疼痛不愈。用乳香为末，胆矾烧研，等份敷之，内消即愈。《山居四要》治玉茎作肿。乳香、葱白等份，捣敷。《简要济众方》：难产催生。用明乳香为末，取母猪血和丸梧子大。每服五丸，酒下。

简误

痈疽已溃不宜服。诸疮脓多时未宜遽用。

降真香

李珣云：味辛，温，无毒。烧之辟天行时气，宅舍怪异。小儿带之，辟邪恶气。

疏：降真香，香中之清烈者也，故能辟一切恶气不祥。入药以番舶来者，色较红，香气甜而不辣，用之入药殊胜；色深紫者不良。上部伤，瘀血停积胸膈骨，按之痛，或并胁肋痛，此吐血候也，急以此药刮末，入药煎服之，良。治内伤，或怒气伤肝吐血，用此以代郁金，神效。《名医录》云：周崇被海寇刃伤，血出不止，筋骨如断，用花蕊石散不效。军士李高用紫金散掩之。血止痛定，明日结痂如铁，遂愈，且无瘢痕。叩其方，则用紫藤香，瓷瓦刮下研末尔。云即降真之最佳者，曾救万人。

苏合香

味甘，温，无毒。主辟恶，杀鬼精物，温疟蛊毒痫痓作痓，去三虫，除邪，令人无梦魇。久服通神明，轻身长年。

疏：苏合香，聚诸香之气而成，故其味甘气温无毒。凡香气皆能辟邪恶，况合众香之气而成一物者乎。其走窍逐邪，通神明，杀精鬼，除魇梦，温疟，蛊毒，宜然矣。亦能开郁。

金樱子

味酸、涩，平、温，无毒。疗脾泄下痢，止小便利，涩精气。久服令人耐寒轻身。

疏：金樱子得阳气而兼木化，故其味酸涩，气平温无毒。气薄味厚，阴中阳也。入足太阳、手阳明，兼入足少阴经。《十剂》云：涩可去脱。脾虚滑泄不禁，非涩剂无以固之。膀胱虚寒则小便不禁。肾与膀胱为表里，肾虚则精滑，时从小便出。此药气温味酸涩，入三

209

经而收敛虚脱之气，故能主诸证也。精固则精气日生，而阳气充，骨髓满，故耐寒轻身也。

主治参互

和芡实粉为丸，名水陆丹，益气补真。孙真人《食忌》金樱子煎：霜后用竹夹子摘取，入木臼中杵去刺，劈去核。以水洗过捣烂，入大锅水煎，不得绝火，减半滤过，仍煎似稀饧。每服一匙，暖酒调服。活血驻颜，其功不可备述。

简误

泄泻由于火热暴注者，不宜用。小便不禁及精气滑脱，因于阴虚火炽而得者，不宜用。

放杖木

味甘，温，无毒。主一切风血，理腰脚，轻身，变白不老。浸酒服之。生温、括、睦、婺山中，树如木天蓼。老人服之，一月放杖，故以为名。

疏：放杖木得土气以生，故味甘气温无毒。甘入脾而养血，温散风而通行，故主一切风血，腰脚为病。变白易老，亦皆血虚不能荣养筋骨，及润毛发所致。甘能补血，血足则发自不白，身轻不老有自来矣。

卷十三　木部中品

总九十二种，今疏其要者二十六种。

桑根白皮^叶、^耳、椹、灰、枝、黄^附
竹叶^茹、沥^附　吴茱萸　槟榔　栀子　麒
麟竭　龙脑香　芫荑　枳壳　枳实　厚
朴　茗、苦茶　山茱萸　紫葳　胡桐泪
猪苓　乌药　没药　安息香　仙人杖
海桐皮　大腹　合欢　五倍子　天竺黄
密蒙花

桑根白皮

味甘，寒，无毒。主伤中，五劳六
极，羸瘦，崩中脉绝，补虚益气，去肺
中水气，唾血热渴，水肿腹满胪胀，利
水道，去寸白，可以缝金疮。出土上者
杀人。

疏：桑根白皮得土金之气，故味甘气寒
而无毒。东垣、海藏俱云：兼辛。然甘厚辛薄，
降多升少，阳中阴也。入手太阴经。甘以固元
气而补不足，辛以泻肺邪之有余，故能止嗽也。
凡肺中有水气及肺火有余者宜之。伤中者，中
气伤也。五劳者，五脏劳伤也。六极者，六腑
之中气极也。羸瘦者，肌肉脱也。崩中者，血
脱也。脉绝者，气血两虚之至，故脉不来也。
之数者，皆由阴不足则阳有余，阳有余则火盛
而内热，火与元气不两立，火能消物，造化自
然也。惟甘也可以补元气，惟寒也可以除内热，
热除矣，元气生矣，则上来诸证自瘳，故《本
经》终之以补虚益气焉。《别录》去肺中水气
者，即《十剂》中云：燥可去湿，桑白皮之属
是已。吐血热渴者，热伤肺，火炎迫血妄行，
溢出上窍，而兼发热作渴也。其主水肿腹满胪
胀者，即利水道，除湿补虚之功也。湿热盛则
寸白生，消除湿热则虫自不能留也。缝金疮者，

甘寒补益，宜于伤损也。

主治参互

得天麦二冬、款冬花、百部、薄荷、
甘草、沙参、贝母、枇杷叶、五味子，
为治嗽要药。得芍药、薏苡仁、木瓜、
茯苓、橘皮、赤小豆，为治水肿之神剂。
《经验方》治咳嗽吐血甚者。鲜桑根白
皮一斤，米泔浸三宿，刮去黄皮，锉细，
入糯米四两，焙干为末。每服一钱，米
饮下。《肘后方》治消渴尿多。入地三
尺桑根，剥取白皮，炙黄黑，锉，以水
煮浓汁，随意饮之。亦可少入米。勿用
盐。《肘后方》治产后下血。炙桑白皮，
煮水饮之。《经验方》治坠马拗损。桑
根白皮五斤，为末，以水五升煎膏，敷
之便止。以后亦无宿血，终不发动。《子
母秘录》治小儿重舌。桑根白皮煮汁，
涂乳上饮之。《圣惠方》治小儿流涎，
脾热也，胸膈有痰。新桑根白皮捣自然
汁，饮之甚效。煎饮亦良。《圣惠方》
治小儿天吊惊痫。取家桑东行根，研汁
服。《千金方》治石痈坚硬不作脓者。
桑白皮，阴干为末，烊胶和酒调敷，以
软为度。苏颂：取皮中白汁，主治小儿
口疮白漫，拭净，涂之便愈。又涂金刃
所伤燥痛，须臾血止，仍以白皮裹之，
甚良。时珍：取汁涂蛇、蜈蚣、蜂蛛伤，
有验。取枝烧沥，治大风疮疥，生眉发。
《子母秘录》治小儿鹅口。桑皮汁，和
胡粉涂之。《圣惠方》治小儿唇肿。桑
木汁，涂之即愈。《摘玄方》治破伤中
风。桑沥、好酒，对和温服，以醉为度。

醒服消风散。

简误

肺虚无火，因寒袭之而发咳嗽者，勿服。

附：桑叶

主除寒热出汗，汁解蜈蚣毒。

疏：叶，《本经》无气味。详其主治，应是味甘气寒性无毒。甘所以益血，寒所以凉血，甘寒相合，故下气而益阴。是以能主阴虚寒热，及因内热出汗。其性兼燥，故又能除脚气水肿，利大小肠。原禀金气，故又能除风。经霜则兼得天地之清肃，故又能明目而止渴。发者，血之余也。益血故又能长发，凉血故又止吐血。合痈口，罨穿掌，疗汤火，皆清凉补血之功也。

主治参互

四月采桑叶，酒拌，九蒸九曝，为末；胡麻或黑芝麻去壳，九蒸九曝，另磨如泥，各等份，炼蜜和为丸。每五六钱，空心饥时白汤下。能益气血，祛风。仙家饵之，为引年止饥之要药。《普济方》治青盲洗法：昔武胜军宋仲孚，患此二十年，用此法二年，目明如故。摘青桑叶晒干，逐月按日就地上烧存性，每以一合于瓷器内煎减二分，倾出澄清，温热洗目，至百度，屡试有验。正月初八，二月初八，三月初六，四月初四，五月初六，六月初二，七月初七，八月二十九，九月十二，十月十三，十一月初二，十二月三十。《集简方》治风眼下泪，腊月不落桑叶，煎汤，日日温洗。或入芒硝。《千金方》治头发不长。用桑叶、麻叶，煮泔水，沐之七日，可长数尺。《圣济总录》治吐血不止。晚桑叶焙干研，凉茶服三钱，只一服止，后用补肝肺药。《直指方》治痈口不敛。经霜黄桑叶，为末敷之。《通玄论》治穿掌肿毒。新桑叶研烂，罨之即愈。《医学正传》治汤火伤疮。经霜桑叶烧存性，

为末，油和敷之。三日愈。

[附] 桑耳：味甘，有毒。黑者，主女子漏下赤白沃，血病癥瘕积聚，阴痛，阴阳寒热，无子，疗月水不调；其黄熟陈白者，止久泄，益气，不饥；其金色者，治癖饮，积聚，腹痛，金疮。桑耳煅存性，研细，香附童便炒黑，研细，每用桑耳灰二分，香附末三分，淡醋汤空心调服。治血崩奇效，过于他木耳。

桑椹

味甘，寒，无毒。单食，止消渴。陈藏器：利五脏、关节，通血气，久服不饥，安魂镇神，令人聪明，变白不老。多收曝干，为末，蜜丸，日服。时珍：捣汁饮，解中酒毒。酿酒服，利水气消肿。一名文武实。

疏：桑椹者，桑之精华所结也。其味甘，其气寒。其色初丹后紫，味厚于气。合而论之，甘寒益血而除热，其为凉血补血益阴之药无疑矣。消渴由于内热津液不足，生津故止渴。五脏皆属阴，益阴故利五脏。阴不足则关节之血气不通，血生津满，阴气长盛，则不饥而血气自通矣。热退阴生则肝心无火，故魂安而神自清宁，神清则聪明内发，阴复则变白不老。甘寒除热，故解中酒毒。性寒而下行利水，故利水气而消肿。皆自然之道也。

主治参互

寇宗奭曰：《本经》言桑甚详，独遗乌椹。然桑之精英，尽在于此。采摘微研，以布滤汁，石器熬成稀膏，量入多少蜜熬稠，贮瓷器中，每抄一二钱，食后、夜卧以沸汤点服。治服金石药发热口渴，生精神，及小肠热甚。仙方：日干为末，蜜和为丸，酒服亦良。《四时月令》云：四月宜饮桑椹酒，能理百种风热。其法用桑椹汁三斗，重汤煮至一斗半，入白蜜二合，酥油一两，生姜汁

一合，煮令得所，瓶收。每服一合，和酒饮之。亦可以汁熬烧酒藏之，经年味愈佳。《普济方》治水肿胀满，水不下则满溢，水下则虚竭还胀，十无一活，宜用桑椹酒治之。桑白皮切，以水二斗，煮汁一斗，入桑椹再煮，取五升，以糯米饭五升，酿酒饮。《保命集》治瘰疬结核，文武膏：用文武实（即桑椹子）二斗，黑熟者，以布取汁，银石器熬成膏，每白汤调服一匙，日三服。《千金方》治小儿赤秃，桑椹子取汁，频服。《圣济录》治小儿白秃。黑椹，入罂中，曝三七日，化为水，洗之三七日，神效。《集简方》治阴证腹痛。桑椹绢包风十，过伏天，为细末。每服三钱，热酒下，取汗。

简误

甘寒带滑，故润而下行，脾胃虚寒作泄者，勿服。

[附] 桑柴灰：味辛，寒，有小毒。淋取汁，与冬灰等份，同灭痣疵黑子，蚀恶肉。煮赤小豆食，大下水胀。敷金疮，止血生肌。桑霜：即灰汁，以桑皮绵纸衬淘箩底，用滚水淋下，瓷器盛之，重汤煮干，别名木碙。能钻筋透骨，为敷痛疽，拔疔，引诸散毒药攻毒之要品。得丹砂、雄黄、乳香、没药、牛黄、龙脑香、红白药子、白及、白蔹，敷一切肿毒，止痛追毒有奇效。得铁锈、蟾酥，可拔疔。

枝：味苦，平，性不冷不热。主遍体风痒干燥，火气、脚气、风气、四肢拘挛，上气眼晕，肺气咳嗽，消食，利小便。疗痛疽后渴，嫩条细捣一升，熬香煎饮。亦无禁忌。久服，终身不患偏风。《圣惠方》治紫白癜风。桑枝十斤，益母草三斤，水五斗，慢煮至五升，去滓，再煎成膏，每卧时温酒调服半合。

以愈为度。

桑黄：气味与白皮同。其除肺热之功，殆又过之。山家老桑树多生，湖桑少见。同天门冬、百部、山栀、枇杷叶，治赤鼻有神。

竹 叶

味辛，平、大寒，无毒。主胸中痰热，咳逆上气。

疏：竹叶禀阴气以生，《本经》：味辛平，气大寒无毒。甄权言：甘寒。气薄味厚，阴中微阳，降也。入足阳明、手少阴经。阳明客热则胸中生痰，痰热壅滞则咳逆上气。辛寒能解阳明之热结，则痰自消，气自下，而咳逆止矣。仲景治伤寒发热大渴，有竹叶石膏汤，无非假其辛寒散阳明之邪热也。

主治参互

煎汤调酸枣仁炒熟末五钱，临卧服，治心虚不得眠。同麦门冬、酸枣仁、远志、丹参、茯神、丹砂、犀角，治心经蕴热，虚烦不眠。入白虎汤治伤寒烦热，大渴引饮。《肘后方》治时行发黄。竹叶五升，小麦七升，石膏三两，水一斗半，煮取七升，细服，尽剂愈。

附：淡竹茹

味甘，微寒，无毒。主呕哕，温气寒热，吐血，崩中。

疏：竹茹虽与竹叶同本，然竹茹得土气多，故味带甘，气微寒无毒。入足阳明经。经曰：诸呕吐酸水，皆属于热。阳明有热则为呕哕，温气寒热，亦邪客阳明所致。甘寒解阳明之热，则邪气退而呕哕！止矣。甘寒又能凉血清热，故主吐血崩中及女劳复也。

主治参互

同木瓜、橘皮、麦门冬、枇杷叶、人参、芦根汁、石斛，治胃虚有热，呕哕不止。《活人书》治伤寒愈后交接，女劳复，头痛身热，耳鸣口渴，腰骨痛，男子卵肿股痛。竹皮一升，水三升，煮五沸，服汁。又方：治妇人大病初愈，有所动劳，致热气冲胸，手足搐搦拘急，如中风状。淡竹青茹半斤，瓜蒌二两，水二升，煎一升，分二服。

简误

胃寒呕吐及感寒挟食作吐忌用。

淡竹沥

味甘，大寒，无毒。疗暴中风痹，胸中大热，止烦闷，消渴，劳复。

疏： 竹沥，竹之津液也。《经》云：大寒，亦言其本性耳。得火之后，寒气应减，性滑流利，走窍逐痰，故为中风家要药。凡中风之证，莫不由于阴虚火旺，煎熬津液，结而为痰，壅塞气道，不得升降，热极生风，以致猝然僵仆，或偏痹不仁。此药能遍走经络，搜剔一切痰结，兼之甘寒能益阴而除热，痰热既祛则气道通利，经脉流转，外证自除矣。其主胸中大热，止烦闷者，取其甘寒清热益阴之功耳。观古人以竹沥治中风，则知中风未有不因阴虚痰热所致，不然，如果外来风邪，安得复用此甘寒滑利之药治之哉？

主治参互

同贝母、瓜蒌仁、霞天膏、白芥子、苏子、橘红、郁金、童便、麦门冬，治似中风口眼㖞斜，语言謇涩，或半身不遂等症。《千金方》治中风口噤。竹沥加姜汁，日日饮之。《梅师方》治产后中风口噤，身直面青，手足反张。以竹沥饮一二升，即苏。《外台秘要》治破伤中风。凡闪脱折骨诸疮，慎不可当风用扇，中风则发痉口噤项急，杀人。亟饮竹沥二三升。忌饮食及酒。《千金方》：小儿伤寒。淡竹沥、葛根汁各六合，细细与服。《至宝方》：小儿狂语，夜后便发。竹沥夜服二合。《产宝方》：妇人胎动，妊娠因夫所动，困绝。以竹沥饮一升，立愈。《梅师方》：孕妇子烦，茯苓二两，竹沥一升，水四升，煎二升，分三服。《千金方》：时气烦躁，五六日不解。青竹沥半盏，煎热，数数饮之。覆取微汗。李绛《兵部手集》：咳嗽肺痿，大人小儿咳逆短气，胸中吸吸，咳出涕唾，嗽出臭脓。用淡竹沥一合，服之日三五次，以愈为度。

简误

寒痰，湿痰，及饮食生痰，不宜用。

吴茱萸

味辛，温、大热，有小毒。主温中，下气，止痛，咳逆寒热，除湿血痹，逐风邪，开腠理，去痰冷，腹内绞痛，诸冷实不消，中恶心腹痛，逆气，利五脏。

疏： 吴茱萸禀火气以生，故其味辛，气温，有小毒。甄权：辛苦大热。气味俱厚，阳也。入足阳明、太阴，兼入足少阴、厥阴经。凡脾胃之气，喜温而恶寒。寒则中气不能运化，或为冷实不消，或为腹内绞痛，或寒痰停积，以致气逆发咳，五脏不利。辛温暖脾胃而散寒邪，则中自温，气自下，而诸证悉除。其主除湿、血痹，逐风邪者，盖以风寒湿之邪多从脾胃而入，脾胃主肌肉，为邪所侵则腠理闭密而寒热诸痹所从来矣。辛温走散开发，故能使风寒湿之邪从腠理而出。中恶腹痛，亦邪恶之气干犯脾胃所致，入脾散邪则腹痛自止矣。

主治参互

仲景吴茱萸汤，治少阴病，吐利，手足逆冷，烦躁欲死者。吴茱萸一斤，人参二两，生姜六两，大枣十二枚，劈，四味以水七升，煮二升，去滓温服七合，日三服。厥阴，干呕吐涎沫，头痛者，同此方。又：当归四逆加吴茱萸汤，治厥阴证，手足厥冷，脉细欲绝，其人内有久寒者。当归三两，芍药三两，炙甘草二两，通草二两，桂枝三两，细辛三两，生姜半斤，吴茱萸二升，大枣二十五枚，以水六升，清酒六升，同煮取五升，去滓，分五服。《食疗》治冬月感寒。吴茱萸五钱，煎汤，服之取汗。《圣惠方》治阴毒伤寒，四肢逆冷。用吴茱萸一升，酒拌湿，绢袋二个包，蒸极热，更互熨足心。候气透，痛亦即止，累有效。《肘后方》治寒疝往来。吴茱萸一两，生姜半两，清酒一升煎，分温服。《圣惠方》治食已吞酸，胃虚冷者。吴茱萸汤泡七次，焙，干姜等份，为末，汤服一钱。孙氏《仁存方》治多年脾泄，老人多此，谓之水土同化，吴茱萸三钱泡，入水煎汁，入盐少许，通口服。盖茱萸能暖膀胱，水道既清，大肠自固，他药虽热，不能分解清浊也。《和剂局方》戊己丸，治脾胃受湿，下痢赤白，腹痛，米谷不化。用吴茱萸、黄连、白芍药各一两，同炒为末，蒸饼丸梧子大。每服二三十丸，米饮下。

简误

阳厥似阴，手足虽逆冷，而口多渴，喜饮水，大小便秘结，小便或通，亦赤涩短少，此火极似水，守真所谓禁栗如丧神守，皆属于火之谓耳。此与桂、附、干姜之类同忌。呕吐吞酸，属胃火者，不宜用。咳逆上气，非风寒外邪及冷痰宿水所致，不宜用。腹痛属血虚有火者，不宜用。赤白下痢，病名滞下，因暑邪入于肠胃，而非酒食生冷、停滞积垢者，不宜用。小肠疝气，非骤感寒邪，及初发一二次者，不宜用。霍乱转筋，由于脾胃虚弱冒暑所致，而非寒湿生冷干犯肠胃者，不宜用。一切阴虚之证，及五脏六腑有热无寒之人，法所咸忌。

槟　榔

味辛，温，无毒。主消谷，逐水，除痰癖，杀三虫，伏尸，疗寸白。

疏：槟榔得天之阳气，地之金味，故味辛气温无毒。《大明》言：涩。元素言：苦。以其感盛夏火之气耳。气薄味厚，阳中微阴，降也。入手、足阳明经。夫足阳明为水谷之海，手阳明为传道之官。二经相为贯输，以运化精微者也。二经病则水谷不能以时消化，羁留而成痰癖，或湿热停久则变生诸虫。此药辛能散结破滞，苦能下泄杀虫，故主如上诸证也。甄权：宣利五脏六腑壅滞，破胸中气，下水肿，治心痛积聚。《日华子》：下一切气，通关节，利九窍，健脾调中，破癥结。李珣：主奔豚气，五膈气，风冷气，脚气，宿食不消。皆取其辛温走散，破气坠积，能下肠胃有形之物耳。

主治参互

同草果、枳实、橘皮，治食疟。加三棱、蓬术、矾红、红曲、山楂、麦蘖，消一切坚硬肉食，及诸米面、生冷、食积成块作痛。同黄连、扁豆、莲肉、橘红、白芍药、红曲、乌梅、葛根、枳壳，治滞下后重。同雷丸、使君子、白芜荑、芦荟、肉豆蔻、胡黄连，治小儿疳蛔。同楝根、鹤虱、锡灰、薏苡根、贯众、乌梅，治一切寸白虫。同苍术、草果、青皮、甘草，治山岚瘴气发疟。《直指方》：心脾作痛。鸡心槟榔、高良姜各一钱半，陈米百粒，同以水煎，服之。《广利方》：脚气冲心，闷乱不识人。用白槟榔十二分，为末，分二服，空心暖小便调下，日二服。《十便良方》：虫痔里急。槟榔为末，每日空心，以白汤调二钱。《千金方》：寸白虫病。槟榔二七枚，为末。先以水二升半煮槟榔片，取一升，空心调末方寸匕，服之，经日虫尽出。未尽再服，以尽为度。

简误

槟榔性能坠诸气。至于下极病，属气虚者忌之。脾胃虚，虽有积滞者不宜用。下利，非后重者不宜用。心腹痛，无留结及非虫攻咬者不宜用。疟非山岚瘴气者不宜用。凡病属阴阳两虚，中气不足，而非肠胃壅滞，宿食胀满者，悉在所忌。

栀子

味苦，寒、大寒，无毒。主五内邪气，胃中热气，面赤酒疱皶鼻，白癞赤癞，疮疡。疗目热赤痛，胸心大小肠大热，心中烦闷。

疏： 栀子感天之清气，得地之苦味，故其性无毒。气薄而味厚，气浮而味沉，阳中阴也。入手太阴，手少阴，足阳明经。少阴为君主之官，邪热客之则五脏皆失所主。清少阴之热，则五内邪气自去，胃中热气亦除。面赤酒疱皶鼻者，肺热之候也。肺主清肃，酒热客之，即见是证，于开窍之所延及于面也。肺得苦寒之气则酒热自除，而面鼻赤色皆退矣。其主赤白癞疮疡者，即诸痛痒疮疡，皆属心火之谓。疗目赤热痛及胸心大小肠大热，心中烦闷者，总除心肺二经之火热也。此药味苦气寒，泻一切有余之火，故能主如上诸证。

主治参互

仲景治伤寒汗吐下后，虚烦不得眠，及心中懊憹者。有栀子豉汤：用栀子十四枚，香豉四合，水煎服。入茵陈大黄汤，治伤寒湿热发黄，腹胀。栀子十四枚，茵陈六两，大黄三两，水一斗，先煮茵陈，减六升，纳二味，煮取三升。分三服，小便当利，尿如皂角汁状正赤，一宿腹减，黄从小便出也。同甘草、黄柏，为栀子柏皮汤，亦治发黄身热。同厚朴、枳实，为栀子厚朴汤。治伤寒下后心烦，腹满卧起不安者，得吐即愈。同鼠矢作汤，治大病后劳复，小便不利者，小便利即愈。以上皆仲景法。同连翘、麦门冬、竹叶、灯心草、生甘草、黄连，能泻心经有余之火。加赤茯苓、木通、滑石、泽泻，泻小肠火。同桑黄

或桑白皮、黄芩、甘草、桔梗、五味子、干葛，治酒热伤肺，发出鼻皶。同茵陈蒿、滑石、车前子、秦艽、黄连、车前草、萹蓄，治酒热发黄。《梅师方》治热病后劳复，及因交接后发动，欲死不能语者。栀子三十枚，水三升，煎一升服，令微汗。《救急方》治汤烫火伤。栀子末，和鸡子清浓涂之。丹溪方治胃脘火痛。山栀七枚炒，水一盏，煎七分，入生姜汁饮之，立止。

简误

栀子禀至苦大寒之气，苦寒损胃而伤血。凡脾胃虚弱者忌之，血虚发热者忌之。性能泻有余之火，心肺无邪热者不宜用。小便不通，由于膀胱虚，无气以化，而非热结小肠者，不宜用。疮疡因气血虚不能收敛，则为久冷败疮，非温暖补益之剂则不愈。此所谓既溃之后，一毫寒药不可用是也。世人又以治诸血证，不知血得热则行，得寒则凝，瘀血凝结于中，则反致寒热，或发热劳嗽，饮食减少，为难疗之病。凡治吐血，法当以顺气为先，盖血随气而行，气降则火降，火降则血自归经，不求其止而止矣。此治疗之要法，不可违也。

麒麟竭

味甘、咸、平，有小毒。主五脏邪气，带下，止痛，破积血，金疮生肉。旧与紫钘[1]同条，今分出。

疏： 麒麟竭禀土气而兼水化，故味甘咸，气平无毒。《丹房鉴源》云：禀于荧惑之气，生于汤石之阴，其色赤象火而味咸，则得阴气也。气薄味厚，阴也，降也。入足厥阴、手少阴经。甘主补，咸主消，散瘀血，生新血之要

---

❶ 紫钘：又名紫梗、紫草茸，是寄生于紫钘树上的紫胶虫。血竭是紫钘树脂。

药。故主破积血，金疮止痛，生肉。主五脏邪气者，即邪热气也。带下者，湿热伤血分所致也。甘咸能凉血除热，故悉主之。苏恭：主心腹卒痛；李珣以之治伤折打损，一切疼痛，血气搅刺，内伤血聚者，诚为此耳。此药产外国，极难得。真者，理伤折有夺命之功。

主治参互

同乳香、没药、自然铜、麻皮灰、狗头骨煅存性、䗪虫、黄荆子、骨碎补，治一切打扑损伤。同发灰、乳香、没药、片脑、轻粉、象牙末、红粉霜，为细末，掺一切金疮及肿毒，生肌止痛。《广利方》：金疮出血，麒麟竭末，敷之立愈。《医林集要》：产后血冲，心胸喘满，命在须臾。用血竭、没药各一钱，研，童便和酒调服。《究原方》：收敛疮口。血竭末一字，龙脑少许，大枣烧灰半钱，同研。津调涂之。《摘玄方》：胸中血块。血竭、没药各一两，滑石、牡丹皮各一两，同煮过，为末，醋糊丸梧子大，空心服之。《医林集要》：嵌甲疼痛，血竭末敷之。

简误

凡使，勿用海母血，真相似，只是味咸并腥气。麒麟竭味微咸甘，似栀子气也。又云：嚼之不烂，如蜡者为上。凡血病无瘀积者，不必用。《日华子》云：此药性急，不可多使，却引脓。用时勿与众药同研，化作飞尘也。

龙脑香

味辛、苦，微寒，一云温平，无毒。主心腹邪气，风湿积聚，耳聋，明目，去目赤浮翳。

疏：龙脑香禀火金之气以生。《本经》：味辛苦，气微寒无毒。其香为百药之冠。凡香气之甚者，其性必温热。李珣言温，元素言热是矣！气芳烈，味大辛，阳中之阳，升也，散

也。性善走窜开窍，无往不达。芳香之气，能辟一切邪恶；辛热之性，能散一切风湿，故主心腹邪气及风湿积聚也。耳聋者，窍闭也。开窍则耳自聪。目赤浮翳者，火热甚也。辛温主散，能引火热之气自外而出，则目自明，赤痛浮翳自去，此从治之法也。《别录》又主妇人难产者，取其善走开通关窍之力耳。

主治参互

同乳香、没药、雄黄、红药子、乌鸡骨、白及、白蔹、桑、卤碱、牛黄，敷一切疔肿痈疽，神效。《圣济总录》：目生浮翳。龙脑为末，日点三五度。《御药院方》：头目风热上攻。用龙脑末半两，南蓬砂末一两，频嗅两鼻。濒湖《集简方》：风热喉痹。灯心一钱，黄柏五分，并烧存性，白矾七分煅过，片脑三分，为末。每以一二分吹患处。此陆一峰家传绝妙方也。又方：鼻中鼻肉垂下者，用片脑点之自入。《夷坚志》：伤寒舌出过寸者。梅花片脑半分，为末掺之，随手而愈。又方：中风牙噤，无门下药者，开关散揩之。五月五日午时，用龙脑、天南星，等份为末。每以一字揩齿二三十遍，其口自开。《经验方》：痘疮狂躁，心烦气喘，妄语，或见鬼神，疮色赤未透者。用龙脑一钱，细研，旋以猪心血丸芡子大。每服一丸，紫草汤下。少时心神便定，得睡发疮。《总微论》：用貒猪第二番血清半杯，紫草汁半杯，和匀，入龙脑一分，温服。良久下瘀血一二行，疮即红活。此治痘疮黑黡恶候，医所不治者，百发百中。

简误

宗奭云：此物大通利关膈热塞，大人、小儿风涎闭塞及暴得惊热，甚为济用。然非常服之药。震亨云：龙脑属火，世知其寒而通利，未达其热而轻浮飞越。喜其香而贵重，动辄与麝同为桂、附之助。然人之阳易动，阴易亏，不可不思。

杲曰：龙脑入骨，风病在骨髓者，宜用之为引经。若风在血脉肌肉，辄用脑、麝，反引风入骨髓，如油入面，莫之能出也。观三公之言，则龙脑之为害可知。凡中风，非外来之风邪，乃因气血虚而病者忌之。小儿吐泻后成惊者，为慢脾风，切不可服。急惊属实热可用，慢惊属虚寒不可用。眼目昏暗，属肝肾虚者不宜入点药，误点之，必致昏暗难疗。

芜荑

味辛，平，无毒。主五内邪气，散皮肤骨节中淫淫温，行毒，去三虫，化食，逐寸白，散肠中喝喝喘息。

疏：芜荑禀金气而生于春阳之令，《本经》：味辛气平无毒。甄权加苦。李珣加温。详其功用应是苦辛温平之药。非辛温则不能散五脏皮肤骨节中邪毒气，非苦平则不能去三虫，化食，逐寸白，疗肠喝喘息。然察其所主，虽能除风淫邪气之为害，而其功则长于走肠胃，杀诸虫，消食积也，故小儿疳泻冷痢为必资之药。

主治参互

同肉豆蔻、胡黄连、芦荟、使君子、青黛、五谷虫、雷丸、槟榔、橘皮，治小儿疳热泻痢，及腹大羸瘦面黄，好吃泥土。《本事方》：制杀诸虫。生芜荑、生槟榔各四两，为末，蒸饼丸如梧子。每服二十丸，白汤下。钱氏《小儿直诀》：疳热有虫瘦悴，久服充饥。用芜荑一两，黄连一两，为末，猪胆汁七枚，和入碗内，饭上蒸之，一日蒸一次，九蒸，乃入麝香半钱，汤浸蒸饼和丸绿豆大。每服五七丸，至二十丸，米饮下。《危氏得效方》：虫牙作痛。以芜荑仁，安蛀孔中及缝中，甚效。

入药用大者，小者即榆荚，不堪入药。除疳证杀虫外，他用甚稀，故不著"简误"。

枳 壳

味苦、酸，微寒，无毒。主风痒麻痹，通利关节，劳气咳嗽，背膊闷倦，散留结，胸膈痰滞，逐水消胀满，大肠风，安胃止风痛。

疏：枳壳气味所主，与枳实大略相同，但枳实形小，其气全，其性烈，故善下达，如少年猛悍之将，勇往直前，而一无回顾者也。枳壳形大，其气散，其性缓，故其行稍迟，是以能入胸膈肺胃之分，及入大肠也。其主风痒麻痹，通利关节，止风痛者，盖肺主皮毛，胃主肌肉，风寒湿入于二经，则皮肤瘙痒，或作痛，或麻木。此药有苦泄辛散之功，兼能引诸风药入于二脏，故为治风所需。风邪既散，则关节自然通利矣。其疗劳气咳嗽，背膊闷倦者，盖亦指风寒郁于上焦，则肺气滞而为闷倦咳嗽。经曰：肺苦气上逆，急食苦以泄之。枳壳味苦能泄至高之气，故主之也。又肺与大肠为表里，风邪入肺则并入大肠，风热相搏而为肠风下血。苦寒下泄之气，则血热清而风自除矣。其主散留结胸膈痰滞，逐水消胀满，安胃，诸证悉与枳实相同，第其气稍缓耳。

主治参互

同苏子、橘皮、桔梗、木香、白豆蔻、香附，治上焦壅气胀满因于寒。同黄连、槐花、干葛、防风、荆芥、芍药、黄芩、当归、生地黄、地榆、侧柏叶，治肠风下血初起者，神效。同荆芥、苦参、防风、苍耳草、败蒲，煎汤沐浴，治风疹作痒。同槟榔、芍药、黄连、升麻、葛根、甘草、红曲、滑石，治滞下里急后重。得人参、麦冬，治气虚大便不快。同肉桂，治右胁痛。

简误

枳壳泄肺，能损至高之气，肺气虚弱者忌之。脾胃虚，中气不运，而痰壅喘急者忌之。咳嗽不因于风寒入肺气壅者，服之反能作剧。咳嗽阴虚火炎者，服之立致危殆。一概胎前产后，咸不宜服。今世多用以治妇人胎气不安。或至八九月为易产之剂，动辄资用。殊不知妇人怀孕，全赖气血以养胎，气血充足则胎自易产。且娠妇至八九月，精神困倦，四肢软弱，饮食减少，动息喘促，何莫非虚弱之证，而更用此耗散之药耶。正经所谓损不足而虚其虚，岂不大谬哉！古方有瘦胎饮者，为湖阳公主而设，以彼奉养太过，其气必实，故用此以耗其有余之气，则胎易产。今人不知古人立方之意，一概滥施。误甚！误甚！

枳 实

味苦、酸，寒、微寒，无毒。主大风在皮肤中，如麻豆苦痒，除寒热结，止痢，长肌肉，利五脏，益气轻身，除胸胁痰癖，逐停水，破结实，消胀满，心下急痞痛，逆气胁风痛，安胃气，止溏泄，明目。

疏：枳实感天地苦寒之气以生，故其味苦，气寒无毒。《别录》、雷公加酸。甄权加辛。察其功用，必是苦为最，而酸辛次之。气味俱厚，阴也。入足阳明、太阴经。细详《神农》主治，与本药气味大不相侔。究其所因，必是枳壳所主。盖二物古文原同一条，后人分出时误入耳。其《别录》所主除胸胁痰癖，逐停水，破结实，消胀满，心下急痞痛，逆气胁风痛，安胃气，止溏泻者，是其本分内事，皆足阳明、太阴受病。二经气滞则不能运化精微，而痰癖、停水、结实、胀满所自来矣。胃之上口名曰贲门，贲门与心相连。胃气壅则心下亦自急痞痛，邪塞中焦，则升降不舒而气上逆。肝木郁于地下，则不能条达而胁痛，得其破散冲走之力，则诸证悉除。所以仲景下伤寒腹胀实结者，有承气汤。胸中痞痛者，有陷胸汤。

洁古疗心下痞满者，有枳术丸。壅滞既去，则胃气自安，而溏泄亦止矣。末云明目者，经曰：目得血而能视。气旺乃能生血，损气破散之性岂能明目哉？无是理也！

主治参互

同三棱、蓬术、青皮、槟榔，为消磨坚积之剂，然须能食脾胃健者宜之。同白术、橘皮、厚朴、甘草、砂仁为枳术丸，治心下痞满因于食。入陷胸汤，治伤寒寒热结胸。入大小承气汤，治伤寒热邪入里，结实胀满，痛不可当，数日不更衣者。

简误

此药性专消导，破气损真。观朱震亨云：泻痰有冲墙倒壁之力。其为勇悍之气可知。凡中气虚弱，劳倦伤脾，发为痞满者，当用补中益气汤，补其不足则痞自除。此法所当忌也。胀满非实邪结于中下焦，手不可按，七八日不更衣者，必不可用。挟热下痢，亦非燥粪留结者，必不可用。伤食停积，多因脾胃虚，不能运化所致，慎勿轻饵。如元气壮实有积滞者，不得已用一二剂，病已即去之。即洁古所制枳术丸，亦为脾胃有积滞者设，积滞去则脾胃自健。故谓之益脾胃之药，非消导之外，复有补益之功也。时医不识病之虚实，药之补泻，往往概施，损人真气，为厉不浅。设误投之，虽多服参芪补剂，亦难挽其克削之害也。世人多蹈其弊，故特表以为戒。

厚 朴

味苦，温、大温，无毒。主中风伤寒，头痛寒热惊悸，气血痹，死肌，去三虫，温中益气，消痰下气，疗霍乱，及腹痛胀满，胃中冷逆，胸中呕不止，泄痢，淋露，除惊，去留热，心烦满，厚肠胃。

疏：厚朴禀地二之气以生，兼得乎春阳之气而成，故其味苦，其气温。甄权：苦辛大热。应是辛热苦温之药。辛热太过，则其性宜有毒。以其得阳气之正，故无毒耳。气味俱厚，阳中之阴，降也。入足太阴、手足阳明经。其主中风伤寒，头痛寒热，气血痹，死肌者，盖以风寒外邪伤于阳分，则为寒热头痛。风寒湿入腠理，则气血凝涩而成痹，甚则肌肉不仁。此药辛能散结，苦能燥湿，温热能祛风寒，故悉主之也。《别录》又主温中，消痰，下气，疗霍乱及腹痛胀满，胃中冷逆，胸中呕不止，泄痢，心烦满者何？莫非肠胃气逆壅滞，及痰饮留结，饮食生冷所致。得此下泄开通，温热暖胃，则诸证不求其止而止矣。至于淋露，虽属下焦为病，然多因胃家湿热下流。三虫亦肠胃湿热所生。苦能燥湿杀虫，故亦主之也。《本经》又主惊悸，及《别录》除惊去留热者，皆非其所宜。惊悸属心虚，于脾胃绝无相干。气味大温之药，又岂能去留热哉？至益气，厚肠胃，盖亦指邪气去，正气自益之谓。积滞消，肠胃自厚之意耳。非消散之外，复有补益之功也。用者详之。

主治参互

同陈皮、枳壳、麦蘖、草果、山楂、砂仁、矾红，治伤食腹胀。同橘皮、黄连、甘草、苍白术、葛根，治湿热作泻。同槟榔、木香、黄连、滑石、橘皮、甘草、白芍药，治滞下初起。同白术、人参、白芍药、茯苓，消腹胀。佐生姜、橘皮、藿香、砂仁、半夏，止胃寒呕吐。同三棱、蓬术、槟榔、人参、青皮，治积年冷癖坚块。同苍术、橘皮、甘草，为平胃散，治胸中敦厚之气，使饮食倍增。《圣惠方》治痰壅呕逆，心胸满闷，不下饮食。用厚朴一两，姜汁炙黄为末。米饮调下二钱匕。张仲景《金匮》方治腹胀脉数，厚朴三物汤：用厚朴半斤，枳实五枚，以水一斗二升，煎取五升，入大黄四两，再煎取三升，温服一升。

转动更服，不动勿服。又：七物厚朴汤，治腹痛胀满。用厚朴半斤，甘草、大黄各三两，枣十枚，枳实五枚，桂二两，生姜五两，以水一斗，煎取四升，温服八合，日三。呕者加半夏五合。

简误

厚朴气味辛温，性复大热，其功长于泄结散满，温暖脾胃。一切饮食停积，气壅暴胀，与夫冷气逆气，积年冷气入腹，肠鸣虚吼，痰饮吐沫，胃冷呕逆，腹痛泄泻，及脾胃壮实之人偶感风寒，气实人误服参芪致成喘胀，诚为要药。然而性专消导，散而不收，略无补益之功，故凡呕吐不因寒痰冷积，而由于胃虚火气炎上；腹痛因于血虚脾阴不足，而非停滞所致；泄泻因于火热暴注，而非积寒伤冷，腹满因于中气不足，气不归元，而非气实壅滞；中风由于阴虚火炎，猝致僵仆，而非西北真中寒邪；伤寒发热头疼而无痞塞胀满之候；小儿吐泻乳食，将成慢惊；大人气虚血槁见发膈证；老人脾虚不能运化，偶有停积；娠妇恶阻，水谷不入；娠妇胎升眩晕；娠妇伤食停冷；娠妇腹痛泻痢；娠妇伤寒伤风，产后血虚腹痛；产后中满作喘；产后泄泻反胃，以上诸证，法所咸忌。若误投之，轻病变重，重病必危。世人不究其原，一概滥用，虽或一时未见其害，而清纯冲和之气，默为之耗矣。可不慎哉！

茗，苦茶

茗味甘苦，微寒，无毒。主瘘疮，利小便，去痰热渴，令人少睡。

苦茶：主下气消食。

疏：茗禀土中之清气，兼得春初生发之意，《本经》：味甘，气微寒，无毒。藏器言：

苦。然亦有不苦者。气薄味厚，阴中微阳，降也。入手太阴、少阴经。太阴为清肃之脏，喜凉而恶热，热则生痰而津液竭，故作渴也。瘘疮者，大肠积热也。小便不利者，小肠热结也。甘寒入心肺，而除热则津液生，痰热解，脏气既清，腑病不求其止而止矣。令人少睡者，盖心藏神，神昏则多睡，清心经之热，则神常自惺寂，故不寐也。下气消食者，苦能下泄，故气下火降而兼涤除肠胃，则食自消矣。

主治参互

同黄连、酸枣仁生用、通草、莲实，治多睡好眠。同当归、川芎、乌梅、黑豆、生地黄、土茯苓、甘菊花，治头痛因于血虚有火者。《直指方》：热毒下痢。蜡茶为末，蜜水煎服，白痢以姜汁同水煎服。两三服即愈。

简误

凡茶之种类极多，方宜大异，要皆以味甘不涩，气芬如兰，摘于夏前者为良。夫茶禀天地至清之气，生于山谷硗瘠砂土之中，不受纤芥秽滓，专感云露之气以为滋培，故能涤肠胃一切垢腻，宁非木中清贵之品哉！昔人多以其苦寒不利脾胃，及多食发黄消瘦之说。此皆语其粗恶苦涩，品类最下者言之耳。昔雅州蒙山出一种茶，服四两即为地仙，岂有味甘气芬者，饮之反致疾耶？但苦涩野气，叶痿茎枯，非道地所产者，服之不利心脾，故不宜饮。酒后不宜用，能成饮证。

山茱萸

味酸，平、微温，无毒。主心下邪气寒热，温中，逐寒湿痹，去三虫，肠胃风邪寒热，疝瘕，头风风气去来，鼻塞，目黄，耳聋，面疱，温中下气，出汗，强阴益精，安五脏，通九窍，止小便利。久服轻身，明目，强力长年。

疏：山茱萸感天地春生之气，兼得木之酸味，《神农》：气平。《别录》：微温。总言其得春气之正耳。岐伯、甄权加辛。然尝其味，必是酸多辛少。入足厥阴、足少阴经。阳中之阴，降也。其治心下邪气寒热，肠胃风邪寒热，头风风气去来，鼻塞，面疱者，皆肝肾二经所主。二经虚热，故见前证。肝为风木之位。经曰：诸风掉眩，属肝木。此药温能通行，辛能走散，酸能入肝而敛虚热，风邪消散则心下肠胃寒热自除，头目亦清利，而鼻塞、面疱悉愈也。逐寒湿痹者，经曰：邪之所凑，其气必虚。总借其辛温散结，行而能补也。至于三虫，亦肠胃湿热所生，湿去则虫自除。能温中则气自下，汗自出矣。凡四时之令，春气暖而生，秋气凉而杀，万物之性，喜温而恶寒。人身精气亦赖温暖而后充足，况肝肾在下，居至阴之位，非得温暖之气则孤阴无以生。此药正入二经，气温而主补，味酸而主敛，故精气益而阴强也。精益则五脏自安，九窍自利。又肾与膀胱为表里，膀胱虚寒则小便不禁；耳为肾之外窍，肾虚则耳聋。肝开窍于目，肝虚则邪热客之而目黄。二经受寒邪则为疝瘕，二脏得补则诸证无不瘳矣。轻身强力长年者，益精安五脏之验也。

主治参互

同菟丝子、肉苁蓉、巴戟天、鹿茸、牛膝、白胶、车前子、枸杞子、生地黄、沙苑蒺藜、麦门冬，能填精固髓，暖腰膝，益阳道，令人有子。同人参、五味子、牡蛎、益智子，治老人小便淋沥及遗尿。同人乳、沙苑蒺藜、熟地黄、人参、麦门冬、牛膝、甘菊花，治脑骨痛。脑为髓之海，髓足则脑痛自除。同石菖蒲、甘菊花、地黄、黄柏、五味子，治肾虚耳聋。同杜仲、牛膝、地黄、白胶、山药，治肾虚腰痛。入六味地黄丸，为肾虚而有湿热者所须。

简误

命门火炽，强阳不痿者忌之。膀胱热结，小便不利者，法当清利，此药味酸主敛，不宜用。阴虚血热不宜用，即用当与黄柏同加。

紫葳

味酸，微寒，无毒。主妇人产乳余疾，崩中，癥瘕，血闭寒热羸瘦，养胎。

疏：紫葳，即凌霄花也。禀春气以生，故其味酸，气微寒，无毒。花开于夏而色赤，味应带苦，入肝行血之峻药。故主妇人产乳余疾，及崩中、癥瘕、血闭寒热、羸瘦诸证。至于养胎，决非其性所宜，用者慎之！

主治参互

同当归、红花、川芎、牛膝、地黄、延胡索、桃仁、苏方木、五灵脂，治壮实妇人经闭。《普济方》：婴儿百日内无故口青不饮乳。用凌霄花、大蓝叶、芒硝、大黄，等份为末，以羊髓和丸梧子大。每研一丸，乳送下，便能吃乳。热者可服，寒者忌之。

简误

紫葳长于破血消瘀。凡妇人血气虚者，一概勿施。胎前断不宜用。

胡桐泪

味咸、苦，大寒，无毒。主大毒热，心腹烦满，水和服之取吐。又主牛马急黄黑汗，水研三二两灌之，立瘥。

疏：胡桐泪禀地中至阴之气，而兼水化，故味咸苦，气大寒，无毒。气味俱厚，阴中之阴也。入足阳明经。经曰：热淫于内，治以咸寒。又曰：在高者，因而越之。苦以涌吐，寒以胜热，故主大毒热，心腹烦满，取吐而效也。牛马性热而又犯热病，所以急黄黑汗也。咸寒能除大热，故亦主之。《日华子》以之治风虫牙齿痛。李珣谓其能治骨槽风，齿䘌。元素言：瘰疬非此不能除。皆资其苦能杀虫，咸能入骨软坚，大寒能除极热之用耳。

主治参互

《圣惠方》：牙疼出血。胡桐泪半两，研，入麝香少许，夜夜贴之。又方：牙疳宣露，脓血臭气者，胡桐泪一两，枸杞根一升。每用五钱，煎水热漱。《圣济总录》：牙齿蠹黑，乃肾虚也。胡桐泪一两，丹砂半两，麝香一分，为末掺之。

除口齿药外，他用甚稀，故不著"简误"。

猪苓

味甘、苦，平，无毒。主痎疟，解毒蛊疰不祥，利水道。久服轻身耐老。

疏：猪苓禀戊土之阳气，得风木之阴气，《本经》谓其味甘，应兼淡苦，其气平而无毒。气味俱薄，降也，阳中阴也。入足太阳、足少阴经。其主痎疟者，疟必由暑，暑必兼湿，淡以利窍，引暑湿之气从小便出，所以分消之也。淡渗之性，故利水道。湿胜则身重，湿去则身轻。利窍之药，必能走泄精气，其曰久服耐老，必无是理矣。解蛊毒疰不祥，义将安出？亦未可尽信也。

主治参互

入五苓散，为除湿之要药。佐白芍药、白茯苓、人参、橘皮、术、泽泻，治水肿之属阳分者。佐白芍药、生地黄、桑寄生、桑根白皮、茯苓、泽泻、琥珀、石斛、薏苡仁、肉桂，治水肿之属阴分者，均为要药。其功长于利水，故善除湿。

简误

寇宗奭曰：猪苓利水之功多，久服必损肾气，昏人目。洁古曰：淡渗太燥，能亡津液，无湿证勿服。皆确论也。有湿尚宜暂用，久服断乎不可。

乌药

味辛，温，无毒。主中恶心腹痛，

蛊毒疰忤鬼气，宿食不消，天行疫瘴，膀胱肾间冷气攻冲背膂，妇人血气，小儿腹中诸虫。

疏：乌药禀地二之气以生，故味辛气温无毒。然尝其味，亦带微苦，气亦微香。气厚于味，阳也。入足阳明、少阴经。其主中恶心腹痛，疰忤鬼气，天行疫瘴者，皆足阳明受病。阳明开窍于口鼻。凡邪恶鬼忤，与夫疫瘴之气侵人，悉从口鼻而入。此药辛温暖胃，辟恶散邪，故能主诸证也。胃暖则宿食自消，辛散则蛊毒亦解。又肾与膀胱为表里，虚则寒客之而冷气攻冲背膂，辛温能散寒邪，其性又善下走，则冷气攻冲自止也。性温走泄，故复能散妇人血凝气滞，微苦而辛，故又能疗小儿腹中诸虫也。

主治参互

同沉香、木香、白豆蔻、香附、橘皮、槟榔，治妇人气实，暴气壅胀。《济生方》治七情郁结，上气喘急。用四磨汤降中兼升，泻中带补。其方以人参、乌药、沉香、槟榔，各磨浓汁七分，煎，细细咽之。《和剂局方》乌沉汤：治一切气，一切冷，补五脏，调中壮阳，暖腰膝，去邪气，冷风麻痹，膀胱、肾间冷气攻冲背膂，俯仰不利，风水毒肿，吐泻转筋，癥癖刺痛，中恶心腹痛，鬼气疰忤，天行疫瘴，妇人血气痛。用天台乌药一百两，沉香五十两，人参三两，炙甘草四两，为末。每服半钱，姜盐汤空心点服。

简误

乌药辛温散气，病属气虚者忌之。世人多以香附同用治女人一切气病，不知气有虚有实，有寒有热。冷气暴气用之固宜，气虚气热用之能无贻害耶？以故妇人月事先期，小便短赤，及咳嗽内热，口渴口干舌苦，不得眠，一切阴虚内热之病，皆不宜服。

没 药

味苦，平，无毒。主破血止痛，疗金疮，杖疮，诸恶疮，痔漏，卒下血，目中翳晕痛肤赤。

疏：没药禀金水之气以生，故味苦平无毒。然平应作辛，气应微寒。气薄味厚，阴也，降也。入足厥阴经。凡恶疮痔漏，皆因血热瘀滞而成。外受金刃及杖伤作疮，亦皆血肉受病，血肉伤则瘀而发热作痛。此药苦能泄，辛能散，寒能除热，水属阴，血亦属阴，以类相从，故能入血分散瘀血，治血热诸疮，及卒然下血证也。肝开窍于目，目得血而能视，肝经血热则目为赤痛浮翳，散肝经之血热则目病除矣。

主治参互

同延胡索、乳香、干膝、鳖甲、琥珀为末，治产后血晕，有神效。加人参、泽兰、生地、益母草、苏木，作汤送前药。治儿枕痛，及恶露未净，腹痛寒热等证立效。同乳香、白及、白蔹、紫花地丁、半枝莲、夏枯草、忍冬藤、连翘、甘菊、贝母，治一切痈疽疔肿。同乳香、当归、牡丹皮、牛膝、续断、川芎、番降香、穿山甲，治内伤胸胁骨痛。入一切膏药，能消毒止痛长肉。《御药院方》：筋骨损伤。米粉四两炒黄，入没药、乳香末各半两，酒调成膏，摊贴之。《奇效良方》：金刃所伤未透膜者。乳香、没药各一钱，以童子小便半盏，酒半盏，温化服之。《图经本草》：妇人腹痛内伤疔刺。没药末一钱，酒服便止。又治妇人血晕，方同。《妇人良方》：产后恶血。没药、血竭末各一钱，童便、温酒各半盏，煎沸服，良。危氏《得效方》：女人异疾，月事退出，皆作禽兽之形，欲来伤人。先将绵塞阴户，乃顿服没药末一两，白汤调下，即愈。

简误

孕妇不宜服。凡骨节痛，与夫胸腹胁肋痛，非瘀血停留，而因于血虚者不宜用。产后恶露去多，腹中虚痛者不宜用。痈疽已溃不宜用。目赤浮翳，非血热甚者不宜用。大概其功长于通滞血，血滞则气亦壅，气血壅滞则经络满急，经络满急故发肿作痛，打扑跋跌亦伤经络血分，血气不行故壅滞作肿痛也。没药善通壅滞之血。血行则气亦行，气血流通则肿痛自止矣。故为诸疮痈及金疮、杖疮、跌扑伤损、腹中血结作痛之要药，而不主诸虚也。

安息香

味辛、苦，平，无毒。主心腹恶气，鬼疰。

疏：安息香禀火金之气而有水，故味辛苦，气平而芳香，性无毒。气厚味薄，阳也。入手少阴经。少阴主藏神。神昏则邪恶鬼气易侵，芬香通神明而辟诸邪，故能主鬼疰恶气也。

主治参互

同鬼臼、犀角、牛黄、丹砂、乳香、苏合香、龙齿、雄黄、麝香，治鬼疰尸疰，杀瘵虫，寐魇暴亡，及大人小儿卒中邪恶气。《奇效良方》：小儿惊邪。安息香一豆许，烧之自除。

简误

病非关邪恶气侵犯者，不宜服。

仙人杖

味咸，平一云冷，无毒。主哕气呕逆，辟痁❶，小儿吐乳，大人吐食，并水煮服。小儿惊痫及夜啼，安身伴睡良。又主痔病，烧为末，服方寸匕。

疏：仙人杖，此笋之将成竹时立死者。得

笋之气已过，禀竹之性未全，故味咸气平无毒。其功用在竹茹、竹黄之间。所主哕气呕逆，小儿吐乳，辟痁，大人吐食，痔疮者，竹茹之用也。疗小儿惊痫，及夜啼者，竹黄之用也。虽其形已痿，而其性尚存，故能疗诸证也。又秘方：用此蘸麻油于空室中燃之，取滴下油涂痈疽，已溃长肉如神。

他用甚稀，故无"主治"、"简误"。

海桐皮

味苦，平，无毒。主霍乱，中恶，赤白久痢。除疳䘌疥癣，牙齿虫痛，并煮服及含之。水浸洗目除浮赤。

疏：海桐皮禀木中之阴气以生，《本经》：味苦气平无毒。然详其用，味应带辛。气薄味厚，阴中阳也。入足太阴、阳明经。二经虚则外邪易入，为霍乱中恶，辛以散之。湿热内侵为疳䘌，久痢，苦以泄之。又脾胃主肌肉，湿热浸淫则生虫而为疥癣。苦能杀虫，平即微寒，湿热去而疥癣除矣。其主漱齿洗目者，亦取其苦寒杀虫，辛平散风热之意耳。李珣以之治腰脚不遂，血脉顽痹，腿膝疼痛之症，其为辛苦之剂无疑矣。

主治参互

《续传信方》治腰膝痛不可忍。用海桐皮二两，牛膝、川芎、羌活、地骨皮、五加皮各一两，甘草半两，薏苡仁二两，生地黄十两，煎浸洗焙干，锉细，以绵包裹，入无灰酒二斗浸之，冬二七日，夏一七日，空心饮一盏，每日早、午、晚各饮一盏，长令醺醺。合时不得添减，禁毒食。此药治因风湿、湿热流注下焦，腰膝为病。若因阴虚血少火炽而得者勿服。同真川槿皮、轻粉、蛇床子、山大黄，为末，敷癣疮❷。

简误

腰痛，非风湿者不宜用。

---

❶ 痁：疟病。
❷ 疮：四库本作"疥"。

大　腹

微温，无毒。主冷热气攻心腹，大肠壅毒，痰膈醋心。并以姜、盐同煎，入疏气药良。

疏：大腹皮，即槟榔皮也。其气味所主，与槟榔大略相同。第槟榔性烈，破气最捷。腹皮性缓，下气稍迟。入足阳明、太阴经。二经虚则寒热不调，逆气攻走，或痰滞中焦，结成膈证，成湿热郁积，酸味醋心。辛温暖胃，豁痰通行下气，则诸证除矣。大肠壅毒，以其辛散破气而走阳明，故亦主之也。

主治参互

同白术、茯苓、车前子、木瓜、桑白皮、五加皮、猪苓、泽泻、薏苡仁、蠡鱼，治水肿有效；虚者加人参。

简误

鸩鸟多集槟榔树上。凡用槟榔皮，宜先洗去黑水，复以酒洗，后以大豆汁再洗过，晒干，入灰火煨用。性与槟榔相似，病涉虚弱者，概勿使用。

合　欢

味甘，平，无毒。主安五脏，利心志，令人欢乐无忧。久服轻身，明目，得所欲。

疏：合欢禀土气以生，故味甘气平无毒。入手少阴、足太阴经。土为万物之母。主养五脏，心为君主之官，本自调和。脾虚则五脏不安，心气躁急则遇事拂郁多忧。甘主益脾，脾实则五脏自安。甘可以缓，心气舒缓则神明自畅而欢乐无忧，神明畅达则觉照圆通，所欲咸遂矣。嵇叔夜《养生论》云：合欢蠲忿，正此之谓欤。其主轻身，明目，及《大明》主消痈疽，缓筋骨者，皆取其能补心脾，生血脉之功耳。

主治参互

与白蜡同入膏，能长肌肉，续筋骨，

甚捷。《独行方》：肺痈唾浊，心胸甲错。取夜合皮一掌大，水三升，煎取一半，分二服。《百一选方》：扑损折骨。夜合树皮，去粗皮，炒黑色四两，芥菜子炒一两，为末。每服二钱，温酒卧时服，以滓外敷，接骨神妙。

子，合橘核、木瓜、牛膝，能治疝。湿热者加黄柏；寒湿者加茴香子。

气味和平，与病无忤，故不著"简误"。

五倍子

味苦、酸，平，无毒。疗齿宣疳䘌，肺脏风毒流溢皮肤，作风湿癣疮，瘙痒脓水，五痔下血不止，小儿面鼻疳疮。

疏：五倍子得木气而兼金水之性，其味苦酸涩，气平无毒。气薄味厚，敛也，阴也。入手太阴、足阳明经。《本经》主齿宣疳䘌，风湿癣疮及小儿面鼻疳疮者，皆从外治。取其苦能杀虫，酸平能敛浮热，性燥能主风湿疮痒脓水。五痔下血者，大肠积热也。大肠与肺为表里，肺得敛肃则大肠亦自清宁也。藏器：疗肠虚泄利。《日华子》：主生津液，消酒毒。时珍谓其敛肺降火，化痰饮，止咳嗽，消渴，盗汗，敛溃疮，金疮，收脱肛，子肠坠下者，悉假其入肺清金，收敛固脱之功耳。

主治参互

同地骨皮、小蓟、皮硝、甘草、苦参、葱头，煎汤洗杨梅结毒。《集灵方》：自汗、盗汗。用五倍子研末，津调填脐中，缚定，一夜即止。化痰生津，噙化丸：用五倍子安大钵头内，用煮糯米粥汤浸，盖好安静处，七日后常看，待发芽黄金色，又出黑毛，然后将箸试之，若透内无硬，即收入细瓦钵中。擂如酱，连钵日中晒至上皮干了。又擂匀，又晒，晒至可丸，方丸弹子大，晒干收用。其味甘酸，能化一切胶痰。又方：脾泄久痢。五倍子炒半斤，陈仓米炒一升，丁香、细辛、木香各三钱，川椒五钱，为末。每服一钱，蜜汤下，日二服。忌生冷鱼肉。《和剂局方》玉锁丹：治肾经虚损，心气不足，思虑太过，真阳不固，溺有余沥，小便白浊如膏，梦中频遗，盗汗虚烦，食减乏力。此方性温不热，极有神效。五倍子一斤，白茯苓四两，龙骨二两，为末，水糊丸梧子大。每服七十丸，食前盐汤送下，日三服。《百一选方》：脏毒下血。五倍子不拘多少为末，大鲫鱼一枚，去肠胃鳞鳃，填药令满，入瓶内煅存性，为末。每服一钱，温酒下。《直指方》：大肠痔疾。五倍子煎汤熏洗，或烧烟熏之，自然收缩。《三因方》：脱肛不收。用五倍子末三钱，入白矾少许，水一碗，煎汤洗之。立效。《妇人良方》：产后肠脱。五倍子末掺之。《博济方》：风毒攻眼，肿痒涩痛不可忍者，或上下睑赤烂，或浮翳瘀肉侵睛。神效驱风散：五倍子一两，蔓荆子一两半，为末，每用二钱，水二盏。铜石器内煎汁，去滓，乘热洗。大能明目去涩。杨子建《护命方》：牙龈肿痛。五倍子两许，瓦焙，研末，以半钱敷痛处，片时唾去涎。内服去风热药。《端效方》：白口恶疮，状似木耳。不拘大人小儿，并用五倍子、青黛等分，为末，以筒吹之。《儒门事亲》赴筵散：治口舌生疮。五倍子、密陀僧等分，为末。浆水漱过，干贴之。《院方》加晚蚕蛾。《杏林摘要》：鱼口疮毒，初起未成脓者。用五倍子炒黄研，入百草霜等份，以腊醋调，涂患处，一日一夜即消。《拔萃方》：一切金疮。五倍子、降真香等份，炒，研末。敷之，皮肉自痊。

简误

五倍子，性燥急而专收敛，咳嗽由于风寒外触者忌之。泻痢非肠虚脱者忌之。咳嗽由于肺火实甚者忌之。若误服之，反致壅塞喘满，以其酸敛太骤，火气无从泄越故耳。

天竺黄

味甘，寒，无毒。主小儿惊风天吊，镇心，明目，去诸风热，疗金疮，止血，滋养五脏。

疏： 天竺黄，竹之津气结成。其气味功用，与竹沥大同小异。第竹黄气微寒而性亦稍缓，故为小儿家要药。入手少阴经。小儿惊风天吊，诸风热者，亦犹大人热极生风之候也。此药能除热养心，豁痰利窍，心家热清而惊自平，主君安而五脏咸得滋养，故诸证悉除也。明目疗金疮者，总取其甘寒凉血清热之功耳。

主治参互

同牛黄、犀角、丹砂、茯神、琥珀、酸枣仁、远志、钩藤钩，治小儿惊痫癫疾。有痰者加牛胆南星、贝母、竹沥。属虚者去南星，加人参。钱乙方：小儿惊热。天竺黄二钱，雄黄、牵牛末各一钱，研匀，面糊丸粟米大。每服三五丸，薄荷汤下。

除小儿惊痫痰热外无别用，故不著"简误"。

密蒙花

味甘，平、微寒，无毒。主青盲，浮翳赤涩多眵泪，消目中赤脉，小儿麸豆，及疳气攻眼。

疏： 密蒙花禀土气以生，其蕊萌于冬而开于春，故气平微寒，味甘而无毒。为厥阴肝家正药。观《本经》所主，无非肝虚有热所致。盖肝开窍于目，目得血而能视。肝血虚则为青盲、浮翳。肝热甚则为赤肿眵泪赤脉，及小儿豆疮余毒，疳气攻眼。此药甘以补血，寒以除热，肝血足而诸证无不愈矣。好古谓其润肝燥。守真以之治昼日羞明。诚谓此也。形与芫花相似。但芫花狭小而密蒙花差大为异，用者宜详辨之。

主治参互

同空青、木贼、生地黄、蝉蜕、白蒺藜、谷精草、决明子、羚羊角，治青盲翳障。同甘菊花、枸杞子、生地黄、白蒺藜、谷精草，治肝肾虚，目不能远视。同黄连、赤芍药、防风、荆芥穗、黄柏、甘菊花、甘草、龙胆草，治风热湿热眼赤痛。同胡黄连、白芜荑、使君子、蝉蜕、木贼、芦荟，治小儿疳积，眼目不明。

疗眼疾外无他用，故不著"简误"。

卷十四　木部下品

总九十九种，今疏其要者二十九种。

巴豆　蜀椒　皂荚子、刺附　诃黎勒　棟实根附　椿木叶　郁李仁　无食子　黄药根　雷丸　苏方木　胡椒　南烛枝叶　橡实　石南　益智子　紫荆木紫真檀　乌桕木　杉材　接骨木　桦木皮　木鳖子番木鳖附　钩藤　赤柽木　水杨叶　柞木皮　棕榈　木槿

巴豆

味辛，温，生温，熟寒，有大毒。主伤寒、温疟寒热，破癥瘕结聚坚积，留饮痰癖，大腹水胀，荡涤五脏六腑，开通闭塞，利水谷道，去恶肉，除鬼毒蛊疰邪物，杀虫鱼，疗女子月闭，烂胎，金疮脓血，不利丈夫阴，杀斑蝥毒。可炼饵之，益血脉，令人色好，变化与鬼神通。

疏：巴豆生于盛夏六阳之令，而成于秋金之月，故味辛气温。得火烈刚猛之气，故其性有大毒。《别录》言生温、熟寒，恐熟亦不甚寒。气薄味厚，降也，阳中阴也。入手足阳明经。其主破癥瘕结聚坚积，留饮痰癖，大腹水肿，鬼毒蛊疰邪物，女人月闭者，皆肠胃所治之位，中有实邪留滞，致生诸病。故肠胃有病，则五脏六腑闭塞不通，此药禀火性之急速，兼辛温之走散，入肠胃而能荡涤一切有形积滞之物，则闭塞开，水谷道利，月事通，而鬼毒蛊疰邪物悉为之驱逐矣。温疟者，亦暑湿之气入于肠胃。肠胃既清，则温疟自止。火能灼物，故主烂胎及去恶肉。性热有大毒，则必有损于阴，故不利丈夫阴。《本经》又主伤寒寒热，及《别录》炼饵之法，悉非所宜。岂有辛热大毒之物，而能治伤寒寒热，及益血脉，好颜色

之理哉？

主治参互

同白矾枯过，去巴豆，单用矾研细，吹入喉中，流出热毒涎，喉即宽，治急喉痹如神。一味炒，烟尽存性，研膏，治痈疽溃后腐肉不落，敷上即拔毒去瘀生新。《外台秘要》：飞尸鬼击中恶，心痛腹胀，大便不通。走马汤：用巴豆二枚，去皮心熬黄，杏仁二枚，以绵包捶碎，热汤一合，捻取白汁，服之，当下而愈。量老少用之。《琐碎录》：天丝入咽。凡露地饮食，有飞丝入上，食之令人咽喉生疮。急以白矾、巴豆烧灰，吹入即愈。《经验方》：耳卒聋闭。巴豆一粒，绵裹，针刺孔通气，塞之取效。《普济方》：一切恶疮有虫者。巴豆三十粒，麻油煎黑，去豆，以油调硫黄、轻粉末，频涂取效。仲景三物白汤：治伤寒懊憹满闷，身无热者，为寒结胸。用桔梗三分，巴豆一分去皮心熬黑，贝母三分，二味为末，纳巴豆白中杵之，以白汤和服。强人半钱，弱者减之。病在膈上必吐，在膈下必利，不利进热粥一杯，利过不止，进冷粥一杯。

简误

元素曰：巴豆乃斩关夺门之将，不可轻用。世以之治酒病膈气，以其辛热能开通肠胃郁结耳。第郁结虽开，而血液随亡，真阴亏损。从正曰：伤寒、风温、小儿痘疮、妇人产后用之，下膈不死亦危。奈何庸人畏大黄而不畏巴豆，以其性热而剂小耳。岂知蜡匮之，犹能

228

下后使人津液枯竭，胸热口燥，耗却天真，留毒不去，他病转生。观二公之言，则巴豆之为害昭昭矣。然而更有未尽者，巴豆禀火烈之气，沾人肌肉无有不灼烂者。试以少许轻擦完好之肤，须臾即发出一泡，况肠胃柔脆之质，下咽则徐徐而走，且无论下后耗损真阴，而腑脏被其熏灼，能免无溃烂之患耶？凡一概汤散丸剂，切勿轻投。即不得已急证，欲借其开通道路之力，亦须炒熟，压令油极净，入分许即止，不得多用。

蜀椒

味辛，温、大热，有毒。主邪气咳逆，温中，逐骨节皮肤死肌，寒湿痹痛，下气，除六腑寒冷，伤寒，温疟，大风汗不出，心腹留饮宿食，肠澼下痢，泄精，女子字乳余疾，散风邪，瘕结水肿，黄疸，鬼疰蛊毒，杀虫、鱼毒。久服头不白，轻身增年。开腠理，通血脉，坚齿发，调关节，耐寒暑。可作膏药。多食令人乏气。口闭者杀人。

疏：蜀椒禀火金之气之气，得南方之阳，受西方之阴。《本经》：味辛气温。《别录》：大热有毒。气味俱厚，阳也。入手足太阴，兼入手厥阴经。其主邪气咳逆，皮肤死肌，寒湿痹痛，心腹留饮宿食，肠澼下痢，黄疸，水肿者，皆脾肺二经受病。肺出气，主皮毛。脾运化，主肌肉。肺虚则外邪客之，为咳逆上气。脾虚则不能运化水谷，为留饮宿食，肠澼下痢，水肿、黄疸。二经俱受风寒湿邪，则为痛痹，或成死肌，或致伤寒温疟。辛温能发汗，开腠理，则外邪从皮肤而出。辛温能暖肠胃，散结滞，则六腑之寒冷除，肠胃得温则中焦治，而留饮、宿食、肠澼下痢、水肿、黄疸，诸证悉愈矣。其主女子字乳余疾者，亦指风寒外侵，生冷内停而言。泄精、瘕结，由下焦虚寒所致。此药能入右肾命门，补相火元阳，则精自固而结瘕

消矣。疗鬼疰蛊毒，杀虫、鱼毒者，以其得阳气之正，能破一切幽暗阴毒之物也。外邪散则关节调，内病除则血脉通。佐补阴凉血之药，则头不白，齿发坚，耐寒暑，轻身增年所自来矣。

主治参互

同女贞子、牛膝、地黄、何首乌、旱莲草、枸杞子、没食子、桑椹子、黄柏、人参、南烛子，能乌须黑发，悦色驻颜。空心单服，能收轻粉、水银毒。椒红丸：治元脏伤惫，目暗耳聋。服此百日，觉身轻少睡，足有力，是其效也。服及三年，心智爽悟，目明倍常，面色红悦，髭发光黑。用蜀椒去目及闭口者，炒出汗，曝干，捣取红一斤，以生地黄捣自然汁，入砂器中煎至一升，候稀稠得所，和椒末丸梧子大。每空心暖酒下三十丸。合药时勿令妇人、鸡犬见。孙真人方：心腹冷痛。以布裹椒安痛处，用熨斗熨令椒出汗，即止。《普济方》：飧泄不化，及久痢。小椒一两炒，苍术二两土炒，研末，醋糊丸梧子大。每五十丸，米饮下。《经验方》：囊疮痛痒。红椒七粒，葱头七个，煎水洗之。《大全良方》：寒湿脚气。川椒二三升，疏布囊盛之，日以踏脚。入仲景乌梅丸，治蛔厥。宗奭方：治盗汗。将椒目微炒，研细，用半钱，以生猪上唇煎汤一合，睡时调服，无不效。甄权方：治肾虚耳中如风水鸣，或如钟磬之声，卒暴聋者。用椒目、巴豆、菖蒲，同研细，以松脂、黄蜡溶和为挺，纳耳中抽之。一日一易，神验。《千金方》：水气肿满。椒目炒捣细，每酒服方寸匕。

简误

椒禀纯阳之气，乃除寒湿，散风邪，温脾胃，暖命门之圣药。然而肺胃素有火热，或咳嗽生痰，或嘈杂醋心、呕吐

酸水，或大肠积热下血，咸不宜用。凡泄泻由于火热暴注，而非积寒虚冷者忌之。阳痿脚弱，由于精血耗竭而非命门火衰虚寒所致者，不宜入下焦药用。咳逆非风寒外邪壅塞者，不宜用。字乳余疾，由于本气自病者，不宜用。水肿、黄疸，因于脾虚而无风湿邪气者，不宜用。一切阴虚阳盛，火热上冲，头目肿痛，齿浮，口疮，衄血，耳聋，咽痛，舌赤，消渴，肺痿咳嗽，咯血吐血等症，法所咸忌。

皂荚

味辛、咸，温，有小毒。主风痹死肌。邪气风头泪出，利九窍，杀精物，疗腹胀满，消谷，除咳嗽，囊结，妇人胞不落，明目益精。可为沐药。

疏：皂荚禀木气而兼火金之性，故味辛微咸，气温有小毒。气味俱厚，浮而散，阳也。入足厥阴、手太阴、阳明经。厥阴为风木之脏，其主风痹死肌。头风泪出者，皆厥阴风木为病。得金气之厚者，能胜木。禀辛散之性者，能利窍。木气平，关窍利，则风邪散，诸证除也。关窍既利则神明自通，精物邪气安得不去哉？又厥阴之脉，循阴器而络于肝。厥阴客寒为囊结，辛温散厥阴之寒，则囊结解矣。肺受风寒所迫为咳嗽，入肺散邪则咳嗽止矣。咸能软坚，温主通行，辛能开窍横走，故又主腹胀满，消谷及妇人胞不落也。宣壅导滞之性，而云益精明目，无是理矣！

[附] 子：气味与皂荚同。炒，舂去赤皮，以水浸软，煮熟，糖渍食之，疏导五脏风热壅滞，及治大肠虚秘，瘰疬，恶疮肿毒。

刺：功用与荚同。第其锐利，能直达疮所，为痈疽，妒乳，疗肿未溃之神药。苏颂以米醋熬嫩刺，作煎涂癣疮，有奇效。又治疠风恶疮，胎衣不下，杀虫。凡痈疽已溃，不宜服。孕妇亦忌之。

主治参互

同珍珠、象牙末、牛黄、冰片、白僵蚕、滴乳石、土茯苓，治蛀疳神效。孙用和稀涎散：治中风昏昏如醉，形体不收，或倒或不倒，或口角流涎，斯须不治，便成大病。此证风涎潮于上，胸痹不通，急宜吐之。用大皂荚，肥实不蛀者四挺，去黑皮，白矾明者一两，为末。每用半钱，重者三字，温水调灌。不大呕吐，只是微微稀冷涎，或出一升、二升，当待醒，醒乃用药调治，不可便大吐之，恐过剂伤人。累效不能尽述。

《圣惠方》：胸中痰结，皂荚三十挺，去皮切，水五升，浸一夜，挪取汁，慢熬至可丸，如梧子大。每食后，盐浆水下十丸。又：钓痰膏：用半夏醋煮过，以皂角膏和匀，入明矾少许，以柿饼捣膏，丸如弹子大，噙之。《千金方》：二便关格。皂荚烧研，粥饮下三钱，立通。《宣明方》铁脚丸同。《千金方》：齆鼻不通。皂角末吹之。《十全方》：风虫牙痛。猪牙皂角、食盐等份，为末，日揩之。《袖珍方》：便毒肿痛。猪牙皂角七片，煨黄去皮弦，出火毒，为末，空心温酒服五钱。妇人妒乳同。《直指方》：便毒痈疽。皂角一条，醋熬膏，敷之，屡效。《儒门事亲》：便痈初起。皂角子七枚，研末水服，效。阮氏《经验方》：年久瘰疬。用不蛀皂角子一百粒，米醋一升，蓬砂二钱，同煮干，炒令酥。看痨子多少，如一个服一粒，十个服十粒，细嚼米汤下。酒浸煮服亦可。一云：虚人不可用蓬砂。同蝉蜕、白僵蚕、杏仁、芭蕉根、白毛藤、土茯苓、独核肥皂仁、白鲜皮、连翘、薏苡仁、萆薢、汉防己，治下疳广疮，神效。同连翘、白芷、甘菊、紫花地丁、白及、金银花、甘草、鼠粘子、茜草、地榆，治下部痈疽肿毒。

《神仙传》：崔言患大风恶疾，双目昏盲，眉发自落，鼻梁崩倒，势不可救。遇异人传方：用皂角刺三斤，烧灰，蒸一时久，日干为末。食后浓煎大黄汤调一匕，饮之。一旬眉发再生，肌润目明。

简误

皂荚利九窍，疏导肠胃壅滞，洗垢腻，豁痰涎，散风邪。暴病气实者，用之殊效。第似中风证，由于阴虚火炎，煎熬津液，结而为痰，热极生风，以致猝然仆蹶，世人多以稀涎散吐之，损其不足，竭其津液，津液愈耗则经络无以荣养，为拘挛偏废之证矣。法所最忌也。孕妇忌服。

诃黎勒

味苦，温，无毒。主冷气心腹胀满，下食。

疏： 诃黎勒，其味苦涩，其气温而无毒。苦所以泄，涩所以收，温所以通。惟敛，故能主冷气心腹胀满。惟温，故能下食。甄权用以止水道。萧炳用以止肠澼久泄。苏颂用以疗肠风泻血，带下。朱震亨用以实大肠。无非苦涩收敛治标之功也。

主治参互

得人参，治肺虚受寒喘嗽。得橘皮、砂仁，主冷气入内，心腹胀满，及因寒食不下。得益智，止气虚寒小水不禁。佐椿根白皮，止肠澼泻血。佐白术、莲实，止久泄因于虚寒。同蛇床子、五味子、山茱萸、杜仲、续断，止虚寒带下。同人参、肉豆蔻，则实大肠。

简误

诃子性温而味涩。涩主敛，不主散。故咳嗽因于肺有实热；泄泻因于湿热所致；气喘因于火逆冲上；带下因于虚热，而不因于虚寒；及肠澼初发，湿热正盛；

小便不禁，因于肾家虚火，法并忌之。至于滞下必本湿热，喘嗽实由肺火，用之立致杀人。不可不深戒也！东垣谓苦重泻气，酸轻不能补肺，故嗽药中不用，亦此意耳。

楝 实

味苦，寒，有小毒。主温疾、伤寒大热烦狂，杀三虫，疗疡，利小便水道。即金铃子。

根： 微寒，疗蛔虫，利大肠。

疏： 楝实禀天之阴气，得地之苦味，故其味苦气寒。极苦而寒，故其性有小毒。气薄味厚，阴也，降也。入足阳明，手足太阴经。经曰：冬伤于寒，春必病温。其主温疾、伤寒大热，烦狂者，总因寒邪郁久，至春变为温病，邪在阳明也。苦寒能除阳明之邪热，则诸证自除。膀胱为州都之官，小肠为受盛之官。二经热结，则小便不利。此药味苦气寒，走二经而导热结，则水道利矣。湿热郁积则内生诸虫，湿热浸淫则外为疥疡，得大寒极苦之物，则湿热散，故能疗诸虫及疥疡也。

根： 气味相同，故亦主杀虫，利大肠耳。

主治参互

同牛膝、木瓜、橘核、荔枝核、杜仲、巴戟天、乌秫❶树子、茴香，治肾虚疝气。《澹寮方》楝实丸：治癫疝肿痛，或钩肾偏坠，痛不可忍。用川楝子肉五两，分作五份，一份用破故纸二钱炒黄；一份用小茴香三钱，食盐半钱同炒；一份用斑蝥七枚，去头足同炒；一份用莱菔子一钱同炒；一份用牵牛子三钱同炒。炒完，拣去食盐、莱菔子、牵牛、斑蝥，只留故纸、茴香，同研为末，以酒打面糊丸梧子大。每服五十丸，空心酒下。根，同白芜荑、槟榔、鹤虱、黄连、牵

---

❶ 乌秫：即合欢，又名乌赖树。

牛、雷丸、使君子、锡灰、乌梅、芦荟，杀肠胃一切虫。《集简方》：治小儿蛔虫。楝根皮，同鸡卵煮熟，空心服之。次日虫下。

简误

脾胃虚寒者，不宜用。

椿木叶

味苦，有毒。主洗疮疥，风疽。皮：主疳匿。椿木根、叶尤良。雷公云：凡使椿根，不近西头者为上。采出拌生葱蒸半日，锉细，以袋盛，挂屋南阴干用。

疏： 椿禀地中之阴气以生，《本经》：味苦有毒。甄权言：微热。震亨言：凉而燥。然考其用，必是微寒苦燥之药。入手足阳明经。《本经》主疳匿及洗疥疮风疽，藏器去口鼻疳虫疥匿者，因肠胃有湿热，故现是证。苦凉而燥，所以外治皆得也。藏器又主杀蛔虫，蛊毒，下血及赤白久痢。《日华子》：主肠风泻血。萧炳云：得地榆主疳痢。孟诜云：止女子血崩，及产后血不止，赤带。皆取其苦能燥湿，寒能除热，涩能收敛之功耳。采得去粗皮，蜜炙用。椿功用相同。

主治参互

《存仁方》：下血经年。椿根白皮三钱，水一盏，煎七分，入酒半盏服。《外台秘要》：小儿疳痢困重者。用椿根白皮捣粉，以水和枣作大馄饨子。日晒少时，又捣，如此三遍，以水煮熟，空腹吞七枚，重者不过七服愈。《子母秘录》：小儿疳疾。椿根白皮，日干二两为末，以粟米淘净研浓汁，和丸梧子大。十岁儿三四丸，米饮下。量大小加减，仍以一丸纳竹筒中，吹入鼻内，三度良。《经验方》：下利清血，腹中刺痛。椿根白皮，洗刮晒研，醋糊丸梧子大。空心米饮下三四十丸。《妇人良方》：产后肠脱，不能收拾者。椿根取皮，焙干一握，水五

升，连根葱五茎，汉椒一撮，同煎至三升，去渣，倾盆内。乘热熏洗，冷则再热，一服可作五次用。洗后睡少时。忌盐、酢、酱、面、发风毒物，及用心劳力等事。丹溪方：女人白带。椿根白皮、滑石等份，为末，粥丸梧子大。空腹白汤下一百丸。寇宗奭云：洛阳一女子，年四十六七，耽饮无度，多食鱼蟹，蓄毒在脏，日夜二三十泻，大便与脓血杂下，大肠连肛门痛不堪忍。医以止血痢药不效，又以肠风药则益甚，盖肠风则有血无脓。如此半年，气血渐弱，食减肌瘦。服热药则腹愈痛，血愈下；服冷药则注泄食减；服温平药则病不知。如此期年，垂命待尽。或人教服人参散，一服知，二服减，三服脓血皆定。遂常服之而愈。其方治大肠风虚，饮酒过度，挟热下痢脓血痛甚，多日不瘥。用椿根白皮一两，人参一两，为末。每服二钱，空心米饮调服。忌油腻、湿面、青菜、果子、甜物、鸡、猪、鱼、羊、蒜、薤等。

简误

脾胃虚寒者不可用。崩带属肾家真阴虚者，亦忌之，以其徒燥故也。凡滞下积气未尽者，亦不宜遽用。不入汤煎。

郁李仁

味酸，平，无毒。主大腹水肿，面目四肢浮肿，利小便水道。

疏： 郁李仁得木气而兼金化，《本经》：味酸，气平无毒。元素言辛苦。性润而降下，阴也。入足太阴、手阳明、太阳经。其主大腹水肿，面目四肢浮肿者，经曰：诸湿肿满，皆属脾土。又曰：诸腹胀大，皆属于热。脾虚而湿热客之，则小肠不利，水气泛溢于面目四肢。辛苦能润热结，降下善导癃闭，小便利则水气悉从之而出矣。甄权主肠中结气，关格不通。

《日华子》云：泄五脏膀胱结痛，宣腰胯冷脓，消宿食下气。元素云：破血润燥。李杲云：专治大肠气滞，燥涩不通。均得之矣。

主治参互

同当归、地黄、麻仁、麦门冬、桃仁、生蜜、肉苁蓉，治大便燥结不通。甚者加大黄。《杨氏产乳》：肿满气急不得卧。用郁李仁一大合，捣，和面作饼。吃入口，即大便通，泄气便愈。

简误

郁李仁，性专降下，善导大肠燥结，利周身水气。然而下后多令人津液亏损，燥结愈甚，乃治标救急之药。津液不足者，慎勿轻用。

无食子

味苦，温，无毒。主赤白痢，肠滑，生肌肉。

疏： 无食子禀春生之气，兼得西北金水之性，故味苦气温无毒。金主敛肃，大肠属金，以类相从，故主赤白痢，肠滑。春为发生之令，温能和脾胃、养腠理，故主生肌肉。水为润下，色黑而象肾，故李珣以之益血生精，和气安神，乌髭发，治阴痿诸证也。得温暖之气，复兼收敛之性，故为固涩精气之要药。雷公云：凡使勿犯铜铁，并被火惊者，用颗小无铢米者炒，用浆水于砂盆中研令尽，焙干再研，如乌犀色入药❶。

主治参互

同莲须、女贞子、枸杞子、地黄、南烛子、何首乌、黄精、旱莲草、术、人参，为乌须发之胜药。同覆盆子、牡蛎、枸杞子、五味子、车前子、地黄、莲须、龙骨、鹿茸、沙苑蒺藜、鱼鳔胶、砂仁、黄柏，能补益精气，治一切梦遗泄精。仲景方：治阴汗。用无食子烧灰，先以汤浴了，布裹灰扑之，甚良。宫气方：小儿久痢。没食子二个，熬黄研末，

作馄饨食之。《圣济总录》：牙齿疼痛。绵裹无食子末一钱，咬之，涎出吐去。《圣惠方》：大小口疮。没食子炮三分，甘草一分，研末，掺之。月内小儿，生者少许，置乳上呡之，入口即啼，不过三次。《奇效方》：足趾肉刺。无食子三枚，肥皂荚一挺，烧存性，为末，醋和敷之，立效。

简误

赤白痢，由于湿热郁于肠胃，兼积滞多者，不宜用。

黄药根

味苦，平，无毒。主诸恶肿疮瘘，喉痹，蛇犬咬毒。研水服之，亦含亦涂。

疏： 黄药根得土中至阴之气以生，故其色黄味苦，气平无毒。平即兼凉，《日华子》加凉是矣。气薄味厚，降多升少，阴也。入手少阴、足厥阴经。诸恶肿疮瘘，皆荣气不从，逆于肉里所致。盖荣主血，肝、心又主血、藏血之脏。二经得苦凉之气，则血热解，荣气和，标证不求其止而止矣。经曰：一阴一阳结为喉痹。一阴者，少阴君火也；一阳者，少阳相火也。解少阴之热，相火自不妄动，而喉痹瘳矣。蛇犬咬毒，亦血分受热毒所伤故也。苦寒能凉血，得土气之厚者，又能解百毒也。《日华子》以之疗马病。盖马性多热，亦取其苦寒除热之义耳。

主治参互

同忍冬藤、夏枯草、白及、白蔹、紫花地丁、甘菊、茜草、连翘、牛蒡子、白芷、贝母、白药子之属，治一切疔肿痈疽。《本经》并载赤药，俗名红药子。予尝得一方，以之为君，每四两加白及、白蔹各一两，乳香、没药各五钱，丹砂、

---

❶ 色入药：四库本无此三字，仅有一小字"阙"。

雄黄各三钱，麝香、龙脑香各一钱，为细末。量疮大小，蜜调敷疮周围，中留大孔，以绵纸护之，时时以米醋润之。其痛即减，亦复易溃易收。治一切发背、痈疽俱神效，阴毒尤要。如无赤药子，以黄药子代之。孙思邈《千金月令》方：疗忽生瘿疾。以万州黄药子半斤，须紧重者为上。如轻虚，即是他州者，力慢，须用加倍。取无灰酒一斗，投药入中，固济瓶口。以糠火烧一伏时，待酒冷乃开。时时饮一杯，不令绝酒气。经三五日后，常把镜自照，觉消即停饮，不尔便令人项细也。《圣惠方》治吐血不止。黄药子一两，水煎服。《简要济众方》治鼻衄不止。黄药子为末。每服二钱，煎薄胶汤下。良久，以新水调面一匙头服之。禹讲师《经验方》：产后血晕，恶物冲心，四肢冰冷，唇青，腹胀，昏迷。红药子一两，头红花二钱，水二盏，妇人油钗二只，同煎一盏服。大小便俱利，血自下也。

简误

痈疽已溃不宜服。痈疽发时，不焮肿，不渴，色淡，脾胃作泄者，此为阴证，当以内补为急，解毒次之。药子之类宜少服，只可外敷。

雷 丸

味苦、咸，寒、微寒，有小毒。主杀三虫，逐毒气，胃中热。利丈夫，不利女子。作摩膏，除小儿百病，逐邪气恶风汗出，除皮中热，结积蛊毒，白虫、寸白自出不止。久服令人阴痿。

疏： 雷丸禀竹之余气，兼得地中阴水之气以生。《本经》：味苦气寒。《别录》加咸，有小毒。黄帝、岐伯、桐君、扁鹊云：甘。详其所主，应是苦咸为胜。气薄味厚，阴也，降

也。入手足阳明经。其主杀三虫。白虫寸白自出者，肠胃湿热甚也。逐毒气，胃中热，邪气恶风汗出，皮中热，结积者，肠胃邪热盛也。苦寒能除二经湿热邪气，则上来诸证自除。作摩膏治小儿百病者，以小儿好食甘肥，肠胃类多湿热虫积，苦能杀虫除湿，咸寒能清热消积，故主之也。凡蛊毒必热，必辛苦寒能除辛热，故又主解蛊毒也。利丈夫，不利女子者，盖以男子属阳，得阴而生，故喜阴寒之味。女子属阴，得阳而长，故不利阴寒之物也。《别录》又云：久服令人阴痿，正见其过于苦寒，偏至之气能令阳道痿也。

主治参互

同芜荑、使君子、芦荟、五谷虫、胡黄连、青黛，治小儿疳蛔，有神。同槟榔、鹤虱、楝根、贯众、牵牛、锡灰、薏苡根，杀肠胃一切虫。《经验方》：下寸白虫。雷丸水浸去皮，切，焙为末。五更初，食炙肉少许，以稀粥饮服一钱匕。须上半月服，虫乃下。

除杀虫外，他用甚稀，故不著"简误"。惟赤色者能杀人，用时细择去之。

苏方木

味甘、咸，平，无毒。主破血。产后血胀闷欲死者，水煮苦酒煮五两，取浓汁服之效。

疏： 苏方木禀水土之气以生，故其味甘咸，气平无毒。好古加辛。降多于升，阳中阴也。入足厥阴，兼入手少阴、足阳明经。凡积血与夫产后血胀闷欲死，无非心肝二经为病。此药咸主入血，辛能走散，败浊瘀积之血行，则二经清宁，而诸证自愈。《日华子》主妇人血气心腹痛，月候不调，及蓐劳，排脓止痛，消痈肿，扑损瘀血，女人失音血噤。《海药》主虚劳，血癖，气壅滞，产后恶露不尽，心腹绞痛，及经络不通。悉取其入血行血，辛咸消散，亦兼有软坚润下之功，故能祛一切凝滞留结之血，妇人产后，尤为所须耳。

主治参互

同泽兰、川芎、麦门冬、生地黄、蒲黄、人参、童便、益母草、牛膝、黑豆、荆芥穗，治产后血晕有神。同山楂、延胡索、牡丹皮、泽兰、当归、五灵脂、赤芍药、红花，治产后儿枕作痛。加入乳香、没药，治产后血癖不消，因寒而得者，加炒黑干姜、桂各少许。同延胡索、牡丹皮、牛膝、当归、地黄、芍药、续断，治妇人月候不调。煎浓汁，加入乳香、没药、血竭、自然铜、䗪虫、麻皮灰、黄荆子等末，量病轻重，调服四五钱，治跌扑损伤如神。胡氏方：产后气喘，面黑欲死，乃血入肺也。用苏木二两，水二碗，煮一碗，入人参末五钱服。随时加减，神效不可言。名参苏饮。

简误

产后恶露已尽，由血虚腹痛者，不宜用。

胡　椒

味辛，大温，无毒，主下气，温中，去痰，去脏腑中风冷。

疏： 胡椒禀天地纯阳之气以生，故其味辛气大温。性虽无毒，然辛温太甚，过服未免有害。气味俱厚，阳中之阳也。入手足阳明经。其主下气，温中，去痰，除脏腑中风冷者，总因肠胃为寒冷所乘，以致脏腑不调，痰气逆上，辛温暖肠胃而散风冷，则痰气降，脏腑和，诸证悉瘳矣。

主治参互

《食疗》治心腹冷痛。胡椒三七枚，清酒吞之。《卫生易简方》：夏月冷泻及霍乱。用胡椒碾细，饭丸梧子大，每米饮下四十丸。

简误

胡椒，辛温大热纯阳之药也。凡胃冷呕逆，宿食不消，或霍乱气逆，心腹冷痛，或大肠虚寒，完谷不化，或寒痰冷积，四体如冰，兼杀一切鱼、肉、鳖、蕈等毒，诚为要品。然而血分有热，与夫阴虚发热咳嗽，吐血，咽干口渴，热气暴冲目昏，口臭，齿浮，鼻衄，肠风脏毒，痔漏泄澼等症，切勿轻饵。误服之，能令诸病即时作剧。慎之！慎之！

南烛枝叶

味苦，平，无毒。止泄，除睡，强筋，益气。久服轻身，长年，令人不饥，变白去老。取茎叶捣碎渍汁，浸粳米，九浸九蒸九曝，米粒紧小，正黑如翳珠，袋盛之。可适远方，日进一合，不饥，益颜色，坚筋骨能行。取汁炊饭，名乌饭。亦名乌草，亦名牛筋，言食之健如牛筋也。

疏： 南烛禀春生之气以生，《本经》言其味苦气平，性无毒。然尝其味，亦多带微涩。其气平者，平即凉也。入心脾肾三经之药。《十剂》云：涩可去脱。非其味带涩，则不能止泄，非其气本凉，则不能变白。发者，血之余也；颜色者，血之华也。血热则鬓发早白而颜枯槁。脾弱则困倦嗜卧而气力不长，肾虚则筋骨软弱而行步不前。入心凉血，入脾益气，入肾添精，其云：轻身长年，令人不饥者，非虚语矣。凡变白之药，多是气味苦寒，有妨脾胃，惟南烛气味和平，兼能益脾，为修真家所须。

子：味甘、酸。其功效尤胜枝叶。真变白驻颜、轻身却老之良药也。牧童食之，辄止饥渴，亦一验矣。

主治参互

孙思邈《千金月令》方：南烛煎：益髭发及容颜，兼补暖。三月三日采叶并蕊子，入大净瓶中，以童子小便浸满瓶，固济其口。置闲处，经一周年取开。每用一匙，温酒调服，极有效验。同旱莲草、没食子、地黄、桑椹、枸杞、山茱萸、何首乌、白蒺藜，为乌须发之圣药。

气味和平，性复无毒，除变白外，无他用，故不著"简误"。

橡 实

味苦，微温，无毒。主下痢，厚肠胃，肥健人。其壳为散，及煮汁服，亦主痢。并堪染用。

疏：橡实感天地微阳之气，兼得秋时收敛之性，故其味苦，气微温，性无毒，气薄味厚，阳中阴也。入手足阳明、足太阴、少阴经。夫脾胃为五脏根本，一身之最要，喜温暖而恶寒湿，寒湿则违其性，故宜急食苦以燥之。此药味苦能除其所恶，气温能遂其所喜，故主厚肠胃，肥健人也。得收敛之性，故又主下痢，及《日华子》涩肠止泻诸治，兼能涩精。煮食复能止饥御歉岁。

壳：气味与实相同，而涩则过于实。故亦主下痢，并堪染皂也。

主治参互

《圣惠方》：水谷下痢，日夜百余行者。橡实二两，楮叶炙一两，为末。每服一钱，食前乌梅汤调下。《直指方》：下痢脱肛。橡斗子，烧存性，研末，猪脂和敷。

简误

湿热作痢者，不宜用。

石 南

味辛、苦，平，有毒。主养肾气，内伤阴衰，利筋骨皮毛，疗脚弱，五脏邪气，除热 女子不可久服，令思男。

疏：石南得火金之气，故其味辛苦，气平有毒。然观其用，当是金胜火微，其性应云有小毒。可升可降，阴中阳也。入足厥阴、足少阴经。少阴属水，得金气之厚者能生水，故主养肾气。又肾为阴中之阴，肝为阴中之阳，二经俱在下而主筋骨。二经得所养，则内伤阴衰自起，筋骨皮毛自利，而脚弱自健也。湿热之邪留滞五脏，则筋骨、皮毛、气血，皆为之病矣。邪热散，则诸病自瘳。女子久服思男者，以其补肾气，助阳火耳。

主治参互

同巴戟天、肉苁蓉、锁阳、鹿茸、枸杞子、山茱萸，治肾经虚寒，精滑精冷。同白蒺藜、桑叶、何首乌、淫羊藿、巴戟天、五加皮、菟丝子、威灵仙、虎骨，治肝肾为风寒湿所乘，以致痹弱不能行动。

简误

肾虚而阳道数举者，不宜用。脚弱由于肝肾虚，而不由于风寒湿客下部者，不宜用。

益智子

味辛，温，无毒。主遗精虚漏，小便余沥，益气安神，补不足，安三焦，调诸气。夜多小便者，取二十四枚，碎，入盐同煎服，有奇验。

疏：益智子仁，得火土金之气，故其味辛，其气温，其性无毒。入足太阴、足少阴经。惟辛故所以散结，惟温故所以通行。其气芳香，故主入脾。其禀火土与金，故燥而收敛。以其敛摄，故治遗精虚漏，及小便余沥。此皆肾气不固之证也。肾主纳气，虚则不能纳矣；又主五液，涎乃脾之所统，脾肾气虚，二脏失职，是肾不能纳，脾不能摄，故主气逆上浮，涎秽泛滥而上溢也。敛摄脾肾之气，则逆气归元，涎秽下行。宜东垣用以治客寒犯胃，和中益气，及人多唾。王好古谓：益智本脾家药，主君相二火。故用以益脾胃，理元气，补肾虚滑沥。刘河间又谓：益智辛热，能开发郁结，使气宣通。皆以其香可入脾开郁，辛能散结，复能润下，于开通滞之中，复有收敛之义故也。

主治参互

益智在集香丸则入肺，在四君子汤则入脾，在大凤髓丹则入肾。当于补药中兼用，不宜多服。佐人参、茯苓、半夏、橘皮、车前子，则摄涎秽立效。同藿香、苏子、橘皮、枇杷叶、木瓜，止逆气上壅。同五味子、山茱萸、炒盐、人参，治小便频数淋沥。同人参、干姜、橘皮、藿香，治因寒犯胃作呕吐。

简误

益智乃脾肾二经之药。其用专在脾，所以亦能入肾者，辛以润之之故也。然其气芳香，性本温热，证属燥热，病人有火者，皆当忌之。故凡呕吐由于热，而不因于寒；气逆由于怒，而不由于虚；小便余沥由于水涸精亏内热，而不由于肾气虚寒；泄泻由于湿火暴注，而不由于气虚肠滑，法并忌之。

紫荆木

味苦，平，无毒。主破宿血，下五淋。浓煮服之。

疏：紫荆木皮，内禀天地清寒之性，外感南方初阳之气，故其味苦，气平。花、木色皆紫，藏器言：寒无毒。入足厥阴经血分。寒胜热，苦泄结，紫入荣，故能活血破血，消肿毒，下五淋也。花、梗：气味、功用并同。

主治参互

《仙传外科》：发背初生，一切痈疽皆治。单用紫荆皮为末，酒调箍住，自然撮小不开。内服柞木饮子，乃救贫良剂也。并可内服。杨清叟《仙传方》：冲和膏：治一切痈疽、发背、流注，诸肿毒。用紫荆皮三两炒，独活炒三两，赤芍药炒二两，生白术一两，木蜡炒一两，为末。用葱汤调热敷。血得热则行，葱能散气也。疮不甚热者酒调之，痛甚

者加乳香。

除痈毒外，他用甚稀，故无"简误"。

紫真檀

味咸，微寒。主恶毒风毒。

疏：紫真檀禀水气以生，故其味咸，气微寒，性应无毒。气味俱厚，阳中阴也。入足厥阴经。其主恶毒、风毒者，凡毒必因热而发，热甚则生风，而荣血受伤，毒乃生焉。此药咸能入血，寒能除热，则毒自消矣。弘景以之敷金疮，止血、止痛者，亦取此意耳。宜与番降真香同为极细末，敷金疮良。

乌桕木根皮

味苦，微温，有毒。主暴水，癥结积聚。

疏：乌桕木根皮，禀火金之气以生，《本经》味苦，气微温。《日华子》言凉。然详其用，应是辛苦温之药，而其性则有毒也。与巴豆、牵牛大略相似。性沉而降，阳中阴也。入手足阳明经。其主暴水、癥结积聚者，皆二经为病，苦能泄，辛能散，温能通行肠胃，则诸证无不除矣。

主治参互

《肘后方》：二便关格，二三日则杀人。乌桕东南根白皮，干为末，热水服二钱。

简误

水肿，多属脾虚不能制水，以致水气泛滥。法当补脾实土为急，此药必不可轻用。如果元气壮实者，亦须暂施一二剂，病已即去之。

杉 材

微温，无毒。主疗漆疮。

疏：杉材得阳气而兼金化，《本经》：气微温，无毒。《日华子》加辛。气味芬芳，可升可降，阳也，入足阳明经。《本经》主疗漆疮，及苏恭疗脚气肿满者，皆从外治。取其芬芳能解漆气之秽恶，辛温能散湿毒之冲逆也。苏恭又云：服之治心腹胀痛，去恶气。《日华子》云：治霍乱上气。无非假其下气散邪，辛温开发之功耳。

木皮：主金疮血出，及汤火伤灼，取老树皮烧存性，研敷之。或入鸡子清调敷，一二日愈，香油亦可。

主治参互

同橘皮、木瓜、香薷、砂仁、白扁豆、石斛，治暑月霍乱转筋。柳柳州纂《救死三方》云：元和十年二月得脚气，夜半痞绝，胁有块，大如石，且死，困不知人三日，家人号哭。荥阳陈泂美传杉木汤，服半食顷，大下三行，气通块散。方用杉木节一大升，橘叶切一大升，无叶则以皮代之，槟榔七枚，童子小便三大升，共煮一大升半，分为两服。若一服得快，即停后服。此乃死病，会有教者，乃得不死。恐人不幸病此，故传之。危氏《得效方》：小儿阴肿赤痛，日夜啼叫，数日退皮，愈而复作。用老杉木烧灰，入腻粉，清油调敷，效。《救急方》：臁疮黑烂多年。老杉木节烧灰，麻油调，隔箬叶摊贴系定，数易即愈。

除转筋、脚气外，他用甚稀，故不著"简误"。

接骨木

味甘、苦，平，无毒。主折伤，续筋骨，除风痒龋齿。可作浴汤。

疏：接骨木禀土气以生，故其味甘苦。气平无毒。甘能入脾养血，故主折伤，续筋骨。苦凉能除风湿浮热，故主风痒龋齿也。《千金方》：打伤瘀血，及产妇恶血，一切血不行，或行不止，并煮汁服。

主治参互

《易简方》：治折伤筋骨。接骨木半两，乳香半钱，芍药、当归、川芎、自然铜各一两，为末。化黄蜡四两，投药搅匀，众手丸如芡实大。若止损伤，酒化一丸，若碎折筋骨，先用此敷贴，乃服。

无别用，故不著"简误"。

桦木皮

味苦，平，无毒，主诸黄疸。浓煮汁饮之良。

疏：桦木皮生于西北阴寒之地，故其味苦气平无毒。气味俱薄。降多升少，阴也。入足阳明经。五疸皆湿热郁于阳明所致，苦平能除湿热，故主诸疸也。藏器以之治伤寒，时行热毒疮。宗奭以之治肺风毒。皆取其苦凉，能散风邪热毒之义耳。

主治参互

《灵苑方》：乳痈初发，肿痛结硬欲破，一服即瘥。以北来真桦皮，烧存性，研，无灰酒服方寸匕，即卧，觉即瘥也。唐瑶《经验方》：乳痈腐烂。靴内年久桦皮烧灰，酒服一钱，日一服。《和剂局方》：肺风毒疮，遍身疮疥如疠，及瘾疹瘙痒，面上风刺，妇人粉刺，并用桦皮散主之。桦皮烧灰四两，枳壳去瓤烧四两，荆芥穗二两，炙甘草一两，各为末，杏仁水煮过，去皮尖二两，研如泥，研匀。每服二钱，食后温酒调下，疮疥甚者日三服。

简误

脾胃弱，易于作泄者忌之。

木鳖子

味甘，温，无毒。主折伤，消结肿

恶疮，生肌，止腰痛，除粉刺黯黵，妇人乳痈，肛门肿痛。

疏： 木鳖子禀火土之气，感长夏暑热之令以生，故其味甘，气温无毒。味厚于气，可升可降，阳也。为散血热、除痈毒之要药。夫结肿恶疮、粉刺黯黵，肛门肿痛，妇人乳痈等证，皆血热所致。折伤则血亦瘀而发热。甘温能通行经络，则血热散，血热散则诸证无不瘳矣。其止腰痛者，盖指湿热客于下部所致，而非肾虚为病之比也。用者详之。

主治参互

孙用和《秘宝方》：肛门痔痛。用木鳖仁三枚，砂盆擂如泥，入百沸汤一碗，乘温先熏后洗，日用三次，仍涂少许。《圣惠方》：耳卒热肿。木鳖子仁一两，赤小豆、大黄各半两，为末，每以少许生油调涂之。

简误

木鳖子味虽甘，而气则大温。《本经》：虽云无毒，然亦未免有毒。但宜外用，勿轻内服。刘绩《霏雪录》云：木鳖子有毒，不可食。昔蓟门有人生二子，恣食成痞，其父得一方，以木鳖子煮猪肉食之。其幼子当夜死，长子明日死。其为毒虽未如此之厉，然亦必非纯粹之物也。

附：番木鳖

形小于木鳖，而色白，味苦，气寒，性无毒。主伤寒热病，咽喉痹痛，消痞块，并含之咽汁。《医方摘要》治喉痹作痛。用番木鳖、青木香、山豆根等份，为末，吹之。

简误

番木鳖，性大寒，味至苦，凡病人气血虚弱，脾胃不实者，慎勿用之。

钩 藤

微寒，无毒。主小儿寒热，十二惊痫。

疏： 钩藤禀春气以生，《本经》：气微寒，无毒。保升言：苦。甄权言：甘平。应是甘苦俱不甚，气味悉和平者也。为手少阴、足厥阴经要药。少阴主火，厥阴主风。风火相搏，则为寒热惊痫。此药气味甘寒，直走二经，则风静火熄❶而肝心宁，寒热惊痫自除矣。甄权主小儿惊啼，瘈疭热壅，客忤胎风者，亦此意耳。

主治参互

得远志、茯神、琥珀、枣仁、丹砂、牛黄、天竺黄、犀角屑、生地黄、龙齿、麦门冬、金箔，治小儿惊痫瘈疭；有痰加竹沥、南星、橘红。《圣济录》：小儿惊热。钩藤一两，硝石❷半两，炙甘草二钱五分，为散。每服半钱，温水服，日三服。《圣惠方》：卒得痫疾。钩藤、炙甘草各二钱，水五合，煎二合。每服枣许，日五、夜三。

除小儿惊痫外，无他用，故不著"简误"。

赤柽木

无毒。主剥驴马血入肉毒。取以火炙熨之，亦可煮汁浸之。

疏： 赤柽木禀春阳之气以生，故其色青而叶稍带微赤，凌冬不凋。其味甘咸。其气温而无毒。浮而升，阳也。入足阳明、手太阴、少阴经。观《本经》载其能解驴马血入肉发毒者，盖以驴马性热，故多毒，生时汗气沾人即能为病，所以剥时热血入肉亦能致毒。此药味甘咸，甘得土气，咸得水气，故能入血解血分之毒也。近世又以治痧疹热毒不能出，用为发散之神药。经曰：少阴所至为疡疹。正刘守真所谓：诸痛痒疮疡，皆属心火之旨也。盖热毒炽于肺胃，则发斑疹于肌肉间，以肺主皮毛，

---

❶ 熄：原作"息"。"息"、"熄"二字通。灭。《易·革》："水火相息。"

❷ 硝石：四库本作"滑石"。

胃主肌肉也。此药正入肺胃心三经。三经毒解则邪透肌肤而内热自消。此皆开发升散，甘咸微温之功用也。

主治参互

同石膏、知母、薄荷、荆芥、玄参、牛蒡子、麦门冬、竹叶、连翘、黄芩、甘草之属，治斑疹发不出，或虽发不透；如热甚毒炽，舌生芒刺，大渴，谵语，斑色紫黑者，加入三黄石膏汤内，大效。单用及兼各药，并主痧疹首尾诸证。治一切风，不问远近，用赤柽木叶半斤，切，荆芥半斤，水五升，煮二升，澄清，入白蜜五合，竹沥五合，新瓶盛之，油纸封，入重汤煮一伏时。每服一小盏，日三服。酒多致病，长寿仙人柳，晒干为末。每服一钱，温酒下。

气味甘温，性复无毒，除痧疹外，他用甚稀，故不著"简误"。

水杨叶嫩枝

味苦，平，无毒。主久痢赤白，捣和水绞取汁，服一升，日二，大效。

疏： 水杨叶嫩枝，生于涯涘❶之旁，得水土之阴气偏多，故味苦气平无毒。久痢赤白，肠胃湿热也。得苦凉之气，则湿热散，痢自止。今人又用以治痈肿痘疮多效。魏直《博爱心鉴》云：痘疮数日，陷顶，浆滞不行，或风寒所阻者。宜用水杨枝叶，无叶用枝五斤，流水一大釜，煎汤温浴之。如冷添汤。良久，照见累起有晕丝者，浆行也。如不满，再浴之。力弱者，只洗头面手足。如屡浴不起者，气血败矣，不可再浴。始出及痒塌者，皆不可浴。痘不行浆，乃气滞血涩，腠理闭密，或风寒外阻而然。浴令暖气透达和畅，郁蒸气血通彻，每随暖气而发，行浆贯满，功非浅也。若内服助气血药，借此升之，其效更速。直见一妪，在村中用此有验，叩得其方，行之百发百中。慎勿易之，诚有爕理之妙也。

柞木皮

味苦，平，无毒。治黄疸病。皮烧末，服方寸匕。

疏： 柞木，即凿子木，处处山中有之。叶小而有细齿，光滑而韧。其木及木丫皆有针刺，经冬不凋，五月开碎白花，不结子，木心里皆白色。《本经》：味苦气平无毒。然其性又善下达。主黄疸病者，盖黄疸因湿热郁于肠胃而发，此药苦能燥湿，微寒能除热，兼得下走利窍之性，则湿热皆从小便出而黄自退矣。今世又以为治难产催生之要药，亦取其下达利窍之性耳。同鱼膘、人参、千里马❷、百草霜、牛膝、白芷、当归、益母草，为催生圣药。

无别用，故不著"参互"及"简误"。

棕榈皮

平，无毒。止鼻衄，吐血，破癥，治崩中，带下，肠风，赤白痢。入药烧灰用，不可绝过。

疏： 棕榈皮禀微阳之气以生，故其味苦涩，气平无毒。《本经》主诸病，皆烧灰用者，凡血得热则行，得黑灰则止，故主鼻衄，吐血。苦能泻热，涩可去脱，故主崩中，带下，及肠风，赤白痢也。止血固脱之性，而能消瘀血，故能破癥也。凡失血过多，内无瘀滞者用之切当。与乱发灰同入更良。如暴得吐血，瘀滞方动，暴得崩中，恶露未竭，湿热下痢，初发肠风，带下方炽，悉不宜遽用，即用亦无效。入药须年久败者良。

木　槿

平，无毒。止肠风泻血。又止痢后

---

❶ 涘：水边。《诗·王风·葛藟》："绵绵葛藟，在河之涘。"

❷ 千里马：路上草鞋即为千里马。古人用草作鞋，妇女难产时用旧草鞋煎汤催生，故草鞋的别名为千里马。

热渴。作饮服之，令人得睡。入药妙用。

疏： 木槿，《本经》：气平无毒。详其主治，应是味苦气寒，清热滑利之药。肠风泻血，湿热留中也。痢后作渴，余热在经，津液不足也。夜卧少睡，心经蕴热，虚烦不宁也。苦寒能除诸热，滑利能导积滞，故主如上等证。今人用治癣疮，多取川中所产，肉厚而色红者弥良。

花：功用相同，作汤代茶，兼能治风。

主治参互

《扶寿方》：牛皮癣。川槿皮一两，大风子肉十五个，半夏五钱，锉，河水、井水各一碗，浸六七宿，入轻粉一钱，秃笔扫涂，覆以青衣，数日有臭涎出妙。忌澡浴。《简便方》：癣疮有虫。川槿皮煎，入肥皂，浸水频频擦之。或以槿皮浸汁，磨雄黄尤妙。

卷十五 人 部

总二十五种，今疏其要者十一种，又陈藏器三种。

发髲乱发附　人乳汁　头垢　人牙齿　人屎粪清、人中黄附　人溺秋石附　溺白垽　妇人月水经衣附　浣裈❶汁妇人裈裆附　怀妊妇人爪甲　天灵盖　人胞胞衣水附　初生脐带

发 髲

味苦，温、小寒，无毒。主五癃关格不通，利小便水道，疗小儿痫，大人痓。仍自还神化。合鸡子黄煎之消为水，疗小儿惊热。雷敩云：是男子二十以来无疾患，颜色红白，于顶心剪下者。入丸药中用，先以苦参水浸一宿，漉出，入瓶子以火煅赤，放冷研用。

疏：发者，血之余也。经曰：男子八岁，肾气盛，齿更发长。是发因人之血气以为生长荣枯也。故血盛之人则发润而黑，血枯之人则发燥而黄。《本经》用发髲之意，为是故尔。其味苦气温。《别录》：小寒，无毒。入手足少阴经。大人痓，小儿惊痫，皆心肝二经血虚而有热也。发为血之余，故能入心、入肝益血，微寒而苦又能泄热，所以疗小儿惊痫及大人痓也。心与小肠为表里，肾与膀胱为表里，心肾有热则二腑亦受病。此药能入心除热，入肾益阴，则水道利，五癃关格俱通矣。是以古人治惊，多用茯苓、琥珀、竹叶之类，取其分利心经之热自小肠出也。《日华子》主止血闷血晕，金疮伤风，及煎膏长肉消瘀血者，悉取其心入走肝，益血除热之功耳。自还神化之事，未见别方，大抵以火煅之，复化而凝成血质，此即自还神化之谓。是因血而生，复还为血，非神

化而何？

[附]乱发：微温。主咳逆，五淋，大小便不通，小儿惊痫，止血。鼻衄，烧之吹内立已。

疏：乱发即常人头上堕下者，其气味所主，与发髲相似，第其力稍不及耳，以发髲一时难得，故《别录》重出此条，以便临时取用。疗体实不甚相远也。

主治参互

《和剂局方》肠风黑散：治肠风泻血。用乱发一两半，荆芥二两，槐花、槐角各一两，以上共煅为末。枳壳、甘草各一两半，为末，和前末匀。每服二钱，水一盏，煎七分，空心服，温酒调下亦得。刘禹锡《传信方》：孩子热疮。乱发一团如梨子大，鸡子黄十个煮熟，同于铫子内熬至甚干，始有液出，旋置盏中，液尽为度。用敷疮上，外即以苦参粉掺之，神效。又方：小儿断脐，即用清油调发灰敷之，不可伤水。脐湿不干，亦敷之效。《千金方》：小儿惊啼。乱油发烧研，乳汁或酒服少许，良。《圣惠方》：鼻血不止。血发烧灰，吹之。又方：诸窍出血。头发、败棕、陈莲蓬，并烧灰，等份。每服三钱，童便、温酒调下。《妇人良方》：女人漏血。乱发洗净，烧研，空心温酒服一钱。入诸膏药内，能消毒止痛，长肉生肌。《肘后方》：女劳黄疸。膏发煎：用猪膏半斤，乱发鸡子大三团，和煎，发消药成矣。分温再服，病从小便中出也。

---

❶ 裈：有裆的裤子，以别于无裆的套裤而言。

简误

发灰，走血分而带散。其主诸血证，亦是血见灰则止，取其治标之义居多。若欲全仗其补益，未必能也。经熬煅成末后，气味不佳，胃弱者勿服。入外科药殊有神效。

人乳汁

主补五脏，令人肥白悦泽。《唐本》注：疗目赤痛多泪，解猪肝牛肉毒，合豉浓汁饮之，神效。

疏：人乳乃阴血所化，生于脾胃，摄于冲任。未受孕则下为月水，既受孕则留而养胎，已产则赤变为白，上为乳汁。此造化玄微之妙，人身转运之神也。其味甘，气平无毒。入心、入肾、入脾、润肺，益寿延年之圣药也。气血之液，故能补五脏。五脏得补，则气血充实而体自肥白悦泽也。经曰：目得血而能视。乳为血化，故能疗目赤痛多泪。甘能解毒，故又主解猪肝、牛肉毒也。

主治参互

《摄生众妙方》接命丹：治男妇气血衰弱，痰火上升，虚损之证；又治中风瘫痪，手足疼痛，不能动履等症。用人乳二杯，香甜白者为佳，以好梨汁一杯，和匀，银石器内顿滚。每日五更一服，能消痰补虚，生血延寿。此以人补人之妙法也。《圣惠方》：眼热赤肿。人乳半合，古文钱十文，铜器中磨令变色，稀稠成煎，瓶收，日点数次。或以乳浸黄连，蒸热洗之。《万氏家抄方》：一切虚损劳证。太乙神应丸：人乳一碗，磁器煮干焙燥，牛乳一碗，同前制，杜仲三两，破故纸二两半，白鲜皮、白茯苓、牛膝、当归各二两，黍米金丹一个晒干（即初生儿口中血珠），共为末，蜜丸桐子大。每服一丸，夜间嚼化。

简误

乳属阴，其性凉而滋润，血虚有热，燥渴枯涸者宜之。若脏气虚寒，滑泄不禁及胃弱不思食，脾虚不磨食，并不宜服。

头 垢

主淋闭不通。梳上者，名百齿霜。

疏：头垢，头上垢腻也。其性滑润而下走，故《本经》主淋闭不通，及弘景疗噎疾。其味苦温，能走阳明，故又主劳复，及妇人吹乳也。

主治参互

同白芷、贝母、半夏为丸，酒下。治妇人吹乳。同山慈菇、橘叶、鼠粪、人爪、蒲公英、柴胡、山豆根、白芷、连翘、贝母、夏枯草、忍冬藤，治乳岩乳痈神效。《类要方》：天行热病后劳复。含头垢枣核大一枚，良。《外台秘要》：预防劳复，伤寒初愈，欲令不劳复者。头垢烧研，水丸梧子大，饮服一丸。《卫生宝鉴》：妇人吹乳。百齿霜，以无根水丸梧子大，每服三丸。

数条之外无别用，故不著"简误"。

人牙齿

平。除劳，治疟，蛊毒气。入药烧用。

疏：牙齿者，肾之标，骨之余也。经云：男子三八肾气平，而真牙生，五八肾气衰，而齿槁。以肾主骨故也。其味甘咸，气热有小毒。其主除劳治疟者，盖劳乃劳极精气乏绝，肾家亏损所致也。齿牙为肾气所生，以类相从，适还其本，故主之也。疟亦因劳而发，非夏伤暑，秋为疟之比，故亦主之。味甘而咸，所以能解蛊毒气也。今世又以之治痘疮倒靥，乳痈未溃，为必须之药。

主治参互

钱氏《小儿方》：痘疹倒靥。人牙烧存性，入麝香少许，温酒服半钱。闻人规《痘疹论》人牙散：治痘疮方出为风寒外袭，或变黑，或青紫，此倒靥也。宜温肌发散，使热气复行而斑自出。用人牙不拘多少，瓦罐固济，煅过，出火毒，研末。出不快而黑陷者，猿猪血调下一钱；因误服凉药，血涩倒陷者，入麝香，温酒服之，其效如神。《肘后方》：乳痈未溃。人牙齿烧研，酥调敷之。《直指方》：阴疽不发，头凹沉黯，不疼无热，内服补散不起，用人牙烧过，穿山甲炙，各一分，为末。分作二服，用当归、麻黄煎汤下。外以姜汁和面敷之。

简误

近世用人牙治痘疮陷伏，称为神品。然一概用之，贻害不浅。夫齿者，肾之标，骨之余也。痘疮则毒自肾出，方长之际，外为风寒秽气所冒，腠理闭塞，血涩不行，毒不能出，或变黑倒靥，宜用此以酒、麝达之，窜入肾经，发出毒气，使热令复行，而疮自红活，盖劫剂也。若伏毒在心，昏冒不省人事，及气虚色白痒塌，不能作脓，热沸紫泡之症，只宜解毒补虚。苟误用此，则郁闷声哑，反成不治之证，可不慎哉！其除劳治疰，《本经》虽言之，今世亦稀用。

人　屎

寒。主疗时行大热狂走，解诸毒。宜用绝干者，捣末，沸汤沃服之。

疏：人之五谷入胃，津液上升为气血，糟粕下降而成粪。其本原已化过，但存极苦大寒之气味耳。入足阳明经。经曰：阳明实热，则登高而歌，弃衣而走。苦寒能除阳明之热，故疗时行大热狂走也。凡毒必热必辛，苦寒能除辛热，故又主解诸毒也。苏恭云：新者封疗肿，一日根烂。盖疗肿乃风火之毒气结成，得大寒极苦之气，则风火散，根自烂也。今世人又以之治痘疮血热，紫黑倒靥者，殊效。

[附]粪清：腊月截淡竹，去青皮，塞口，纳粪坑中，积年得汁，甚黑而苦。主天行热狂，热疾，中恶，蛊毒，恶疮，瘟病垂死者，皆瘥。一名黄龙汤，俗名金汁。

人中黄：即多年厕坑中，砖上所凝结黄垩是也。药性治疗大约与人屎同，解胃家热毒有效。

主治参互

《斗门方》：热病发狂，奔走似癫，如见鬼神，久不得汗及不知人事者。以人中黄入大罐内，以泥固济，煅半日，去火毒，研末。新汲水服三钱。未退再服。寇宗奭《衍义》：大热狂渴。干陈人屎，为末，于阴地净黄土中作五六寸小坑，将末三两匙于坑中，以新汲水调匀，良久澄清，细细与饮，即解。《儒门事亲》四灵无价散：治痘疮黑陷，腹胀危笃者，此为劫剂。用人粪、猫粪、猪犬粪等份，腊月初旬收埋高燥黄土窖内，至春取出，砂罐盛之，盐泥固济，炭火煅，令烟尽为度。取出为末，入麝香少许，研匀，瓷器密封收之，一岁一字，二岁半钱，三岁一钱，蜜水调下，须臾疮起。《千金方》：疗肿初起。刮破，以热屎敷之，干即易。又方：五色丹毒。黄龙汤饮二合，并涂之良。陶弘景：解药箭毒。交广夷人用焦铜为箭镞，更以毒药物汁渍之，射人才伤皮便死。惟饮粪汁即解。

简误

伤寒、温疫，非阳明实热者不宜用。痘疮，非火热郁滞，因而紫黑干陷倒靥者，不宜用，以其苦寒之极耳。

人 溺

疗寒热头疼温气。童男者尤良。

疏： 人溺，乃津液之浊者渗入膀胱而出。其味咸，气寒无毒。为除劳热骨蒸，咳嗽吐血，及妇人产后血晕闷绝之圣药。晋代褚澄《劳极论》云：降火甚速，降血甚神。饮溲溺百不一死，服凉药百不一生。言其功力之优胜也。经云：饮入于胃，游溢精气，上输于脾。脾气散精，上归于肺。通调水道，下输膀胱。故人服小便入胃，亦随脾之气上归于肺，下通水道而入膀胱，乃循其旧路也。故能治肺病引火下行。凡人精气，清者为血，浊者为气，浊之清者为津液，清之浊者为小便，与血同类也。故其味咸而走血，咸寒能伏虚热，使火不上炎而血不妄溢，是以能疗诸血证也。苏恭：主久嗽上气，失声；及《日华子》：止劳渴，润心肺，疗血闷热狂，扑损瘀血在内晕绝，止吐血，鼻衄，皮肤皲裂，难产，胞衣不下诸证，悉由此故。《本经》主寒热头疼温气者，咸寒能除邪热故耳。法当热饮，热则于中尚有真气在，其行自速，冷则惟存咸味，寒性矣。

主治参互

同枇杷叶、天门冬、麦门冬、苏子、桑白皮、沙参、五味子、生地黄、款冬花、百部，治阴虚咳嗽声哑，喉间血腥气。同苏木、番降香、续断、牛膝、牡丹皮、蒲黄，治内伤吐血，或瘀血停留作痛。同泽兰、荆芥、白芷、续断、延胡索、牛膝、苏木、黑豆，治产后血晕；虚者加人参。凡产后温饮一杯，可免血晕，至三日后止之。中暍昏倒，以热小便灌下即活。《圣济总录》：头痛至极。童便一盏，豉心半合，同煎至五分，温服。孟诜《必效方》：骨蒸发热。童便五升，煎取一升，以蜜三匙和之。每服二碗，半日更服。此后常服自己小便，轻者二十日，重者五十日瘥。《圣惠方》：绞肠痧痛。童便乘热服之，即瘥。

仲景方：中暑昏闷。夏月在途中热死，急移阴处，就掬道上热土，拥脐上作窝，令人溺满，暖气透脐即苏。乃服地浆、蒜水等药。《千金方》：金疮出血不止，饮人尿五升。《外科发挥》：折伤跌扑。童便入少酒饮之，推陈致新，其功甚大。《千金方》：火烧闷绝，不省人事者。新尿顿服二三升良。《通变要法》：人咬手指，瓶盛热尿浸一宿，即愈。《普济方》：赤眼肿痛。自己小便乘热抹洗，即闭目少顷。此以咸寒内有真气，故能退去邪热也。

简误

人溺滋阴降火，除骨蒸，解劳乏，治诸吐衄，咯血唾血，其效甚速。《褚澄遗书》云：人喉有窍则咳血杀人。喉不停物，毫发芥蒂必咳。血既渗入，愈渗则愈咳，愈咳愈渗。惟饮溲溺则百不一死。若服寒凉则百不一生。其为肺肾有火者必须之物。第其性稍寒，惟不利于脾胃虚寒，或溏泄，及阳虚无火食不消者，咸在所忌。今世人类用秋石，此乃水澄火炼，真元之气尽失，其功不逮童便多矣。况难多服，久服则咸能走血，使血凝泣为病。

溺白垽

疗鼻衄，汤火灼疮。

疏： 溺白垽，即人中白，乃人溺之积气结成。其味咸，气凉，无毒。能泻肝、肾、三焦、膀胱有余之火。《本经》疗鼻衄，及《大明》治传尸劳热，肺痿，心膈热，吐血，羸瘦，渴疾者，以其能入诸经泻去火邪也。凉能除热，故又治汤火灼疮。今人以之治口舌生疮、疳匿等症，多效，是其除热降火之验也。

主治参互

同冰片、硼砂、青黛、黄柏、牙硝、白矾，治口舌生疮，及小儿走马牙疳口臭。《经验方》：鼻衄不止。人中白焙干，入麝香少许，温酒调服，立效。又方：小儿口疳。人中白煅，黄柏蜜炙焦，为末，等份，入冰片少许，以青布拭净，掺之，累效。

妇人月水

解箭毒，并女劳复。

陈藏器云：经衣主金疮血涌出，炙热熨之。又烧灰敷虎狼伤疮，及箭镞毒入腹。

疏：经云：女子二七天癸至，任脉通，太冲脉盛，月事以时下。谓之天癸者，乃天一所生之水也。上应太阴，下应海潮，月有盈亏，潮有朝汐，故月事一月一行，与之相符也。其味咸，咸为水化。凡毒得水则解，故能解箭毒也。女劳复者，热病新瘥后交感而得。其症发热烦躁，少腹阴囊牵引而痛，以前病余热未除，阴精复损，故有是证。月水乃阴中有阳之物，能补阴除热，故主之也。金疮及虎狼伤疮，皆血分受伤为病，以类相从，乃所以补其不足也。童女首经，名红铅，能回垂绝之阳气。第一时难得耳。如女子自受胎时，算至十四岁足，即于是日是时经至者，此为正鼎，其经为上药。用法招摄，于经将至时，真气先到，采入身中，名得大药，可以接命。即《首楞经》所载精仙是也。绝非入炉交感，亦非情想得通，故亦成仙道耳。

主治参互

扁鹊方：丈夫热病后，交接复发，忽卵缩入腹，腹痛欲死。烧女人月经赤衣为末，热水服方寸匕，即定。并治女劳色疸。《千金方》：男子阴疮，因不忌月事行房，阴物溃烂。用室女血衲，瓦上烧存性，研末，麻油调敷。《博物志》：交广夷人，以焦铜和毒药于箭镞上，中人即沸烂，须臾骨坏而死。但服月水、屎汁解之。

简误

月水虽能治病，然秽污不洁之物，故女子入月时，人宜远之。其升丹煎膏治药，及小儿出痘，切须避忌。如犯之，则药不灵，痘变坏也。红铅，其性质乃阳气凝结而成，火盛人不宜单服，须多服人乳，并入童溺乃佳。

浣裈汁

解箭毒，并女劳复亦善。

妇人裈裆，主阴易病。当阴上割取，烧末服方寸匕。童女裈益佳。若女患阳易，即须男子裈也。阴易病者，人患时行病，起后交合，阴阳便即相著，甚于本病。其候小便赤涩、寒热甚、头痛、腰痛、耳鸣、眼花，服此便通利。

疏：裈裆居下体，得阴气胜，取其以类相从气相感，能导邪热，故主阴阳易病也。

主治参互

仲景方：阴阳易病，身体重，少气，腹里急，或引阴中拘急，热上冲胸，头重不欲举，眼中生花，膝胫拘急者。烧裈散主之。取中裈近阴处，烧灰，水服方寸匕，日三服，小便即利，阴头微肿则愈。男用女，女用男。《千金方》：胞衣不下。以本妇裈，覆井上即下。

怀妊妇人爪甲

取细末，置目中去翳障。

疏：爪者，筋之余，肝胆之外候也。经曰：多食辛，则筋急而爪枯。以辛能散真气而走筋。《本经》独用怀妊妇人者，盖妇人气血充实，乃能受孕，取其有生长力紧之意也。其味甘咸，气平无毒。目中翳障，肝经血虚也。爪甲乃肝之余气所生，而性又带散，故点目能去翳障也。寇宗奭：以众人甲，刮取细末搐鼻内，治鼻衄立愈。兼能催生，利小便，止尿血，散乳痈等用。

主治参互

《圣惠方》：胞衣不下。取本妇手足爪甲，烧灰，酒服。又方：一切目疾。以木贼草擦取爪甲末，同丹砂等份，研匀，以露水搜丸芥子大。每以一粒，点入目内。或用乳汁和亦得。并治飞丝入目。

天灵盖

味咸，平，无毒。主传尸尸疰，鬼气伏连，久瘴劳疟，寒热无时者。烧令黑，细研，白饮和服，亦合丸散用。

疏： 天灵盖，乃死人脑盖骨也。不用他骨，而用此者，以人生时，脑为诸阳之会，而此骨则一身众骨之主也。其主传尸尸疰，鬼气伏连者，取其同类之气，引出邪魅，则其魂魄飞越，不复附人，故得瘥也。久瘴劳疟，寒热无时者，亦邪恶之气侵人也。辟恶散邪是其能事，故亦主之。

主治参互

同鬼臼、干漆、象胆、獭肝、丹砂、胡黄连，入滋阴药内治传尸劳。同牛黄、象牙末、蛀竹屑、血竭、乳香、没药、黄蜡、明矾、珍珠，作丸。治杨梅结毒。《痘疮经验方》：痘疮陷伏，灰平不长，此系虚寒证。用天灵盖烧研，酒服三分。

［附］化尸场上人骨，取为细末，敷金疮，止血长肉，及恶疮不收敛。并能治打扑折伤，人受杖时服之，不痛，不肿，不烂。

简误

天灵盖治劳瘵者，以其有尸鬼劳虫为害，取其逐散邪也。今人虚损劳怯，皆系色欲过度，损伤真阴，实无鬼气淹伏，何得用此幽暗不祥之物治之哉？其痘疮虚寒陷伏，或为邪气所触发不出者，不过借其阳气所结之余，逐散其邪以发出耳，非正治也。若血热烦躁，疮干紫黑者，用之必致危殆不救。慎之！慎之！

人 胞

主血气羸瘦，妇人劳损，面黚皮黑，腹内诸病渐瘦瘁者，以五味和之，如馄饨法与食之，勿令知。一名紫河车。

疏： 夫人有生之初，揽父精母血以成胚胎，外即有衣一层裹之，即胞也。至十月降生时，随儿后出。其味甘咸，气温无毒。血气羸瘦，妇人劳损，面黚皮黑，腹内诸病渐瘦瘁者，皆荣血不足，精气亏损也。此药得精血之气而结，能从其类以补之，是以主诸证也。今世之治男女一切虚损劳极，为益血补精气之用。

主治参互

同人参、黄芪、鹿茸、白胶、当归、补骨脂、五味子、巴戟天，治真阳虚极，畏寒足冷。吴球大造丸：治虚劳骨蒸，女人无子，及多生女，月水不调。小产难产。服之必主有子，危疾将绝者，一二服可更活一二日。其补气血之功力可见也。久服耳目聪明，须发乌黑，延年益寿，有夺造化之功，故名大造丸。用紫河车一具，男用女胎，女用男胎，初生者。米泔洗净，淡酒蒸熟，捣晒研末。败龟板、童便浸三日，酥炙黄二两，黄柏、杜仲各一两半，牛膝一两二钱，生地黄二两半（入砂仁六钱，白茯苓二两，绢袋盛入瓦罐酒煮七次，去茯苓、砂仁不用，杵地黄为膏听用），天门冬、麦门冬、人参各一两二钱净，夏月加五味子七钱，俱忌铁器，为细末，地黄膏加酒、米糊，丸小豆大。每服八九十丸，空心盐汤下。女人去龟板，加当归二两。男子遗精，女人漏下，并加牡蛎粉一两，去人参。

简误

人胞乃补阴阳两虚之药，以其形质亦得男女坎离之气而成。如阴阳两虚者，服之有返本还元之功，诚为要药也。然而阴虚精涸，水不制火，发为咳嗽、吐血、骨蒸、盗汗等症，此属阳盛阴虚，法当壮水之主，以制阳光，不宜服此并补之剂，以耗将竭之阴也。胃火齿痛，法亦忌之。

[附] 胞衣水，味辛，无毒。主小儿丹毒、诸热毒发寒热不歇、狂言妄语，头上无辜发竖、虚痞等症，天行热病，饮之立效。此即胞衣埋地下久远化为水者，得地中之阴气，其气必寒，辛寒而走足阳明经，故主如上诸证也。南人以甘草、升麻和人胞，瓶盛埋之，三五年后掘出，取为药也。

初生脐带

主疟。烧为灰，饮下之。

疏：脐者，命蒂也。当心肾之中，为真元归宿之处。胎在母腹，脐连于胞，喘息呼吸滋养之妙，从此而通。胎出母腹，脐带剪断，则一点真元之气，从此而归入命门丹田。故脐为命蒂而脐带亦真气会聚之所也。《本经》以之治疟者，应是久疟虚寒之甚，借其气以补不足也。今世以小儿脱下脐带，烧灰与服，可解胎中一切毒，及免惊风痘患，亦取裨补真元耳。

主治参互

《全幼心鉴》：脐汁不干。绵裹落下脐带，烧研一钱，入当归头末一钱，麝香一字，掺之。《保幼大全》预解胎毒。脐带烧灰，以乳汁调服。或入辰砂少许，可免痘患。

无毒而主疗甚稀，不著"简误"。

卷十六　兽部上品

总二十种，今疏其要者十种。

龙骨齿附　麝香　牛黄　熊脂胆掌附　象牙胆、皮附　白胶　阿胶　牛乳　乳腐　酥

龙　骨

味甘，半、微寒，无毒。主心腹鬼疰，精物老魅，咳逆，泄痢脓血，女子漏下，癥瘕坚结，小儿热气惊痫，疗心腹烦满，四肢枯痿，汗出，夜卧自惊，恚怒伏气在心下，不得喘息，肠痈内疽，阴蚀，止汗，缩小便，溺血，养精神，定魂魄，安五脏。

白龙骨：疗梦寐泄精，小便泄精。

齿：主小儿、大人惊痫、癫疾狂走，心下结气，不能喘息，诸痉，杀精物，小儿五惊十二痫，身热不可近，大人骨间寒热。又杀蛊毒。得牛黄、人参良。畏石膏。忌鱼及铁。

疏：龙禀阳气以生，而伏于阴，为东方之神，乃阴中之阳，鳞虫之长，神灵之物也。故其骨味甘平，气微寒，无毒。内应乎肝，入足厥阴、少阳、少阴，兼入手少阴、阳明经。神也者，两精相合，阴阳不测之谓也。神则灵，灵则能辟邪恶、蛊毒、魔魅之气，及心腹鬼疰、精物老魅，遇之则散也。咳逆者，阳虚而气不归元也。气得敛摄而归元，则咳逆自止。其性涩以止脱，故能止泄痢脓血，因于大肠虚而久不得止，及女子漏下也。小儿心肝二脏虚则发热，热则发惊痫，惊气入腹则心腹烦满，敛摄二经之神气而平之，以清其热则热气散，而惊痫及心腹烦满皆自除也。肝气贼脾，脾主四肢，故四肢痿枯，肝宁则热退，而脾亦获安，故主

之也。汗者，心之液也。心气不收，则汗出。肝心肾三经虚，则神魂不安而自惊。收敛三经之神气，则神魂自安。气得归元，升降利而喘息自平，汗自止也。肝主怒，肝气独盛，则善恚怒。魂返乎肝，则恚怒自除。小肠为心之腑，膀胱为肾之腑。二经之气虚脱，则小便多而不禁。脏气敛则腑亦随之，故能缩小便，及止梦寐泄精，小便泄精，兼主溺血也。其主养精神，定魂魄，安五脏者，乃收摄神魂，闭涩精气之极功也。又主癥瘕坚结，肠痈，内疽，阴蚀者，以其能引所治之药，黏着于所患之处也。按：龙骨入心、肾、肠、胃。龙齿单入肝、心。故骨兼有止泻涩精之用，齿惟镇惊安魂魄而已。凡用龙骨，先煎香草汤洗二度，捣粉，绢袋盛之。用燕子一只，去肠肚，安袋于内，悬井上面，一宿取出，研粉。入补肾药中，其效如神。又法：酒浸一宿，焙干，研粉，水飞三度用。如急用，以酒煮焙干。或云：凡入药须水飞过，晒干。每斤用黑豆一斗，煮一伏时，晒干用。否则着人肠胃，晚年作热也。

主治参互

仲景方：同牡蛎，入柴胡、桂枝各汤内，取其收敛浮越之正气，固脱而镇惊。同远志等份为末，炼蜜丸如梧子大，朱砂为衣。每服三十丸，莲心汤下，治劳心梦遗。《梅师方》：睡即泄精。白龙骨四分，韭子五合，为散。空心酒服方寸匕。又方：泄泻不止。白龙骨、白石脂等份，为末，水丸梧子大。紫苏、木瓜汤下，量大人小儿用。亦治久痢休息。姚和众方：久痢脱肛，白龙骨粉，扑之。龙齿同荆芥、泽兰、牡丹皮、苏木、人参、牛膝、红花、蒲黄、当归、童便，治产后恶血扑心，妄语癫

狂，如伤寒发狂者。切不可认作伤寒治，误则杀人。同牛黄、犀角、钩藤钩、丹砂、生地黄、茯神、琥珀、金箔、竹沥、天竺黄、苏合香，治大人、小儿惊痫癫疾。

简误

龙骨味涩而主收敛。凡泄痢肠澼，及女子漏下崩中、溺血等症，皆血热积滞为患，法当通利疏泄，不可便用止涩之剂，恐积滞瘀血在内，反能为害也。惟久病虚脱者，不在所忌。

麝香

味辛，温，无毒。主辟恶气，杀鬼精物，温疟，蛊毒，痫痉，去三虫，疗诸凶邪鬼气，中恶心腹暴痛，胀急痞满，风毒，妇人难产，堕胎，去面䵟，目中浮翳。久服除邪，不梦寤魇寐，通神仙。忌大蒜。

疏： 陶弘景云：麝常食柏叶，又啖蛇。予以为其香必非因啖蛇而结。苏颂乃云：夏月食蛇多，至寒则香满。入春脐内急痛，自以爪剔出。陶云：五月得香，往往有蛇皮骨，岂有食蛇逾一年，而皮骨尚不化者乎？不知麝乃山兽，好食香木芳草，如柏叶之类，故其气聚于脐，而结成是香；或遇蛇亦啖，但不结香耳。如必啖蛇多而后有香，则此药必大毒难近之物，安得味辛气温无毒耶？甄权言苦辛，其香芳烈，为通关利窍之上药。凡邪气着人，淹伏不起，则关窍闭塞。辛香走窜，自内达外，则毫毛骨节俱开，邪从此而出，故主辟恶气，杀鬼精物凶邪，蛊毒，温疟，中恶心腹暴痛，胀急痞满，风毒诸证也。其主痫痉者，借其气以达于病所也。苦辛能杀虫，故主去三虫。辛温主散，故能去面䵟，及目中浮翳。性能开窍，故主难产堕胎也。走窜之性，而云久服除邪。不梦寤魇寐，通神仙者，凡香皆能辟除恶气而通神明，故有是功能也。《日华子》云：纳子宫，暖水脏，止冷带疾。《药性论》：主小儿惊痫客忤，

蚀一切痈疽脓水。今人又用以治中风、中气、中恶、痰厥猝仆。兼入膏药、敷药，皆取其通窍开经络、透肌骨之功耳。

主治参互

同犀角、牛黄、琥珀、龙齿、远志、丹砂、铅丹、金箔、菖蒲、珍珠、茯神、天竺黄，治心气虚怯，惊邪癫痫；或梦寐纷纭，鬼交鬼疰，及小儿急惊，大人中恶等证。同白及、白蔹、红、白药子、雄黄、乌鸡骨煅、乳香、没药、冰片，为末。敷一切痈疽疔肿，有神。《济生方》：中风不省。麝香二钱，研末，入清油二两，和匀，灌之即苏。又方：食诸果成积伤脾，作胀气急。用麝香一钱，生桂末一两，饭和丸，绿豆大。大人十五丸，小儿七丸，白汤下。盖果得麝即落，木得桂即枯故也。夏子益《奇疾方》：口内肉球，根如线，五寸余，如钗股，吐出乃能食物，捻之则痛彻心者。麝香一钱，水研服。《经验方》：鼠咬成疮。麝香封之，妙。并治蚕咬成疮。

简误

麝香走窜飞扬，内透骨窍脏腑，外彻皮肉及筋。其性能射，故善穿透开散。东垣云：凡风病在骨髓者，用之使风邪得出。若在肌肉，用之反引风入骨。丹溪云：五脏之风，不可用麝香以泻卫气。二公之言，诚得其旨矣。凡似中风，小儿慢脾风，与夫阴阳虚竭，发热，吐血，盗汗，自汗，气虚眩晕，气虚痰热，血虚痿弱，血虚目翳，心虚惊悸，肝虚痫痉，产后血晕，胎前气厥，诸证之属于虚者，法当补益，概勿施用。即如不得已欲借其开通关窍于一时，亦宜少少用之，勿令过剂。苏醒开通之后，不可复用矣。孕妇不宜佩带。劳怯人亦忌之。李廷飞云：不可近鼻，有白虫入脑。患癞久带，其香透关，令人成异疾。

牛 黄

味苦，平，有小毒。主惊痫寒热，热盛狂痉，除邪逐鬼。疗小儿百病，诸痫热口不开，大人狂癫，又堕胎。久服轻身增年，令人不忘。人参为之使。恶常山。畏牛膝、干漆。

疏：牛为土畜，其性甘平，惟食百草，其精华凝结为黄，犹人身之有内丹也。故能解百毒而消痰热，散心火而疗惊痫，为世神物，诸药莫及也。凡牛生黄，则夜视其身有光，皮毛润泽，眼如血色。盖得气之精而形质变化自有异也。或云牛病乃生黄者，非也。《本经》：味苦气平。《别录》：有小毒。吴普云：无毒。然必无毒者为是。入足厥阴、少阳、手少阴经。其主小儿惊痫，寒热热盛口不能开，及大人癫狂痫痉者，皆肝心二经邪热胶痰为病。心热则火自生焰，肝热则木自生风。风火相搏，故发如上等证。此药味苦气凉，入二经而能除热消痰，则风火息，神魂清，诸证自瘳矣。鬼邪侵者，因心虚所致。小儿百病多属胎热。入心养神除热，解毒，故悉主之也。性善通窍，故能堕胎。善除热益心，故能令人不忘。非久服多服之药。其云轻身延年者，盖指病去则身自轻安，而得尽其天年也。

主治参互

同犀角、琥珀、天竺黄、钩藤钩、茯神、珍珠、金箔、麝香、丹砂，治小儿惊痫百病。入外科内服药，能解疗肿痈疽毒；并可入敷药，止痛散毒如神。同犀角、生地黄、牡丹皮、竹叶、麦门冬，治小儿五色丹毒。同钟乳石、真朱、猪牙皂角、象牙末、白僵蚕、红铅、片脑、明矾、没药、蛀竹屑、天灵盖，为丸。土茯苓汤下，治结毒有神。姚和众方：小儿初生三日，去惊邪，辟恶气。以牛黄一豆许，以蜜少许，研匀，绵蘸令儿吮之，一日令尽。《外台秘要》：小儿七日口噤。牛黄为末，以淡竹沥化一

字，灌之。更以猪乳滴之。钱氏《小儿方》：初生胎热，或身体黄者。以真牛黄一豆大，入蜜调膏，乳汁化开，时时滴儿口中。兼治腹痛夜啼。《总微录》：小儿热惊，或惊痫嚼舌，迷蒙仰目。牛黄一杏仁大，竹沥、姜汁各一合，和匀与服。又方：小儿积热毛焦，睡语欲发惊者。牛黄六分，朱砂五钱，同研。以犀角磨汁，调服一钱。王氏《痘疹方》：痘疮黑陷。牛黄二粒，朱砂一分，研末。蜜浸胭脂，取汁调搽，并可内服。

简误

牛黄，治小儿百病之圣药。盖小儿禀纯阳之气，其病皆胎毒痰热所生，肝心二经所发。此药能化痰除热，清心养肝，有起死回生之力。惟伤乳作泻，脾胃虚寒者，不当用。

熊 脂

味甘，微寒、微温，无毒。主风痹不仁筋急，五脏腹中积聚，寒热羸瘦，头疡白秃，面皯疱，食饮吐呕。久服强志，不饥，轻身长年。

疏：《诗》云：惟熊惟罴，男子之祥。取其为阳兽而强力壮毅也。《本经》：味甘，气微寒。《别录》：微温无毒。其主风痹不仁筋急者，盖风为阳邪，熊为阳兽；其气温，能通行经络；其性润，能滋养肝脾，故主之也。滑泽而通行，故主五脏腹中积聚，及食饮吐呕。甘寒而强力，故能主寒热羸瘦，轻身。性润而疏风，故能主头疡白秃，面皯疱也。久服强志，不饥长年，盛言其补虚壮筋骨之功耳。

熊掌，乃八珍之一，食之可御风寒，益气力。

肉：与脂同功。河间云：熊肉振羸。是因其气有余，以补不足者也。

附：熊胆

味苦，寒，无毒。疗时气热盛变为

黄疸，暑月久痢，疳䘌，心痛疰忤。《药性论》：小儿五疳，杀虫治恶疮。

疏：熊胆气味与象胆同。其所主亦相似。时气热盛变为黄疸，热邪在足太阴也。久痢、疳䘌，湿热在手阳明也。心痛疰忤，热邪在手少阴也。入三经而除热邪，故能疗诸证也。极苦而寒，故又能杀虫，治恶疮，点痔。

主治参互

《齐东野语》：赤目障翳。熊胆丸以胆少许化开，入片脑一二厘，研匀，点上绝妙。《圣惠方》：小儿鼻蚀。熊胆半分，汤化抹之。《外台秘要》：十年痔疮。熊胆涂之，神效。一切方不及也。或加入片脑少许，以猪胆汁和涂，亦妙。《保幼大全》：诸疳羸瘦。熊胆、使君子末等份，研匀，瓷器蒸溶，蒸饼丸麻子大。每米饮下二十丸。

简误

凡胆，皆极苦寒而能走肝胆二经，泻有余之热，盖以类相从也。小儿疳积，多致目内生翳障者，以肝脾二脏邪热壅滞，则二脏之气血日虚，闭塞日甚故也。用此泻肝胆脾家之热，则内邪清而外障去矣。如不因疳证而目生翳障，及痘后蒙闭者，多因肝肾两虚，宜滋阴养血清热为急，诸胆皆不得用。有痼疾者，不可食熊肉，令终身不愈。

象 牙

无毒。主诸铁及杂物入肉，刮取屑，细研，和水敷疮上，立出。

疏：象牙，《本经》无气味。《日华子》云：平。《海药》云：寒。应是甘寒无毒之物。象性勇猛，而牙善蜕，故能出一切皮肉间有形滞物，如经所言也。又能治邪魅惊悸风痫，及恶疮拔毒，长肉生肌，去漏管等用。

主治参互

同明矾、黄蜡、牛角䚡、铅花、金头蜈蚣、猬皮、猪悬蹄，治通肠漏，能去漏管。防杨梅结毒，载牛黄条内。王氏痘疹方：痘疹不收。象牙屑，铜铫炒黄红色，为末。每服七八分，白汤下。又方：针箭入肉。象牙末，水和敷之即出也。日华子：治小便不通，象牙生煎服之。小便过多，烧灰饮下。

附：象胆

主明目，及治疳，治疮肿。以水化涂之。治口臭，以绵裹少许贴牙根，平旦漱去，数度即瘥。

疏：象胆，苦寒之物也。入肝脾二经。肝热则目不明。脾家郁热则成疳积，或口臭。苦寒除二经之热，故能主诸证。苦寒凉血解毒，故又能主疮肿也。今世治疳证、痨瘵、传尸，多用之。总取其苦寒能杀疳虫痨虫，兼除脏腑一切热结也。

主治参互

同獭肝、芦荟、干漆、胡黄连、青黛、鬼臼、丹砂，入滋肾药内，治传尸痨瘵。《圣济总录》：内障目翳。用象胆半两，鲤鱼胆七枚，熊胆一分，牛胆半两，麝香一分，石决明一两，为末，糊丸绿豆大。每茶下十丸，日二。

象 皮

其性最易收敛。人以钩刺插入皮中，拔出半日，其疮即合，故入膏散，为长肉合金疮之要药。

简误

象胆苦寒之极，不利脾胃。凡疳证脾弱者，目病血虚者，咸不宜多服。

象牙及皮，气味和平，于脏腑无违，故不著"简误"。

白 胶

味甘，平、温，无毒。主伤中，劳

绝，腰痛，羸瘦，补中益气，妇人血闭无子，止痛安胎，疗吐血，下血，崩中不止，四肢酸疼，多汗淋露，折跌伤损。久服轻身延年。一名鹿角胶。得火良。畏大黄。

疏： 白胶是熬鹿角而成，故其味甘，气平。《别录》：温，无毒。气薄味厚，降多升少，阳中之阴也。入足厥阴、少阴、手少阴、厥阴经。经曰：劳则喘且汗出，内外皆越，中气耗矣。故凡作劳之人，中气伤绝，四肢作痛多汗，或吐血下血，皆肝心受病。此药味甘气温，入二经而能补益中气，则绝伤和，四肢利，血自止，汗自敛也。折跌伤损则血瘀而成病，甘温入血通行又兼补益，故折跌伤损自愈。妇人血闭无子，及崩中淋露，胎痛不安，腰痛羸瘦者，皆血虚肝肾不足之候。温肝补肾益血，则诸证自退而胎自得所养也。血气生，真阳足，故久服能轻身延年耳。更治尿血，溺精，疮疡肿毒及漏下赤白。妇人久服，能令有子。

主治参互

同牛膝、牡丹皮、麦门冬、地黄、真苏子、郁金、白芍药、当归、童便、续断，治劳伤吐血。同山茱萸、枸杞子、鹿茸、地黄、麦冬、杜仲、补骨脂、怀山药、车前子、五味子、巴戟天、莲须，治肾虚阳痿，精寒无子。加入当归、紫石英，治妇人血闭，子宫冷，服之受孕。《外台秘要》：虚劳尿精及尿血。白胶二两炙，酒二升，顿和温服。《肘后方》：妊娠卒下血。以酒煮胶二两，消尽顿服。

简误

鹿乃仙兽，纯阳之物也。其治劳伤羸瘦，益肾添精，暖腰膝，养血脉，强筋骨，助阳道之圣药也。然而肾虚有火者，不宜用。以其偏于补阳也。上焦有痰热，及胃家有火者，不宜用。以其性热复腻滞难化也。凡吐血下血，系阴虚火炽者，概不得服。

阿　胶

味甘，平、微温，无毒。主心腹内崩，劳极洒洒如疟状，腰腹痛，四肢酸疼，女子下血，安胎，丈夫小腹痛，虚劳羸瘦，阴气不足，脚酸不能久立，养肝气。久服轻身益气。一名傅致胶。得火良，薯蓣为之使。畏大黄。凡用以蛤粉炒，或酒化成膏亦得。

疏： 阿胶，旧云煮牛皮作之。藏器与苏颂皆云是乌驴皮，其说为的。其功专在于水。按阿井在山东兖州府东阿县，乃济水之伏者所注。其水清而重，其色正绿，其性趋下而纯阴，与众水大别。《本经》：味甘气平。《别录》：微温无毒。元素云：性平味淡。气味俱薄。可升可降，阳中阴也。入手太阴、足少阴、厥阴经。其主女子下血、腹内崩、劳极洒洒如疟状、腰腹痛、四肢酸疼、胎不安，及丈夫少腹痛、虚劳羸瘦、阴气不足、脚酸不能久立等症，皆由于精血虚，肝肾不足，法当补肝益血。经曰：精不足者，补之以味。味者，阴也。补精以阴，求其属也。此药得水气之阴，具补阴之味，俾入二经而得所养，故能疗如上诸证也。血虚则肝无以养，益阴补血，故能养肝气。入肺肾补不足，故又能益气，以肺主气，肾纳气也。气血两足，所以能轻身也。今世以之疗吐血、衄血、血淋、尿血、肠风下血、血痢、女子血气痛、血枯、崩中、带下、胎前产后诸疾，及虚劳咳嗽，肺痿，肺痈脓血杂出等证神效者，皆取其入肺入肾，益阴滋水，补血清热之功也。

主治参互

同天、麦门冬、栝楼根、白药子、五味子、桑白皮、剪草、生地黄、枸杞子、百部、苏子、白芍药，治肺肾俱虚，咳嗽吐血。同杜仲、枸杞子、白芍药、山药、麦门冬、地黄、黄芪、人参、青蒿、续断、黄柏，治妇人崩中漏血。同白芍药、炙甘草、麦冬、地黄、白胶、当归、枸杞子、杜仲、续断，治妇人胎痛，或胎漏下血。《直指方》：老人虚秘。阿胶炒二钱，葱白三根，水煎化，入蜜二匙，温服。仲景方：黄连阿胶汤，治少阴病，得之二三日以上，心中烦，不得卧者。用阿胶三两，黄连四两，黄芩一两，芍药二两，鸡子黄二枚，以水五升，先煮三物，取二升，去滓，纳胶烊尽，小冷，纳鸡子黄，搅令相得。温服七合，日三。《和剂局方》：治肠胃气虚，冷热不调，下痢赤白，里急后重腹痛，小便不利。用阿胶二两，炒黄连三两，茯苓二两，为末，捣丸梧子大。每服五十丸，米汤下，日三。《千金翼》：吐血不止。阿胶炒二两，蒲黄六合，生地黄三两，水五升，煮三升，分服。兼治衄血。《梅师方》：妊娠下血不止。阿胶三两炙为末，酒一升煎化，服即愈。《产宝方》胶艾汤：妊娠胎动。阿胶、艾叶各二两，葱白一升，水四升，煮一升，分服。

简误

此药多伪造，皆杂以牛马皮、旧革鞍靴之类，其气浊秽，不堪入药。当以光如玉漆，色带油绿者为真。真者折之即断，亦不作臭气，夏月亦不甚湿软。如入调经丸药中，宜入醋，重汤顿化和药。其气味虽和平，然性黏腻，胃弱作呕吐者，勿服。脾虚食不消者，亦忌之。

牛 乳

微寒。补虚羸，止渴。

乳 腐

味甘，微寒，无毒，主润五脏，利大小便，益十二经脉。

疏：牛乳，乃牛之血液所化。其味甘，其气微寒，无毒，甘寒。能养血脉，滋润五脏，故主补虚羸止渴。及乳腐所主皆同也。《日华子》主养心肺，解热毒，润皮肤者，亦此意耳。

肝：味苦、甘，气和平，食之能补肝，治雀盲。

主治参互

同人乳、羊乳、梨汁、芦根汁、蔗浆，熬膏，治反胃噎膈，大便燥结。宜时时饮之，兼能止消渴。夏子益《奇疾方》：肉人怪病。人顶生疮五色，如樱桃状，破则自顶分裂，连皮剥脱至足，名曰肉人。常饮牛乳自消。

简误

患冷气人忌之，与酸物相反，令人腹中癥结。脾胃作泄者，亦不得服。

酥

微寒。补五脏，利大肠，主口疮。

疏：酥乃牛乳所出，乳之精华也。其味甘，气微寒无毒。性滑泽。五脏皆属阴，酥乃阴血之精华，故能补五脏。血枯火盛，大肠燥结，及口舌生疮。甘寒除热补血，故主利大肠、口疮也。

[按] 酥酪醍醐，总成于牛乳，但有精粗之别耳。其性大抵皆滋润滑泽，宜于血热枯燥之人。其功不甚相远，故二物不复载。

主治参互

凡一切药，用酥炙者，取其润燥兼能益精髓，补血脉；又有渗入骨肉，使骨易糜之功。《外台秘要》：一切肺病咳嗽，脓血不止。用好酥五十斤，炼三遍，当出醍醐。每服一合，日三服，以瘥为度，神效。

简误

性能利窍，骤食之使人遗精。

卷十七　兽部中品

总十七种，今疏其要者九种。

白马茎屎、溺附　鹿茸角髓、肾、肉附
牛角鰓胆、肉附　羖羊角肝、肾、肉、血附
牡狗阴茎头骨、血、肉附　羚羊角　犀角
虎骨　兔头骨脑、肝、肉附

白马茎

味咸、甘，平，无毒。主伤中，脉绝，阴不起，强志益气，长肌肉肥健，生子，小儿惊痫。阴干百日用。

疏：马，火畜也。其阴茎又纯阳之物也。故能主男子阴痿，坚强，房中药多用之。《本经》：味咸气平。《别录》：甘无毒。察其功用，气平应作温。非甘温则不主伤中脉绝，以甘能补血脉，温能通经络故耳。阳衰则阴不起而生长之道绝。咸温走下焦，补助真阳则阴自起，精自暖，故能令人有子也。气属阳，阳得补故能益气。肾藏志，肾气足故能强志。甘温补血脉而助真气，故又能长肌肉肥健也。《别录》又主小儿惊痫者，似非其所长，应是误入耳。凡收当取银色无病白马，春月游牝时，力势正强者。生取阴干百日，用时以铜刀切片，将生羊血拌蒸半日，去血，晒干，锉用。

主治参互

得肉苁蓉、巴戟天、山茱萸、菟丝子、真阳起石、人参、鹿茸、狗阴茎，作丸。治真阳虚脱，阴痿不起，下元冷惫等证。

简误

马阴茎，乃纯阳之物也。凡阴虚火盛者，不得服。人但喜其温暖，滋助阳道，少年多欲者房中术用之，仗其力势，

恣欲无节，以致损竭真阴，多成劳瘵，不可不戒也。

附：马通

微温。主妇人崩中，止渴，及吐、下血，鼻衄，金疮止血。

疏：白马通，《本经》虽云微温，然必是苦而凉者也。惟其苦凉所以能疗诸血热证，止渴。及孟诜主阴阳易垂死者，绞汁服也。

白马溺

味辛，微寒。主消渴，破癥坚积聚，男子伏梁积疝，妇人瘕疾。铜器盛饮之。

疏：白马溺，昔有人与其奴皆患心腹痛病。奴死剖之，得一白鳖，赤眼，仍活。以诸药纳口中，终不死。有人乘白马观之，马尿堕鳖而鳖缩。遂以灌之，即化成水。其人乃服之，疾亦愈。观其气味，不应有如是之功。乃知物性畏忌，各有所制。如刀柄之刈三棱而化为水，正以遇其所制之物故也。《本经》云气微寒。然详其用，必是微温，味应带咸。辛咸温俱足，所以能疗经所言诸证。

主治参互

《千金方》：食发成瘕，咽中如有虫上下者。白马尿饮之，佳。《鲍氏方》：利骨取牙，白马尿浸茄秆三日，炒，为末，点牙即落。

简误

无积聚癥瘕者，不得服。胞中虚痞误作伏梁，服之有损。

鹿　茸

味甘、酸，温、微温，无毒。主漏

下恶血，寒热惊痫，益气，强志，生齿，不老。疗虚劳洒洒如疟，羸瘦，四肢酸疼，腰脊痛，小便利，泄精，溺血，破留血在腹，散石淋，痈肿，骨中热，疽痒。痒应作疡。凡用取形如分岐马鞍，茸端如玛瑙红玉，破之肌如朽木者最良。先以酥薄涂匀，干烈炎中燎去毛，再炙。

疏： 鹿茸禀纯阳之质，含生发之气，故其味甘气温。《别录》言：酸微温。气薄味厚，阴中之阳也。入手厥阴、少阴、足少阴、厥阴经。妇人冲任脉虚则为漏下恶血，或瘀血在腹，或为石淋；男子肝肾不足则为寒热惊痫，或虚劳洒洒如疟，或羸瘦，四肢酸疼，腰脊痛，或小便数利，泄精溺血。此药走命门、心包络，及肾肝之阴分，补下元真阳，故能主如上诸证，及益气、强志、生齿、不老也。痈肿疽疡，皆荣气不从所致。甘温能通血脉，和腠理，故亦主之。《日华子》：主补男子腰肾虚冷，脚膝无力，夜梦鬼交，精溢自出；女人崩中漏血，赤白带下。炙末，空心酒服方寸匕。

主治参互

同牛膝、杜仲、地黄、山茱萸、补骨脂、巴戟天、山药、肉苁蓉、菟丝子，治肾虚腰痛，及阴痿不起。《澹寮方》斑龙丸：治诸虚。用鹿茸酥炙，鹿角胶炒成珠，鹿角霜，阳起石煅红醋淬，肉苁蓉酒浸，酸枣仁、柏子仁、黄芪各一两，地黄九蒸八钱，朱砂半钱，各为末，酒糊丸梧子大。每空心酒下五十丸。昔西蜀市中有一道人货之，一名茸珠丹。每醉高歌曰："尾闾不禁沧海竭，九转灵丹都漫说。惟有斑龙顶上珠，能补玉堂关下穴。"朝野遍传之，即此方也。《普济方》鹿茸酒：治阳事虚痿，小便频数，面色无光。用嫩鹿茸一两，去毛切片，山药末一两，绢袋裹，置酒瓮中，七日后开瓮，日饮三杯。将茸焙干作丸服。《本事方》：阴虚腰痛，不能反侧。鹿茸、菟丝子各一两，茴香半两，为末，

以羊肾二对，和酒煮烂，捣和泥，和丸梧子大，阴干。每服三五十丸。酒下，日三服。《济生方》：室女白带，因冲任虚寒者。鹿茸酒蒸焙二两，金毛狗脊、白蔹各一两，为末，用艾煎醋，打米糊丸梧子大。每酒下五十丸，日二服。

"简误" 同白胶。

附：鹿角

味咸，无毒。主恶疮痈肿，逐邪恶气，留血在阴中，除小腹血急痛，腰脊痛，折伤恶血，益气。杜仲为之使。

疏： 鹿，山兽，属阳。夏至解角者，阴生阳退之象也。麋，泽兽，属阴。冬至解角者，阳生阴退之象也。是以麋茸补阴，鹿茸补阳。角亦如之。凡角初生软嫩者为茸，禀壮健之性，故能峻补肾家真阳之气。熬成白胶，则气味甘缓，能通周身之血脉。生角则味咸，气温，惟散热、行血、消肿、辟恶气而已。咸能入血软坚，温能通行散邪，故主恶疮痈肿，逐邪恶气，及留血在阴中，少腹血急痛，折伤恶血等证也。肝肾虚则为腰脊痛。咸温入肾补肝，故主腰脊痛。气属阳，补阳故又能益气也。《日华子》云：水磨服，治脱精，尿血，夜梦鬼交。醋磨汁，涂疮疡痈肿热毒。火炙热，熨小儿重舌、鹅口疮。孟诜云：蜜炙研末酒服，轻身，强骨髓，补阳道绝伤。又治妇人梦与鬼交者，酒服一撮，即出鬼精。烧灰治女子胞中余血不尽欲死者，悉取其入血行血，散热消肿，补阳辟邪之意也。

主治参互

《济生方》：骨虚劳极，面肿垢黑，脊痛不能久立，血气衰惫，发落齿槁，甚则喜唾。用鹿角屑三两，牛膝一两半，为末，炼蜜丸梧子大。每服五十丸，空心盐汤下。《肘后方》：肾虚腰痛如锥刺，不能动摇。鹿角屑二两，炒黄研末。空心温酒服方寸匕，日三。《子母秘录》：产后腹痛，瘀血不尽者。鹿角烧研，豉汁服方寸匕，日三。并治产后血

晕。《千金方》：蹉跌损伤，血瘀骨痛。鹿角末，酒服方寸匕。濒湖方：痈疽肿痛毒。鹿角尖，磨浓汁涂之。

简误

无瘀血停留者不得服。阳盛阴虚者忌之。胃火齿痛，亦不宜服。

髓

味甘，温。主丈夫、女子伤中绝脉，筋急痛，咳逆。以酒和服之良。

疏：髓者，精血之纯懿，内充以实骨者也。鹿禀纯阳，故其髓味甘，气温，性能补血而润燥，所以主一切血脉不和。如伤中脉绝，筋急痛，及咳逆也。《日华子》：同蜜煮服壮阳道，令人有子。同地黄汁煎膏服，填骨髓，壮筋骨。治呕吐者亦此意也。

肾

平。主补肾气。

疏：鹿性淫，一牡常御百牝，肾气有余故也。故服之能壮阳道，补肾家不足。

鹿肉

甘，温。补中，强五脏，益气力。生者疗口僻，割薄之。

疏：鹿，所食多芳草，其性质芳洁，气味醇和，故其肉味甘，气温无毒，与他肉不同也。性能益脾胃，通血脉，故主补中，强五脏，益气力也。生者疗中风口僻，亦取其有通血脉之功，血脉通则口僻自正也。

牛角䚡

下闭血，瘀血疼痛，女人带下。燔之，味苦，无毒。

疏：牛角䚡，乃角中嫩骨也。为筋之粹，骨之余。入足厥阴、少阴血分之药，兼入手阳明经。苦能泄，温能通行，故主妇人带下，及闭血瘀血疼痛也。

主治参互

同猪悬蹄、猬皮、金头蜈蚣、蛀竹屑、明矾、白蜡，去漏管。《近效方》：大便下血。黄牛角䚡一具煅末，煮豉汤服二钱，日三。《塞上方》：鼠瘘痔疾。牛角䚡烧灰，酒服方寸匕。

附：胆

味苦，大寒无毒。除心腹热，渴利、口焦燥，益目精。可丸药。

疏：胆，牛食百草，其精华萃于胆。其味苦，其气大寒无毒。经云：寒以胜热，苦以泄结。故主心腹热及渴利口焦燥也。肝开窍于目，肝热则目睛不明，入肝泄热故益目精也。近世以南星末酿入阴干，治惊风有奇功者，取其苦寒制南星之燥，俾善于豁痰除热耳。

简误

脾胃虚寒者忌之。目病非风热者不宜用。

牛肉

味甘，平，无毒。主安中，益气，养脾胃。

疏：牛，土畜也。黄，中央正色也。经云：中央色黄，入通于脾。故为益脾胃之药。脾胃得所养则中自安，气自益矣。丹溪朱氏有倒仓法，非为其有吐下之力也。特饮之既满，或上涌下泄尔。此盖借其补以为泻，故积聚去而肠胃得所养，亦奇法也。但病非关肠胃者，不宜服。凡牛病死，及黑身、白头、独肝者，皆不宜服。合猪肉及黍米酒食，并生寸白虫，合韭、薤食，令人热病。合生姜食，损齿。又云：牛乃稼穑之资，不可多杀而食。若以之疗病，则药物甚多；以之供馔核，则肥甘不少，似可无此一物也。好生君子，其念及而力戒之，当有冥福耳。

羖羊角

味咸、苦，温、微寒，无毒。主青

盲，明目，杀疥虫，止寒泄，辟恶鬼虎狼，止惊悸，疗百节中结气，风头痛，及蛊毒吐血，妇人产后余痛。久服安心，益气，轻身。取之时勿中湿，湿即有毒。

疏：羊角，乃肺肝心三经药也。而入肝为正。《本经》：咸温。《别录》：苦微寒。甄权：大寒。察其功用，应是苦寒居多。非苦寒则不能主青盲，惊悸，杀疥虫，及风头痛，蛊毒吐血也。盖青盲，肝热也；惊悸，心热也；疥虫，湿热也；风头痛，火热上升也；蛊毒吐血，热毒伤血。苦寒总除诸热，故能疗如上等证也。惊悸平则心自安。热伤气，热除则气自益。其主百节中结气，与妇人产后余痛，亦指血热气壅者而言。《本经》又主止寒泄，及辟恶鬼虎狼，未解其义，俟博物者详之。

主治参互

《子母秘录》：产后寒热，心闷胀极，百病。殺羊角烧末，酒服方寸匕。《普济方》治小儿痫疾，方同上。

附：羊肾

补肾气，益精髓。

疏：羊肾，补肾气者，以其类相从，借其气以补其不足也。肾得补则精髓自益矣。

主治参互

羊肾一对，去脂切，肉苁蓉一两，酒浸一夕，去皮膜，和作羹，加五味食，治劳伤阳虚无力。

羊肉

味甘，大热，无毒。主缓中，字乳余疾，及头脑大风汗出，虚劳寒冷，补中益气，安心止惊。反半夏、菖蒲。

疏：羊得火土之气以生，故其味甘气大热无毒。《素问》言：苦。亦以其性热属火耳。李杲云：补可去弱，人参、羊肉之属是已。羊肉有形，凡形气痿弱，虚羸不足者宜之。其主字乳余疾者，盖产后大虚，血气暴损，得甘热之物补助阳气则阴血自长，余疾自除矣。中气

虚则心不安，或惊惕。阳气弱则头脑大风汗出。补中则中自缓，故能安心止惊；益气则阳自足，故能疗头脑大风汗出，及虚劳寒冷也。

主治参互

《金匮要略》羊肉汤：治寒劳虚羸，及产后心腹疝痛。用肥羊肉一斤，水一斗，煮汁八升，入当归五两，黄芪八两，生姜六两，煮取二升，分四服。又方：产后虚羸腹痛，冷气不调，及脑中风汗自出。白羊肉一斤，治如常，调和食之。《饮膳正要》：壮胃健脾。羊肉三斤切，粱米二升同煮，下五味作粥食。《千金方》：损伤青肿，用新羊肉贴之。

简误

羊肉，味甘，大热。脾胃虚寒，羸瘦气乏者宜之。然天行热病后，温疟、热痢后食之，必致发热难疗。妊妇食之，令子多热。与夫痈肿疮疡、消渴、吐血、嘈杂易饥等症，咸不宜服。又：铜器煮食之，男子损阳，女子暴下。物性之异如此，不可不知也。

羊肝

性冷。疗肝风虚热，目赤暗无所见。生食子肝七枚，神效。或切薄片，水浸敷之。

疏：羊肝补肝，以类相从。肝开窍于目，肝热则目赤痛，失明，补肝除热，所以能明目，及治诸目疾也。

主治参互

《医镜》：翳膜羞明有泪，肝经有热也。用青羊子肝一具，竹刀切，和黄连四两，为丸梧子大。食远茶清下七十丸，日三服。忌铁器、猪肉、冷水。

羊血

主女人中风血虚闷，产后血晕，闷欲绝者。生饮一升即活。

疏：血为水化，故其味应咸，气平无毒。女人以血为主。血热则生风，血虚则冈绝。咸平能补血凉血，故主女人血虚中风，及产后血冈欲绝也。性能解丹石毒，如丹砂、水银、汞粉、生银、硇砂、砒霜、硫黄、钟乳、礜石❶、阳起石等类。凡觉毒发，刺饮一升，即解。凡服地黄、何首乌诸补药者，须忌之。

牡狗阴茎

味咸，平，无毒。主伤中，阴痿不起，令强热大，生子。除女子带下十二疾。一名狗精，六月上伏取，阴干百日。

疏：狗阴茎，气味与马阴茎同，其所主亦相似。性专补右肾命门真火，故能令阳道丰隆，精暖盈溢，使人生子也。女子带下十二疾，皆冲任虚寒所致。咸温入下焦，补暖二脉，故亦主之也。

主治参互

同菟丝子、覆盆子、鱼胶、车前子、巴戟天、肉苁蓉、鹿茸、沙苑蒺藜、山茱萸，能益阳暖精，使人有子。

简误

阳事易举者忌之。内热多火者勿服。

附：头骨

主金疮止血。烧灰，用黄狗者良。余骨烧灰，生肌，敷马疮，及疗诸疮瘘，妒乳，痈肿。

疏：狗头骨，《本经》无气味。察其功用，应是甘咸温之物。咸能入血，甘能补血，温能和血，故主金疮止血也。

主治参互

同血竭、乳香、没药、蚺蛇胆、䗪虫、天灵盖、自然铜，治跌扑损伤有神。临杖时服之护心止痛，杖后服之生肌长肉。《千金方》：治小儿久痢。狗头骨烧灰，白汤服。非久痢虚寒者勿用。《和剂局方》狗头骨丸：治久痢脐腹疞痛，所

下杂色，昼夜不止；或其人久虚，所下肠垢，谓之恶痢，并能治之。赤石脂、干姜各半两，肉豆蔻煨，附子炮去皮各一两，狗头骨灰一两，为末，醋和丸如桐子大。每服六七十丸，空心米饮下。非阴脏人，及阳虚极者不宜用。《圣惠方》：赤白带下不止者。狗头骨烧存性，为末。每酒服一钱，日三。《经验方》：产后血不定，奔四肢。以狗头骨灰，酒服二钱，甚效。《卫生易简方》：打损接骨，狗头骨灰，热醋调涂伤处，暖卧。《寿域方》：恶疮不愈。狗头骨灰，黄丹等份，敷之。同白蔹等份，为末，生白酒调服五钱，治少腹痛有神。

白狗血

味咸，无毒。主癫疾发作。

疏：癫疾属手少阴，少阴主血，藏神，血虚而神自不宁，故发是证。此物入心补血，以类相从，故主癫疾发作也。

简误

犬性热，以其禀火土之气，故助阳，阳胜则发热、动火、生痰、发渴。凡病人阴虚内热，多痰多火者，慎勿食之。天行病后，尤为大忌。治痢亦非所宜。

肉

味咸、酸，温。主安五脏，补绝伤，轻身，益气。

疏：犬，火畜也。其味咸酸，气温无毒。乃脾胃家肉也。五脏皆赖脾胃以养，脾胃得补，故主安五脏，五脏安而身自轻，气血益，绝伤自补矣。《日华子》：主补胃气，壮阳道，暖腰膝，益气力。孟诜：主补五劳七伤，益阳事，补血脉，厚肠胃，实下焦，填骨髓。皆取其温暖脾胃之功，则气血生长，腰肾受庇，阳道

---

❶ 礜石：矿物，是制砷和亚砷酸的原料。有消冷积、祛寒湿、蚀恶肉、杀虫等作用。

壮健而下焦暖也。

主治参互

《乾坤秘韫》戊戌丸：治男子妇人一应诸虚不足，大补元气。用黄童子狗一只，去皮毛肚肠同外肾，于砂锅内，以酒、酢八分，水二升，入地骨皮一斤，肉苁蓉各半斤，同煮一日。去药，再煮一夜，去骨，再煮肉如泥，擂细。入当归末四两，莲肉、苍术末各一斤，山药、菟丝子末各十两，甘草末八两，和杵千下，丸梧子大。每空心酒下六七十丸。危氏方：痔漏有虫。用熟犬肉蘸蓝汁，空心食，七日效。

简误

气壮多火，阴虚之人不宜食。凡犬肉不可炙食，令人消渴。妊妇食之，令子无声。热病后食之杀人。道家以犬为地厌，忌食。

羚羊角

味咸、苦，寒、微寒，无毒。主明目，益气，起阴，去恶血注下，辟蛊毒恶鬼不祥，安心气，常不魇寐。疗伤寒时气寒热，热在肌肤，温风注毒伏在骨间，除邪气惊梦，狂越僻谬，及食噎不通。久服强筋骨，轻身，起阴益气，利丈夫。

疏：羊，火畜也。而羚羊则属木。《本经》：味咸气寒。《别录》：苦微寒，无毒。气薄味厚，阳中之阴，降也。入手太阴、少阴，足厥阴经。少阴为君主之官，虚则神明不守，外邪易侵。或蛊毒恶鬼不祥，或邪气魇寐，惊梦狂越僻谬。羚羊性灵能通神灵，逐邪气，心得所养而诸证除矣。其主伤寒时气寒热，热在肌肤，温风注毒伏在骨间者，皆厥阴为病。厥阴为风木之位，风热外邪伤于是经，故见诸证。入肝散邪，则诸证自除。经曰：壮火食气。又曰：热则骨消筋缓。火热太甚，则阴反不能起，

而筋骨软。咸寒入下焦，除邪热则阴自起，气自益，筋骨强，身自轻也。肝热则目不明，肝藏血。热伤血则恶血注下，肝在志为怒，病则烦满气逆，噎塞不通。苦寒能凉血热，下降能平逆气，肝气和而诸证无不瘳矣。

主治参互

同犀角、丹砂、牛黄、琥珀、天竺黄、金箔、茯神、远志、钩藤钩、竹沥，治惊邪癎瘛，及癫痫狂乱等疾。同枸杞子、甘菊花、决明子、谷精草、生地黄、五味子、黄柏、密蒙花、木贼草、女贞实，治肝肾虚而有热，以致目昏生翳。《外台秘要》：噎塞不通。羚羊角为细末，饮服方寸匕。《千金方》：产后烦闷汗出，不识人。羚羊角烧末，东流水服方寸匕，未愈再服。

简误

凡肝心二经，虚而有热者宜之。虚而无热者不宜用。凡用有神羊角甚长，有二十四节，挂痕甚明，内有天生木胎，此角有神力抵千牛，入药不可单用，须要不拆元对，绳缚，铁锉锉细末，尽处须重重密裹，恐力散也。避风捣筛极细，更研万匝如飞尘后入药，免刮人肠。

犀　角

味苦、酸、咸，寒、微寒，无毒。主百毒蛊疰，邪鬼瘴气，杀钩吻、鸩羽、蛇毒，除邪，不迷惑魇寐，疗伤寒温疫，头痛寒热，诸毒气。久服轻身骏健。升麻、松脂为之使。恶乌头。忌盐。凡欲作末，先锯屑置入怀中一宿，捣之应手成粉。

疏：犀，亦神兽也。故其角之精者名通天，夜视有光。能开水辟邪，禽兽见之皆惊骇辟易。《本经》：味苦，气寒无毒。《别录》：酸咸微寒。李珣：大寒。味厚于气，可升可降，阳中之阴也。入足阳明，兼入手少阴经。阳明为水谷之海，无物不受；又口鼻为上下阳明之

窍，邪气多从口鼻而入。凡蛊毒鬼瘴，与夫风火邪热气之侵人也，必先入于是经。犀角为阳明经正药，其性神灵而寒，故能除邪鬼，省魇寐。其味苦寒能散邪热，解诸毒，故主百毒蛊疰，瘴气，杀钩吻、鸩羽、蛇毒，及伤寒温疫头痛寒热等证也。邪热去则心经清明，人自不迷惑，胃亦遂安，而五脏皆得所养，故能令人骏健，及久服轻身也。《药性论》主镇心神，解大热，散风毒，治发背痈疽疮肿，疗时疾热如火，烦毒入心，狂言妄语。《日华子》治心烦❶，止惊，镇肝，明目。《海药》：主风毒攻心，冒燥热闷，小儿麸豆，风热惊痫。孟诜：主中恶心痛，中饮食药毒，心风烦闷，中风失音。及今人用治吐血，衄血，下血，伤寒蓄血发狂谵语，发黄，发斑，痘疮稠密，热极黑陷等证，神效。皆取其入胃、入心，散邪清热，凉血解毒之功耳。

主治参互

同鬼臼、麝香、龙齿、茯神、苏合香、沉水香、天灵盖、丹砂、雄黄，能辟鬼疰邪气。同丹砂、琥珀、金箔、天竺黄、牛黄、钩藤钩、羚羊角、珍珠、麝香，治大人、小儿风热惊痫。磨汁，同生地黄、红花子、麦门冬、紫草、白芍药、鼠粘子，治痘疮血热，初见点红艳，壮热口渴，烦躁狂语，多服可保无虞。磨汁，同郁金、童便、生地黄、麦门冬、炙甘草、白芍药、紫苏子、剪草、丹参、白药子，治吐血，衄血。犀角地黄汤，治伤寒蓄血发黄，或热盛吐血。入紫雪丸，治大人小儿癫狂，温疫，蛊毒，邪魅，一切烦热为病。入抱龙丸，治小儿恍惚惊悸，痰涎壅塞。入至宝丹，治中风不语，中恶气绝，一切神魂恍惚，癫狂扰乱等证。《圣济总录》：吐血不止似鹅鸭肝。用生犀角、桔梗各一两，为末。每酒服二钱。《广利方》：治小儿惊痫不知人，嚼舌仰目者。犀角磨浓汁，服之立效。钱氏《小儿方》：痘疮稠密。生犀角，于涩器中新汲水磨浓汁，冷饮之。《千金方》：瘭疽毒疮，喜着十指，状如代指，根深至肌，能坏筋骨，毒气入脏杀人。宜烧铁烙之，或灸百壮，日饮犀角汁瘥。《圣惠方》：下痢鲜血。犀角、地榆、金银花各一两，升麻五钱，为末，炼蜜丸弹子大。每服一丸，水一升，煎五合，去滓温服。此热毒伏于心经故也。宜加丹砂、滑石末，以金银藤花熬汁煎药更效。

简误

痘疮，气虚无大热者不宜用。伤寒阴证发躁，因阴寒在内，逼其浮阳失守之火，聚于胸中，上冲咽嗌，故面赤、手温、烦呕、喜饮凉物、食下良久复吐出，惟脉沉细，足冷，虽渴而饮水不多，且复吐出，为异于阳证耳，不宜误用犀角凉剂。妊妇勿多服，能消胎气。

虎 骨

主除邪恶气，杀鬼疰毒，止惊悸，主恶疮鼠瘘。头骨尤良。

疏： 虎，西方之兽，山兽之君。属金而性最有力。语云：风从虎者，风，木也；虎，金也。木受金制，焉得不从！故虎啸而风生，自然之道也。所以能治风病挛急，屈伸不便，走疰骨节风毒，惊痫癫疾等证。其性虽死，而胫犹矻立不仆，故胫骨治脚膝无力，及手足诸风多效，取以类相从，借其气有余以补不足也。《本经》无气味。《药性论》云：味辛，微热无毒。禀勇猛之气，其味更辛散而通行，故主辟邪恶气，杀鬼疰毒，止惊悸也。恶疮鼠瘘，亦风邪浸淫所致，消散风邪，则恶疮鼠瘘自除矣。

主治参互

同牛膝、木瓜、地黄、山药、山茱萸、黄柏、枸杞子、麦门冬、五味子，治腰脚无力，筋骨疼痛，或痿弱不能步

---

❶ 烦：四库本无此字。

履。同草薢、独活、防己、苍术、牛膝、何首乌、薏苡仁、木瓜、刺蒺藜，治风寒湿邪着于经络，以致偏痹不仁。同当归、白芍药、炙甘草、续断、牛膝、白胶、麦门冬、地黄，治遍身骨节痛。《永类钤方》：健忘惊悸。预知散：用虎骨酥炙、白龙骨、远志等份为末。每服三钱，生姜汤下，日三。久则令人聪慧。李绛《兵部手集》：虎骨治臂胫疼痛，不计深浅皆效。用虎胫骨二两，酥炙碎，羚羊角屑一两，芍药二两切，以无灰酒浸之，养至七日，秋冬倍之。每日空腹饮一杯。若要速服，即入磁银器中，以火暖养二三日，即可服也。《圣济总录》：历节痛风，虎胫骨炙三两，没药七钱，为末，每服二钱，温酒下，日三。《小品方》：恶犬咬伤。虎骨刮末，水服，并敷之。

简误

凡血不足以养，以致筋骨疼痛者，宜少用。

兔头骨

平，无毒，主头眩痛，癫疾。

脑：主涂冻疮。

肝：主目暗。

肉：味辛，平，无毒。主补中益气。

疏：兔，属金，得太阴之精，故其性喜望月。兔至秋深时可食者，金气全❶也。其肉味辛气平无毒。然详其用，味应有甘，气应作凉。经曰：里不足者，以甘补之。又曰：热伤气。味甘而气凉，所以能补中益气也。肝为风木之位，太过则摇动撼物。兔属金而头骨在上，尤得气之全，故能平木邪，疗头眩痛、癫疾也。

肝开窍于目，兔目不瞬而了然，其肝气足也，故能主目暗。河间云：兔肝明目。因其气有余以补不足也。

脑：为髓之至精，性温而滑润，故主涂冻疮皲裂，及世人用为催生利胎之圣药也。

血：味咸，寒。能凉血活血，解胎中热毒。亦能催生易产。

屎：一名明月砂。明目，治目中翳膜，劳瘵，五疳，痔瘘，杀虫，解毒。

主治参互

《博济方》催生散：用腊月兔脑摊纸上，夹匀，阴干，煎作符子，于面上书"生"字一个，候产母痛极时，用钗股夹定，灯上烧灰，煎丁香酒调下。《和剂局方》催生丹：麝香、乳香、母丁香为末，腊月兔脑和丸，如芡实大，阴干，密封。每一丸温水下，即时产下。随男女左右手中握药丸是验。刘氏《保寿堂方》兔血丸：小儿服之，终身不出痘疮，即出亦稀少。腊月八日，取生兔一只，刺血和荞麦面，少加丹砂、雄黄四五分，候干，丸绿豆大。初生小儿，以乳汁化下二三丸。遍身发出红点，是其征验也。但儿长成，常以兔肉啖之尤妙。蔺氏《经验方》：痘后目翳。直往山中东西地上，不许回顾，寻兔屎二七粒，以雌雄槟榔各一个，同磨，不落地，井水调服。百无一失，其效如神。

简误

妊娠不宜食兔肉，令子缺唇，且能致产不顺。性寒属阴，阳虚无热者不宜服。多服则损元气，痿阳事。不宜合白鸡、獭肉、姜、橘、芥同食。八月至十月可食，余月伤人神气。

---

❶ 全：四库本无此字。

卷十八 兽部下品

总二十一种，今疏其要者四种。

猪悬蹄 足、肾、胆、肤、肚、肪膏、胰

附 麋角 茸附 獭肝 膃肭脐

猪悬蹄

主五痔，伏热在肠，肠痈内蚀。

疏：猪，水畜也。在辰属亥，在卦属坎。其肉气味虽寒，然而多食令人暴肥，性能作湿生痰，易惹风热，殊无利益耳。其悬蹄，乃蹄甲之悬起不着地者。《本经》无气味，然为咸寒无毒之物。入手足阳明经药也。湿热下注则为五痔内蚀，热壅血滞则为肠痈，咸寒能除肠胃之热，故主之也。

主治参互

得牛角鰓、槐角子、猬皮、象牙末、金头蜈蚣、蛀竹梢、明矾、地榆、青黛、白蜡，治通肠漏，令漏管自出。钱氏《小儿方》：痘后目翳，半年以上者，一月取效。用猪悬蹄三两，瓦瓶固济煅，蝉蜕一两，羚羊角三钱，为末。每岁一字，三岁以上三钱，温水服，日三。

附：猪四足

小寒。主伤挞诸败疮，下乳汁。

疏：乳属阳明，阳明脉弱则乳汁不通，能益阳明经气血，故能下乳。伤挞败疮，必血热作痛，气寒而味甘咸，故凉血止痛也。又：煮汤为洗溃疮之要药。

主治参互

《广济方》：妇人乳无汁者，以猪蹄四枚，水二斗，煮一斗，去蹄，入土瓜根、通草、漏芦各三两，再煮六升，去滓，纳葱白、豉，作粥或羹食之，身体微热有少汗出佳，未通再作。《梅师方》：痈疽发背，乳发初起。母猪蹄一只，通草六分，绵裹煮羹食之。《外科精要》：洗痈疽，有猪蹄汤。

肾

冷。和理肾气，通利膀胱。

疏：猪肾味咸，气冷，能泻肾气，肾虚寒者不宜食。《本经》：主理肾气。乃借其同气以引导之耳。不言补而言理，其意有在矣。肾与膀胱为表里，故复能利膀胱也。今人误认以为补肾，恣意食之，大为差谬。不睹《日华子》云：久食令人无子。孟诜云：久食令人伤肾。其非补肾之物明矣。

胆

主伤寒热渴。

疏：胆，味苦气寒。经曰：热淫于内，寒以胜之，苦以泄之。故主伤寒热渴也。

主治参互

仲景胆导法：以猪胆汁和醋少许，灌谷道中，通大便神效。入猪牙皂角细末二分，搅匀更速。盖酸苦益阴润燥而泻便也。又：治少阴下利不止，厥逆无脉，干呕烦者，以白通汤加猪胆汁主之。使其气相从，无拒格之患。此"寒因热用，热因寒用"之义也。葱白四茎，干姜一两，生附子一枚，水三升，煮一升，入人尿五合，猪胆汁一合，分服。入雄黄末三四分，蜈蚣末二分，套指缚紧，治天蛇毒，有效。《梅师方》：热病䘌蚀上下。用猪胆汁一枚，醋一合，煎沸服，虫立死。《外台秘要》：汤火伤疮。猪胆调黄柏末，涂之。

肤

仲景治足少阴下利，咽痛，胸满心烦者，有猪肤汤。用猪肤一斤，水一斗，煮五升，取汁，入白蜜一升，白粉五合，熬香，分服。成无己注云：猪，水畜也。其气先入肾，解少阴客热。加白蜜以润燥除烦，白粉以益气断利也。

肚

主补中益气，止渴利。

疏：猪肚属土，故其味必甘，气微温，无毒。乃猪一身无害之物，为补脾胃之要品。脾胃得补则中气益、利自止矣。《日华子》：主补虚损。苏颂：主骨蒸劳热，血脉不行。皆取其补益脾胃则精血自生，虚劳自愈，根本固而五脏皆安也。

主治参互

《普济方》：水泻不止。用猪肚一枚煮烂，入平胃散捣丸服效。仲景方：猪肚黄连丸：治消渴。用雄猪肚一枚，入黄连末五两，栝楼根、白粱米各四两，知母三两，麦门冬二两，缝定蒸熟，捣丸梧子大。每服三十丸，米饮下。《千金方》：温养胎气，胎至九月消息。用猪肚一枚，如常着五味，煮食至尽。又，猪肚丸：黄连一味为细末，量肚大小实之，煮令极烂，捣匀为丸梧子大。治脏毒下血。又方：治腹胀大。用乌芋去皮，入雄肚，线缝，砂器煮糜，食之，勿入盐。

肪膏

主煎诸膏药，解斑蝥、芫青毒。

疏：肪膏即脂油也。味甘寒，性滑泽。能凉血解毒润燥，故主煎诸膏药，及解斑蝥、

芫青毒也。又能利肠胃，通大小便，能散风热，疗恶疮。

主治参互

《肘后方》膏发煎：治女劳黄疸，见发髲条，兼能治五疸。万氏方：肺热暴瘖。猪脂油一斤炼过，入白蜜一斤再炼少顷，滤净冷定。不时挑服一匙，即愈。

胰

一名肾脂，生两肾中间，似脂非脂，似肉非肉，乃人物之命门，三焦发原处也。陈藏器：主肺痿咳嗽，和枣肉浸酒服。亦能主痃癖羸瘦。苏颂：主肺气干胀喘急，润五脏，去皯疱黯䵟等证。盖是甘寒滑泽之物，甘寒则津液生，滑泽则垢腻去，故主如上诸证也。男子多食损阳，薄大肠。其能专在去垢腻，可用以浣垢衣，俗名猪胰子。

［按］猪为食味中常用之物，脏腑肠胃咸无弃焉。然其一身除肚、膏外，余皆有毒发病，人习之而不察也。壮实者，或暂食无害；有疾者，不可不知其忌，故列其害于后。

肉：多食令人虚肥生痰热。热病后食之复发。不宜与姜同食，食则发大风病。头肉：有病者食之生风发疾。脑：食之损男子阳道，临房不能行事，酒后尤不可食。血：能败血损阳，服地黄、何首乌诸补药者，尤忌之，多食耗心气，不可合吴茱萸食。肝：饵药人不可食。合鱼鲙食生痈疽。合鲤鱼肠子食，伤人神。《延寿书》云：猪临宰，惊气入心，绝气归肝，俱不可多食，必伤人。脾：孙思邈云：凡六畜脾，人一生莫食之。肺：不可与白花菜合食，令人气滞发霍乱。八月和饴食，至冬发疽。肾：久食令人伤肾少子。冬月不可食，损人真气，

兼发虚壅。胰：男子多食损阳。肠：多食动冷气。鼻、唇：多食动风。舌：多食损心。

麋角

甘，无毒。主痹，止血，益气力。

疏： 麋属阴，好游泽畔。其角冬至解者，阳长则阴消之义也。为补左肾真阴不足，虚损劳乏，筋骨腰膝酸痛，一切血液衰少为病。故主止血，益气力，及除痹也。痹虽风寒湿合而成疾，然外邪易入者，由气血先虚，经络因之壅滞，血脉不通故也。麋角入血益阴，荣养经络，故主之也。

茸：功用相同，而补阴之力更胜。

主治参互

《千金方》麋角丸：补心神，安五脏，填骨髓，理腰脚，能久立，聪明耳目，发白更黑，返老还少。麋角取当年新角连脑顶者，不论具数，去尖一大寸截断，于净盆中水浸，每夜换易。软即将出，削去皱皮，以镑镑取白处，至心即止。以清米泔浸两宿，取出曝干，以无灰酒于大瓷器中浸两宿，其药及酒俱入净釜中，初用武火煎一食顷，后以文火微煎如蟹眼，柳木不住手搅，时时添酒，以成膏为度。煎时皆须平旦下手，不得经宿。仍看屑如稀胶，即以牛乳五升，酥一升，以次渐下后项药。另以麋角炙令黄，为末：槟榔、通草、秦艽、肉苁蓉、人参、菟丝子、甘草各一两，为末。将胶再煎一食顷，似稀粥即止火。投诸药末，和匀，约稠黏堪作丸，倾出，众手一时丸梧子大。空腹酒下三十丸，日加一丸，至五十丸为度。日二服，至一百日。忌房事。服经一月，腹内诸疾自相驱逐，有微痢勿怪。服至二百日，面皱光泽。一年，齿落更生，强记身轻。二年，令人肥饱少食，不老神仙。合时

须在净室，勿令阴人、鸡、犬、孝子等见。杨氏《家藏方》二至丸：补虚损，生精血，去风湿，壮筋骨。用鹿角镑细，以真酥一两，无灰酒一升，慢火炒干，取四两；麋角镑细，以真酥二两，米醋一升，慢火炒干，取四两；苍耳子酒浸一宿，焙，半斤；山药、白茯苓、黄芪蜜炙，各四两，当归五两，肉苁蓉酒浸焙，远志、人参、沉香，各二两，五味子一两，通为末，酒煮糯米糊丸梧子大。每服五十丸，温酒、盐汤任下，日二服。

简误

阳气衰少，虚赢畏寒者勿用。肉多食，令人弱房。

獭肝

味甘，有毒。主鬼疰蛊毒，却鱼鲠，止久嗽，烧服之。

疏： 獭，水中之兽也。《本经》：味甘有毒。《药性论》：咸，微热无毒。详其功用，应是咸胜甘劣，微温小毒之物。入肝、入肾之药也。经曰：邪之所凑，其气必虚。虚损劳极，则五脏之神俱不安，鬼邪相挟而为病。久嗽者，亦劳极所致。水不胜火，火气上炎，肺为贼邪所干也。咸味润下，俾火气下降，则肺自清。总之，此药能益阴气，补虚损，保劳极，故主如上诸证也。甘咸善于解毒，故又主蛊毒。獭性嗜鱼，故能却鱼鲠也。大抵其功长于治传尸劳，及鬼疰邪恶有效，故张仲景治冷劳有獭肝丸；崔氏治九十种蛊疰传尸，骨蒸伏连殗殜❶，诸鬼毒疠疾，有獭肝丸，皆妙。

主治参互

同芦荟、牛漆、象胆、青黛、胡黄连、啄木鸟头、狐脾、虎胃、丹砂、天

---

❶ 殗殜：谓病情不十分严重。《方言》："殗殜，微也。宋卫之间曰殗；自关而西、秦晋之间，凡病而不甚曰殗殜。"郭璞注："病半卧半起也。"袁枚《祭妹文》："后虽小瘥，犹尚殗殜。"

灵盖，治传尸劳，能杀劳虫。孟诜：尸疰，一门悉患者。獭肝一具，烧，水服方寸匕，日再。葛洪：尸疰鬼疰，乃是五尸之一，又挟诸鬼邪为害，其病变动，乃有三十六种至九十种。大略使人寒热，沉沉默默，不知病之所苦，而无处不恶。积月累年，淹滞至死。死后传人，乃至灭门。觉有此候，惟以獭肝散服之有效。法如上。除传尸劳证外无他用，故不著"简误"。

腽肭脐

味咸，无毒。主鬼气尸疰，梦与鬼交，鬼魅狐魅，心腹痛，中恶邪气，宿血结块，疢癖羸瘦。一名海狗肾。雷云：此物多伪者，真者有一对则两重薄皮裹丸核，其皮上有肉黄毛，三茎共一穴，湿润常如新，或置睡犬旁，其犬忽惊跳若狂者，真也。与水乌龙似，以此别之。凡用酒浸一宿，纸裹炙香，锉或酒煎熟合药。

疏： 腽肭，海兽也。得水中之阳气，故其味咸，无毒。《药性论》：大热。李珣：甘香美，大温。其味与獭肝相似，第其气倍热耳。所主鬼气尸疰，梦与鬼交，鬼魅狐魅，心腹痛，中恶邪气者，盖因真阳虚则神明不振，幽暗易侵，故诸邪恶缠疰为病。此药专补阳气则阴邪自辟，所以能疗如上等证也。咸能入血软坚，温热能通行消散，故又主宿血结块，及疢癖羸瘦也。近世房术中多用之，以其咸温入肾补虚，暖腰膝，固精气，壮阳道也。

主治参互

同阳起石、肉苁蓉、巴戟天、菟丝子、山茱萸、鹿茸，能壮阳道，益精。《和剂局方》有腽肭脐丸，治诸虚劳损，鬼疰邪恶，梦与鬼交，精气乏绝等证。

简误

腽肭脐，性热助阳，为肾气衰竭，精寒痿弱之要药。然而阴虚火炽，强阳不倒，或阳事易举，及骨蒸劳嗽等候，咸在所忌。

卷十九 禽部三品

总五十六种，今疏其要者四种。

鸡乌骨鸡、鸡冠血、肝、屎白、鸡子、抱出卵壳、肫胵里黄皮　雀卵雄雀屎附　天鼠屎　白鸽

诸　鸡

疏：按鸡为阳禽，属木而外应乎风，故在卦为巽。其色虽有丹、白、黄、乌，其种复有乌骨之异，总之性热，补阳起阴，兼有风火之义。惟乌骨者，别是一种，独得水木之精，故主阴虚发热、蓐劳、崩中等证也。

简误

鸡，性热动风。凡热病初愈，痈疽未溃，素有风病人，咸忌之。弘景云：小儿五岁以下，食鸡生蛔虫。鸡肉不可合葫、芥、李食，不可合犬肝、犬肾，并令人泄痢。同兔食成痢。同鱼汁食成心瘕。同鲤鱼食成痈疖。同獭肉食成遁尸。同生葱食成虫痔。同糯米食生蛔虫。年久老鸡，脑有大毒，食之能发疔，中其毒发疔者，以玉枢丹丸可解。

附：乌骨鸡

味甘，平，无毒。主补虚劳羸弱，消渴，中恶鬼击心腹痛，益产妇，治女人崩中带下，一切虚损诸疾。

疏：乌骨鸡，得水木之精气，其性属阴，能走肝肾血分，补血益阴，则虚劳羸弱可除。阴回热去，则津液自生，渴自止矣。阴平阳秘，表里固密，邪恶之气不得入，心腹和而痛自止，鬼亦不能犯矣。益阴则冲、任、带三脉俱旺，故能除崩中带下，一切虚损诸疾也。古方乌骨鸡丸，治妇人百病者，以其有补虚、益阴、入血分之功也。

主治参互

古方乌骨鸡丸：治妇人产后蓐劳及阴虚等证。方中半夏、人参，乃立方者之误，宜去之。用骨一具煅存性，同红药子、白及、白蔹、冰片、雄黄、朱砂、乳香、没药，醋、蜜、调敷一切痈疽肿毒，神效。治中恶心腹痛欲死，但杀白乌骨鸡，乘热薄心即瘥。如鬼击卒死，用其热血涂心下亦妙。

鸡冠血

主乳难。用三年老雄者，取其阳气充溢也。凡风中血脉则口角僻㖞，冠血咸而走血，透肌肉，故以之治中风口㖞不正，涂颊上效。丹雄鸡，为阳禽。冠血乃诸阳之所聚，故能治中恶客忤邪气。高武《痘疹正宗》云：鸡冠血和酒服，发痘最佳。鸡属巽，属风，顶血至清至高故也。

主治参互

《皆效方》：对口毒疮。热鸡冠血，频涂之，取散。《青囊杂纂》：中蜈蚣毒，舌胀出口是也。雄鸡冠血，浸舌，并咽之。《胜金方》：诸虫入耳，鸡冠血滴入即出。

简误

痘疮须分寒热。鸡血性温，天行疮子虚寒者得之，固可资其起发；倘因血热而干枯焦黑者，误用之能更转剧。世人类用鸡血、桑蠹虫发痘，而不分寒热，误也。

肝

主起阴气。

疏：肝，《本经》：主起阴气，性温可知。味甘微苦。入足厥阴、少阴经。今人用以治少儿疳积，眼目不明者，取其导引入肝气，类相感之用也。

主治参互

同芜荑、使君子、胡黄连、青黛、五谷虫、谷精草、芦荟，治小儿疳热，目生障翳。《千金方》：阴痿不起。用雄鸡肝三具，菟丝子一升，为末，雀卵和丸小豆大。每五六十丸，酒下，日二服。

屎白

微寒。主消渴，伤寒寒热，破石淋，及转筋，利小便，止遗尿，灭瘢痕。雄鸡屎乃有白，腊月收之。白鸡乌骨者更良。《素问》作鸡矢。

疏：鸡屎白微寒，乃肠胃所出之物，故复能走肠胃治病。《素问》云：心腹满，旦食不能暮食，名为鼓胀。治之以鸡矢醴，一剂知，二剂已。王太仆注云：《本草》鸡矢，并不治蛊胀，但能利小便。盖蛊胀皆生于湿热，湿热胀满则小便不利。鸡屎能通利下泄，则湿热从小便而出，蛊胀自愈。故曰：治湿不利小便，非其治也。《本经》：主石淋，利小便，止遗溺者，正此意耳。转筋者，血热也。伤寒寒热及消渴者，热在阳明也。瘢痕者，血热壅滞肌肉也。寒能总除诸热，故主之也。《日华子》：炒服，治中风失音痰迷。陈藏器：和黑豆炒，酒浸服，治贼风风痹。盖风为阳邪，因热而生，鸡屎寒能除热，鸡本与风木之气相通，取其治本从类之义也。

主治参互

《普济方》鸡矢醴：治臌胀，旦食不能暮食。用腊月干鸡矢白半斤，袋盛，以酒醴❶一斗，渍七日，温服三杯，日三。或为末，服二钱亦得。《积善堂经验方》：治一切肚腹四肢肿胀，不拘鼓胀、气胀、湿胀、水胀等。用干鸡矢一升，炒黄，以酒醴三碗，煮一碗，滤汁饮之。少顷腹中气大转动利下，即自脚下皮皱消也。未尽，隔日再作。

鸡子

主除热火疮，痫痉。

卵白：微寒，疗目热赤痛，除心下复热，止烦满咳逆，小儿下泄，妇人产难，胞衣不出。醯❷渍之一宿，疗黄疸，破大烦热。

疏：鸡子禀生化最初之气，如混沌未分之形，故卵白象天，其气清，其性微寒。卵黄象地，其气浊，其性微温。卵则兼清浊而为体。其味甘，气平无毒。凡痫痉皆火热为病，鸡子之甘，能缓火之标；平即兼凉，能除热，故主痫痉及火疮，并治伤寒少阴咽痛，神效。

主治参互

《医方集成》：年深哮喘。鸡子略敲损，浸尿缸中三四日，煮食，能去风痰。又方：用头生鸡卵七枚，童便浸七日，取出煮熟，每日食一枚，永不出痘。仲景苦酒汤：治少阴病，咽中伤生疮，痛不能语言，声不出者。用半夏十四枚碎，鸡子一枚去黄，纳入半夏、苦酒令满，置刀环中，安火上，令三沸，去滓，少少含咽之。不瘥更作。此方有神效。《普济方》：咽塞生疮，干呕头痛，食不下。法同上，无半夏。《经验秘方》：汤火烧灼。鸡子清和酒调洗，勤洗止痛生肌。《普济方》：涂面驻颜。鸡子一枚，开孔，去黄留白，入金华胭脂，及桑碖少许，纸封，与鸡抱之，俟别卵抱出，以涂面。洗之不落，半年尚红也。仲景方：

---

❶ 酒醴：未滤的酒。杜甫《客至》诗："盘飧市远无兼味，樽酒家贫只旧醅。"
❷ 醯：醋。《礼记·内则》："和用醯。"陆德明释文："醯，酢（醋）也。"

治少阴病，得之二三日以上，心中烦，不得卧者。用黄连、黄芩、芍药、阿胶、鸡子黄，先煎三物，成，去滓，胶烊尽小冷，鸡子黄搅匀，温服。刘禹锡《传信方》乱发鸡子膏：治孩子热疮效。见发髲条下。

抱出卵壳

研末，磨障翳。取其蜕脱之义也。苏颂：又主伤寒劳复。熬令黄黑，为末，热汤和一合服，取汗出即愈，炒，研细，敷下疳亦妙。卵中白皮，主久咳气结，得麻黄、紫菀和服之立止。

肶胵里黄皮

微寒。主泄利，小便利，遗溺，除热止烦。

疏：此即肶内黄皮，一名鸡内金是也。肶是鸡之脾，乃消化水谷之所。其气通达大肠、膀胱。二经有热则泄痢遗溺，得微寒之气，则热除而泄痢遗溺自愈矣。烦因热而生，热去故烦自止也。今世又以之治诸疳疮多效。

主治参互

《医林集要》：小便淋沥，痛不可忍。鸡肶内黄皮五钱，阴干烧存性，作一服，白汤下，立愈。《子母秘录》：鹅口白疮。鸡肶内黄皮，为末。乳服半钱，并可敷之。《经验方》：走马牙疳。鸡肶内黄皮，不落水者五枚，焙存性，枯矾一钱，研细，搽。并治阴头疮蚀。

雀　卵

味酸，温，无毒。主下气。男子阴痿不起，强之令热，多精有子。

疏：雀属阳，其气温，味酸，其性淫，故能入下焦阴分，能补暖两肾。夫人身两肾，左为肾，右为命门；左属水，为阴，右属火，为阳。天非此火不能生物，人非此火不能有生。

又云：阳生则阴长。可见命门真阳之气，乃人身生化之本也。故命门衰败则阴痿，精寒，绝化育之道。雀卵性温补，暖命门之阳气，则阴自热而强，精自足而有子也。温主通行，性又走下，故主下气也。弘景云：术家和天雄服之，令茎大不衰。孟诜云：和天雄、菟丝子末为丸，空心酒下五丸，治男子阴痿，女子带下，便溺不利，除疝瘕。以其有温命门之功也。肉味甘温，功用不及卵。

附：雄雀屎

疗目痛，决痈疖，女子带下，溺不利，除疝瘕。一名白丁香，一头尖者是雄，两头圆者雌。凡用研细，甘草水浸一宿，焙干用。

疏：雀屎，《本经》无气味。察其所主，应是辛苦温之物。性善消散，故外用疗目痛，决痈疖；内服治带下，溺不利，疝瘕也。苏恭：以首生男子乳，研雀屎成泥，点目中弩肉，赤脉贯瞳子者，即消，神效。盖取其辛散拔出火毒之义也。

主治参互

《子母秘录》：小儿中风，口噤乳不下。雀屎丸如麻子大，服二丸即愈。《梅师方》：诸痈疖已成脓，不肯决，惧针者。涂雀屎疮头，即易决。《普济方》：喉痹乳蛾。白丁香二十个，以沙糖和作三丸。每以一丸，绵裹含咽，即时遂愈。甚者不过二丸，极有奇效。

简误

雀肉及卵，阴虚火盛者忌之。不可合李食。妊妇食雀肉饮酒，令子多淫。凡服术人忌之。雀屎疗目痛，非风热外邪者不宜用。女子带下溺不利，属肾虚有火者，并忌之。古方同天雄服，此药性极热，有大毒，非阴脏及真阳虚惫者，慎勿轻饵。

天鼠屎

味辛，寒，无毒。主面痈肿，皮肤

洗洗时痛，腹中血气，破寒热积聚，除惊悸，去面䵟。一名夜明砂。

疏：天鼠夜出，喜食蚊蚋，故其屎中淘出细沙，皆未化蚊蚋眼也。所以今人主明目，治目盲障翳，取其气类相从也。其味辛寒，乃入足厥阴经药。《本经》所主诸证，总属是经所发，取其辛能散内外结滞，寒能除血热气壅故也。然主疗虽多，性有专属，明目之外，余皆可略。

主治参互

《圣惠方》：青盲障翳。夜明砂一两，柏叶炙一两，为末，牛胆汁和丸梧子大。每夜卧时，竹叶汤下二十丸。又方：五疟不止。夜明砂末，每冷茶服一钱，立效。并治胎前疟。除目疾外，他用甚稀，故不立"简误"。

白　鸽

味咸，平，无毒。肉主辟诸药毒，及人马久患疥。又云：暖，无毒。调精益气，治恶疮疥，并风瘙，白癜，疬疡风。

疏：白鸽禀水金之气，故其味咸，气平，无毒。肾藏精，肾纳气，肺主皮毛，咸入肾，故能调精益气。平则兼辛入肺，故能主恶疮疥，及白癜疬疡风。凡毒药之性多热，鸽得金水之气，故又能辟诸药毒也。其屎名左盘龙，亦能主人马疥疮。

主治参互

《食医心镜》：治消渴，饮水不知足。用白花鸽，切作小片，以土苏煎，含之咽汁。《潜江方》：预辟痘毒。用白鸽卵一对，入竹筒封，置厕中，半月取出，以卵白和辰砂三钱，丸绿豆大。每服三十丸，豆子饮送下，毒从大小便出也。《保命集》：破伤中风病传入里。用左盘龙、白僵蚕各炒半钱，雄黄一钱，为末，蒸饼丸梧子大。每服十五丸，温酒下，取效。《圣惠方》：头痒生疮。白鸽屎五合，醋煮三沸，杵，敷之，日三上。又方：头疮白秃。鸽粪研末，先以醋米泔洗净，敷之。

简误

鸽：《本经》虽云调精益气，其用止长于去风解毒，然而未必益人。故孟诜云：食多减药力。今世劳怯人多畜养及煮食之，殊未当也。

卷二十 虫鱼部上品

总五十种，今疏其要者十三种。

石蜜　蜜蜡　牡蛎　龟甲　珍珠　瑇瑁　桑螵蛸　石决明　文蛤　鳖鱼　鲫鱼　蝉　鲤鱼胆肉、鳞附

石蜜

味甘，平，无毒，微温。主心腹邪气，诸惊痫痉。安五脏诸不足，益气补中，止痛解毒，除众病，和百药，养脾气，除心烦，食饮不下，止肠澼，肌中疼痛，口疮，明耳目。久服强志轻身，不饥不老，延年神仙。痓作痉。

疏：石蜜，蜂采百花酿成。故《本经》：味甘，气平。《别录》：微温无毒。得草木群英之精华，合露气以酿成，故其气清和，其味纯甘。施之精神、气血、虚实、寒热、阴阳、内外诸病，罔不相宜。经曰：里不足者，以甘补之。甘为土化，土为万物之母。石蜜具天地间至甘之味，故能安五脏诸不足，及益气补中除众病也。心经有热，则为诸惊痫痉。得甘缓之气则心火降，烦热除，诸惊痫痉平矣。诸痛痒疮疡，皆属心火，故又能止肌中疼痛及口疮也。甘主解毒，故能和百药。甘主入脾，故能养脾气。脾气得所养，而饮食自下，肠澼止矣。五脏足，气血充，则耳目聪明，不饥不老，轻身强志，延年神仙所自来矣。

主治参互

同芦根汁、梨汁、人乳、牛羊乳、童便，治噎膈，大便燥结，用此润之；有痰加竹沥。炼熟和诸丸药及膏子，主润五脏，益血脉，调脾胃，通三焦，涂火灼疮能缓痛。仲景方：蜜煎导，治阳明病自汗，小便反利，大便硬者。用蜜

二合，铜器中微火熬之，候凝如饴状至可丸，乘热捻作挺，令头锐大如指，长寸半许，候冷，纳谷道中，少顷即通也。一法：加皂角细末二分，搅匀，尤速。《产书》：产后口渴。用熟蜜不计多少，熟水调服即止。《全幼心鉴》：痘疹作痒难忍，抓成疮及痂，欲落不落，百花膏主之。用上等石蜜，不拘多少，汤和，时时以翎刷之，效。《肘后方》：天行虏疮，头面及身须臾周匝，状如火疮，皆戴白浆，随决随生。不即疗，数日必死，差后疮瘢黯色，一岁方灭。此恶毒之气深入也。用蜜入升麻煎过，数数拭之。

简误

石蜜虽称补五脏，益脾胃，然而生者性寒滑，能作泄。大肠气虚完谷不化者，不宜用。呕家、酒家，不宜用。中满蛊胀不宜用。湿热脚气不宜用。生者有小毒，尤不宜食。青赤酸者，食之令人心烦。不可与生葱同食害人。若与莴苣同食，令人利下。食蜜饱后，不可食鲊，令人暴亡。

蜜蜡

味甘，微温，无毒。主下痢脓血，补中。续绝伤金疮，益气，不饥耐老。

白蜡：疗久泄澼后重见白脓，补绝伤，利小儿。久服轻身不饥。

疏：蜡，石蜜之凝结于底者也。蜜性缓，质柔，故主润脏腑经络；蜡性涩，质坚，故能疗久痢，泄澼后重，下脓血也。甘能益血补中，温能通行经脉，故主续绝伤及金疮也。中得补

则气自益，故久服能不饥轻身耐老也。男子女人，大小内外皆可施。而《别录》独云：利小儿者，非也。

主治参互

得象牙末等，能去漏管长肉，见象牙条下。得腻粉、珍珠末、黄柏末、龙脑香、铅丹、蛀竹屑、葱白、猪脊髓，治阴蚀恶疮。同孩儿茶、铅丹、胡粉、水龙骨粉、霜龙骨、黄柏、猪胆汁、炙猪脂作膏，治内外臁疮久不愈。《金匮》方调气饮：治赤白痢，少腹痛不可忍，后重，或面青手足俱变者。用黄蜡三钱，阿胶三钱同溶化，入黄连末五钱，搅匀，分三次热服，神效。《千金方》胶蜡汤：治热痢，及妇人产后下痢。用蜡二棋子大，阿胶二钱，当归二钱半，黄连三钱，黄柏一钱，陈廪米半升，水三升，煮至一升，去米入药，煎至一钟，温服神效。

简误

火热暴痢不宜用。

牡　蛎

味咸，平、微寒，无毒。主伤寒寒热，温疟洒洒，惊恚怒气，除拘缓鼠瘘，女子带下赤白，除留热在关节，荣卫虚热去来不定，烦满，止汗，心痛气结，止渴，除老血，涩大小肠，止大小便，疗泄精，喉痹，咳嗽，心胁下痞热。久服强骨节，杀邪鬼，延年。贝母为之使。得甘草、牛膝、远志、蛇床子良。恶麻黄、细辛、吴茱萸。

疏 牡蛎得海气结成，故其味咸平，气微寒无毒。气薄味厚，阴也，降也。入足少阴、厥阴、少阳经。其主伤寒寒热，温疟洒洒，惊恚怒气，留热在关节，去来不定，烦满气结心痛，心胁下痞热等症，皆肝胆二经为病。二经冬受寒邪，则为伤寒寒热。夏伤于暑，则为温疟洒洒。邪伏不出，则热在关节，去来不定。

二经邪郁不散，则心胁下痞热。邪热甚，则惊恚怒气，烦满气结心痛。此药味咸气寒，入二经而除寒热邪气，则荣卫通，拘缓和，而诸证无不瘳矣。少阴有热，则女子为带下赤白，男子为泄精，解少阴之热而能敛涩精气，故主之也。咸属水，属阴而润下，善除一切火热为病，故又能止汗止渴，及鼠瘘、喉痹、咳嗽也。老血者，宿血也。咸走血而软坚，所以主之，其性收敛，故能涩大小肠，止大小便利也。肾主骨，入肾益精，则骨节自强。邪本因虚而入，肝肾足则鬼邪自去。人以肾为根本，根本固，则年自延矣。更能止心脾气痛，消疝瘕积块，瘿瘤结核，胁下坚满等症，皆寒能除热，咸能软坚之功也。

主治参互

同生地黄、黄芪、龙眼、五味子、酸枣仁、麦门冬、白芍药、茯神、黄柏、当归，治心肾虚盗汗。同黄柏、五味子、地黄、山茱萸、枸杞子、车前子、沙苑蒺藜、连须、杜仲，治梦遗泄精；加牛膝则兼治赤白浊。同地黄、黄柏、阿胶、木耳、炒黑香附、白芍药、地榆、麦门冬、续断、青蒿、鳖甲、蒲黄，止妇人崩中下血，及赤白带下。仲景方：同龙骨入柴胡桂枝各汤内，取其收敛浮越之阳气，固脱而镇惊，更能除胸胁中痞硬。藏器方：同麻黄根、蛇床子为粉，去阴汗。《本事方》：虚劳盗汗，牡蛎粉、麻黄根、黄芪等份，为末。每服二钱，水煎服。仲景《金匮玉函方》：伤寒传成百合病，如寒无寒，如热无热，欲卧不卧，欲行不行，欲食不食，口苦小便赤色，得药则吐，变成渴疾，久不瘥者。用牡蛎煅二两，瓜蒌二两，为细末。每服方寸匕，用米饮调下，日三服。《古今灵验方》：水病囊肿。牡蛎粉二两，干姜炮一两，研细，冷水调稠扫上。须臾囊热如火，干则再上。小便利即愈。一方：用葱汁、白面同调。小儿不用干姜。《经验方》：男女瘰疬。用牡蛎粉四两，玄参末三两，甘草一两，面糊丸梧子大。每三十丸，酒下，日三服。服尽除根，不拘已破未破，皆效。《普济方》：月水不止。牡蛎煅，研细，米醋搜成团，再煅，研末，以米醋调艾叶末熬膏，丸梧子大。每用醋汤下四五十丸。

简误

凡病虚而多热者宜用。虚而有寒者忌之。肾虚无火，精寒自出者非宜。

龟甲

味咸、甘，平，有毒。主漏下赤白，破癥瘕，痎疟，五痔，阴蚀，湿痹四肢重弱，小儿囟不合，头疮难燥，女子阴疮，惊恚气，心腹痛，不可久立，骨中寒热，伤寒劳复，或肌体寒热欲死，以作汤良。久服轻身不饥，益气资智，亦使人能食，勿令中湿，中湿即有毒。

疏：介虫三百六十而龟为之长。禀金水之气，故味咸而甘，气平，其性神灵能变化。凡入药，勿令中湿，中湿则遂其变化之性而成癥瘕于腹中，故言有毒也。气味俱阴，入足少阴经。方家多入补心药，用以心藏神，而龟性有神，借其气以相通，且得水火既济之义，实非补心之正药也。其主骨中寒热，及伤寒劳复，肌体寒热欲死，痎疟者，皆阴虚而邪热为病。经曰：伤于湿者，下先受之。湿痹四肢重弱，亦肾阴虚而邪气易犯。肾主骨，肾虚则小儿囟门不合。肾为五脏阴中之阴，阴虚则火热偏至，而为惊恚气、心腹痛。此药补肾家之真阴，则火气自降而寒热邪气俱除矣。益阴除热软坚，故主漏下赤白，癥瘕，五痔，阴蚀阴疮，及小儿头疮也。经曰：邪热不杀谷。热去故令人能食，能食则脾胃得所养而能思，思作睿，故资智。久服益气轻身不饥者，除热益阴之功也。

主治参互

丹溪方：补阴丸，用龟下甲酒炙，熟地黄蒸晒，各六两，黄柏、知母各四两，为末，以猪脊髓和丸梧子大。每百丸，空心温酒下。《摘玄方》治产三五日不下，垂死，及短小女子交骨不开者。用干龟壳一个酥炙，头发一握烧灰，川芎、当归各一两，为末和匀，每服七钱，水煎服。如人行五里许，再一服。生胎、死胎俱下。

简误

龟、鳖二甲，《本经》所主大略相似。今人有喜用鳖甲，恶用龟甲者；有喜用龟甲，恶用鳖甲者，皆一偏之见也。二者咸至阴之物，鳖甲走肝益肾以除热，龟甲通心入肾以滋阴。第鳖甲无毒可多用，龟甲非千年自死者，则有毒，故方书所用曰败龟板者，取其长年则得阴气多，故有益阴之功用耳。若今新剖之甲，断乎有毒，不宜频使用者，不可不详辨也。妊妇不宜用。病人虚而无热者不宜用。凡入药，须研极细，不尔，留滞肠胃能变癥瘕也。

珍珠

寒，无毒。主手足皮肤逆胪，镇心，绵裹塞耳主聋，敷面令人润泽好颜色，粉点目中主肤翳障膜。

疏：珠禀太阴之精气而结，故中秋无月则蚌无胎。其体光明，其性坚硬，大小无定，要以新完未经锁缀者为上。味甘，微咸，气寒，无毒。入手少阴、足厥阴经。心虚有热，则神气浮越；肝虚有热，则目生肤翳障膜。除二经之热，故能镇心去目中障翳也。耳聋本属肾虚有热，所以主之。逆胪者，胪胀也。胸腹胀满气逆，以及于手足皮肤皆肿也。经云：诸湿肿满，属脾土。又云：诸腹胀大，皆属于热。此因脾虚有热，兼有积滞所致。珍珠味甘，亦能益脾气，寒能除热，体坚能磨积消滞，故主手足皮肤逆胪也。古人未发斯义，所以方书叙论不详，亦为阙略也。珠藏于泽，则川自媚。况涂面，宁不令人润泽好颜色乎？凡小儿惊热风痫，为必须之药。

主治参互

同丹砂、牛黄、犀角、天竺黄、茯神、远志、钩藤钩、琥珀、金箔，治小儿惊痫风热，大人失志癫狂等证。同炉甘石、龙脑香、白硼砂、空青、人爪，点目能去翳障。同钟乳石、象牙末、牛黄、冰片、白僵蚕、红铅、天灵盖、蛀竹屑、桦皮灰、没药、明矾，治广疮结毒，及阴蚀疮有奇效。同人中白、黄柏、青黛、硼砂和冰片少许，治口疳。加入鸡内金、腻粉治下疳。《格古论》：灰尘迷目，用大珠揾之则消。《千金方》：妇人难产，或胞衣不下。珍珠末一两，酒服，立出。《圣惠方》：肝虚目暗，珍珠末一两，白蜜二合，鲤鱼胆二枚，和合，铜器煎至减半，新绵滤过，瓶盛，频点取瘥。痘疮发疔毒方，见谷部豌豆下。

简误

珍珠，体最坚硬，研如飞面，方堪服食，不细能伤人脏腑。病不由火热者勿用。

蝳蝐

寒，无毒。主解岭南百药毒。一名玳瑁。

疏：蝳蝐，龟类也。得水中至阴之气，故气寒无毒，而解一切热毒。其性最灵。凡遇饮食有毒，则必自摇动。然须用生者乃灵，死者则不能矣。岭南人善以诸毒药造成蛊，人中之则昏愦闷乱，九窍流血则死。惟用活蝳蝐，刺其血饮，或生者磨浓汁服之可解。《日华子》：主破癥结，消痈肿，止惊痫。陈士良：主心风，解烦热，行气血，利大小肠。以其性禀纯阴，气味至寒，故治如是等病也。又能解痘毒，神效。

主治参互

杨氏《产乳方》：解一切蛊毒。生玳瑁磨浓汁，服一盏即消。《灵苑方》：预解痘毒，遇时行痘疹，服此未发内消，已发稀少。用生玳瑁、生犀角，各磨浓汁一合，和匀温服半合，日三，最良。闻人规《痘疮论》：痘疹黑陷，乃心热血凝也。法同上，加入猪心血少许，紫草汁五匙，和匀温服。《鸿飞集》：迎风目泪，乃肝肾虚热也。用生玳瑁、羚羊角各一两，石燕一双，为末，每一钱，薄荷汤下，日二❶服。

简误

痘疮虚寒不起发者，不宜服。

桑螵蛸

味咸、甘，平，无毒。主伤中，疝瘕阴痿，益精生子。女子血闭，腰痛，通五淋，利小便水道，又疗男子虚损，五脏气微，梦寐失精遗溺。久服益气养神。二月三月采蒸之，当火炙，不尔令人泄。

疏：桑螵蛸，桑树上螳螂子也。禀秋金之阴气，兼得桑木之津液，《本经》：味咸气平。《别录》：甘，无毒。气薄味厚，阴也。入足少阴、太阳经。人以肾为根本，男子肾经虚损，则五脏气微，或阴痿，梦寐失精遗溺。咸味属水，内合于肾，肾得之而阴气生长，故能愈诸疾及益精生子也。肾与膀胱为表里，肾得所养则膀胱自固，气化则能出，故利水道、通五淋也。女子属阴，肝肾用事，疝瘕、血闭、腰痛，皆二经为病。咸能益阴入血软坚，是以主之。甘能补中，故主伤中益气。肾足则水自上升，克与心交，故能养神也。

主治参互

《外台秘要》：虚劳盗汗，遗精白

---

❶ 二：四库本作"三"。

浊。桑螵蛸炙、白龙骨等份，为细末。每服二钱，空心盐汤下。寇宗奭方：桑螵蛸散，治男子房劳，小便日数十次，如稠米泔，心神恍惚，瘦瘁食减。其药安神魂，定心志，治健忘，补心气，止小便数。用桑螵蛸、远志、龙骨、菖蒲、人参、茯神、当归、龟甲各如法制，各一两，为末。卧时人参汤调下二钱。《千金翼》：妇人遗尿。桑螵蛸酒炒为末，白汤服二钱。兼治胎前产后遗尿不禁。

简误

桑螵蛸气味虽咸平，走肾利水道，然得秋时收敛之气，凡失精遗溺，火气太盛者，宜少少用之。

石决明

味咸，平，无毒。主目障翳痛，青盲。久服益精轻身。凡用以面裹煨熟，磨去粗皮，捣细如飞面，方堪入药。一名千里光。得龙骨疗泄精。畏旋覆花。

疏： 石决明得水中之阴气以生，故其味咸，气应寒无毒。乃足厥阴经药也。足厥阴开窍于目，目得血而能视。血虚有热，则青盲赤痛障翳生焉。咸寒入血除热，所以能主诸目疾也。咸寒又能入肾补阴，故久服益精轻身也。研细水飞，主点外障翳。

主治参互

得甘菊花、生地黄、木贼草、谷精草、羚羊角、人爪、蝉蜕、空青、密蒙花、决明子、夜明砂，治青盲障翳。《明目集验方》：羞明怕日。用千里光、甘菊花、甘草各二钱，水煎冷服。《鸿飞集》：痘后目翳。用石决明火煅研，谷精草各等份，为细末，以猪肝蘸食。

目疾外，他用甚稀，故无"简误"。

文 蛤

味咸，平，无毒。主恶疮蚀，五痔，咳逆胸痹，腰痛胁急，鼠瘘，大孔出血，崩中漏下。

疏： 文蛤即花蛤，大小背上有斑纹。得阴水之气，故其味咸，气平无毒。经曰：硬则气坚，咸以软之。文蛤之咸，能消散上下结气，故主咳逆胸痹，腰痛胁急也。恶疮蚀，五痔，鼠瘘，大孔出血，崩中漏下，皆血热为病。咸平入血除热，故主之也。更能止烦渴，化痰，利小便。

主治参互

仲景方：伤寒在阳，当以汗解，反以冷水噀之或灌之，其热被劫不得去，更益烦热，皮上粟起，欲饮水，反不渴者，文蛤散主之。文蛤五两，为末。每服方寸匕，沸汤下，甚效。《千金翼》：疳蚀口鼻，数日欲尽。文蛤烧灰，以蜡、猪脂和涂之。

简误

病属邪热痰结者宜之。气虚有寒者，不得用。

蠡 鱼

味甘，寒，无毒。主湿痹，面目浮肿，下大水，疗五痔。有疮者不可食，令人瘢白。

疏： 蠡鱼禀北方玄水之精，得中央阴土之气，故其色黑味甘，气寒无毒。乃益脾除水之要药也。土虚则水泛滥，土坚则水自清。凡治浮肿之药，或专于利水，或专于补脾，其性各自为用。惟蠡鱼色黑象水，能从其类以导横流之势。味甘土化，能补其不足以遂敦阜之性。补泻兼施，故主下大水及湿痹，面目浮肿，有神效也。五痔因湿热所生，水去则湿气自除。今世俗小儿痘后咸食之，然而早食多食，能令皮肤瘢痕皆黑。《本草》独云：有疮者食之，令人瘢白。非也。孟诜：主下大小便，壅塞气，作鲙与脚气、风气人食，良。苏颂：主妊娠有水气，并取其除湿下水益脾之功也。

主治参互

同白术、茯苓、橘皮、姜皮煮食，下水肿大效。与蒜作鲙食，能去湿下水。《食医心镜》：治十种水气垂死。蠡鱼一斤重者，煮汁和冬瓜、葱白作羹食。《灵苑方》：喉痹将死者，以蠡鱼胆点入少许即瘥。病深者水调灌之。诸鱼胆皆苦，惟此胆甘可食为异耳。

简误

蠡鱼其功专于去湿下水，他用无所长，且多食能发痼疾，不可不知也。

鲫　鱼

合莼作羹，主胃弱不下食；作鲙，主久赤白痢。烧灰，涂诸疮，或取猪脂煎用。又主肠痈。

疏：鲫鱼禀土气以生，故其味甘，其气温，无毒。是以能入胃，治胃弱不下食；入大肠治赤白久痢、肠痈。脾胃主肌肉，甘温能益脾生肌，故主诸疮久不瘥也。藏器：主虚羸。《大明》：主温中下气。孟诜云：调中益五脏。表其益脾和胃之功也。

主治参互

《百一选方》：肠风下血。用活鲫鱼一大尾，去肠留鳞，入五倍子末填满，泥固煅存性，为末。酒服一钱。一方入白矾末二钱，外以棕包，更以纸裹煨存性，研末。每二钱，米饮下。《经验方》：膈气吐食。用大鲫鱼去肠留鳞，切大蒜片填满腹，纸包十重，泥固，晒半干，炭火煨熟，单取肉用，和平胃散一两，杵丸梧子大，密藏。每服三十丸，米饮下。

简误

鲫鱼调胃实肠，与病无碍。诸鱼之中，惟此可常食，但不宜与砂糖同食，生疳虫。同芥菜食，成肿疾。同猪肝、鸡肉、雉肉、鹿肉食，生痈疽。同麦门

冬食，害人。

鳝

味甘，大温，无毒。主补中益血，疗沈唇❶。

疏：鳝鱼得土中之阳气以生，故其味甘气大温。甘温俱足，所以能补中益血；甘温能通经脉，疗风邪，故又主沈唇，及今人用之以治口眼㖞斜也。

主治参互

与黄芪同食，能益气力。治火丹赤肿，生鳝血涂之效。

简误

性热而补，凡病属虚热者不宜食。时行病后食之多复。过食动风气，兼令人霍乱。

鲤鱼胆

味苦，寒，无毒。主目热赤痛，青盲，明目。久服强悍益志气。

疏：凡胆皆苦寒走厥阴，故鲤鱼胆亦主明目，及目热赤痛、青盲也。肝为将军之官。肾为作强之官，二经有热，则虚怯志气衰。苦寒除二经之热，故久服强悍益志气也。

附：肉

味甘，主咳逆上气，黄疸，止渴。生者主水肿脚满，下气。

疏：鲤鱼禀阴极之气，故其鳞三十六。阴极则阳复，故《素问》言：鱼，热中。其气味虽甘平，然多食能令人发风热也。甘可以缓，故主咳逆上气止渴。阴中有阳，能从其类以导之，故能利小便，使黄疸、水肿、脚气俱消也。河间云：鲤之治水，因其气以相感者是矣。

---

❶ 沈唇：系指唇生疮、微肿湿烂、经久不愈的病证。泛指有渗出的唇部湿疮。又名茧唇、紧唇。

主治参互

《外台秘要》：治水肿。用大鲤一尾，赤小豆一升，水二斗，煮二升余，滤去滓，顿服尽，当下利，利尽即瘥。并治妊娠水肿有神效。

鳞

主产妇腹痛，烧灰酒服，亦治血气。杂诸药用之。

疏：鱼鳞得水中之阳气，而鲤鱼鳞则又禀阴极生阳之数，性能入血散滞。入血者，阴之用也；散滞者，阳之用也。故主妇人产后腹痛及血气不和等证。

主治参互

《和剂局方》乌金散：治产后血迷血晕，败血不止，淋沥不断，脐腹疼痛，及崩中下血过多不止。鲤鱼鳞烧、血竭、百草霜、乱发灰、松墨煅，酢淬、延胡索、当归、赤芍药，等份为末。每二钱，温酒下。《外台秘要》、《古今录》：疗鱼鲠骨横喉中，六七日不出。取鲤鱼鳞皮烧作屑，以水服之即出，未出再服。

简误

六阴已极，阳气初生，故能发热动风，风热病者不宜食。天行病后下痢，及有宿癥者，俱不可食。不宜合犬肉、葵菜食。服天门冬、朱砂人不可食。凡炙鲤鱼，不可使烟入目，损目光，三日内必验也。前《和剂局方》乌金散方内有肉桂、当归、延胡索、赤芍药，皆行血之药，而其所主病内开载崩中下血过多❶不止，用之则大误矣。慎之！慎之！

---

❶ 过多：四库本无此二字。

卷二十一　虫鱼部中品

猬　皮

味苦，平，无毒。主五痔，阴蚀，下血赤白、五色血汁不止，阴肿痛引腰背，酒煮杀之。又疗腹痛疝积，亦烧为灰酒服之。得酒良。畏桔梗、麦门冬。

疏： 猬，鼠类，属水❶，其皮毛戟刺如针，属金，故味苦平。平即兼辛，大肠属金，以类相从，故能治大肠湿热、血热为病，及五痔，阴蚀，下血赤白五色，血汁不止也。阴肿痛引腰背，腹痛疝积，皆下焦湿热邪气留结所致，辛以散之，苦以泄之，故主之也。

肉：味甘平。能开胃气，止反胃，亦主痔瘘肠风。

主治参互

同象牙末等，治通肠漏，见象牙条下。《衍义》：五痔下血。用猬皮、穿山甲等分，烧存性，入肉豆蔻一半，空心米饮下一钱，妙。《杨氏家藏方》：肠风下血。猬皮一枚，木贼草半两，炒黑为末。每二钱，热酒调下。

简误

凡食其肉，当去骨，误食令人瘦劣，诸节渐小也。

露蜂房

味苦、咸，平，有毒。主惊痫瘛疭，寒热邪气，癫疾，鬼精蛊毒，肠痔。火熬之良。又疗蜂毒、毒肿。

疏： 蜂性有毒，螫人则痛极，以其得火气之甚也。故蜂房味苦，气平，性亦有毒。《别录》言：咸。当作辛咸。辛散苦泄，咸可软坚，故主惊痫瘛疭，寒热邪气，癫疾，鬼精蛊毒，肠痔等证也。疗蜂毒、毒肿者，取其气类相从，以毒攻毒之义也。苏恭：以乱发、蛇皮，三物合烧灰，酒服方寸匕，治恶疽附骨痈，根在脏腑，历节肿，出疔肿恶脉诸病。《大明》：煎水漱齿，止风虫疼痛，洗乳痈，蜂疔恶疮。皆取其攻毒散邪杀虫之功耳。

主治参互

《子母秘录》：脐风湿疮久不瘥者。蜂房烧末，敷之效。《袖珍方》：风虫牙痛。蜂房一枚，盐实孔内，烧过研末，擦之，盐汤漱去。一方：同细辛煎，水漱之。又方：喉痹肿痛，露蜂房灰、白僵蚕等份，为末。吹入喉内，或用乳香汤服半钱。《济众方》：女人妒乳❷、乳痈，汁不出，内结成肿，名妒乳。用蜂房烧灰研末，每服二钱，水一盏，煎六分，去滓温服。《经验方》、治漏痔。蜂房烧存性，研细掺之。干则菜油调敷。

简误

蜂房主惊痫瘛疭，及诸痈疽恶毒，正取其攻散邪恶，以毒攻毒之意。若病属气血虚，无外邪者，与夫痈疽溃后元气乏竭者，皆不宜服。

---

❶　水：四库本作"木"。

❷　妒乳：由新产后儿未能饮，至乳不泄，或乳胀，捏其汁不尽，皆令乳汁蓄积，与血气相搏，即壮热大渴引饮，牢强㿏痛，手不得近，是为妒乳。

思食及呕恶等证，咸忌之。

鳖甲

味咸，平，无毒。主心腹癥瘕，坚积寒热，去痞息肉，阴蚀痔恶肉，疗温疟，血瘕腰痛，小儿胁下坚。

肉：味甘。主伤中，益气补不足。恶矾石。

疏： 鳖甲全禀天地至阴之气，故其味咸平，无毒。润下作咸，象水明矣。本乎地者亲下，益阴何疑？甲主消散者，以其味兼乎平，平亦辛也。咸能软坚，辛能走散，故《本经》主癥瘕坚积寒热，去痞疾、息肉、阴蚀、痔核、恶肉。《别录》疗温疟者，以疟必暑邪为病。类多阴虚水衰之人，乃为暑所深中。邪入阴分，故出并于阳而热甚；入并于阴而寒甚。元气虚羸则邪陷而中焦不治；甚则结为疟母。甲能益阴除热而消散，故为治疟之要药，亦是退劳热在骨，及阴虚往来寒热之上品。血瘕腰痛，小儿胁下坚，皆阴分血病，宜其悉主之矣。劳复、女劳复为必须之药。劳瘦骨蒸，非此不除。产后阴脱，资之尤急。

主治参互

仲景鳖甲煎丸，治疟母之要药。得牛膝、当归，佐以橘皮、何首乌、知母、麦门冬，治久疟。同知母、石膏、麦门冬、贝母、竹叶，治温疟热甚、渴甚；无肺热病者加人参；若疟发热甚渴甚，又寒甚汗多，发时指甲黯，状若欲死，并加桂枝，有神；去桂枝，治瘅疟良。得青蒿、麦门冬、五味子、地黄、枸杞、牛膝，治骨蒸劳热；甚则加银柴胡、地骨皮、胡黄连。

肉：主伤中，益气补不足，腹中结热，妇人漏下，阴虚羸瘦，性冷，补一切阴虚人，宜常食❶之。

简误

鳖甲，妊娠禁用。凡阴虚胃弱，阴虚泄泻，产后泄泻，产后饮食不消，不

蟹

味咸，寒，有毒。主胸中邪气热结痛，喎僻面肿。败漆。烧之致鼠。解结散血，愈漆疮，养筋益气。

爪：主❷破胞堕胎。

疏： 蟹禀水气以生，故其味咸气寒。《本经》虽云有毒，然今人多食之卒无害。其有害者，大抵形质怪异，如后文所载诸种，始有大毒耳。外骨内肉，阴包阳也。入足阳明、足厥阴经。经曰：热淫于内，治以咸寒。故主胸中邪气热结痛也。喎僻者，厥阴风热也。面肿者，阳明热壅也。解二经之热，则筋得养而气自益，喎僻、面肿俱除矣。咸走血而软坚，故能解结散血。漆得蟹则化为水，烧之可集鼠于庭，此物性之相感相制，莫能究其义也。愈漆疮者，以其能解漆毒故也。

爪性迅利，故能破胞堕胎也。

主治参互

《日华子》：产后肚痛，血不下者，以酒食之。筋骨折伤者，生捣炒罨之。陈藏器：续断绝筋骨，去壳同黄，捣烂微炒，纳入疮中，筋即连也。寇宗奭：小儿解颅不合，以蟹螯同白及末捣涂，以合为度。唐瑶《经验方》：骨节离脱。生蟹捣烂，以热酒倾入，连饮数碗，其渣涂。半日内，骨肉谷谷有声即好。董炳验方：中鳝鱼毒，食蟹即解。胡洽方：治孕妇僵仆，胎上抢心，有蟹爪汤。《千金方》神造汤：治子死腹中，或双胎一死一生，服之令死者出，生者安，神验。用蟹爪一升，甘草二尺，东流水一斗，以苇薪煮至二升，滤去滓，入真阿胶三两，令烊，顿服，或分二服。若人困不

---

❶ 食：四库本作"服"。

❷ 主：四库本后有"治"字。

能服者，灌入即活。

简误

蟹性冷，能散血热为病，故跌扑损伤，血热瘀滞者宜之。若血因寒凝结，与夫脾胃寒滑，腹痛喜热恶寒之人，咸不宜食。有独螯、独目、两目相向、六足、四足、腹下有毛、腹中有骨头、背有星点、足斑目赤者，并有毒，不可食，能害人。被其毒者，冬瓜汁、紫苏、蒜、豉、芦根汁，皆可解之。不可与柿及荆芥食，发霍乱动风，木香汁可解。

蝉 壳

味咸、甘，寒，无毒。主小儿痫，女人生子不出。灰服之，主久痢。一名枯蝉，一名金牛儿。凡用洗去泥，并去翅足。浆水煮，晒干用。

疏：蝉禀水土之余气，化而成形，其飞鸣又得风露之清气，故能入肝祛风散热。如《药性论》主小儿壮热惊痫是矣。其主妇人生子不下者，取其蜕脱之义。治久痢者，以其有甘寒之功也。其鸣清响，能发音声。其性善蜕，能脱翳障。其体轻浮，能发疮疹。其味甘寒，能除风热。故陈藏器主哑病。寇宗奭主目昏障翳，小儿疮疹出不快。及今人治头风眩晕，皮肤风热，痘疹作痒，疔肿毒疮，大人失音，小儿噤风天吊，惊哭夜啼等证，皆以其有如上诸功能也。

主治参互

同羚羊角、密蒙花、白蒺藜、草决明、木贼草、谷精草、甘菊花、夜明砂、生地黄、黄连、女贞实，治目盲障翳。同丹砂、茯神、珍珠、牛黄、僵蚕、天竺黄、钩藤钩、犀角、琥珀、全蝎，治小儿风热急惊痫病。同犀角、生地黄、紫草、麦门冬、连翘、金银花，治痘疮血热，出不快。同石膏、鼠粘子、赤柽木、薄荷、玄参、甘草、葛根、栝楼根、

麦门冬，治大人小儿㾦疹。《普济方》：治小儿夜啼不止❶，状若鬼祟。以蝉蜕下半截为末，每一字，钩藤汤调下，或入辰砂少许亦可。并治天吊惊啼。《全幼心鉴》：痘疮作痒。蝉蜕三七枚，炙甘草各一钱，水煎服。钱氏方：痘后目翳。蝉蜕为末，每一钱，羊肝煎汤下，日二服。《和剂局方》蝉花散，治肝经蕴热，风毒之气内搏上攻，眼目赤肿，翳膜疼痛昏涩，内外障翳，咸治之。用蝉蜕、谷精草、刺蒺藜、甘菊花、防风、草决明、密蒙花、甘草、羌活、黄芩、蔓荆子、川芎、木贼草、荆芥，等份为末。每二钱，茶清调，食后临卧各一服。

简误

痘疹虚寒证不得服。

乌贼鱼骨

味咸，微温，无毒。主女子漏下赤白，经汁血闭，阴蚀肿痛，寒热癥瘕，无子，惊气入腹，腹痛环脐，阴中寒肿。令人有子。又止疮多脓汁不燥。一名海螵蛸，一名乌贼骨，一名墨鱼。

疏：乌贼鱼骨禀水中之阳气以生，故其味咸，气温微无毒。入足厥阴、少阴经。厥阴为藏血之脏，女人以血为主。虚则漏下赤白，或经汁血闭，寒热癥瘕。少阴为藏精之脏，主隐曲之地。虚而有湿，则阴蚀肿痛；虚而寒客之，则阴中寒肿。男子肾虚则精竭无子；女子肝伤则血枯无孕。咸温入肝肾，通血脉而祛寒湿，则诸证除，精血足，令人有子也。其主惊气入腹，腹痛环脐者，盖肝属木，主惊，惊入肝胆则荣气不和，故腹痛环脐也。入肝胆舒荣气，故亦主之。温能燥湿，故又主疮多脓汁也。按《素问》云：有病胸胁支满者，妨于食，病至则先闻腥臊臭，出清液，先唾血，四肢清，

---

❶ 止：四库本作"出"。

目眩，时时前后血，病名曰血枯。得之年少时，有所大脱血，或醉入房中，气竭肝伤，故月事衰少不来。治之以四乌贼骨一芦茹，为末，丸以雀卵，大如小豆。每服五丸，饮以鲍鱼汁，所以利肠中及伤肝也。观此则其入厥阴血分，为女人崩漏下血之要药可知矣。

主治参互

《圣惠方》：赤白目翳。用乌贼骨一两，去皮为末，入片脑少许点之。《澹寮方》：底耳出脓。海螵蛸半钱，麝香一字，为末。以绵杖绞净，吹入。《圣惠方》：小儿脐疮出血及脓。海螵蛸、干胭脂，为末，油调搽之。《圣济总录》：骨鲠在喉。乌贼鱼骨、橘红焙，等份为末，寒食面和馂丸芡子大。每一丸含化。《简便单方》：舌肿出血不止。乌贼骨、蒲黄各等份，炒为末，涂之。

简误

其气味咸温，血病多热者勿用。

原蚕蛾

雄者有小毒。主益精气，强阴道，交接不倦，亦止精。

疏：原蚕蛾，乃是晚蚕第一番出者，其子再复出者为二蚕，此二蚕之种，其蛾性最淫，出茧便媾。味咸气温热，故能强阴益精，令交接不倦也。《日华子》主壮阳事，止泄精，尿血，暖水脏。盖取其性淫助阳，咸温入肾之功耳。

主治参互

《千金方》：丈夫阴痿不起。末连蚕蛾二升，去头翅足，炒为末，蜜丸梧子大。每夜服一丸，可御十女，以菖蒲酒止之。《圣济总录》：玉枕生疮，生枕骨上，如痛，破后如箸头。用原蚕蛾炒、石韦等份，为末。干贴瘥。

简误

少年阴痿，由于失志者，不宜用。阴虚有火者，咸忌之。

附：蚕屎原蚕沙

温，无毒。主肠鸣，热中消渴，风痹瘾疹。

疏：原蚕沙，即晚蚕所出屎也。其味辛甘，气温无毒。肠鸣者，水火相触也，甘以和之。消渴者，中气燥热也，辛以润之。蚕属火，其性燥，燥能胜湿去风，故其沙主疗风湿之病。如陈藏器以之炒黄，袋盛浸酒，去风缓诸节不随，皮肤顽痹，腹内宿冷，瘀血腰脚冷疼；炒热熨偏风筋骨瘫痪、手足不随等症。

主治参互

寇氏法：治诸风冷。用醇酒三升，拌蚕沙五斗，甑蒸，于暖室中，铺油单上。令患风冷气痹及近感瘫风人，就以患处一边卧沙上，厚盖取汗。若虚人须防大热昏闷，令露头面。如未痊愈，间日再作。《圣惠方》：风瘙瘾疹作痒成疮。用蚕沙一升，水五斗，煮取二斗，去滓洗浴。避风。《儒门事亲》：妇人血崩。蚕沙为末，酒服三五钱。

简误

瘫痪筋骨不随，由于血虚不能荣养经络，而无风湿外邪侵犯者，不宜服。

蚕 蜕

主血风病，益妇人。一名马明退。近世医家多用初出蚕子壳在纸上者。东方诸医用老蚕眠起所蜕皮。功用虽相近，当以蜕皮为正，用之微炒。

疏：蚕退如蝉蜕、蛇蜕之类，各因其本质为用，蚕蜕得蚕气之余，故能治血风病。血热则生风，妇人以血为主，故尤益妇人也。近世以之疗痘疹，去目中翳障，其义犹蝉蜕也。

主治参互

《集验方》：走马牙疳。用蚕蜕纸灰，入麝香少许，贴之。并治口疮。又方：治缠喉风。蚕蜕纸烧存性，蜜丸芡实大，含化咽津。蚕已出蛾，取退煅存性为末，服之能排脓穿毒疮口。

简误

妇人血虚无风湿者，不宜用。

白僵蚕

味咸、辛，平，无毒。主小儿惊痫夜啼，去三虫，灭黑皯，令人面色好，男子阴疡—作疮病，女子崩中赤白，产后余痛，灭诸疮瘢痕。

疏：蚕属阳，而僵者又兼金木之化，《本经》：味咸。《别录》：辛平无毒。然详其用，应是辛胜咸劣，气微温之药也。气味俱薄，浮而升，阳也。入足厥阴、手太阴、少阳经。厥阴为风木之位，主藏血。小儿惊痫夜啼，女子崩中赤白，风热乘肝脏也。产后余痛，风寒入血分也。辛能祛散风寒，温能通行血脉，故主如上诸证也。肺主皮毛，而风邪客之，则面色不光润。辛温入肺，去皮肤诸风，故能灭黑皯，及诸疮瘢痕，令人面色好也。男子阴疡，风湿浸淫也。辛平能散风热，兼能燥湿，是以主之。三虫亦湿热所化，故又能去三虫也。《药性论》：治口噤发汗。《日华子》：主中风失音，一切风疰，小儿客忤，男子阴痒痛，女子带下。苏颂治风喉痹欲绝。元素：主皮肤诸风如虫行。皆取其性属阳，风热为阳邪，能入皮肤经络，发散诸邪热气也。

主治参互

同丹砂、牛黄、胆星、全蝎、麝香、钩藤钩、犀角、金箔、天竺黄、蝉蜕，治小儿急惊客忤。《仁存方》开关散，治急喉风痹。用白僵蚕炒，白矾半生半烧❶，等份为末。每以一钱，用竹沥加姜汁调灌，得吐顽痰，立效。小儿加薄荷。一方用白梅和丸，绵裹含之。《圣惠方》：小儿撮口噤风，面黄赤，气喘，啼声不出。由胎气挟热，流毒心脾，故令舌强唇青，撮口发噤。用白僵蚕二枚，去嘴略炒，为末。蜜调敷唇中，甚效。《普济方》：治大人头风，及小儿惊风。并用大蒜七个，先烧红地，以蒜逐个于地上磨成膏。却以僵蚕一两，去头足，安蒜上，碗覆一夜，勿令泄气，只取僵蚕研水。每用噏鼻，口内含水，有效。又方：治腹内龟病，诗云：人间龟病不堪言，肚里生成硬似砖。自死僵蚕白马溺，不过时刻软如绵。《药性论》：灭诸疮瘢痕。白僵蚕衣、鱼鹰屎白等份，敷之。《圣惠方》：瘾疹风疮疼痛。白僵蚕焙研，酒服一钱，立瘥。《小儿宫气方》：小儿口疮通白者。白僵蚕炒为末，蜜和敷之，效。兼治风疳蚀疮。

简误

僵蚕性辛温，辛能散，其功长于祛风化痰，散有余之邪。凡中风口噤，小儿惊痫夜啼，由于心虚神魂不宁，血虚经络劲急所致，而无外邪为病者，忌之。女子崩中，产后余痛，非风寒客入者，亦不宜用。今世治小儿惊风，不问虚实，一概混施，误甚！误甚！

鳗鲡鱼

味甘，有毒，主五痔疮瘘，杀诸虫。

疏：鳗鲡鱼禀土中之阴气，故其味甘，其气寒。其形类蛇，常与水蛇同穴，故其性有小毒。甘寒而善能杀虫，故骨蒸劳瘵，及五痔疮瘘人常食之有大益也。烧烟辟蚊，熏屋舍竹木断蛀虫，置骨于衣箱中断蠹。其杀诸虫之验可证矣。腹下有黑斑，背上有白点者，毒甚不

---

❶ 烧：四库本作"炒"。

可食。重三四斤，及水行昂头者，不可食。妊娠食之，令胎有疾。脾胃薄弱易泄者，勿食。

蛞蝓，蜗牛

蛞蝓：味咸，寒，无毒。主贼风喎僻轶筋，及脱肛，惊痫挛缩。

蜗牛：味咸，寒。主贼风喎僻踠❶跌，大肠下脱肛，筋急及惊痫。蛞蝓、蜗牛，《本经》分二条，今按其气味相同，主疗无别，惟形质稍异，故并为一。蜗牛负壳，蛞蝓无壳耳。

疏：蛞蝓、蜗牛，禀阴湿之气而生，故味咸、气寒，无毒。经曰：清静则肉腠闭拒，虽大风苦毒，弗能害也。如阴血亏端，阳气躁扰，则腠理不密，贼风乘虚而入。风主摇动，中于经络故喎僻挛缩，轶筋筋急所自来矣。又风为阳邪，筋脉得之皆燥急，咸寒能益阴润燥软坚，则筋脉舒缓，经络通达而诸证除矣。惊痫者，风热也。脱肛者，大肠热也。踠跌者，血脉伤必发热也。咸寒总除诸热，所以主之。蜈蚣性畏二物，不敢过其所行之路，触其身即死。故人取以治蜈蚣毒。

主治参互

《圣惠方》：治大肠因热脱肛。用蜗牛一两烧灰，猪脂和敷，立缩。《济生方》：痔疮肿痛。用蜗牛一枚，入麝香少许，以碗盛，次日取水涂之。丹溪方：用蜗牛浸油涂之，或烧灰敷亦可。《集验方》：发背初起。活蜗牛二百个，以新汲水一盏，瓶内封一宿，取涎水，入真蛤粉，旋调扫敷疮上。日十余度。《大全良方》：痔热肿痛，用大蛞蝓一个，研泥，入片脑一字，燕脂坯子半钱，同敷之。

简误

其气大寒，非真有风热者不宜用。小儿薄弱多泄者不宜用。

蜚　虻

味苦，微寒，有毒。主逐瘀血，破下血积，坚痞癥瘕，寒热，通利血脉及九窍，女子月水不通，积聚，除贼血在胸腹五脏者，及喉痹结塞。一名虻虫。

疏：蜚虻，其用大略与蛴虫相似，而此则苦胜，苦能泄结；性善啮牛马诸畜血，味应有咸，咸能走血。完素云：虻饮血而用以治血，故主积聚癥瘕，一切血结为病，如经所言也。苦寒又能泄三焦火邪，迫血❷上壅，闭塞咽喉，故主喉痹结塞也。今人以其有毒，多不用。然仲景抵当汤、丸，大黄蛴虫丸中咸入之，以其散脏腑宿血结积有神效也。凡毒药之治病，如刑罚之治盗贼，不如是则不足以祛邪反正。《书》曰：若药不瞑眩，厥疾不瘳。正此谓也。其与病相乖不宜用者，详著简误中。

主治参互

入大黄蛴虫丸，治虚劳羸瘦，内❸有干血，肌肤甲错，两目黯黑。入抵当汤，治太阳病，身黄，脉沉结，小腹硬，小便自利，其人如狂者。《备急方》：扑坠瘀血。虻虫二十枚，牡丹皮一两，为末。酒服方寸匕，血化为水也。

简误

伤寒发黄，脉沉结，少腹硬，如小便不利者，为无血证，非蓄血也，不宜用。瘀血未审的者，不宜用。女子月水不通，由于脾胃薄弱，肝血枯竭，而非血结闭塞者，不宜用。孕妇腹中有癥瘕积聚不宜用。凡病气血虚甚，形质瘦损者忌之。

蛴　虫

味咸，寒，有毒。主心腹寒热洗洗，血积癥瘕，破坚，下血闭，生子大良。一名地鳖。

疏：蛴虫生于下湿土壤之中，故其味咸，

---

❶ 踠：屈。四库本作"腕"。
❷ 血：四库本作"而"。
❸ 内：四库本此前有"腹"字。

气寒。得幽暗之气，故其性有小毒。以刀断之，中有白汁如浆，凑接即连，复能行走，故今人以之治跌扑损伤，续筋骨有奇效。乃足厥阴经药也。夫血者，身中之真阴也。灌溉百骸，周流经络者也。血若凝滞则经络不通，阴阳之用互乖，而寒热洗洗生焉。咸寒能入血软坚，故主心腹血积，癥瘕血闭诸证，血和而荣卫通畅，寒热自除，经脉调匀，月事时至，而令妇人生子也。又治疟母为必用之药。

主治参互

同自然铜、血竭、乳香、没药、五铢钱、黄荆子、麻皮灰、狗头骨，治跌扑损伤神效。仲景方：大黄䗪虫丸，治产妇腹痛有干血。用䗪虫二十枚去足，桃仁二十枚，大黄二两，为末，炼蜜杵和，分为四丸，每以一丸，酒一升，煮取二合，温服。当下血也。仲景鳖甲煎丸：治久疟成癖。董炳《集验方》治跌扑闪挫。用土鳖阴干一个，临时旋研，入乳香、没药、自然铜、龙骨各等份，麝香少许，为末。每服三分，入土鳖末，以酒调下。须先整定骨乃服，否则接挫也。又可代仗。

简误

无瘀血停留者，不宜用。

青鱼胆

主目暗，滴汁目中，并涂恶疮。

疏：青鱼胆，色青象木，木气通于肝，肝开窍于目，故能治目暗。味苦气寒，能凉血热，故又主涂恶疮也。

主治参互

龚氏《易简方》：治赤目障翳。用黄连熬膏，入大青鱼胆汁和就，再入片脑少许，瓶收密封。每日点之，甚妙。

《龙木论》：一切障翳。鱼胆丸：用青鱼胆、鲤鱼胆、羊胆、牛胆，各半两，熊胆二钱，龙脑香少许，石决明一两，为末，蜜丸梧子大。每空心茶下十丸。《万氏家抄》：乳蛾喉痹。用胆矾盛青鱼胆中，阴干。每用少许，吹喉取吐。

简误

目病，非风热盛而由于血虚昏暗者，不宜用。服术人，不可食青鱼肉。

石首鱼

味甘，无毒。头中有石如棋子。主下石淋，磨石服之，亦烧为灰末服。和莼菜作羹，开胃益气。候干食之名为鲞。炙食之，主消瓜成水，亦主卒腹胀，食不消，暴下痢。

疏：石首鱼得海中水土之气，故其味甘，气平，无毒。胃属土，甘为土化，故能开胃。胃气开则饮食增，五脏皆得所养而气自益矣，干鲞其性疏利，故能入肠胃宽中消食止痢。头中石坚重下走，故主下石淋也。凡泄痢腹痛，与夫肠胃诸疾，最[1]忌油腻鱼腥。惟白鲞不忌，盖鲞饮咸水而性平不热，且无脂腻，不惟少热中之患，更有消食理脾实肠胃之功也。

鲈鱼

平。补五脏，益筋骨，和肠胃，治水气，多食宜人。

疏：鲈鱼，秋月方美。其得水中之清气者乎，味甘淡，气平，虽有小毒，不至发病，乃与脾胃相宜之物也。肾主骨，肝主筋，滋味属阴，总归于脏。益二脏之阴气，故能益筋骨。脾胃有病，则五脏无所滋养而积渐流于虚弱，脾弱则水气泛溢。益脾胃则诸证自除矣。

---

❶ 最：四库本作"惟"

卷二十二　虫鱼部下品

总八十一种，今疏其要者十六种。

虾蟆　牡鼠粪　蛤蜊_{粉附}　蚶_{壳附}
蚺蛇胆　蛇蜕　白颈蚯蚓　蜈蚣　蛤蚧
水蛭　斑蝥　田中螺汁　白花蛇_{乌蛇附}
蛞蝓　五灵脂　蝎　鲮鲤甲

虾　蟆

味辛，寒，有毒。主邪气，破癥坚血，痈肿阴疮。服之不患热病。疗阴蚀，疽疠恶疮，猘犬伤疮，能合玉石。一名蟾蜍。

疏： 虾蟆、蟾蜍，本是二物。经云：一名蟾蜍者，盖古人通称蟾为虾蟆耳。经文虽名虾蟆，其用实则蟾蜍也。今世所用者皆蟾蜍，而非虾蟆，其功益可见矣。禀土金之精气，上应月魄，性亦灵异，其味辛气寒，毒在眉棱皮汁中。其主痈肿阴疮，阴蚀，疽疠恶疮，猘犬伤疮者，皆热毒气伤肌肉也。辛寒能散热解毒，其性急速，以毒攻毒则毒易解，毒解则肌肉和，诸证去矣。凡瘟疫邪气，得汗则解。其味大辛，性善发汗，辛主散毒，寒主除热，故能使邪气散而不留，邪去则胃气安而热病退矣。破癥坚血者，亦以其辛寒能散血热壅滞也。陶隐居云：其肪涂玉，则刻之如蜡，故云能合玉石。近世治小儿疳疾多用，以其走阳明而能消积滞也。

主治参互

《全婴方》五疳保童丸，治五疳八痢，面黄肌瘦，好食泥土，不思乳食。用大干蟾蜍一枚，烧存性，皂角去皮弦一钱，烧存性，蛤粉水飞三钱，麝香一分，糊丸粟米大。空心米饮下三四十丸，日二服。郑氏小儿方：走马牙疳，侵蚀口鼻。干蚵蚾，黄泥裹固，煅过，黄连，

各二钱半，青黛一钱，入麝香少许，和研敷之。《锦囊秘览》：附骨坏疮久不瘥，脓汁不已，或骨从疮孔中出。用大虾蟆一个，乱发一鸡子大，猪油四两，入二物煎枯去滓，待凝如膏。先以桑根皮、乌头煎汤洗，拭干，煅龙骨末糁四边，以前膏贴之。《医林集要》：发背肿毒初起势重者。以活蟾一个，破开，连肚乘热合疮上，不久必臭不可闻，再易，三四次即愈。《袖珍方》：治疯犬伤。即用蟾蜍后足捣烂，水调服之。先于顶心拔去血发三两根，则小便内见沫也。

蟾酥：甄权云：端午日，取眉脂，以朱砂、麝香为丸，如麻子大，治小儿疳瘦，每日一丸。如脑疳，以乳汁调滴鼻中。《日华子》云：眉酥治蚛牙。和牛酥摩敷腰眼并阴囊，治腰肾冷，并助阳气。苏颂云：主蚛牙，及小儿疳瘦。观诸家所主，但言其有消积杀虫，温暖通行之功。然其味辛甘，气温，善能发散一切风火抑郁、大热痈肿之候，为拔疔散毒之神药，第性有毒，不宜多用。入发汗散毒药中服者，尤不可多。

主治参互

同铁锈、桑䃌、麝香、牛黄、冰片，用金针针入疔根，抹入前药，其疔根即烂出。治疔丸，同朱砂、冰片、牛黄、明矾、白僵蚕、麝香、黄蜡，溶化作丸，麻子大。用葱头、白酒吞下取汗，不过二三小丸。《青囊杂纂》：拔取疔黄。蟾酥，以面丸梧子大。每用一丸，安舌下，即黄出也。危氏方：拔取疔毒。蟾酥，

以白面、黄丹搜作剂，每丸麦粒大。挑破纳入，仍以水澄膏贴之。《保命集》：一切疮毒。蟾酥一钱，白面二钱，朱砂少许，井水调成小锭子如麦大。每用一锭，葱汤服，汗出即愈。如疮势紧急，用三四锭。《万氏家抄》：凡痈疽发背，无名肿毒初起者，急取蟾酥三五分，广胶一块，米醋一二碗，入铫内火化开，用笔蘸，乘热令人不住手周围润之。以散为度。

简误

蟾虽有毒，与病无害。其眉酥有大毒，不宜多服。诸家咸云：治小儿疳瘦。恐非正治，不宜漫尝❶也。即用亦煅过者。予亲见一人，因齿痛，以蟾酥纳牙根，误吞入，头目俱胀大而毙。即陶注云：其皮汁甚有毒，犬啮之，口皆肿之验也。惟疗肿服之者，取其以毒攻毒之义。然其剂亦甚小，不能为害耳。外治殊有神效，若欲内服，勿过三厘。慎毋单使，必与牛黄、明矾、乳香、没药之类同用❷乃可。如疮已溃，欲其生肌长肉之际，得之作痛异常，不可不知也。

牡鼠粪

微寒，无毒。主小儿痫疾，大腹，时行劳复。两头尖者是牡鼠屎。

疏：牡鼠粪，《本经》、诸家不言味，但云：微寒无毒。然详其所自，应是苦咸之物。盖鼠属水，而凡粪必苦者也。入足阳明、足厥阴经。其主小儿痫疾，大腹，及时行劳复者，皆热邪在阳明也。苦寒能除是经之热，所以主之。古方治男子阴易腹痛，妇人吹乳乳痈，皆取其除热软坚泄结，走肝入胃之功耳。

主治参互

同白芷、山慈菇、山豆根、连翘、金银花、蒲公草、夏枯草、贝母、橘叶、栝楼根、紫花地丁、牛蒡子，治乳痈、

乳岩，有效。《外台秘要》：伤寒劳复。用雄鼠屎二十枚，豉五合，水二升，煮一升，顿服。《活人书》加栀子、葱白。《南阳活人书》：男子阴易，及劳复。㺍鼠屎汤：用㺍鼠屎两头尖者，十四枚，韭白根一大把，水二盏，煎一盏，温服得黏汗为效。未汗再服。《集要方》：妇人吹奶。鼠屎七粒，红枣七枚去核包屎，烧存性，入麝香少许，温酒调服。并治乳痈初起。《普济方》：大小便秘。雄鼠屎末，敷脐中，立效。

除伤寒劳复阴易，及乳痈、乳岩外，他用甚稀，故不著"简误"。

蛤 蜊

冷，无毒。润五脏，止消渴，开胃，解酒毒，主老癖能为寒热者及妇人血块。煮食之。

疏：蛤蜊禀水中之阴气以生，其味咸，气冷无毒。入足阳明经。五脏皆属阴，得水气之阴者，其性滋润而助津液，故能润五脏，止消渴，开胃也。咸能入血软坚，故主妇人血块，及老癖为寒热也。煮食更能醒酒。

附：蛤粉

丹溪云：味咸，寒，无毒。主热痰、湿痰、老痰、顽痰、疝气、白浊、带下。同香附末，姜汁调服，主心痛。

疏：此即蛤壳煅成粉者，其味咸，气寒无毒，为诸痰证之要药。盖痰未有不由火气上炎，煎熬津液而成。咸能软坚润下，得之则火自降，痰结自消矣。疝气、白浊、带下，皆肾经为病也。肾属水，咸为水化，气类相从，故能入肾以除其所苦也。心痛者，心虚而热邪客之也。《五脏苦欲补泻》云：心欲软，急食咸

---

❶ 尝：四库本作"用"。
❷ 用：四库本此后有"之"字。

以软之。此之谓也。更有消浮肿，利小便，散瘰核肿毒，妇人血块，汤火伤疮等用。

主治参互

《普济方》：气虚水肿。用大蒜十个，捣如泥，入蛤粉丸梧子大。每食前白汤下二十丸，服尽小便下数桶而愈。洁古方：治白浊遗精。珍珠粉丸：用蛤粉煅一斤，黄柏蜜炙一斤，为末，水跌为丸梧子大。每服一百丸，空心温酒下，日二次。盖蛤粉味咸，而能补肾阴，黄柏苦而降心火、坚肾故也。

简误

肉气味虽冷，乃与丹石人相反，食之令腹结痛。壳粉善消痰积血块，然脾胃虚寒者，宜少用，或加益脾胃药同用为宜。

蚶

温。主心腹冷气，腰脊冷风，利五脏，健胃，令人能食。又云：温中消食，起阳，益血色。

附：壳

烧过，以米醋三度淬后，埋令坏，醋膏丸。治一切血气，冷气，癥癖。

疏：蚶得水中之阳气，故其味甘，气温，性亦无毒。经曰：里不足者，以甘补之。又曰：形不足者，温之以气。甘温能益气而补中，则五脏安，胃气健，心腹腰脊风冷俱瘳矣。胃健则食自消，脏暖则阳自起，气充则血自华也。

壳味咸，走血而软坚，故能治血气、冷气、癥癖。丹溪用以消血块，化痰积，以此也。今世糟其肉为侑酒之物，罕有入药者。壳惟消癥癖之外，无他用。故并不著"主治"及"简误"。

蚺蛇胆

味甘、苦，寒，有小毒。主心腹蟸痛，下部蟸疮，目肿痛。

疏：蚺蛇禀火土之气，其胆为甲乙风木之化，故其味苦中有甘，气寒有小毒。气薄味厚，阴也。降也。入手少阴、足厥阴、阳明经。心腹蟸痛者，虫在内攻啮也。下部蟸疮者，虫在外侵蚀也。湿热则生虫，苦寒能燥湿杀虫，故内外施之皆得也。肝开窍于目，肝热则目肿痛，入肝泄热，则肿痛除矣。今人受杖时，用此嚼化，可得不死。其功能护心止痛，使恶血不上薄心，有神力也。

主治参互

同血竭、乳香、没药、狗头骨灰、蟅虫、天灵盖、象牙末、麻皮灰、丹砂，作丸。临杖服一丸，护心止痛，多杖无害。《圣惠方》：小儿急疳疮，水调蚺蛇胆敷之。《医方摘要》：痔疮肿痛。蚺蛇胆研，香油调涂，立效。

真胆绝难得，狭长，通黑，皮膜极薄，舐之甜苦，剔取粟许，着净水中，浮游水上，回旋行走者为真。其径沉者，非也。勿多着，亦沉散也。今世惟为受杖人所需，余甚稀使，故不著"简误"。

蛇蜕

味咸、甘，平，无毒。主小儿百二十种惊痫、瘈疭、癫疾、寒热、肠痔、虫毒、蛇痫，弄舌摇头。大人五邪，言语僻越，恶疮，呕咳，明目。火熬之良。

疏：蛇蜕，蛇之余性犹存，不以气味为用者。故蛇之性上窜而主风；蜕之用，入肝而辟恶，其性一也。小儿惊痫、瘈疭、癫疾、寒热、蛇痫，弄舌摇头，大人五邪，言语僻越，皆肝经为病，邪恶侵犯也。蛇蜕走窜，能引诸药入肝散邪，故主如上等证。善能杀虫，故主肠痔、虫毒、恶疮。邪去木平，故止呕咳，明目。今人亦用以催生、去翳膜者，取其善脱之义也。

主治参互

《肘后方》：治小儿头面疮。蛇蜕烧

灰，腊猪脂和敷之，并治小儿月蚀。周蜜《齐东野语》云：小儿痘后障翳。蛇蜕一条，烧焙，天花粉五钱，为末。以羊肝破开，夹药缚定，米泔水煮食。屡试辄效，真奇方也。《济生秘览》：治横生、逆生，须臾不救。用蛇蜕一具，蝉蜕十四个，发一握，并烧存性，分二服，酒下。仍以小针刺儿足心，擦盐少许，即顺。并能下胞衣。《产乳方》：妇人吹乳。蛇皮一尺七寸，烧末酒服。《千金方》：诸漏有脓。蛇蜕灰，敷之即虫出。《直指方》：鱼脐疮出水，四畔浮浆。用蛇蜕烧存性，鸡子清和敷。《医方摘要》：耳忽大痛，如有虫在内奔走，或血水流出，或干痛不可忍者。蛇蜕皮烧存性，研细，鹅翎吹入，立愈。

简误

小儿惊痫癫疾，非外邪客忤，而由于肝心虚者，不效。

白颈蚯蚓

味咸，寒、大寒，无毒。主蛇瘕，去三虫，伏尸鬼疰，蛊毒，杀长虫。仍自化作水，疗伤寒伏热狂谬，大腹黄疸。一名土龙。畏葱、盐。

疏：蚯蚓得土中阴水之气，故其味咸寒，无毒。大寒能祛热邪，除大热，故主伏尸鬼疰，乃疗伤寒伏热狂谬。咸主下走，利小便，故治大腹黄疸。诸虫瘕，咸属湿热所成。得咸寒之气，则瘕自消，虫自去，而蛊毒之热亦解矣。昔一道人，治热病发狂，用白颈蚯蚓十数条，同荆芥穗捣汁，与饮之，得臭汗而解。其为治伤寒伏热狂谬之明验也。

主治参互

《肘后方》：伤寒热结六七日，狂乱见鬼欲走。以大白颈蚯蚓半斤，去泥，用人溺煮汁饮。或生绞汁亦可。《斗门方》：小便不通，因湿而得者。用蚯蚓捣

烂，浸水，滤取浓汁半碗，服立通。《胜金方》：耳卒聋闭。蚯蚓入盐，安葱管内，化水点之，立效。《保命集》：疗瘰疬溃烂流串者。用荆芥根下段煎汤，温洗良久，看疮破紫黑处，以针刺去血，再洗三四次。用韭菜地上蚯蚓一把，五更时收取，炭火上烧红为末。每一匙入乳香、没药、轻粉各半钱，穿山甲九片，炙为末，麻油调敷之，神效。

简误

蚯蚓，气大寒，能除有余邪热，故伤寒非阳明实热狂躁者，不宜用。温病无壮热，及脾胃素弱者，不宜用。黄疸缘大劳腹胀，属脾肾虚，尸疰因阴虚成劳瘵者，咸在所忌。性复有小毒，被其毒者，以盐水解之。

蜈 蚣

味辛，温，有毒。主鬼疰蛊毒，啖诸蛇鱼毒，杀鬼物老精温疟，去三虫，疗心腹寒热结聚，堕胎，去恶血。赤头足者良。一名蝍蛆，一名天龙。

疏：蜈蚣禀火金之气以生，故其味辛，气温，有毒，乃属阳之毒虫。足厥阴经药也。善能制蛇，见大蛇便缘上啖其脑。《淮南子》云：腾蛇游雾，而殆于蝍蛆。正指此也。故《本经》主啖诸蛇虫鱼毒，及去三虫蛊毒也。性复走窜辟邪，所以能疗鬼疰温疟，杀鬼物老精。辛主散结，温主通行，故又治心腹寒热结聚，堕胎去恶血也。今世又以之治小儿惊痫风搐，脐风口噤，与夫瘰疬、便毒、痔漏等证皆用之。

主治参互

金头蜈蚣，得牛角䚡、象牙末、猪悬蹄、刺猬皮❶、蛀竹屑，能去通肠漏管。《直指方》：瘰疮，一名蛇瘴。蛮烟

---

❶ 刺猬皮：四库本此后有"田螺"。

瘴雨之乡多毒蛇气，人有不伏水土风气而感触之者，数月以还，必发蛇瘴。惟赤足蜈蚣最能伏蛇，为上药，白芷次之。《圣济总录》云：岭南外蛇瘴，一名琐喉瘴，项大肿痛连喉。用赤足蜈蚣一二节，研细，水下即愈。《奇效良方》：天蛇头疮，生手指头上。用蜈蚣一条，烧烟熏，一二次即愈。或为末，猪胆汁调涂之。《济生秘览》：便毒初起。蜈蚣一条，瓦上焙存性，为末，酒调服。《图经》：治初生小儿口噤不开，不能乳者。用赤足蜈蚣去足炙，研末，以猪乳二合，调半钱，分三四服，温灌之，效。

简误

蜈蚣性有毒，善走窜。小儿慢惊风口噤不言；大人温疟，非烟岚瘴气所发；心腹积聚，非虫结蛇瘕；便毒成脓将溃，咸在所忌。性畏蛞蝓，不敢过其所行之路，能啮人痛甚，以蛞蝓捣涂之，痛立止。蜈蚣能制龙蛇而反畏蛞蝓、蜘蛛。即《庄子》所谓物畏其天。《阴符经》所谓禽之制在气也。凡使勿用千足虫，真相似，但蜈蚣腰中一段无脚，所以能掬而弹远为异。又云：头上有白肉面并嘴尖可别。若误用，并把着腥臭气，入顶能杀人也。

蛤蚧

味咸，平，有小毒。主久肺劳传尸，杀鬼物邪气，疗咳嗽，下淋沥，通水道。生岭南山谷，及城墙或大树间。身长四五寸，尾与身等，形如大守宫，一雌一雄，常自呼其名曰蛤蚧，最护惜其尾，或见人欲取之，多自啮断其尾，人即不取之。凡采之者，须存其尾，则用之力全故也。

疏： 蛤蚧得金水之气，故其味咸气平，有小毒。入手太阴、足少阴经。其主久肺劳传尸、鬼物邪气、咳嗽、淋沥者，皆肺肾为病。劳极则肺肾虚而生热，故外邪易侵，内证兼发也。蛤蚧属阴，能补水之上源，则肺肾皆得所养而劳热咳嗽自除，邪物鬼气自去矣。肺朝百脉，通调水道，下输膀胱。肺气清，故淋沥水道自通也。又顾玠《海槎录》云：广西横州甚多蛤蚧，牝牡上下，相呼累日，情洽乃交，两相抱负，自堕于地。人往捕之亦不知觉，以手分劈，虽死不开。乃用熟楮草细缠，蒸过曝干，售之，炼为房中之药甚效。寻常捕者，不论雌雄，但可为杂药用。

主治参互

寇氏《衍义》：治久嗽不愈，肺积虚热成痈，咳出❶脓血，晓夕不止，喉中气塞，胸膈噎痛。用蛤蚧、阿胶、鹿角胶、犀角、羚羊角，各二钱半，用河水三升，银石器内文火熬至半升，滤汁。时时仰卧细呷，日一服。

简误

咳嗽由风寒外邪者，不宜用。雷公曰：其毒在眼，须去眼及甲上、尾上、腹上肉毛，以酒浸透，隔两重纸缓焙令干，以瓷器盛，悬屋东角上一夜，用之力可十倍，勿伤尾。

水 蛭

味咸、苦，平、微寒，有毒。主逐恶血，瘀血月闭，破血瘕积聚无子，利水道，又堕胎。俗名马蟥。

疏： 水蛭生于溪涧阴湿之处，其味咸苦，气平有大毒。其用与虻虫相似。故仲景方中往往与之并施。咸入血走血，苦泄结，咸苦并行，故治妇人恶血，瘀血月闭，血瘕积聚因而无子者。血蓄膀胱则水道不通，血散而膀胱得气化之职，水道不求其利而自利矣。堕胎者，以其有毒善破血也。

---

❶ 出：四库本无"出"字。

主治参互

入抵当汤，治伤寒蓄血下焦，因而发狂。入大黄䗪虫丸，兼治虚劳骨蒸咳嗽，内有干血，皮肤甲错。入鳖甲煎丸，消疟母。以上皆仲景方。《古今录验方》：坠跌打击内伤，神效。水蛭一两，烧令烟出，为末，入麝香一两，每酒服一钱，当下蓄血。未止再服，其效如神。

简误

水蛭、虻虫，皆破逐瘀血、血瘀发病之恶药，而水蛭入腹，煅之若尚存性，尚能变为水蛭，啮人肠脏，非细故也。破瘀消血之药尽多，正足选用，奚必用此难制之物？戒之可也。如犯之，以黄泥作丸吞之，必入泥而出。

斑蝥

味辛，寒，有毒。主寒热，鬼疰蛊毒，鼠瘘，疥癣，恶疮疽，蚀死肌，破石癃血积，伤人肌，堕胎。马刀为之使。畏巴豆、丹参、空青、甘草。

疏：斑蝥禀火金相合之气，故其味辛气寒。扁鹊云：有大毒。近人肌肉则溃烂，毒可知矣。入手阳明、手太阳经。性能伤肌肉，蚀死肌，故主鼠瘘、疽疮、疥癣。辛寒能走散下泄，故主破石癃血积及堕胎也。至于鬼疰蛊毒，必非极辛大毒之药所能疗，此《本经》之误。甄权：主瘰疬，通利水道。以其能追逐肠胃垢腻，复能破结走下窍也。

主治参互

治瘰疬，用肥皂二斤，去核，每服皂一荚，入斑蝥四枚，线缚蒸，取出，去斑蝥并肥皂皮筋，得净肉十两，入贝母二两，栝楼根、玄参、甘草、薄荷叶各一两五钱，共为末，以肥皂捣如泥，为丸梧子大。每服一钱，白汤吞。服后腹疼，勿虑，此药力追毒之故。治癫犬咬方：用斑蝥七个，去头足并翅，酒洗，

和湿糯米铜勺内炒，米熟为度，随将二物研成细末，加六一散三两，分作七服，每清晨一服，白汤调下。本人头顶心必有红发二三根，要不时寻觅拔去。《经验方》：内消瘰疬，不拘大人小儿。用斑蝥一两，去头足翅，以粟米一升同炒，米焦去米，入薄荷四两，为末，乌鸡子清丸如绿豆大。空心腊茶下三丸，加至五丸，却每日减一丸，减至一丸后，复日增一丸，以消为度。

简误

斑蝥，性有大毒，能溃烂人肌肉。惟瘰疬、癫犬咬，或可如法暂施。此物若煅之存性，犹能啮人肠胃，发泡溃烂致死。即前二证，亦不若用米同炒，取气而勿用质为稳。余证必不可饵。切戒！切戒！

田中螺汁

大寒。主目热赤痛，止渴。

疏：田螺，产于水田中，禀水土之阴气，故其汁大寒，味应甘，性无毒。陶隐居以珍珠、黄连末纳入，良久取汁点目痛，神效。以其寒能除热也。解一切有余之热，故能止渴及醒酒。

主治参互

丹溪方：治噤口痢疾。用活大田螺二枚，捣烂，入麝香三分，作饼，烘热贴脐间。半日热气下行，即思食矣。甚效。又方：治小便不通，腹胀如鼓。用田螺一枚，盐半匕，生❶捣，敷脐下一寸三分，即通。《经验方》：大肠脱肛坠下三五寸者。用大田螺二三枚，将净水养去泥，用鸡爪黄连研细末，入壳内，待化成水。以浓茶洗净肛门，将鸡翎蘸水刷之。以软帛托上，自然不再发也。《乾

---

❶ 生：四库本无"生"字。

坤生意》：痔漏疼痛，用田螺一个，入龙脑一分在内，取水搽之效。

简误

目病非关风热者，不宜用。

白花蛇

味甘、咸，温，有毒。主中风，湿痹不仁，筋脉拘急，口面㖞斜，半身不遂，骨节疼痛，大风疥癞及暴风瘙痒，脚弱不能久立。一名褰鼻蛇。白花者良。出蕲州，龙头虎口，黑质白花，目开如生，尾有爪甲，真蕲产也。

疏： 白花蛇，生于土穴阴霾之处，禀幽暗毒厉之气，故其味虽甘咸，性则有大毒也。经曰：风者，百病之长，善行而数变。蛇性走窜，亦善行而无处不到，故能引诸风药至病所，自脏腑而达皮毛也。凡疠风、疥癣、㖞僻、拘急、偏痹不仁、因风所生之证，无不借其力以获瘥。《本经》著其功能，信非虚矣。

主治参互

同苦参、何首乌、威灵仙、鳖虱胡麻、天门冬、百部、豨莶、漆叶、刺蒺藜，治疠风，并遍身顽痹，疥癣。《医垒元戎》驱风膏：治风瘫疠风，遍身疥癣。用白花蛇肉四两，酒润炙干，天麻七钱半，薄荷、荆芥各二钱半，为末，好酒二升，蜜四合，石器熬成膏。每服一盏，温汤服，日三服。急于暖处出汗，十日效。《瑞竹堂经验方》白花蛇酒：治诸风疠癣。用白花蛇一条，酒润，去皮骨取肉，绢袋盛之，蒸糯米一斗，安曲于缸底，置蛇于曲上，以饭安蛇上，用物密盖三七日，取酒，以蛇晒干为末，每服三五分，温酒下，仍以浊酒并糟作饼食之，尤佳。洁古白花蛇散：治大风病。白花蛇、乌梢蛇，各取净肉二钱酒炙，雄黄二钱，大黄五钱，为末。每服二钱，白汤下，三日一服。

乌蛇，即乌梢蛇。气味、所主经白花蛇同。第性善无毒耳。修事亦同，不复载。色黑如漆，尾细有剑脊者良。

简误

白花蛇，性走窜有毒，疠风、疥癣、顽痹等证，诚为要药。然而中风口面㖞斜，半身不遂，定缘阴虚血少内热而发，与得之风湿者殊科，非所宜也，医师宜辨之。头尾并骨俱有大毒，须尽去之。

蜣螂

味咸，寒，有毒。主小儿惊痫瘛疭，腹胀寒热，大人癫疾狂易音羊，手足端寒，支满，奔豚。

疏： 蜣螂禀阴湿之气以生，故其味咸气寒有毒。入足厥阴、手足阳明经。小儿惊痫瘛疭，腹胀寒热，大人癫疾狂易，皆肝、胃、大肠三经风热壅盛所致。咸寒除三经之邪热，则诸证自瘥。《别录》主手足端寒，支满者，以脾胃主四肢而治中焦。脾气结滞，则血液不能通行灌溉于手足，胃家热壅及大肠结实，则中焦不治而气逆支满，行三经❶之壅滞，则所苦减除矣。咸能软坚入肾，故又主奔豚也。古今方书以之治一切痔瘘及疔肿疽疮，出箭镞之用。

主治参互

《本事方》推车散：治大小便、经月不通欲死者。用推车客七个，男用头，女用身；蜣蜋七个，男用身，女用头，新瓦焙，研末。用虎目树南向皮煎汁调服，只一服，立通。一方：大肠脱肛。蜣蜋烧存性，为末，入冰片研匀，掺上托之即入。唐氏方：肠漏出水。用蜣蜋一枚，阴干，入冰片少许，为细末。纸捻蘸末入孔内，渐渐生肉，药自退出，即愈。刘涓子方：附骨疽疮。蜣蜋七枚，

---

❶ 经：原作"与"，四库本作"经"，义胜，据改。

同大麦捣敷。《广利方》：无名恶疮，忽得不识者，用蜣螂杵汁涂之。刘禹锡纂《柳州救三死方》云：元和十一年得疔疮，凡十四日益笃，善药敷之莫救。长庆贾方伯教用蜣螂心，一夕百苦皆已。明年正月，食羊肉又大作，再用如神验。其用蜣螂心，在腹下度取之，其肉稍白是也。贴疮半日许，再易，血尽根出即愈。蜣螂畏羊肉，故食之即发。其法盖出葛洪《肘后方》。杨氏《家藏方》：箭镞入骨不可移者。用巴豆微炒，同蜣螂捣涂，斯须痛定，必微痒，忍之，待极痒不可忍，乃撼动拔之立出。凡诸疮皆可疗也。捣为丸，塞下部，引痔虫出尽，永瘥。

简误

蜣螂有毒，外用易臻厥功。内服非虚人所宜。非不得已，勿轻试。

五灵脂

味甘，温，无毒。主疗心腹冷气，小儿五疳，辟疫，治肠风，通利气脉，女子月闭。出北地，此是寒号虫粪也。

疏： 寒号虫，畏寒喜暖，故其粪亦温，味甘而无毒。气味俱厚，阴中之阴，降也。入足厥阴、手少阴经。性专行血，故主女子血闭。味甘而温，故疗心腹冷气及通利气脉也。其主小儿五疳者，以其亦能消化水谷。治肠风者，取其行肠胃之瘀滞也。凡心胸血气刺痛，妇人产后少腹儿枕块诸痛，及痰挟血成窠囊，血凝齿痛诸证，所必须之药。

主治参互

同泽兰、牛膝、益母草、延胡索、牡丹皮、红花、赤芍药、山楂、生地黄，治产后恶露不净，腹中作疼。加桃仁其效更速，勿过剂。同番降香、红曲、川通草、红花、延胡索、韭菜、童便，治胃脘瘀血作痛。同木香、乌药，治周身

血气刺痛。《和剂局方》失笑散：治男女老少心痛，腹痛，少腹痛，并少腹疝气，诸药不效者，能行能止；妇人妊娠心痛，及产后心痛，少腹痛，血气痛尤妙。用五灵脂、蒲黄等份，研末。先以醋二杯调末，熬成膏，入水一盏，煎至七分，连药热❶服。未止再服。一方以酒代醋，一方以醋糊丸，童便酒服。《杨氏产乳方》紫金丸：治产后恶露不快，腰痛，少腹如刺，时作寒热头痛，不思饮食；又治久有瘀血，月水不调，黄瘦不食；亦疗心痛，功与失笑同。以五灵脂，水淘净炒末一两，以好米醋调稀，慢火熬膏，入真蒲黄末，和丸龙眼大。每服一丸，以水与童便各半盏，煎至七八分，温服，少顷再服，恶露即下。血块经闭者，酒磨服之。《图经》：产后血晕不知人事。用五灵脂二两，半生半炒，为末。每服一钱，白水调下。如口噤者，斡开灌之，入喉即愈。丹溪方：产后腹痛。五灵脂、香附、桃仁，等份研末，醋糊丸。服一百丸，白术、牛膝、陈皮汤下。《事林广记》：卒暴心痛。五灵脂炒一钱半，干姜炮三分，为末。热酒服，立愈。《产宝方》：胎衣不下，恶血冲心。用五灵脂半生半炒，研末。每服二钱，温酒下。《百一选方》：瘀血凝结。紫芝丸：用五灵脂水飞，半夏汤泡，等份为末，姜汁浸，蒸饼丸梧子大。每米饮下二❷十丸。夏子益《奇疾方》：血溃怪病，凡人眼中白珠浑黑，视物殊常，毛发坚直如铁条，能饮食而不语，如醉，名曰血溃。以五灵脂为末，汤服二钱即愈。

简误

五灵脂，其功长于破血行血，故凡

---

❶ 热：四库本作"温"。

❷ 二：四库本作"三"。

瘀血停滞作痛，产后血晕，恶血冲心，少腹儿枕痛，留血经闭，瘀血心胃间作痛，血滞经脉，气不得行，攻刺疼痛等证，在所必用。然而血虚腹痛，血虚经闭，产妇去血过多发晕，心虚有火作痛，病属血虚无瘀滞者，皆所当忌。

蝎

味甘、辛，有毒。疗诸风瘾疹，及中风半身不遂，口眼㖞斜语涩，手足抽掣。形紧小者良。

疏： 蝎禀火金之气以生，《本经》：味甘辛有毒。然察其用，应是辛多甘少，气温。入足厥阴经。诸风掉眩，属肝木，风客是经，非辛温走散之性，则不能祛风逐邪，兼引诸风药入达病所也。故大人真中风，小儿急惊风，皆须用之。

主治参互

《全幼心鉴》：小儿脐风。宣风散：治小儿初生断脐后伤风，唇青口撮，出白沫，不乳。用全蝎二十一个，无灰酒涂炙为末，入麝香少许。每用金、银煎汤，调半字服之。《经验方》：大人风涎，用蝎一个，头尾全者，以薄荷四叶裹定，火上炙焦，同研为末。作一服，白汤下。小儿惊风分四服，如前服。得胡桃同煅，共研，黄芪、金银花汤下，治横痃不收口。

简误

蝎，风药也。似中风，及小儿慢脾风病属于虚，法咸忌之。

鲮鲤甲

微寒。主五邪惊啼悲伤。烧之作灰，以酒或水和方寸匕，疗蚁瘘。

疏： 鲮鲤甲，穿山穴居，其性善走，味辛平，气微寒有毒。入足厥阴，兼入手足阳明经。邪魅着人，则惊啼悲伤不已。辛主散，则邪魅去，惊啼悲伤止矣。喜食蚁，又能入大肠，故疗蚁瘘。蚁瘘者，即世人所云漏也。性走能行瘀血，通经络，故又有消痈毒，排脓血，下乳，和伤，发痘等用。

主治参互

鲮鲤甲，俗名穿山甲。土炒，同乳香、没药、番降香、红曲、山楂、川通草、童便，治上部内伤，胸膈间疼痛。同当归、白芷、金银花、连翘、紫花地丁、夏枯草、牛蒡子、乳香、没药、甘草、贝母、皂角刺，治痈肿未溃，资为引导。佐地榆，治便毒。《直指方》：治鼠痔成疮肿痛。用穿山甲尾尖处一两，煅存性，鳖甲酥炙一两，麝香半钱，为末。每服一钱，空心茶下。又方：乳汁不通。涌泉散：用穿山甲炮研末，酒服方寸匕，日二服，外以油梳梳乳，即通。又方：便毒便痈。穿山甲半两，猪苓二钱，并以醋炙研末，酒服二钱。得紫草、生犀角、生地黄，治痘疮毒盛，不得起发，色带干红枯燥者有功。

简误

痈疽已溃，不宜服。痘疮元气不足不能起发者，不宜服。

卷二十三 果部三品

总五十三种，今疏其要者二十种，又木部移入三种。

上品：藕实藕、莲须附 橘柚青皮、核、叶附 大枣 覆盆子 鸡头实

中品：梅实 木瓜 柿 乌芋 枇杷叶 荔枝子 石蜜 甘蔗 沙糖

下品：桃核仁 杏核仁 梨 胡桃 海松子 橄榄 龙眼木部移入 赤爪木即山楂，木部移入 樝实木部移入

藕　实

味甘，平、寒，无毒。主补中养神，益气力，除百疾。久服轻身耐老，不饥延年。

疏：藕实得天地清芳之气，禀土中冲和之味，故味甘气平。《别录》：寒，无毒。入足太阴、阳明，兼入手少阴经。土为万物之母，后天之元气借此以生化者也。母气既和则血气生，神得所养而疾病无由来矣。藕实正禀稼穑之化，乃脾家之果，故主补中养神，益气力，除百疾，及久服轻身耐老，不饥延年也。孟诜：主五脏不足伤中，益十二经脉血气。《大明》：主止渴去热，安心，止痢，治腰痛及泄精。多食令人喜。皆资其补益心脾之功也。

主治参互

得川黄连、白芍药、白扁豆、干葛、升麻、红曲、橘红、甘草、滑石、乌梅为丸，治滞下如神。下痢饮食不食，俗名噤口痢，此证大危。用鲜莲肉一两，黄连五钱，人参五钱，水煎浓。细细与呷，服完思食便瘥。同菟丝子、五味子、山茱萸、山药、车前子、肉豆蔻、砂仁、

橘红、芡实、人参、补骨脂、巴戟天，治脾肾俱虚，五更溏泻。有肺热者去人参、肉豆蔻。孟诜《食疗》：服食不饥。石莲肉蒸熟去心，为末，炼蜜丸梧子大。日服三十丸。此仙家方也。《普济方》：白浊遗精。石莲肉、龙骨、益智仁等份，为末。每服二钱，空心米饮下。《直指方》：心虚赤浊。莲子六一汤：用石莲肉六两，炙甘草一两，为末。每服一钱，灯心汤下。《丹溪心法》：久痢噤口。石莲肉炒为末，每服二钱，陈仓米汤调下，便觉思食，甚妙。

简误

藕实，脾家果也。甘平无毒，于诸疾并无相连。第生者食之过多，微动冷气胀人。石莲子乃九月经霜后采，坚黑如石者，破房得之，堕水入泥者良。今肆中一种石莲子，状如樝子，其味大苦，产广中，出树上，木实也，不宜入药。

附：藕

《唐本》注：主热渴，散血，生肌。久服令人心欢。《药性论》云：藕汁，味甘，能消瘀血不散。藕节，捣汁主吐血不止，或口鼻出血。孟诜云：生食之，主霍乱后虚渴烦闷不能食。其产后忌生冷物，惟藕不同生冷，为能破血故也。蒸食甚补五脏，实下焦。陈藏器云：消食止泄，除烦，解酒毒及病后热渴。《日华子》云：止霍乱，开胃消食，除烦止闷，口干渴疾，止怒，令人喜，破产后血闷，捣罯金疮并伤折，止暴痛。

疏：藕禀土气以生，其味甘，生寒熟温。入心、脾、胃三经。生者甘寒，能凉血止血，除热清胃，故主消散瘀血，吐血，口鼻出血，产后血闷，署金疮伤折，及止热渴，霍乱烦闷，解酒等功。熟者甘温，能健脾开胃，益血补心，故主补五脏，实下焦，消食止泄，生肌，及久服令人心欢止怒也。本生于污泥之中，而体至洁白，味甚甘脆，孔窍玲珑，丝纶内隐，疗血止渴，补益心脾，真水果中之嘉品也。又能解蟹毒。

莲蕊须

一名佛座须。味甘涩，气温。《本经》不收❶，而古方固真补益方中，往往用之。详其主治，乃是足少阴经药，亦能通手少阴经。能清心入肾，固精气，乌须发，止吐血，疗滑泄。同黄柏、砂仁、沙苑蒺藜、鱼胶、五味子、覆盆子、生甘草、牡蛎，作丸。治梦遗精滑，最良。

橘　皮

味辛，温，无毒。主胸中瘕热逆气，利水谷，下气止呕咳，除膀胱留热停水，五淋，利小便，主脾不能消谷，气冲胸中，吐逆霍乱，止泄，去寸白。久服去臭，下气通神，轻身长年。按：橘、柚实两种，《本经》作一条，盖传误也。今改正。

疏：橘皮花开于夏，成实于秋，得火气少，金气多，故味辛苦，气温无毒。味薄气厚，降多升少，阳中之阴也。入手足太阴、足阳明经。其主胸中瘕热逆气，气冲胸中呕咳者，以肺主气，气常则顺，气变则逆，逆则热聚于胸中而成瘕。瘕者，假也。如痞满郁闷之类也。辛能散，苦能泄，温能通行，则逆气下，呕咳止，胸中瘕热消矣。脾为运动磨物之脏，气滞则不能消化水谷，为吐逆霍乱、泄泻等证。苦温能燥脾家之湿，使滞气运行，诸证自瘳矣。肺为水之上源，源竭则下流不利，热结膀胱。肺得所养而津液贯输，气化运动，故膀胱留热停水，五淋皆通也。去臭及寸白者，辛能散邪，

苦能杀虫也。通神轻身长年者，利脾肺之极功也。

主治参互

橘皮，留白，补脾胃和中；去白，消痰理肺气。同白术则补脾，同甘草则补肺，同补气药则益气，同泄气药则破气，同消痰药则能去痰，同消食药则能化食，各从其类以为用也。同人参、何首乌、桂枝、当归、姜皮，治三日疟寒多。得白豆蔻、生姜、藿香、半夏，治胃家有寒痰，或偶感寒气，伤冷食，呕吐不止。同人参、白术、白茯苓、甘草、山药、白豆蔻、藿香、麦芽、山楂、白扁豆，治脾胃虚，饮食不化，或不欲食，食亦无味。同苏子、贝母、枇杷叶、麦门冬、桑根白皮、沙参、栝楼根、五味子、百部，治上气咳嗽，能消痰下❷气。同枳壳、乌药、木香、草豆蔻、槟榔，治气实人暴气壅胀。同苍术、厚朴、甘草，为平胃散，治胸中胀满。入二陈汤，治脾胃湿痰及寒痰痰饮。仲景方：橘皮汤，治男女伤寒，并一切杂病呕哕，手足逆冷者。用橘皮四两，生姜一两，水二升，煎一升，徐徐呷之即止。《百一选方》：霍乱吐泻，但有一点胃气存者，服之即生。广陈皮去白五钱，真藿香五钱，水二盏，煎一盏，时时温服。《食疗》治脚气冲心，或心下结硬，腹中虚冷。陈皮一斤，和杏仁五两去皮尖熬，少许蜜捣和，丸如梧桐子大，每日食前米饮下三十丸。《普济方》：大肠闭塞。陈皮连白，酒煮焙干，研末。每服二钱，米饮下。《适用方》：脾寒诸疟，不拘老少孕妇，只两服便止。真橘皮去白切，生姜自然汁浸过一指，银石器内重汤煮干，

---

❶ 收：四库本作"载"。

❷ 下：四库本作"降"。

焙，研末。每服三钱，用隔年青州枣十个，去核，水一盏，煎半盏，发前服，以枣下之。张氏方：妇人乳痈，未成者即散，已成者即溃，痛极者不痛，神验不可言。用真橘皮汤浸去白，晒干，面炒微黄，为末。每服二钱，麝香调酒下，初发一服见效。

简误

橘皮味辛气温，能耗散真气。中气虚，气不归元者，忌与耗气药同用。胃虚有火呕吐，不宜与温热香燥药同用。阴虚咳嗽生痰，不宜与半夏、南星等同用。疟非寒甚者，亦勿施。

附：青橘即青皮

主气滞，下食，破积结及膈气。

疏：青皮古方无用者，至宋时医家始用之。其色青，其味极苦而辛，其气温而无毒。气味俱厚，沉而降，阴也。入足厥阴、少阳。苦泄，辛散，性复刻削，所以主气滞，下食，破结积及膈气也。元素：破坚癖，散滞气，治左胁肝经积气。亦此意耳。

主治参互

青皮同人参、鳖甲，能消疟母。同枳壳、肉桂、川芎，治左胁痛。同人参、白术、三棱、蓬莪、阿魏、矾红、山楂、红曲、木香，消痃癖气块，及一切肉食坚积。

简误

青皮性最酷烈，削坚破滞是其所长。然误服之，立损人真气，为害不浅。凡欲使用，必与人参、术、芍药等补脾药同用，庶免遗患，必不可单行也。肝脾气虚者，概勿施用。

橘核

主腰痛，膀胱气，肾冷。炒去壳，酒服良。

[按] 橘核出《日华子》，其味苦温而下气，所以能入肾与膀胱，除因寒所生之病也。疝气方中多用。

橘叶

古今方书不载。能散阳明、厥阴经滞气，妇人妒乳、内外吹、乳岩、乳痈用之皆效。以诸证皆二经所生之病也。

大　枣

味甘，平，无毒。主心腹邪气，安中养脾，助十二经，平胃气，通九窍，补少气、少津液、身中不足，大惊，四肢重，和百药，补中益气强力，除烦闷，疗心下悬，肠澼。久服轻身延年，不饥神仙。

疏：大枣纯得土之冲气，兼感天之微阳以生。《本经》：味甘，气平，无毒。东垣、孟诜言：温。气味俱厚，阳也。入足太阴、阳明经。经曰：里不足者，以甘补之。又曰：形不足者，温之以气。甘能补中，温能益气，甘温能补脾胃而生津液，则十二经脉自通，九窍利，四肢和也。正气足则神自安，故主心腹邪气及大惊。中得缓则烦闷除，故疗心下悬急及少气。脾得补则气力强，肠胃清，故主身中不足及肠澼。甘能解毒，故主和百药。脾胃足，气血充，后天生气借此而盈溢，故久服轻身长年，不饥神仙也。然亦指辟谷修炼者言之，非恒人所能耳。

主治参互

大枣甘温，能和阴阳，调荣卫，生津液。凡邪在荣卫者，辛甘以解之，故仲景桂枝汤，用姜、枣以和荣卫，助脾胃，生津液，令出汗也。仲景治伤寒水饮胁痛，咳而干呕者，有十枣汤，取其益土而胜水也。又方：发汗后，小便利，其人脐下悸，欲作奔豚者，茯苓桂枝甘草大枣汤主之。茯苓能伐肾邪，桂枝泄奔豚，甘草、大枣之甘，滋助脾土，以平肾气。许叔微《本事方》治妇人脏躁，悲伤欲哭，象若神凭，数欠者。大枣汤：大枣十枚，小麦一升，甘草二两，每服一两，水煎服之。

简误

枣虽能补脾胃，益气。然而味过于甘，中满者忌之。小儿疳病不宜食，齿痛及患痰热者不宜食，生者尤不利人，多食致寒热。

覆盆子

味甘，平，无毒。主益气轻身，令发不白。

疏：覆盆子得木气而生，《本经》：味甘，气平，无毒。甄权：微热。宗奭：酸甘。深得其义。入足少阴经。其主益气者，言益精气也。肾藏精，肾纳气，精气充足则身自轻，发不白也。苏恭：主补虚续绝，强阴健阳，悦泽肌肤，安和脏腑。甄权：主男子肾精虚竭，阴痿。女子食之有子。《大明》：主安五脏，益颜色，养精气，长发，强志。皆取其益肾添精，甘酸收敛之义耳。

主治参互

同黄柏、沙苑蒺藜、莲须、五味子、砂仁、鱼胶、山茱萸，治梦遗泄精。同车前子、五味子、菟丝子、蒺藜子，为五子衍宗丸。治男子精气亏乏，中年无子；加入巴戟天、腽肭脐、补骨脂、鹿茸、白胶、山茱萸、肉苁蓉，治阳虚阴痿，临房不举，或精寒精薄。

简误

强阳不倒者忌之。

鸡头实

味甘，平，无毒。主湿痹，腰脊膝痛，补中，除暴疾，益精气，强志，令

耳目聪明。久服轻身不饥，耐老神仙。一名芡。

疏：鸡头实禀水土之气以生，故味甘，气平，无毒。入足太阴、少阴。补脾胃，固精气之药也。脾主四肢，足居于下，多为湿所侵，以致腰脊膝痛而成痹。脾气得补，则湿自不容留，前证皆除矣。脾主中州，益脾故能补中。肾藏精与志，入肾故主益精强志。暴病多属火，得水土之阴者能抑火，故主除暴疾也。精气足，脾胃健，则久服耳目聪明，轻身不饥，耐老神仙所自来矣。

主治参互

君山药、白茯苓、白术、人参、莲肉、薏苡仁、白扁豆，为补脾胃要药。一味捣末熬，金樱子煎，和丸。服之补下元益人，谓之水陆丹。《经验方》鸡头粥：法用鸡头实三合，煮熟去壳，粳米一合煮粥，日日空心食。能益精气，强志意，利耳目。《永类钤方》四精丸：治思虑色欲过度，损伤精气，小便数，遗精。用秋石、白茯苓、芡实、莲肉各二两，为末，蒸枣和丸梧子大。每服三十丸，空心盐汤送下。

简误

芡实生食味涩，动风冷气，小儿不宜多食，以其难消化也。

梅 实

味酸，平，无毒。主下气，除热烦满，安心，肢体痛，偏枯不仁，死肌，去青黑痣，恶疾，止下痢，好唾口干。

疏：梅实，即今之乌梅也。梅得木气之全，故其味最酸，所谓曲直作酸是也。经曰：热伤气。邪客于胸中，则气上逆而烦满，心为之不安。乌梅味酸，能敛浮热，能吸气归元，故主下气，除热烦满，及安心也。下痢者，大肠虚脱也。好唾口干者，虚火上炎，津液不足也。酸能敛虚火，化津液，固肠脱，所以主之

也。其主肢体痛，偏枯不仁者，盖因湿气侵于经络，则筋脉弛纵，或疼痛不仁。肝主筋，酸入肝而养筋，肝得所养，则骨正筋柔，机关通利，而前证除矣。其主去死肌，青黑痣，恶肉者，白梅之功也。白梅味咸，咸能软坚故也。又能消痰，醒睡，止霍乱，解酒毒。弘景云：生梅、乌梅、白梅功用大约相似，第乌梅较良，资用更多。

主治参互

乌梅同川黄连、白芍药、滑石、甘草、莲肉、白扁豆、葛根、升麻、红曲、橘红作丸，治滞下如神。一味作汤代茶饮，治火炎头痛。仲景乌梅丸：治蛔厥，蛔上入膈，故烦，须臾复止，得食而呕，又烦者，蛔闻食即出故耳。用乌梅三百个，细辛、附子、人参、桔梗、黄柏各六两，当归、蜀椒各四两，黄连一斤，干姜十两，捣乌梅肉和丸桐子大。先食饮服十丸，日三服。《刘涓子鬼遗方》：蚀恶疮努肉。用乌梅肉烧为灰，敷上，恶肉立尽。《圣惠方》：赤痢腹痛。乌梅肉、黄连各四两，炼蜜丸梧子大。每米饮下二十丸，日三服。《图经本草》治劳疟。用乌梅十四枚，豆豉二合，甘草三寸，生姜一块，以童便二升，煎去一半，温服即止。治暑气霍乱。白梅一个，和仁捣碎，入丝瓜叶一叶，或扁豆叶，再捣烂，用新汲水调，灌下即解。

简误

《素问》云：味过于酸，肝气以津。又云：酸走筋，筋病无多食酸。以肝主筋，性喜升发，酸味敛束，是违其性之所喜也。梅实过酸，不宜多食。齿痛及病当发散者，咸忌之。

木瓜实

味酸，温，无毒。主湿痹脚气，霍乱大吐下，转筋不止。

疏： 木瓜实得春生之气，禀曲直之化，故其味酸，气温，性无毒。气薄味厚，降多于升，阳中阴也。入足太阴、阳明，兼入足厥阴经。其主湿痹脚气者，以脾主四肢，又主肌肉，性恶湿而喜燥。湿侵肌肉，则为湿痹；伤足络则成脚气。木瓜温能通肌肉之滞，酸能敛濡满之湿，则脚气、湿痹自除也。霍乱大吐下，转筋不止者，脾胃病也。夏月暑湿饮食之邪伤于脾胃，则挥霍撩乱，上吐下泻，甚则肝木乘脾而筋为之转也。酸温能和脾胃，固虚脱，兼之入肝而养筋，所以能疗肝脾所生之病也。藏器：治脚气冲心，强筋骨，下冷气，止呕逆。《大明》：主吐泻，水肿，心腹痛。好古：治腹胀善噫，心下烦痞。无非取其去湿和胃，滋脾益肺，利筋骨，调荣卫，通行收敛，有并行不悖之功也。

主治参互

得白扁豆、藿香、白茯苓、橘皮、白梅、人参、白术、甘草、砂仁、香薷，治伤暑霍乱，吐泻不止；加入石斛、鸡舌香，治转筋。同当归、石斛、牛膝、续断、芍药、橘皮，治血虚转筋。同薏苡仁、术、茯苓、五加皮、石斛、萆薢、黄柏，治湿热脚气。同人参、白茯苓、麦门冬、藿香、白豆蔻、竹茹、枇杷叶，治胃虚呕吐。一味末之，白汤吞三钱，日五服，治杨梅结毒有效。入六和汤，治暑月霍乱。《圣惠方》：治霍乱转筋。木瓜一两，酒一升，煎服。不饮酒者，煎汤服。仍煎汤浸青布裹其足。《御药院方》四蒸木瓜丸：治肝肾脾三经气虚，为风寒暑湿相搏，流注经络。凡遇时令不和，七情怫郁，必致发动，或肿满，或顽痹，憎寒壮热，呕吐自汗，霍乱吐利。用宣州大木瓜四个，切盖剜空听用。一个入黄芪、续断末各半两于内，一个入苍术、橘皮末各半两于内，一个入乌药、黄松节末各半两于内（黄松节即茯神心中木也），一个入威灵仙、苦葶苈末各半两于内。以原盖盖好拴定，用酒浸透，入甑内蒸熟，晒干，再浸蒸，如此三度，捣末，以榆皮末、水和糊，丸如梧子大。每服五十丸，温酒、盐汤任下。《医林集要》：翻花痔疮。木瓜为末，以鳝鱼身上涎调，贴之，以纸护住。

简误

下部腰膝无力，由于精血虚，真阴不足者，不宜用。伤食，脾胃未虚，积滞多者，不宜用。入药忌犯铁器。

柿

味甘，寒，无毒。主通鼻耳气，肠澼不足。

疏：柿禀地中之阴气以生，故味甘，气寒，无毒。入手、足太阴经。鼻者，肺之窍也。耳者，肾之窍也。金水二脏最忌火热，二脏有火上炎，则外窍闭而不通。得甘寒之气，俾火热下行，窍自清利矣。肺与大肠为表里，湿热伤血分，则为肠澼不足。甘能益血，寒能除热，脏气清而腑病亦除也。

干柿：寒气稍减，能厚肠胃，补不足，润肺止渴，功同于前。

柿霜：清心肺间热，生津止渴，化痰宁嗽，治喉舌口疮。总之其功长于清肃上焦火邪，兼能益脾开胃，故三者所主虽不同，而其源皆归于一义也。

主治参互

柿霜得桑根白皮、百部、天麦门冬、沙参、贝母、苏子、枇杷叶、橘红、栝楼根，作丸噙化，治肺经有火，咳嗽生痰。

简误

柿性寒，肺经无火，因客风寒作嗽者，忌之。冷痢滑泄，肠胃虚脱者，忌之。脾家素有寒积及风寒腹痛、感寒呕吐者，皆不得服。不宜与蟹同食，令人腹痛作泻。

乌芋

味苦、甘，微寒，无毒。主消渴痹热，温中益气。一或荸荠。

疏：乌芋，禀土金之气以生。《本经》：味苦、甘，气微寒，无毒。然详其用，味应有辛。辛能散，苦能泄，故主痹热。甘寒能除热而生津，故主消渴。热去则气自益，气益则中自温，自然之道也。孟诜：主下丹石，消黄疸，除胸中实热气。汪机：主疗五种膈气，消宿食，治误吞铜物。及今人治腹胀下血等，皆取其辛寒消散除热之功也。

主治参互

乌芋去皮，填入雄猪肚内，线缝，砂器煮糜食之，勿入盐，治腹满胀大。善毁铜，铜器中煮之即烊。误吞铜物，以乌芋合胡桃食一二斤许，即消。一味晒干，为末服，能辟蛊毒。《神秘方》：大便下血。荸荠捣汁大半钟，入酒少许，温服，三❶日见效。

简误

孟诜云：乌芋性冷，先有冷气人不可食。多食令人患脚气。又孕妇忌之。

枇杷叶

味苦，平，无毒。主卒哕不止，下气。

疏：枇杷叶禀天地清寒之气，四时不凋，其味苦，气平，平即凉也，无毒。入手太阴、足阳明经。气薄味厚，阳中之阴，降也。经曰：诸逆冲上，皆属于火。火气上炎，则为卒哕不止。哕者，哕也，其声浊恶而长。经曰：树枯者叶落❷，病深者声哕。病者见此，是为危证。枇杷叶性凉，善下气，气下则火不上升，而胃自安，故卒哕止也。其治呕吐不止，妇人产后口干，男子消渴，肺热咳嗽，喘息气急，脚气

---

❶ 三：四库本作"二"。
❷ 落：四库本作"病"。

上冲，皆取其下气之功。气下则火降痰顺，而呕者不呕，渴者不渴，咳者不咳，冲逆者不冲逆矣。又治妇人发热咳嗽，经事先期，佐补阴清热之药，服之可使经期正而受孕。

主治参互

同生地黄、麦门冬、白芍药、炙甘草、枸杞子、桑根白皮、童便、茅根、天门冬、苏子、五味子、栝楼根，治阴虚咳嗽吐血。入嚼化丸，治肺热咳嗽。同竹茹、木瓜、芦根汁、石斛、麦门冬、人参、白茯苓，治胃热呕吐；加童便、人乳、竹沥、苏子、白芍药、蔗浆，治噎膈反胃。同白芍药、生地黄、青蒿子、五味子、黄柏、阿胶、枸杞子、杜仲、牡丹皮、鳖甲作丸，治妇人经行先期，发热无孕。同人参、白芍药、茯苓、竹茹、橘红、苏子、麦门冬、木瓜，治妊娠恶阻。同栝楼根、天门冬、枸杞子、五味子、石斛、白芍药、黄连、甘草、芦根汁、童便、竹叶，治消渴。庞安常方：温病发哕，因饮水多者。枇杷叶去毛炙香，茅根各半斤，水四升，煎二升，稍稍饮之。《圣惠方》：衄血不止。枇杷叶去毛，焙研末。茶服一二钱，日二服。

简误

胃寒呕吐及肺感风寒咳嗽者，法并忌之。

荔枝子

味甘，平，无毒。止渴，益人颜色。

疏：荔枝子，南方果也。感天之阳气，得地之甘味。《本经》虽云平，而其气实温也。鲜时味极甘美，多津液，故能止渴。甘温益血，助荣气，故能益人颜色也。多食令人发热，或衄血、齿痛者，以其生于炎方，熟于夏月，故善助火发热耳。入药甚稀，无"主治"、"简误"。

核：味甘，温。主心痛，小肠气痛，癞疝，妇人血气刺痛。以一枚煨存性，研末，酒调服。盖其气温而通行，入肝肾，散滞气，辟寒邪，所以能疗如上诸证也。

主治参互

荔枝核同牛膝、补骨脂、延胡索、合欢子、茴香、木瓜、杜仲、橘核、萆薢，治疝气。虚热者加黄柏，虚寒者加桂。孙氏方：治疝气癫肿。荔枝核炒黑色，大茴香炒等份，为末。每服一钱，温酒下。又方：肾肿如斗。荔枝核、青橘皮、茴香等份，各炒研。酒服二钱，日三。

除疝气外无他用，故不著"简误"。

石　蜜 乳糖也

味甘，寒，无毒。主心腹热胀，口干渴，性冷利。

疏：石蜜乃煎甘蔗汁曝之，凝如石，而体甚轻，今之白沙糖也。其味甘，其气寒，其用在脾，故主心腹热胀。甘寒能除热生津液，故止口干渴及咳嗽生痰也。多食亦能害脾，以其味太甘耳。

甘　蔗

味甘，平，无毒。主下气，和中，助脾气，利大肠。

疏：甘蔗禀地中之冲气，故味甘气平无毒。《日华子》云：冷。气薄味厚，阳中之阴，降也。入手足太阴、足阳明经。甘为稼穑之化，其味先入脾，故能助脾气。脾主中州，故主和中。甘寒除热润燥，故主下气，利大肠也。《大明》：为其消痰止渴，除心胸烦热，解酒毒。今人用以治噎膈反胃呕吐，大便燥结，皆取其除热生津润燥之功耳。

主治参互

蔗浆一味单服，能润大便，下燥结。同芦根汁、梨汁、藕汁、人乳、童便、竹沥，和匀。时时饮之，治胃脘干枯，噎食呕吐。《梅师方》：反胃吐食。蔗浆七升，姜汁半升，和匀，日日细呷。

简误

甘蔗，世人皆以其性热，不敢多食。不知乃是甘寒之物，能泻火热，润枯燥。唐王摩诘"樱桃诗"云：饱食不须愁内热，大官还有蔗浆寒。可为证矣。惟胃寒呕吐，中满滑泄者，忌之。

沙　糖

味甘，寒，无毒。功用与石蜜同，而冷利过之。

疏：沙糖，蔗汁之清而煎炼至紫黑色者。《本经》虽云与石蜜同功，然而不逮石蜜多矣。既经煎炼之久❶，则未免有湿热之气，故多食损齿生虫，发疳胀满，令人心痛等害。与鲫鱼同食成疳虫，与葵同食生流澼，与笋同食不消成癥，身重不能行。今医家用作汤，下小儿丸散，殊为未当。

桃核仁

味苦、甘，平，无毒。主瘀血血闭，瘕，邪气，杀小虫，止咳逆上气，消心下坚，除卒暴击血，破癥瘕，通月水，止痛。

疏：桃核仁禀地二之气，兼得天五之气以生，故其味苦重甘微，气平无毒。思邈言：辛。孟诜言：温。皆有之矣。气薄味厚，阳中之阴，降也。入手足厥阴经。夫血者，阴也，有形者也。周流乎一身者也。一有凝滞，则为瘕痕，瘀血血闭，或妇人月水不通，或击扑伤损积血及心下宿血坚痛，皆从足厥阴受病，以其为藏血之脏也。苦能泄滞，辛能散结，甘温通行而缓肝，故主如上等证也。心下宿血去则气自下，咳逆自止。桃为五木之精，能镇辟不祥，故主邪气。味苦而辛，故又能杀小虫也。

主治参互

仲景桃仁承气汤：治伤寒湿热在内，小便利而大便黑，为蓄血。用桃仁五十粒，桂枝二两，大黄四两，朴硝二两，甘草一两，以水七升，煮取二升半，去滓，纳芒硝，更上火微沸，空心温服五合，日三，当微利。入抵挡汤，治太阳病六七日，表证仍在，脉微而沉，反不结胸，其人如狂者，以热结在下焦，少腹当硬满，小便自利，下血乃愈。用桃仁二十粒，水蛭三十个熬，虻虫三十个去翅足熬，大黄三两酒浸，以水五升，煮取三升，温服一升，不下再服。同当归、芍药、泽兰、延胡索、苏木、五灵脂、红花、牛膝、生地黄、益母草，治产后瘀血，结块作痛，并治壮盛妇人经闭不通。同当归、麻仁、地黄、麦门冬、芍药、黄芩、肉苁蓉、甘草，治大肠血燥，便结不通。同番降香、川通草、山楂、穿山甲、乳香、没药、红花、续断、当归，治上部内伤，瘀血作痛。《圣济总录》：大便不快，里急后重。用桃仁三两去皮，以吴茱萸二两，食盐一两，同炒熟，去二物，每嚼桃仁五七粒，效。兼可预辟瘴疬。《删繁方》：妇人难产，数日不出。桃仁一个劈开，用朱砂书一片"可"字，一片"出"字，吞之即生。《肘后方》：妇人阴痒。桃仁杵烂，绵裹塞之。杏仁亦可用。

简误

桃仁性善破血。凡血结、血秘、血燥、瘀血、留血、蓄血、血痛、血瘕等证，用之立通。第散而不收，泻而无补，过用之及用之不得其当，能使血下不止，损伤真阴，为害非细。故凡经闭不通由于血枯，而不由于瘀滞，产后腹痛由于

❶　久：四库本作"多"。

血虚，而不由于留血结块，大便不通由于津液不足，而不由于血燥闭结，法并忌之。

附：桃枭

味苦，微温。主杀百鬼精物，疗中恶腹痛，杀精魅五毒不祥。一名桃奴。

疏： 桃枭是桃实着树经冬不落者，正月采之。桃为五木之精，仙木也。最能辟邪。今道家禁咒镇魔之术，犹有用桃木者。《本经》以桃枭主杀诸精鬼不祥，亦此意耳。况着于树上最久，得气尤全，苦温之性，又能通滞散邪者乎，治血之功，与桃仁同。

主治参互

桃枭煅存性，同棕皮灰、蒲黄、朱砂、京墨，为末，临卧以童便调服三钱，小便解色渐淡为度。治内伤吐血神效。同番降香、辰砂，治鬼击吐血。《圣惠方》：伏梁结气在心下不散。桃奴三两为末，空心温酒下，每服二钱。

"简误"同桃仁。

杏核仁

味甘、苦，温，冷利，有毒。主咳逆上气雷鸣，喉痹，下气，产乳，金疮，寒心，奔豚，惊痫，心下烦热，风气去来，时行头痛，解肌，消心下急，杀狗毒。

疏： 杏核仁禀春温之气，而兼火土之化以生。《本经》：味甘，气温。《别录》加苦，有毒。其言冷利者，以其性润利下行之故，非真冷也。气薄味厚，阴中微阳，降也。入手太阴经。太阴为清肃之脏，邪客之则咳逆上气。火炎乘金，则为喉痹。杏仁润利而下行，苦温而散滞，则咳逆上气、喉痹俱除矣。其主心下烦热者，邪热客于心肺之分也。风气去来，时行头痛者，肺主皮毛，风邪自外而入也。温能解肌，苦能泄热，故仲景麻黄汤中用之，亦取

其有发散之功也。主产乳、金疮者，亦指为风寒所乘者言之。消心下急者，以其润利而下气也。心寒奔豚者，心虚而肾邪凌之也。惊痫者，痰热盛也。雷鸣者，大肠不和也。总之，取其下气消痰，温散甘和，苦泄润利之功也。

主治参互

同桑根白皮、前胡、薄荷、桔梗、苏子、贝母、甘草、五味子、橘红、紫菀，治风寒入肺，咳嗽生痰。入麻黄汤，治太阳病无汗，恶寒，喘急。《千金方》：咳逆上气。以杏仁三升去皮尖，炒黄研膏，入蜜一合，杵熟。每食前含之，咽汁。《梅师方》：食狗肉不消，心下坚胀，口干，发热妄语。杏仁一升去皮尖，水三升，煎减半，取汁分三服效。

简误

杏仁性温，散肺经风寒滞气殊效。第阴虚咳嗽，肺家有虚热、热痰者忌之。风寒外邪，非壅逆肺分，喘急息促者，不得用。产乳、金疮无风寒击袭者，不得用。惊痫，喉痹，亦非必须之药。用者详之。双仁者能杀人。《本经》言有毒，盖指此耳。

梨

味甘、微酸，寒。多食令人寒中，金疮，乳妇尤不可食。

疏： 梨成于秋，花实皆白，其得西方之阴气者乎！味甘微酸，气寒无毒。入手太阴，兼入足阳明经。《别录》著梨，止言其害，不叙其功。陶隐居言梨不入药。盖古人论病，多主于风寒外邪，以温热为补，药多桂、附。凡冷利之物，辄而不用也。不知时运迭降，禀受递殊。今时之人，火病、热病、痰病往往皆是。梨能润肺消痰，降火除热，故苏恭主热嗽，止渴，贴汤火伤，治客热，中风不语，伤寒寒热，解丹石热气，惊邪，利大小便。《大明》：主贼风，心烦，气喘，热狂。孟诜：主胸中痞塞热

结等，诚不可阙者也。《本经》言多食令人寒中者，以其过于冷利也。乳妇、金疮不可食者，以血得寒则凝而成瘀为病也。凡人有痛处，脉数无力，或发渴，此痈疽将成之候，惟昼夜食梨，可转重为轻。膏粱之家，厚味醺酒，纵恣无节，必多痰火卒中、痈疽之病。数食梨，可变危为安。功难尽述。

主治参互

梨汁，同霞天膏、竹沥、童便，治中风痰热。同人乳、蔗浆、芦根汁、童便、竹沥，治血液衰少，渐成噎膈。《普济方》：消渴饮水。用香水梨，或鹅梨、雪梨皆可，取汁以蜜和熬成膏，瓶收。不时白汤调服一二匙。崔元亮《海上方》：卒得咳嗽。用上好梨去核，捣汁一碗，入椒四十粒，煎一沸，去滓，纳黑饧一大两，消讫，细细含咽立定。《食疗本草》：暗风失音。捣梨汁一盏饮之，日再服。《圣惠方》：小儿风热，昏懵躁闷，不能食。用消梨三枚切破，以水二升，煮取汁一升，入粳米一合，煮粥食之。治小儿内热，痰壅喉间吐不出，或因惊热生痰，或因风热生痰。取梨汁时时与之，加牛黄分许，神效。《图经》：赤目胬肉，日夜痛者。取好梨一颗捣绞汁，以黄连切片一钱浸汁内，取汁，仰卧点之。《圣济总录》：反胃转食，药物不下。用大雪梨一个，以丁香十五粒，刺入梨内，湿纸包四五重，煨熟，去丁香，食之。

简误

肺寒咳嗽，脾家泄泻，腹痛冷积，寒痰痰饮，妇人产后，小儿痘后，胃冷呕吐及西北真中风证，法咸忌之。

橄　榄

味酸、甘，温，无毒。主消酒，疗鲀鲐毒。

疏：橄榄，《本经》：味酸、甘。今尝之先涩而后甘。得土中之阳气，气温无毒。肺家果也。能生津液，酒后嚼之不渴，故主消酒。甘能解毒，故疗鲀鲐毒也。马志云：鲀鲐即河豚也。人误食此鱼肝及子，必迷闷至死。惟橄榄汁煮服之，必解。其木作楫，拨着鱼皆浮出，故知物有相畏如此，不特味甘解毒之义也。

主治参互

食诸鱼被鲠，用橄榄嚼汁咽之。无橄榄时，即觅核研末，急流水调服，亦效。手抓碎成疮，用橄榄磨浓汁涂之，能灭瘢痕。《直指方》：肠风下血。橄榄烧存性，研末。每服二钱，陈米饮调下。《乾坤生意》：耳足冻疮。橄榄核烧研，油调涂之。

胡　桃

味甘，平，无毒。食之令人肥健，润肌，黑发。取瓢烧令黑末，断烟，和松脂研敷瘰疬疮。又和胡粉为泥。拔白须发，以纳孔中，其毛皆黑。多食利小便，能脱人眉，动风故也。去五痔。外青皮染髭。

疏：胡桃禀火土之气以生。《本经》虽云甘平，然其气多热而性润，益血脉，补命门之药也。血不充，则消瘦、肌肤不泽、及须发易白，益血故令人肥健，润肌，黑须发也。多食利小便者，以其能入肾固精，令水窍常通也。傅瘰疬者，甘热能解毒散结。去五痔，取其润肠除湿之功也。能脱人眉者，热极则生风，风甚则万物摇落之象也。青皮性涩，故能染髭。

主治参互

一味勿去黄皮，空腹食之，最能固精。同补骨脂、蒺藜、莲须、鹿茸、麦门冬、巴戟天、覆盆子、山茱萸、五味子、鱼胶，益命门，种子，最效。入青娥丸，能黑须发，补右肾，方见补骨脂条。《御药院方》胡桃丸：益血补髓，强筋壮骨，延年明目，悦心润肌，能除百病。用胡桃肉四两捣膏，入补骨脂、杜仲、萆薢末各四两，杵匀丸梧子大。每空心温酒、盐汤任下五十丸。《普济方》：产后气喘。胡桃肉、人参各二钱，水一盏，煎七分，顿服。李楼方：误吞铜钱。多食胡桃，自化出也。《圣惠方》：揩齿乌须。胡桃仁烧过，贝母各等份，为散，日日用之。《圣济总录》：血崩不止。胡桃肉十五枚，烧存性，研作一服，空心温酒调下，神效。子和《儒门事亲》：便毒初起。用胡桃七个，烧研，酒服，不过三服效。杨试《经验方》：鱼口便毒。端五日午时，取树上青胡桃，筐内阴干，临时全烧为末，酒服。少行一二次，有脓自大便出，无脓即消，二三服平。上二方，应加全蝎、穿山甲尤妙。《图经本草》：压扑损伤。胡桃仁捣，和温酒顿服，便瘥。

简误

胡桃，前人多言其有害不可食。孙思邈云：多食动痰饮，令人恶心吐水。苏颂云：性热不可多食。马志云：多食动风，脱人眉。同酒食，多令人咯血。汪颖曰：多食生痰动肾火。然而近世医方用治痰气喘嗽，和伤，补命门，润血脉、大肠，及疗风诸病，而酒家往往以之佐酒，则多食吐水，咯血，脱眉，动火之说，亦未尽然也。但性本热，惟虚寒者宜之。如肺家有痰热，命门火炽，阴虚吐衄等证，皆不得施。

海松子

味甘，小温，无毒。主骨节风，头眩，去死肌，发白，散水气，润五脏，不饥。生新罗。

疏：海松子气味香美甘温，甘温助阳气而通经，则骨节中风，水气，及因风头眩、死肌自除矣。气温属阳，味甘补血，血气充足，则五脏自润，发白，不饥所由来矣。仙方服食。多饵此物，故能延年轻身不老也。

龙眼

味甘，平，无毒。主五脏邪气，安志厌食，除虫去毒。久服强魂，聪明，轻身不老，通神明。自木部移入。

疏：龙眼禀稼穑之化，故其味甘，气平，无毒。入足太阴、手少阴经。少阴为君主之官，藏神而主血。甘能益血补心，则君主强，神明通，五脏邪气俱除矣。甘味补脾，脾得补则食自寡而饫，心得补则火下降而坎离交，故能安志。肝藏魂，主纳血，心家血满，则肝有所受而魂强。甘能解毒，故主去毒。久服聪明耳目，轻身不老，总之补益心脾之验也。至于除虫，非其所能，略之可也。

主治参互

同生地黄、天麦门冬、丹参、柏子仁、远志、莲实、五味子、茯神、人参，能补心保神，益气强志。严用和《济生方》归脾汤：治思虑过度，劳伤心脾，健忘怔忡，虚烦不眠，自汗惊悸。用龙眼肉、酸枣仁、炒黄芪、炙白术、焙茯神各一两，木香半两，炙甘草二钱半，㕮咀，每服五钱，姜三片，枣一枚，水二钟，煎一钟，温服。

赤爪木实

味酸，冷，无毒。汁服主水痢，沐头及洗身上疮痒。自木部移入。即今山楂，一名棠梂。

疏：山楂禀木气而生。《本经》云：味酸气冷，然观其能消食积，行瘀血，则其气非冷矣。入足阳明、太阴经。二经有积滞，则成下痢，产后恶露不尽；蓄于太阴部分，则为儿枕痛。山楂能入脾胃，消积滞，散宿血，故治水痢及产妇腹中块痛也。大抵其功长于化饮食，健脾胃，行结气，消瘀血，故小儿、产妇宜多食之。《本经》误认为冷，故有洗疮痒之用。

主治参互

同矾红、黄连、红曲，消肉积。同红曲、麦芽、橘皮、白术、肉豆蔻、厚朴、砂仁，能消食健脾。同牛膝、生地黄、当归、续断、益母草、泽兰、牡丹皮、蒲黄、芍药，治产后儿枕作痛。《卫生易简方》：偏坠疝气。山楂肉、茴香炒各一两，为末，糊丸梧子大。每服一百丸，空心白汤下。

简误

山楂性能克化饮食。若胃家无食积及脾虚不能运化，不思食者，多食之反致克伐脾胃生气。如脾胃虚兼有积滞者，当与补药同施，亦不宜过用也。《物类相感志》云：煮老鸡硬肉，入山楂数颗即易烂。其消食克伐之力彰矣。

榧　实

味甘，无毒。主五痔，去三虫，蛊毒，鬼疰。木部移入。

疏：榧实禀土气以生。《本经》：味甘，无毒。然尝其味多带微涩，详其用应是有苦，气应微寒。气薄味厚，阴也，降也。入手太阴、阳明经。五痔、三虫皆大肠湿热所致。苦寒能泻湿热，则大肠清宁，而二证愈矣。其主蛊毒鬼疰者，以其甘能解毒，而苦寒能涤除肠胃邪恶气耳。

主治参互

孟诜《食疗》：治寸白虫。日食榧子七颗，满七日，虫皆化为水也。《简便方》：好食茶叶，面黄者，每日食榧子七枚，以愈为度。

卷二十四　米谷部上品

总七种，今疏其要者四种。

胡麻　麻子　胡麻油　饴糖

胡　麻

味甘，平，无毒。主伤中虚羸，补五内，益气力，长肌肉，填髓脑，坚筋骨，疗金疮止痛，及伤寒、温疟大吐后，虚热羸困。久服轻身不老，明耳目，耐饥渴，延年。一名巨胜。

疏：胡麻禀天地之冲气，得稼穑之甘味，故味甘气平，无毒。入足太阴，兼入足厥阴、少阴。气味和平，不寒不热，益脾胃，补肝肾之佳谷也。弘景云：八谷之中，惟此为良。仙家作饭饵之，断谷长生，故主伤中虚羸，补五内，益气力，长肌肉，坚筋骨，填髓脑，及伤寒，温疟大吐后，虚热羸困。久服明耳目，耐饥渴，轻身不老延年也。金刃伤血则瘀而作痛。甘平益血润燥，故疗金疮止痛也。《日华子》：主补中益气，润养五脏，补肺气，止心惊，利大小肠，逐风湿气，游风，头风，劳气，产后羸困。李廷飞云：风病人久服，则步履端正，语言不謇。陈士良：生嚼涂小儿头疮，煎汤浴恶疮及妇人阴疮。皆取其甘平益血脉，补虚羸，入肝脾肾之功耳。刘河间云：麻，木谷而治风。又云：治风先治血，血活则风去。胡麻入肝益血，故风药中不可阙也。

主治参互

得何首乌、茅山苍术、白茯苓、菖蒲、桑叶、牛膝、当归、续断、地黄、桑上寄生，治风湿痹。同甘菊花、天门冬、黄柏、生地黄、何首乌、柏子仁、桑叶、牛膝、枸杞子、麦门冬作丸，治似中风口眼㖞斜，半身不遂。久服不辍，

有神验。一味九蒸九曝，加茅山苍术，乳蒸晒三次，作丸。能健脾燥湿，益气延年。《抱朴子》服食胡麻法：用上党胡麻三斗，淘净，蒸令气透，日干，以水淘去沫再蒸，如此九度。去壳，炒香为末，白蜜或枣膏丸弹子大。每温酒化下一丸，日三服。忌毒鱼、狗肉、生莱菔至百日。能除一切痼疾，一年病色光泽不饥，二年白发还黑，三年齿落更生，久服常生不老矣。《外台秘要》：解下胎毒。小儿初生，嚼生脂麻，绵包，与儿咂之，其毒自下。《简便方》：小儿瘰病。脂麻、连翘等份，为末。频频食之。《经验后方》：蜘蛛及一切虫咬伤。油麻研烂敷之。《三因方》：谷贼尸咽，喉中毒痛痒，此因误吞谷芒，戟刺痒痛也。用脂麻炒研，白汤调下。

甘平无毒，补益为用，仙家服食所须。故不著"简误"。

麻　子

味甘，平，无毒。主补中益气，中风汗出，逐水，利小便，破积血，复血脉，乳妇产后余疾，长发，可为沐药。久服肥健，不老神仙。

疏：麻子，即大麻仁，禀土气以生。《本经》：味甘平，无毒。然其性最滑利，甘能补中，中得补则气自益。甘能益血，血脉复则积血破，乳妇产后余疾皆除矣。风并于卫，则卫实而荣虚。荣者，血也，阴也。经曰：阴弱者，汗自出。麻仁益血补阴，使荣卫调和，风邪去而汗自止也。逐水利小便者，滑利下行，引水

306

气从小便而出也。好古云：入手、足阳明、足太阴经。阳明病汗多及胃热、便难，三者皆燥也。用之以通润。经曰：脾欲缓，急食甘以缓之。麻仁之甘以缓脾润燥，故仲景脾约丸用之。

主治参互

《食医心镜》麻子仁粥：治风水腹大，腰脐重痛，不可转动。用冬麻子半升，研碎，水滤取汁，入粳米二合，煮稀粥，下葱、椒、盐豉，空心食。仲景方：麻子仁丸，治脾约，大便秘而小便数。麻子仁二升，芍药半斤，厚朴一尺，大黄、枳实各一斤，杏仁一升，熬研，炼蜜丸梧子大。每以浆水下十丸，日三服。不知再加。《本事方》：产后秘塞。许学士云：产后汗多则大便必秘，难于用药，惟麻子粥最稳。不惟产后可服。凡老人诸虚风秘，皆妙。用大麻子仁、紫苏子各二合，洗净研细，再以水研，滤取汁一盏，分二次煮粥啜之。夏子益《奇疾方》：截肠怪病，大肠头出寸余，痛苦，干则自落，又出，名为截肠病，若肠尽则不治。但初觉截时，用器盛脂麻油坐浸之，饮大麻子汁数升，即愈也。

简误

陈士良云：多食损血脉，滑精气，痿阳事。妇人多食即发带疾，以其滑利下行，走而不守也。

胡麻油

微寒。利大肠，胞衣不落。生者摩疮肿，生秃发。此即乌脂麻油也。功用与白麻油相同，而力更胜。入药当以乌者为佳。

疏： 麻油，甘寒而滑利，故主胞衣不下，及利大肠。生者气更寒，能解毒凉血，故摩疮肿，生秃发也。藏器：主天行热秘，肠内热结。服一合，取利为度。孟诜：主喑哑，杀五黄，下三焦热毒气，通大小肠，治蛔心痛，敷一切恶疮疥癣，杀一切虫。《日华子》：煎膏，生肌长肉止痛，消痈肿，补皮裂。皆取其甘寒滑利，除湿润燥，凉血解毒之功也。

主治参互

入血余一味熬膏，铅丹收好，能敷一切疮毒，排脓止痛。诸熬膏，必用真胡麻油，以其凉血解毒也。惟湿气膏不用。岭南解蛊法：以清油多饮，取吐效。《卫生易简方》：解河豚毒。一时仓卒无药，以清麻油多灌，取吐出毒物，即效。亦能解砒毒。《胎产须知》：妇人难产，因血枯涩者。用清油半两，好蜜一两，同煎数十沸，温服，胎即滑下。他药无益，以此助血为效。《直指方》：痈疽发背初起，即服此，使毒气不内攻。以麻油一斤，银石器内煎二十余沸，和醇醋二碗，分五次，一日服尽。《百一选方》：肿毒初起。麻油煎葱黑色，趁热通手旋涂，自消。又方：丹石毒发，发热者不得食热物，不得用火，但着厚衣暖卧。取清油一匙含咽。刘禹锡《传信方》：蚰蜒入耳。用麻油作煎饼，枕卧，须臾自出。

简误

麻油生者过寒，多食发冷疾，及脾胃虚寒作泻者，不宜食。熬熟❶治饮食甚美，但须逐日熬用，不可过宿。若经宿则火性反复，能助热动气也。

饴　糖

味甘，微温。主补虚乏，止渴，去血。

疏： 饴糖用麦蘖或谷蘖同诸米渍熬炼而成，故其味甘，气温无毒。入足太阴，亦入手太阴经。甘入脾，而米麦皆养脾胃之物，故主补虚乏。仲景建中汤用之也。脾胃有火，则

---

❶ 熟：四库本作"热"。

发渴；火上炎迫血妄行，则吐血。甘能缓火之标，则火下降而渴自止，血自去也。思邈又谓：其有消痰，润肺，止嗽，治咽痛、吐血等功。

主治参互

入建中汤，治脾虚腹痛。《简便方》：误吞稻芒，白饧频食，效。《千金方》：服药过剂，闷乱者，饧糖食之。

简误

饧糖成于湿热，少用虽能补脾润肺，然而过用之则动火生痰。凡中满吐逆，酒病牙疳，咸忌之。肾病尤不可服。

卷二十五　米谷部中品

总二十三种，今疏其要者十一种。

生大豆　赤小豆　酒　粳米　糵米　小麦　大麦糵附　曲神曲附　扁豆　豉　绿豆

生大豆

味甘，平。涂痈肿。煮汁饮，杀鬼毒，止痛。逐水胀，除胃中热痹，伤中淋露，下瘀血，散五脏结积内寒。杀乌头毒。久服令人身重。炒为屑，味甘，主胃中热，去肿除痹，消谷，止腹胀。恶五参、龙胆。得前胡、杏仁、牡蛎良。

疏：生大豆，苏颂云：有黑白二种。黑者入药，白者不用。其紧小者为雄，入药尤佳。禀土气以生，而色黑则象水，故味甘气平无毒。平即兼凉，为肾家之谷也。甘平能活血解毒，祛风散热，故主涂痈肿，止痛，杀鬼毒，乌头毒，除胃中热痹，伤中淋露，下瘀血，散五脏结积内寒，消谷也。色黑属水，同气相求，故能逐水肿腹胀。《仙方修治》：末服之，可以辟谷度饥。然初服时似乎身重，一年以后便觉轻健也。陈藏器：炒令黑，烟未断及热，投酒中饮之，治风痹瘫痪、口噤、产后诸风及风痉、阴毒腹痛。食罢生吞半两，去心胸烦热，热风。孟诜：主中风脚弱，产后诸疾。同甘草煮汤饮，去一切热毒气及风毒脚气。和桑柴灰煮食，下水鼓腹胀。捣涂一切肿毒。《日华子》：主调中气，通关脉，制金石药毒，解牛马瘟病。皆取其活血散风，除热解毒，下气利水之功耳。

主治参互

同泽兰、益母草、苏木、人参、牛膝、荆芥、生地黄、童便、蒲黄，治产后血晕闷绝。同蔓荆子、土茯苓、金银花、甘菊花、玄参、川芎、天麻、芽茶、荆芥、乌梅，治偏头风痛，有神。古方紫汤：破血去风，除气散热，产后两日，尤宜服之。用黑豆五升，清酒一斗，将豆炒令烟绝，投酒中，待酒紫赤色，去豆。量性饮之，神验。中风口噤，加鸡屎白二升和炒，投之。《广利方》：脚气冲心，烦闷不识人。以大豆一升，水三升，浓煮汁服。未定，再服。《扁鹊方》三豆饮子：能稀痘，见绿豆条内。大豆壳同密蒙花、谷精草、黄连、木贼草、决明子、甘菊花、金银花、生地黄、羚羊角、羊肝，治小儿痘后目翳。

简误

生大豆。岐伯云：生温，熟寒。藏器云：生平，炒食极热，煮食极寒。观《本经》及孟诜云：生捣涂肿毒，则生者非温矣。经又云：炒为屑，主胃中热，则炒者又非极热矣。应是生平，炒温，煮寒无疑。忌猪肉，小儿以炒豆、猪肉同食，必壅气致死，十有八九。十岁以上，则无害也。服蓖麻子者，忌炒豆，犯之胀满致死。服厚朴者亦忌之，能动气故也。

赤小豆

味甘、酸，平，无毒。主下水，排痈肿脓血，寒热热中消渴，止泄，利小便，吐逆，卒澼，下胀满。

疏：赤小豆，禀秋燥之气以生，《本经》：味甘酸，气平，无毒。然详其用，味应有辛，非辛平则不能排痈肿、脓血，及疗寒热、热中、消渴也。凡水肿胀满，泄泻，皆湿气伤脾所致。小豆健脾燥湿，故主下水肿胀满，止泄，利小便也。《十剂》云：燥可去湿。赤小豆之属是矣。吐逆者，气逆上升也。卒澼者，大肠湿热也。甘酸敛逆气，辛平散湿热，故亦主之。

主治参互

陈藏器《本草》：赤小豆和桑根白皮煮食，去湿气痹肿。孟诜《食疗》：同鲤鱼煮食，甚治脚气。《金匮要略》：伤寒狐惑病，脉数，无热微烦，默默但欲卧，汗出。初得之三四日，目赤如鸠眼；七八日，目四眦黄黑。若能食者，脓已成也。赤小豆当归散主之。赤小豆三升，浸令芽出，当归三两，为末。浆水服方寸匕，日三服。甄权《药性》：热毒痈肿。赤小豆为末，鸡子白调涂。苏颂《图经》：治脚气。以袋盛此豆，置足下，朝夕辗转践踏之，遂愈。

简误

陶弘景云：小豆逐津液，利小便，久服令人枯燥。凡水肿胀满，总属脾虚，当杂补脾胃药中用之，病已即去，勿过剂也。其治消渴，亦借其能逐胃中热，从小便利去。若用之过多，则津液竭而渴愈甚。不可不戒也。

酒

味苦、甘、辛，大热，有毒。主行药势，杀百邪恶毒气。

疏：酒，品类极多，醇醨不一，惟米造者入药用。经云：酒者，热谷之液，其气悍。弘景云：大寒凝海，惟酒不冰。明其性热，独冠群物。制药多用之，以借其势。人饮多则体弊神昏，是其有毒故也。《博物志》云：昔三人冒雾晨行，一人饮酒，一人饱食，一人空服。空腹者死，饱食者病，饮酒者健。此酒势辟邪恶毒气之效，胜于他物也。藏器：主通血脉，

厚肠胃，润皮肤，消忧发怒，宣言畅意。无非取其横行经络，走散皮肤，开发宣通之功耳。

主治参互

诸药可造酒者：五加皮、女贞实、仙灵脾、薏苡仁、天门冬、麦门冬、地黄、菖蒲、枸杞子、人参、何首乌、甘菊花、黄精、桑椹、术、蜜、仙茅、松节、柏叶、竹叶、胡麻、磁石、蚕沙、乌白蛇、鹿茸、羊羔、膃肭脐、黑豆之类。各视其所生之病，择其所主之药，入曲、米，如常酿酒法，酿成饮。或袋盛入酒内，浸数日，饮之。《肘后方》：鬼击诸病，卒然着人，如刀刺状，胸胁腹内切痛，不可抑按，或吐血、鼻血、下血。以醇酒吹两鼻内，良。又方：马气入疮，或马汗、马毛入疮，皆致肿痛烦热，入腹则杀人。多饮醇酒，至醉即愈。《千金方》：三十年耳聋。酒三升，渍牡荆子一升，七日去滓，任性饮之。《梅师方》：产后血闷。清酒一升，和生地黄汁煎服。

简误

王好古曰：酒能引诸经不止，与附子相同。味之辛者能散，苦者能下，甘者能居中而缓，用为导引，可以通行一身之表，至极高之分。古人惟以麦造曲酿黍，已为辛热有毒。今之酿者加以乌头、巴豆、桂、姜之类大毒大热之药，以增其气味。岂不伤冲和，损精神，涸荣卫，竭天癸，而夭夫人寿耶？朱震亨云：《本草》止言酒热而有毒，不言湿中发热，近于相火，醉后振寒战栗可见矣。又性喜升，气必随之，痰郁于上，溺涩于下，恣饮寒凉，其热内郁于肺与大肠。其始也病浅，或呕吐，或疮疥，或鼻齄，或泄痢，或心脾痛，尚可散而去之。其久也病深，或消渴，或内疽，或肺痿，或鼓胀，或喉哑，或哮喘，或劳瘵，或痔漏，为状不一，非具眼未易处

也。扁鹊云：过饮腐肠烂胃，溃髓蒸筋，生痰动火，亡精耗血，伤神损寿。孟诜云：软筋骨，动气痢，醉卧当风则成癜风，醉浴冷水成痛痹。陈士良云：凡服丹砂、钟乳诸石药，并不可长用酒下，能引石药气入四肢，滞血化为痈疽。藏器云：凡饮酒，忌甜物。同牛肉食，令人生虫。合乳饮，令人气结。诸如此类，不可胜载。今人有喜以火逼极热，恣饮为快。不知酒性既热，又以火济火，鲜有不为害者。曾见一人好饮火酒，不几年患一恶证，吐脓血瘀肉而毙。盖肺为火热腐烂也。酒能合欢解忧，御寒祛疾，自上古至今，循习为常用之物。然而如上等害，不可不晓。惟在樽节度量，寒温适宜，不至沉湎荒乱，斯得酒中之趣者。古人终日饮，不及乱，用此道耳。震亨又云：醇酒冷饮有三益，予谓三益未必，然而伤肺生痰，动火损胃之害，可差免矣。

粳　米

味甘、苦，平，无毒。主益气，止烦，止泄。

疏：粳米，即人所常食米。感天地冲和之气，同造化生育之功，为五谷之长，人相赖以为命者也。经曰：安谷则昌，绝谷则亡。仲景曰：人受气于水谷以养神，水谷尽而神去。自上古圣人树艺❶，至今不可一日无此也。禀土德之正，其味甘而淡，其性平而无毒。虽专主脾胃，而五脏生气，血、脉、精、髓，因之以充溢周身；筋、骨、肌、肉、皮肤，因之而强健。《本经》：益气，止烦，止泄，特其余事耳。

主治参互

入白虎汤，治作劳人伤寒发热，虚羸少气，气逆上冲欲吐。少阴病下痢脓血，或腹满下如鱼脑者，桃花汤主之。粳米一升，赤石脂一斤（一半全，一半末），干姜一两，以水七升，煮米令熟，去滓。温服七合，纳赤石脂末方寸匕，日三服。若一服愈，余勿服。以上仲景法。《圣济方》：小儿初生无皮，色赤，但有红筋，乃受胎未足也。用早白米粉扑之，肌肤自生。《千金方》：嗜食生米成瘕。用白米五合，鸡屎一升，同炒焦，为末，水一升，顿服。少时吐出瘕，如研米汁，或白沫淡水，乃愈也。

蘖　米

味苦，无毒。主寒中，下气，除热。

疏：蘖米，即稻蘖也。味甘，气温，无毒。具生化之性，故为消食健脾，开胃和中之要药。脾胃和则中自温，气自下，热自除也。

主治参互

《澹寮方》：启脾进食。谷神丸：用谷蘖四两，为末，入姜汁、盐少许，和作饼，焙干，入炙甘草、砂仁、白术麸炒各一两，为末。白汤点服，或丸服。

小　麦

味甘，微寒，无毒。主除热，止燥渴咽干，利小便，养肝气，止漏血、唾血。以作曲，温。消谷，止痢。以作面，温。不能消热止烦。

疏：小麦禀四时中和之气，故其味甘，气微寒，无毒。入手少阴经。少阴有热，则燥渴咽干。解少阴之热，则燥渴咽干自止。心与小肠为表里，脏气清，腑病亦自除，故利小便。肝心为子母之脏，子能令母实，故主养肝气。甘寒走二经而能益血凉血，故止漏血、唾血也。

曲：性温，所以能消谷，止痢。

面：性热，故不能消热止烦。北方霜雪多，地气厚，热性减，凡入药以北来者为胜。

浮麦：即水淘浮起者，能止自汗、盗汗，

---

❶ 树艺：种植。

亦以北方者良。古方有用寒食面者，寒食日，以纸袋盛面，悬风处，数十年亦不坏。取其热性去而无毒也。

主治参互

《奉亲书》：老人五淋，身热腹满。小麦一升，通草二两，水三升，煮一升。饮之，良。《生生编》：走气作痛。用小麦麸拌，酽醋炒热，袋盛熨之。面作蒸饼和药，取其易消也。

简误

小麦寒气全在皮，故面去皮则热，热则壅滞动气，发渴助湿，令人体浮。皆其害也。凡大人脾胃有湿热及小儿食积痞胀，皆不宜服。然北人以之代饭，常御而不为患者，此其地势高燥，无湿热熏蒸之毒，故面性亦温平，能厚肠胃，强气力，补虚助五脏，其功不减于稻粟耳。东南卑湿，春多雨水，其湿热之气郁于内，故食之过多，每能发病也。夏月疟、痢人，尤不宜食。

大 麦

味咸，温、微寒，无毒。主消渴，除热，益气，调中。又云：令人多热，为五谷长。蜜为之使。

疏：大麦功用与小麦相似，而其性更平凉滑腻，故人以之佐粳米同食，或歉岁全食之，而益气补中，实五脏，厚肠胃之功，不亚于粳米矣。陈士良云：补虚劣，壮血脉，化谷食，止泄泻，不动风气，久食令人肥白，滑肌肤。为面无燥热，胜于小麦。苏恭云：平胃止渴，消食疗胀满。其为效可知。《本经》末云：令人多热。与上文及诸说相背，必是误入也。

附：麦糵

苏颂云：化宿食，破冷气，止心腹胀满。《日华子》：温中，下气，开胃，止霍乱，除烦，消痰，破癥结。

疏：麦糵，以水渍大麦而成。其味咸，气温，无毒。功用与米糵相同，而此消化之力更紧。咸能软坚，温主通行，其发生之气，又能助胃气上升，行阳道而资健运，故主开胃补脾，消化水谷，及一切结积，冷气，胀满，如上所言等证也。好古曰：麦芽、神曲二药，胃气虚人宜服之，以代戊己腐熟水谷。豆蔻、缩砂、乌梅、木瓜、芍药、五味子为之使。

主治参互

麦糵同山楂、红曲、橘皮、草果、砂仁、厚朴、苍术，消食积，快膈进食。麦芽四两，神曲二两，白术、橘皮各一两，为末，蒸饼丸梧子大。每人参汤下三五十丸。李绛《兵部手集》：产后腹胀不通转，气急，坐卧不安。以麦糵一合，为末。和酒服，良久通转，神验。《妇人经验方》：产后青肿，乃血水渍也。干漆、大麦糵等份，为末。新瓦中铺漆一层，糵一层，重重令满，盐泥固济，煅赤，研末。热酒调服二钱，产后诸疾并宜。丹溪方：产后回乳。产妇无子食乳，乳不消，令人发热恶寒。用大麦糵二两炒，为末。每服五钱，白汤下，甚良。

简误

麦糵能消导米面、诸果食积，无积滞，脾胃虚者，不宜用。久服消肾气，堕胎。

曲

味甘，大暖。疗脏腑中风气，调中下气，开胃，消宿食，主霍乱，心膈气，痰逆，除烦，破癥结，补虚，去冷气，除肠胃中塞，不下食，令人有颜色。六月作者良。

附：神曲

使，无毒。能化水谷宿食、癥气，健脾暖胃。

疏：古人用曲，即造酒之曲。其气味甘温，性专消导，行脾胃滞气，散脏腑风冷，故主疗如诸家所言也。

神曲，乃后人专造以供药用，力倍于酒曲。盖取诸神聚会之日造之，又取各药物以象六神之用，故得神名。陈久者良。入药炒令香用。六畜食米多，胀欲死者，煮曲汁灌之立消。

造神曲法：用五月五日，或六月六日，以白面百斤，青蒿自然汁三升，赤小豆末、杏仁泥各三升，苍耳自然汁、野蓼自然汁各三升，以配白虎、青龙、朱雀、玄武、勾陈、腾蛇六神，用汁和面、豆、杏仁作饼，麻叶或楮叶包罨，如造酱黄法，待生黄衣，晒干收之。

主治参互

神曲，开胃健脾，消食止泄，同山楂、麦蘖、谷蘖、缩砂、陈皮、草果、藿香、白术、干葛、莲肉等用效。《百一选方》疗痞满暑泄，曲术丸：用神曲炒，苍术泔制炒，等份为末，糊丸梧子大。每米饮下五十丸。《和剂局方》：健胃思食，治脾胃俱虚，不能消化水谷，胸膈痞闷，腹胁膨胀，连年累月，食减嗜卧，口无味。神曲六两，麦蘖炒三两，干姜炮四两，乌梅肉焙四两，为末，蜜丸梧子大。每米饮下五十丸，日三服。《摘玄方》：食积心痛。陈神曲一块烧红，淬酒二大碗，服之。

简误

脾阴虚，胃火盛者，不宜用。能落胎，孕妇宜少食。

扁 豆

味甘，微温。主和中下气。

叶：主霍乱吐下不止。

疏：扁豆禀土中冲和之气，其味甘，气香，性温、平，无毒。入足太阴、阳明经气分，通利三焦，升清降浊，故专治中宫之病，和中下气，消暑除湿而解毒也。孟诜：主霍乱吐痢不止及呕逆，久食头不白。《日华子》云：补五脏。苏颂：主女子带下，解酒毒、河豚鱼毒。寇宗奭：主霍乱转筋。皆取其益脾开胃，和中

气，除湿热之功耳。

叶：气味相同，故亦主霍乱。

花有紫、白二色，豆有黑、白二种。入药惟紫花、豆白者良。豆黑色及紫色者，名鹊豆，不入药，亦不益人。

主治参互

白扁豆，同山药、白茯苓、人参、莲肉、薏苡仁、芡实，为补脾胃之上药。中焦有湿者加白术。同黄连、干葛、白芍药、升麻、红曲、滑石、乌梅、橘红、甘草、莲肉，治滞下如神。同麦门冬、五味子、黄连、干葛，能解酒毒。同木瓜、石斛、橘皮、藿香、茯苓、缩砂、香薷，治霍乱吐泻转筋。入十味香薷饮，能消暑气，健脾。《奇效良方》：血崩不止。白扁豆花，焙干为末。每服二钱，空心炒米煮饮，入盐少许，调下，即效。治霍乱秘法：用白扁豆叶一叶，同白梅一枚并仁研烂。新汲水调服，神效。苏恭：治吐痢后转筋。用白扁豆叶一把，捣，入醋少许，绞汁服，立瘥。

简误

弘景云：患寒热者不可食。盖指伤寒寒热，外邪方炽，不可用此补益之物耳。如脾胃虚及伤食劳倦发寒热者，不忌。

豉

味苦，寒，无毒。主伤寒头痛寒热，瘴气恶毒，烦躁满闷，虚劳喘吸，两脚疼冷。

疏：豉，诸豆皆可为之，惟黑豆者入药。有盐、淡二种，惟江右淡者治病。经云：味苦，寒，无毒。然详其用，气应微温。盖黑豆性本寒，得蒸晒之，气必温。非苦温则不能发汗开腠理，治伤寒头痛寒热及瘴气恶毒也。苦以涌吐，故能治烦躁满闷。以热郁胸中，非宣剂无以除之。如伤寒短气烦躁，胸中懊憹，饥不能食，虚烦不得眠者，用栀子豉汤吐之是也。又能下气调中，辟寒，

故主虚劳喘吸，及两脚冷疼。

主治参互

《肘后方》云：伤寒有数种，庸人卒不能分别者，今取一药兼疗之。凡初觉头痛身热，脉洪，一二日，以葱豉汤治之。用葱白一虎口，豉一升，绵裹，水三升，煮一升。顿服取汗。仲景栀子豉汤：治伤寒汗下后虚烦。用栀子十四枚，香豉四合绵裹，以水四升，先煮栀子得二升半，纳豉，煮取一升半，去滓。分二服，温进一服。得吐，止后服。又枳实栀子豉汤：治大病瘥后劳复。用枳实三枚，栀子十四枚，豉一升，以清浆水七升，空煮取四升，纳枳实、栀子，取二升，下豉更煮五六沸，去滓。分温再服，令微似汗。伤寒之邪自外入，劳复之邪自内发，发汗吐下当随宜施治也。治伤寒食早成食复，前汤中加大黄如博棋子大五枚。《梅师方》：辟除温疫。豉和白术，浸酒，常服之。甄权方：伤寒暴痢腹痛者。豉一升，薤白一握切，以水三升，先煮薤，纳豉更煮，汤色黑，去豉，分二服，不瘥更服。亦治血痢。孟诜：治久患盗汗。以豉一升，熬令香，清酒三升渍，满三日取汁。冷暖任服。不瘥更作，二剂即止。《简要济众方》：伤寒后余毒攻手足及身体虚肿。用豉五合微炒，以酒一升半，同煎五七沸，任性饮之。《千金方》：蠼螋尿疮。杵豉敷之良。《卫生易简方》：中牛马毒。豉汁和人乳，频服之效。《千金方》：中酒成病。豉、葱白各半升，水二升，煮一升，顿服。又方：服药过剂闷乱者，豉汁饮之。《肘后方》：肿从脚起。豉汁饮之，以滓敷之。弘景云：春夏之气不和，以豉蒸炒，酒渍，服之至佳。

简误

凡伤寒传入阴经，与夫直中三阴者，皆不宜用。热结胸中，烦闷不安者，此欲成结胸，法当下，不宜复用，汗吐之药，并宜忌之。

绿 豆

味甘，寒，无毒。主丹毒，烦热，风疹，药石发动。热气奔豚，生研绞汁服。小煮食，消肿下气，压热解石。用之勿去皮，令人小壅。

疏： 绿豆禀土中之阴气，故其味甘气寒，无毒。入足阳明经。夫丹石之药，气悍而性热，多服则火动，上升为烦热，甚则口鼻出血，狂闷躁扰。甘寒能除热，下气解毒，故主服丹石药人毒发烦热也。阳明客热，则发出风疹，以胃主肌肉，热极生风故也。解阳明之热，则风疹自除。胀满者，湿热侵于脾胃也。热气奔豚者，湿热客于肾经也。除湿则肿消，压热则气下，益脾胃而肾邪亦自平也。孙思邈：主寒热热中，止泄痢，卒澼，利小便胀满。《日华子》：主厚肠胃。作枕，明目，治头风头痛，益气，除热毒风。孟诜：主去浮风，益气力，治消渴，和五脏，安精神。可常食之，功效不可备述。

主治参互

扁鹊三豆饮：治天行痘疮，预服此饮，疏解热毒，纵出亦少。用绿豆、赤小豆、黑豆各一升，甘草节二两，以水八升，煮极熟。任意吞豆饮汁，七日乃止。《医学正传》：痘后痈毒初起，以三豆膏治之神效。绿豆、赤小豆、黑大豆等份，为末。醋调时时扫涂，即消。《全幼心鉴》：小儿毒肿。绿豆五钱，大黄二钱，为末，用生薄荷汁入蜜调涂。中❶砒毒者，研汁饮之。

简误

脾胃虚寒滑泄者，忌之。

---

❶ 中：四库本此前有"误"字。

卷二十六　米谷部下品

总一十八种，今疏其要者三种。

醋　稻米　酱

醋 一名苦酒

味酸，温，无毒。主消痈肿，散水气，杀邪毒。

疏：醋，惟米造者入药，得温热之气，故从木化，其味酸，气温，无毒。酸入肝，肝主血，血逆热壅则生痈肿，酸能敛壅热，温能行逆血，故主消痈肿。其治产后血晕，癥块血积，亦此意耳。散水气者，水性泛滥，得收敛而宁谧也。杀邪毒者，酸苦涌泻，能吐出一切邪气毒物也。《日华子》：主下气除烦，妇人心痛血气，并产后及伤损、金疮出血迷闷，杀一切鱼肉菜毒。取其酸收，而又有散瘀解毒之功也。故外科敷药中多资用。

主治参互

仲景方：少阴病，脉微细，但欲寐，咽中伤生疮，不能言语，声不出者，苦酒汤主之。用半夏十四枚，鸡子一枚去黄，以苦酒、半夏着鸡子壳中，置刀环中，安火上，令三沸，去滓，少少含咽之。不瘥，更用三剂。仲景《金匮》方：黄芪芍药苦酒汤，治黄汗，汗出沾衣，正黄如药汁。因汗出时入水中浴，水从汗孔入得之。用黄芪五两，芍药三两，桂枝三两，以苦酒一斗，水七升，相和，煮取三升，温服一升。当心烦，服至六七日乃解。《衍义》云：产妇房中，常以火炭沃醋气为佳，酸气能敛血，使下也。孟诜《食疗》：青木香，以醋磨汁服，止卒心痛。浸黄柏，含之治口疮。《千金方》：身体卒肿。醋和蚯蚓屎敷之。又方：舌肿不消。以酢和釜底墨，厚敷舌之上下，脱则更敷，须臾即消。又方：汤火伤灼，即以酸酢淋洗，并以酢泥涂之良，亦无瘢痕。喉痹咽痛，以酽醋探吐之。

简误

经曰：酸走筋，筋病毋多食酸。凡筋挛、偏痹、手足屈伸不便，皆忌之。又曰：味过于酸，肝气以津，脾气乃绝。多食酸则肉胝而唇揭。言能助肝贼脾，凡脾病者，亦不宜过食。

稻　米

味苦。主温中，令人多热，大便坚。

疏：稻米，即今之糯米也。禀土中之阳气，其味应甘，气应温，无毒。造酒必用之者，以其性近于热也。为补脾胃，益肺气之谷。脾胃得补，则中自温，大便亦坚实。温能养气，气充则身自多热，大抵脾肺虚寒者宜之。为其能益气温中也。故又有止泄痢，缩小便，收自汗，发痘疮等用。

主治参互

《松篁经验方》：久泄食减。以糯米一升，水浸一宿，沥干，炒熟磨筛，入怀山药一两，每日清晨用半盏，入白沙糖二匙，胡椒末少许，以滚汤调食。大有滋补，久服更能令人精暖有子。《医方大成》：癫犬咬伤。糯米一合，斑蝥七枚，同炒熬黄去之；再入七枚，再炒黄去之；又入七枚，待米出烟，去蝥，为末。水调服之，小便利下，佳。亦可油调外敷。又方：虚劳不足。糯米入猪肚内，蒸熟，日食。

简误

糯米。孟诜云：发风动气，久食令人多睡。藏器云：久食令人身软；妊妇杂肉食之，令子不利。萧炳云：拥诸经络气，使四肢不收，发风昏昏。陈士良云：久食发心悸及痈疽疮疖中痛，合酒食之醉难醒。然愚意观之，其为害未必如此之甚。盖天生五谷以食人，皆禀土中冲和之气，可常御而无害者。第糯米气温，性黏滞，惟不利于上焦，有痰热及脾病不能转运、小儿难于克化者，余皆无害。诸家之言，不可尽信也。

酱

味咸、酸，冷利。主除热，止烦满，杀百药、热汤及火毒。

疏：按酱之品不一，惟豆酱陈久者入药。其味咸酸冷利，故主除热，止烦满，及汤火伤毒也。能杀一切鱼肉菜蔬蕈毒。《本经》云：杀百药毒者，误也。圣人不得其酱不食。朱子云：食肉用酱，各有所宜。玩一"宜"字，则不宜者必有伤害于人，非特悦口而已。如食蟹用橙酱，或姜酱。煮鱼用茱萸酱，取其能杀毒之义耳。又有榆仁酱，味辛美，杀诸虫，利大小便，心腹恶气。芜荑酱主疗相同。茱萸酱作法不用面、豆、盐，只以河水，量茱萸多少，稍稍加石灰掺入拌匀，瓮藏。杀一切鱼腥毒。用时洗去石灰，擂烂，烹水放入之良。

卷二十七 菜部上品

总三十种，今疏其要者八种。

胡荽 瓜蒂 白冬瓜 白芥 芥 莱菔 苦菜 苜蓿

胡荽

味辛，温一云微寒，微毒。消谷，治五脏，补不足，利大小肠，通小腹气，拔四肢热，止头痛。疗痧疹、豌豆疮不出，作酒饮之，立出，通心窍。

疏：胡荽禀金气多，火气少，故味辛香，气温，微毒。入足太阴、阳明经。辛香走窜而入脾，故主消谷，利大小肠，通少腹气。脾胃为邪热所干，则头痛四肢热。辛温发散二经之邪，则头痛四肢热自拔。痧疹痘疮出不快者，外为风寒所侵，或秽气所触也。辛温祛风寒，香窜辟秽气，则腠理通畅而痧疹痘疮皆出矣。通心窍，治五脏补不足者，总言其辛香内通心脾，外达肠胃，除一切不正之气则真气安和，斯有补益之道耳。

子：亦能发痘疹，杀鱼腥。

主治参互

《经验后方》：痧痘出不快。用胡荽二两切，以酒二大盏，煎沸沃之，以物盖定，勿令泄气。候冷去滓，微微含喷，从项背至足令遍。勿喷头面。《子母秘录》：肛门脱出。胡荽一升切，烧烟熏之，即入。《外台秘要》：牙齿疼痛。胡荽子五升，水五升，煮取一升，含嗽。

简误

胡荽，辛香发散，气虚人不宜食。痧痘出不快，非风寒外侵及秽恶之气触犯者，不宜用。孟诜云：多食损人精神。华佗云：胡臭、口臭、䶦齿、脚气，皆不可食，令病加甚。陈藏器云：久食令人多忘，发腋臭。根发痼疾。凡服一切补药及药中有白术、牡丹者，咸忌之。

瓜蒂

味苦，寒，有毒。主大水，身面四肢浮肿，下水杀蛊毒，咳逆上气及食诸果，病在胸腹中，皆吐下之。去鼻中息肉，疗黄疸。

疏：瓜蒂感时令之火热，禀地中之伏阴，故其味苦，气寒，有小毒。气薄味厚，浮而升，阴多于阳，酸苦涌泄为阴故也。入手太阴、足阳明、足太阴经。其主大水、身面四肢浮肿、黄疸者，皆脾胃虚，水气湿热乘虚而客之也。苦以涌泄，使水湿之气外散，故能主之。经曰：在高者，因而越之。病在胸膈，则气不得归元而为咳逆上气。吐出胸中之邪，则气自顺，咳逆止矣。杀蛊毒者，亦取吐出之义。去鼻中息肉者，以其苦寒能除肺家之热也。《日华子》：治脑塞热齁，眼昏吐痰。好古：得麝香、细辛，治鼻不闻香臭，及吐风热痰涎，风眩头痛，癫痫，喉痹，头面有湿气，伤寒客水胸中，伤食胀满，下部无脉等证，皆借其宣发涌泄，引涎追泪之功耳。

主治参互

仲景《伤寒论》：病如桂枝证，头不痛，项不强，寸脉微浮，胸中痞硬，气上冲咽喉，不得息者，此胸中有寒也。当吐之，宜瓜蒂散。用瓜蒂、赤小豆，等份为散，取一钱，以香豉一合，用热汤七合，煮作稀糜，去滓，取汁和散顿服之。不吐，少少加，得快吐乃止。湿家病身上疼痛，发热面黄而喘，头痛鼻塞而烦，其脉大，自能饮食，腹中和无病，病在头中寒湿，故鼻塞，纳药鼻中则愈。瓜蒂散主之。太阳中暍，身热疼重，而脉微弱，此因夏月伤冷水，水行皮中所致。宜吐之，瓜蒂散。病胸上诸实，胸中郁郁而痛，不能食，欲使人按之，而反有涎唾，下痢日十余行，其脉反微，寸口脉微滑，此可吐之，吐之则利自止。宿食在上脘者，当吐之。病人手足厥冷，脉乍结，以客气在胸中，心下满而烦，欲食不能食者，当吐之。懊憹烦躁不得眠，未经汗下者，谓之实烦，当吐之。以上悉用瓜蒂散。皆仲景法。东垣曰：《难经》云：上部有脉，下部无脉，其人当吐，不吐者死。此饮食内伤，填塞胸中，食伤太阴，则风木生发之气伏于下，宜瓜蒂散吐之。《内经》所谓"木郁达之"也。吐去上焦有形之物，则木得舒畅，天地交而万物通矣。诸亡血家，不可与瓜蒂散。寇氏《衍义》：风涎暴作，气塞倒仆。用瓜蒂末二钱，腻粉一钱匕，以水半合调灌，良久涎自出，不出含沙糖一块，干咽即涎出也。《千金翼》：热病发黄。瓜蒂为末，以大豆许吹鼻中，取出黄水乃愈。孟诜《食疗》：阴黄黄疸。取瓜蒂、丁香、赤小豆各七枚，为末。吹豆许鼻中，少时黄水流出，隔一日用，瘥乃止。并治身面浮肿。《活人书》：湿家头痛。瓜蒂末一字，嗜入鼻中，口含冷水，取出黄水愈。《圣惠方》：鼻中息肉。瓜蒂末、白矾末，各半钱，绵裹塞之。或以猪脂和梃子塞之，日一换。

简误

瓜蒂极苦而性上涌，能损胃伤血，耗气损神。凡胸中无寒，胃家无食，皮

中无水，头面无湿，及胃虚气弱，诸亡血，诸产后，似中风倒仆，心虚有热，癫痫，女劳、谷疸，元气尪羸，脾虚浮肿，切勿误用。误用则为害非细，伤生不浅。戒之！戒之！

白冬瓜

味甘，微寒。主除小腹水胀，利小便，止渴。

疏： 白冬瓜内禀阴土之气，外受霜露之侵，故其味甘，气微寒，而性冷利，无毒。水属阴，瓜性亦属阴，气类相从，故能利小便，除小腹水胀也。甘寒解胃中之热，故又能止渴也。弘景：止消渴烦闷，解毒。孟诜：益气耐老，除心胸满，去头面热。《大明》：消热毒痈肿，切片摩痱子。苏颂：利大小肠，压丹石毒。皆得其旨者也。

主治参互

孟诜《食疗》：积热消渴。白冬瓜去皮，每食后嚼二三两，五七度良。《古今录验》：产后痢渴，久病津液枯竭，四肢浮肿，口舌干燥。用冬瓜一枚，黄土泥厚五寸煨熟，绞汁饮良。亦治伤寒痢渴。《杨氏家藏方》：十种水气浮肿喘满。用大冬瓜一枚，切盖去瓤，以赤小豆填满，盖合签定，以纸筋泥固济，日干，用糯糠两大箩，入瓜在内，煨至火尽，取出切片，同赤豆焙干为末，水糊丸梧子大。每服七十丸，煎冬瓜子汤下，日三服，小便利为度。冬瓜仁，味甘寒，能开胃醒脾。同橘红、石斛、竹茹、枇杷叶、白芍药、芦根汁、人参、白茯苓，治胃虚呕吐。同人参、茯神、竹沥、白茯苓、黄芪、甘草、白芍药、酸枣仁，治小儿慢脾风。

简误

冬瓜性冷利，凡脏腑有热者宜之。若虚寒肾冷，久病滑泄者，不得食。未

经霜者，不宜多食。九月后食之乃佳。

白 芥

味辛，温，无毒。主冷气，色白。甚辛美。

子：主射工，及疰气，上气，发汗，胸膈痰冷，面黄。

疏：芥禀火金之气以生，而白芥则又得金气之胜，故味辛气温，无毒。辛温入肺而发散，故有温中除冷，发汗辟邪，豁痰利气之功。朱震亨云：痰在胁下及皮里膜外，非白芥子莫能达。古方控涎丹用之，正此义尔。

主治参互

韩悉《医通》云：凡老人，苦于痰气喘嗽，胸满懒食，不可妄投燥利之药，反耗真气。因有人求治其亲，遂制三子养亲汤治之，随试随效。用白芥子、紫苏子、白莱菔子，各微炒研破，看所主为君，每剂不过三四钱，用绢袋盛，入汤煮饮之。勿煎大过，则味苦辣。若大便素实者，入蜜一匙。冬月加姜一片。苏恭：主疰气发无常处，及射工毒。以芥子丸服之。或捣末醋和涂之，随手有验。

简误

白芥子，味极辛，气温，能搜剔内外痰结及胸膈寒痰，冷涩壅塞者殊效。然而肺经有热，与夫阴火虚炎，咳嗽生痰者，法在所忌。其茎叶煮食，动风动气，有疮疡痔疾便血者，咸忌之。

芥

味辛，温，无毒。归鼻。主除肾邪气，利九窍，明耳目，安中。久食温中。

疏：芥所禀与白芥同。今人以醋椒同芥心作辣薤食之，则脑额酸楚，泪涕俱出，即归鼻利窍，明耳目之验也。辛温能利气消痰，开

胃辟寒，故主安中及久食温中也。其主除肾邪气者，辛能润肾，温能暖水脏故也。

子：功用与白芥子相同，力稍不速。

主治参互

治肺痈，用百年芥菜卤，久窖地中者。饮数匙立效。其义以芥菜辛温，得盐水久窖之气，变为辛寒，辛寒能散痰热，芥菜主通肺气，所以治肺痈，真良法也。

简误

与白芥子同。其主利九窍，明耳目者，盖言辛散走窜，豁痰引涎，暂用一时，使邪去而正自复，非谓其真能利窍明耳目也。用者详之。

莱 菔

根味辛、甘，温，无毒。散服及炮煮服食，大下气，消谷，去痰癖，肥健人。生捣汁服，主消渴，试大有验。

疏：莱菔根禀土金之气以生。《本经》：味辛甘，气温，无毒。孟诜云：性冷。《大明》云：平。详其功用，应是生者味辛性冷，熟者味甘温平。故《本经》：下气，消谷，去痰癖，肥健人，及温中补不足，宽胸膈，利大小便，化痰消导者，煮熟之用也。止消渴，制面毒，行风气，去邪热气，治肺痿吐血，肺热痰嗽，下痢者，生食之用也。大抵入手足太阴、手足阳明经。故所主皆脾、肺、肠、胃之病。

子：味辛过于根。生研汁服，吐风痰。同醋研，消肿毒。炒熟，下气定喘，消食除胀，止气痛。以其性辛甚，故升降之功亦烈于根也。朱震亨云：莱菔子治痰，有推墙倒壁之功。是矣！

主治参互

《医学集成》：齁喘痰促，遇厚味即发者。用卜子淘净，蒸熟晒研，姜汁浸，蒸饼丸绿豆大。每服三十丸，以口津咽下，日三服。治年远脾泄，百药不效。

单煮白莱菔，终日啖之，不辍必瘥。

简误

莱菔根叶皆可食，生熟皆宜，乃蔬中之至贱，而能止渴充饥者。歉岁，农人种之最有利益，但性专下气，复能耗血，故多食则髭发早白。服地黄、何首乌者，不可食。子，消痰下气更速，凡虚弱人忌之。

苦　菜

味苦，寒，无毒。主五脏邪气，厌伏也谷胃痹，肠澼，渴热，中疾，恶疮。久服安心益气，聪察少卧，轻身耐老，耐饥寒，高气不老。

疏：苦菜与苦苣、苦荬一物，而形稍异，功用则相同也。禀天地之阴气，故其味苦，气寒无毒。入心、脾、胃三经。其主五脏邪气者，邪热客于心也。胃痹、渴热、中疾者，热在胃也。肠澼者，热在大肠也。恶疮者，热瘀伤血肉❶也。苦寒总除诸热，故主之也。热去则神自清，故久服安心益气，聪察少卧也。轻身耐老，耐饥寒，高气不老者，总言其热退阴生，安心益气之极功也。

主治参互

寇宗奭《衍义》：治疔疮。以苦苣

捣汁敷之，殊验。青苗叶阴干。以备冬月需用，为末，水调敷之。唐宝《经验方》：对口恶疮。野苦苣，擂汁一钟，入姜汁一匙，和酒服，以渣敷，一二次即愈。《肘后方》：中沙虱毒。沙虱在水中，人澡浴则着人身，钻入皮里。初得皮上正赤，如小豆、黍、粟，摩之痛如刺，三日后发寒热，发疮毒，若入骨杀人，岭南多此。即以茅叶刮去，以苦菜汁涂之，佳。

简误

脾胃虚寒者忌之。

苣　藚

味苦，平，无毒。主安中利人，可久食。

疏：苣藚，草也。嫩时可食，处处田野中有之，陕陇人亦有种者。《本经》云：苦平无毒。主安中利人，可久食。然性颇凉，多食动冷气，不益人。根苦寒，主热病烦满，目黄赤，小便黄，酒疸。捣汁一升服，令人吐利即愈。其性苦寒，大能泄湿热故耳。以其叶煎汁多服，专治酒疸，大效。

---

❶ 肉：四库本无此字。

卷二十八　菜部中品

总一十三种，今疏其要者六种。移四种入草部中品。

葱白　韭菜

葱　白

辛，平。可作汤，主伤寒寒热，出汗，中风面目肿，伤寒骨肉痛，喉痹不通，安胎，归目，除肝邪气，安中利五脏，益目睛，杀百药毒。

葱实：味辛，温，无毒。主明目，补中不足。

葱根：主伤寒头痛。

葱汁：平，温。主溺血，解藜芦毒。

弘景云：葱有寒热，白冷青热。伤寒汤中不用青也。

疏　葱裹天之阳气，得地之金味，中空象肺，其味辛平，平即凉也，而性无毒。气厚味薄，升也，阳也。入手太阴、足厥阴、足阳明经。辛能发散，能解肌，能通上下阳气，故外来怫郁诸证，悉皆主之。伤寒寒热，邪气并也。中风面目肿，风热郁也。伤寒骨肉痛，邪始中也。喉痹不通，君相二火上乘于肺也。辛凉发散，得汗则火自散，而喉痹通也。肝开窍于目，散肝中邪热，故云"归目、除肝邪气"。邪气散则正气通，血自和调，而有安胎、安中利五脏之功矣。其曰益目睛，杀百药毒者，则是辛润利窍，而兼解散通气之力也。

主治参互

《活人书》：治伤寒头痛如破。连须葱白半斤，生姜二两，水煎温服。《济生秘览》：时疾头痛发热者，以连根葱白二十根，和米煮粥，入醋少许，热食取汗即解。数种伤寒一二日，初起不能分别者，亦用之取汗。风湿身痛。用生葱捣烂，入香油数点，水煎，调川芎、郁金末一钱服，取吐。《杨氏产乳》：六月孕动，困笃难救者。葱白一大握，水三升，煎一升，去渣顿服。《深师方》：胎动下血，病痛抢心。用葱白煮浓汁饮之，未死即安，已死即出。未效再服。一方加川芎。阴毒腹痛厥逆，唇青、卵缩，六脉欲绝者。用葱一束，去根及青，留白二寸，烘热，安脐上，以熨斗火熨之。葱坏则易，良久热气透入，手足温有汗即瘥。乃服四逆汤。若熨而手足不温，不可治。华佗救卒病方：脱阳危证，凡人大吐大泄之后，四肢厥冷，不省人事，或与女子交后少腹坚痛，外肾搐缩，冷汗出，厥逆，须臾不救。先以葱白炒热熨脐，后以葱白三七茎，捣烂，用酒煮灌之，阳气即回。加人参为要。《本事方》：小便闭胀，不治杀人。葱白三斤，锉炒帕盛，二个更互熨小腹，气透即通。刘禹锡《传信方》：打扑损见血。取葱新折者，煻火煨热，剥皮，其间有涕，便将罨损处，仍多煨，续续易热者，立愈。张氏《经验方》：金疮折伤出血。用葱白连叶煨热，或锅烙炒热，捣烂敷之，冷即再易，神验。

简误

病人表虚易汗者，勿食。病已得汗，勿再进。

韭

味辛、微酸，温，无毒。归心，安

五脏，除胃中热，利病人，可久食。

疏： 韭禀春初之气而生，兼得金水木之性，故其味辛，微酸，气温而无毒。生则辛而行血，熟则甘而补中、益肝、散滞、导瘀，是其性也。以其微酸，故入肝而主血分。辛温能散结，凡血之凝滞者，皆能行之，是血中行气药也。心主血，专理血分，故曰归心。五脏之结滞去，则气血条畅而自安矣。胃中热，乃胃中有瘀滞而发热也，瘀血行，热自除矣。病人之气抑郁者多。凡人气血，惟利通和，韭性行而能补，故可久食。

韭子：味辛，甘，温，无毒。主梦中泄精，溺血。盖韭乃入足厥阴、少阴经。肾主闭藏，肝主疏泄。《素问》云：足厥阴病则遗尿。思想无穷，入房太甚，发为筋痿，及为白淫。韭子入厥阴而甘温，补肝及命门之不足，故主泄精溺血。

主治参互

有一贫叟，病噎膈，食入即吐，胸中刺痛。或令取韭汁，入盐、梅、卤汁少许细呷，得入渐加，忽吐稠涎数升而愈。此亦仲景治胸痹痛用薤白，皆取辛温能散胃脘痰饮恶血之义也。一人腊月饮酒三杯，自后食必屈曲下膈，硬涩微痛，右脉甚涩，关脉沉。此瘀血在胃脘之口，气因郁而成痰，隘塞食道也。以韭汁半盏，细细冷呷，尽半斤而愈。《食疗本草》：胸痹急痛如锥刺，不得俯仰，自汗出，或彻背上，不治或至死。取生韭及根五斤，洗捣汁，服之瘥。《金匮要略》：风恶邪恶。韭根一把，乌梅十四个，吴茱萸炒半升，水一斗，煮之，仍以病人栉纳入，煮三沸。栉浮者生，沉者死。煮至三升，分三服。《千金方》：刺伤中水肿痛，煮韭热拓之。

简误

韭性辛温通利，虽曰补益，然多食能令人神昏，最为养性所忌。胃气虚而有热者勿服。韭黄未出于土者勿服，食之滞气，以其气尚抑郁未申故也。花食之亦动风。

卷二十九　菜部下品

总二十二种，今疏其要者四种。
葫　马齿苋　茄子根附　蕺

葫蒜也

味辛，温，有毒。主散痈肿，䘌疮，除风邪，杀毒气。独子者亦佳。归五脏，久食伤人，损目明。

疏：葫，大蒜也。禀火金之气以生。故其味辛气温。辛温太甚，故其性有毒。熏臭异常，不宜多食。入足阳明、太阴、厥阴经。辛温能辟恶散邪，故主除风邪，杀毒气，及外治散痈肿䘌疮也。辛温走窜，无处不到，故主归五脏。脾胃之气最喜芳香，熏臭损神耗气，故久食则伤人。肝开窍于目，目得血而能视。辛温太过，则血耗而目损矣。总之，其功长于通达走窍，去寒湿，辟邪恶，散痈肿，化积聚，暖脾胃，行诸气。故苏恭：主下气消谷，化肉。藏器：主风湿，破冷气，烂痃癖，伏邪恶，宣通温补。《日华子》：主健脾胃，治肾气，止霍乱转筋腹痛，除邪祟，解温疫等用也。

主治参互

《外台秘要》：关格胀满，大小便不通。独头蒜烧熟，去皮绵裹，纳下部，气立通。又方：治金疮中风，角弓反张。取蒜一大升，破去心，无灰酒四升，煮令极烂，并滓服一大升，须臾得汗则瘥。《简要济众》治鼻血不止，服药不应。用蒜一枚，去皮，细研如泥，摊一饼子如钱大，厚一豆许。左鼻血出，贴左脚心；右鼻血出，贴右脚心。两鼻俱出，皆贴之，立瘥。血止，急以温水洗脚心。《外科精要》背疮灸法：凡觉背上肿硬疼痛，以湿纸贴寻疮头。用大蒜十颗，淡豆豉半合，乳香一钱，细研匀，随疮头大小，用竹片作圈圈定，填药于内，二分厚，著艾灸之。痛灸至痒，痒灸至痛，以百壮为率，效。《永类钤方》：干湿霍乱转筋。用大蒜捣涂足心，立愈。《普济方》：寒疟冷痢。端午日以独头蒜十个，黄丹二钱，捣丸梧子大。每服九丸，长流水下，妙。《衍义》：暴下血病。用葫五七枚，去皮研膏，入豆豉，捣丸梧子大。每米饮下五六十丸，无不愈者。华佗行道，见车载一人，病咽塞食不下，呻吟，佗视曰：饼店家蒜齑，大酢三升，饮之当自痊。果吐大蛇一枚而愈。

简误

蒜性温，属火，气味臭烈。凡肺胃有热，肝肾有火，气虚血弱之人，切勿沾唇，虽有暖脾胃、祛寒湿之功，亦宜暂用，切勿过施。过则生痰动火，伤神散气，损目耗血。切戒！切戒！

马齿苋

主目盲白翳，利大小便，去寒热，杀诸虫，止渴，破癥结，痈疮。服之长年不白。和梳垢封疔肿。又烧为灰，和多年醋滓，先灸疔肿，以封之，即根出。生捣绞汁服，当下恶物。去白虫。煎为膏，涂白秃。又主三十六种风结疮，以一釜煮，澄清，纳腊三两，重煎成膏，涂疮上，亦服之。

疏：马齿苋禀天之阴寒，兼得地中之金

气以生。故叶节间有水银，以其得金气多也。味应辛苦，气寒无毒。经云：荣气不从，逆于肉里，乃生痈肿。《原病式》云：诸痛痒疮疡，皆属心火。辛寒能凉血散热，故主癥结，痈疮疔肿，白秃及三十六种风结疮。捣敷则肿散疔根拔，绞汁服则恶物当下，内外施之皆得也。辛寒通利，故寒热去，大小便利也。苦能杀虫，寒能除热，故主杀诸虫，去寸白，止渴。辛寒能散肺家之热，故主目盲白翳也。长年不白，总言其凉血、益血，病去身轻之功耳。方士多采取用，以其亦有代砂结汞之能也。

主治参互

崔元亮：治赤白下，不问老幼孕妇悉可服。取马齿苋，捣绞汁三大合，和鸡子白一枚，微温顿服之。不过再作则愈。又方：疗多年恶疮，百方不瘥，或痛焮走不已者。并烂捣马齿苋敷上，不过三两遍，即愈。《广利方》：小儿火丹热如火，绕脐即损人。马齿苋捣涂之。崔元亮方：疗疮肿毒。马齿苋二分，石灰三分，为末，鸡子白和敷之。

简误

马齿苋辛寒滑利。凡脾胃虚寒肠滑作泄者，勿用煎饵。方中不得与鳖甲同入，令化作小鳖伤人也。

茄 子

味甘，寒。久冷人不可多食，损人动气，发疮及痼疾。

根及枯茎叶：主冻脚疮，可煮作汤渍之，良。

疏：茄，内裹地中一阴之气，外受南方热火之阳，故其花实皆紫。《本经》虽云甘寒，必是湿中有火，使非湿热，则不能动气，发疮及痼疾也。湿胜则久冷人多食有损，热胜故能主

冻脚疮也。孟诜云：主寒热五脏劳。《大明》：治温疾，传尸劳气。皆非正治。惟肿毒家用之为当耳。

主治参互

《灵苑方》：肠风下血。经霜茄，连蒂烧存性，为末。每日空心温酒服二钱匕。丹溪方：治乳头裂，用茄子老黄者，烧灰敷之。鲜茄蒂、鲜何首乌，等份煮饮，治对口疮有神。茄秆烧灰淋汁，和入桑硇、碱等药，诸痈肿疔疮有效。

简误

茄，观《本经》所说，止是损人，并无利益，后人虽有处治之法，然终与《本经》相失。凡有痼疾及虚冷人，切不可食。近世为茹菜中常用之物，尊生者当慎之。

蕺

味辛，微温。主蠼螋溺疮。多食令人气喘。俗呼鱼腥草。

疏：蕺，生于下湿之地，得阴中之阳，故其味辛，气温。入手太阴经。能治痰热壅肺，发为肺痈吐脓血之要药。辛温主散，故能治蠼螋溺疮。肺主气，辛温能散气，故多食令人气喘。肺与大肠为表里，大肠湿热盛则为痔疮，得辛温之气，则大肠清宁，故又为痔疮必须之药。

主治参互

单用捣汁，入年久芥菜卤饮之，治肺痈有神。《救急方》：痔疮肿痛。鱼腥草一握，煎汤熏洗，仍以滓敷，即愈。

简误

蕺，止能消肺痈，治痔疮，余非所长。况多食令人气喘，发虚弱，损阳气，发脚气等害。慎之！慎之！

卷三十　补　遗

玉　石　部

黄　土

味甘，平，无毒。主泄痢冷热赤白，
腹中热毒绞结痛，下血。取入地干土，
以水煮三五沸，绞去滓，暖服一二升。
又解诸药毒，中肉毒，合口椒毒，野菌
毒。张司空云：三尺以上曰粪，三尺以下曰
土。凡用当去上恶物，勿令入客水。

疏：土为万物之母，黄乃中央正色，在
人脏腑则脾胃应之。故万物非土不生，人身五
脏六腑非脾胃无以养。是以黄土入药，治泄痢
冷热赤白，腹中热毒绞痛者，取其补助戊己

之功也。味甘而气和，故能安和脾胃，止下血，
及解百毒，如经所言也。

主治参互

《小儿秘诀》：乌沙惊风，遍身都黑
者。急推向下，将黄土一碗，捣末，入
酢一钟，炒热包定熨之，引下至足，刺
破为妙。

气味和平，与物无连。故不著“简
误”。

蚯蚓泥

即蚯蚓屎也。味甘，气寒，无毒。赤
白久热痢，取一升炒，烟尽，沃汁半升，
滤净饮之。盖久痢乃湿热甚于肠胃，得甘寒之
气，则湿热自除矣。《日华子》：主小儿阴囊忽
虚热肿痛。以生甘草汁，入轻粉末调涂之。以盐
研，敷疮去热毒，及蛇犬伤。苏恭：主敷狂犬
伤，出犬毛者，神效。皆取甘寒除热解毒之
力耳。

主治参互

《外台秘要》：一切丹毒，水和蚯蚓
泥敷之。丹溪方：时行腮肿。柏叶汁调
蚯蚓泥涂之。《摘玄方》：燕窝生疮。韭
地蛐蟮屎，米汁水和，煅过，入百草霜，
等分研末，香油调涂之。又方：治下部
杨梅结毒。韭地上蚯蚓泥，硫黄，等份
研匀，用泥封固，作团煨过，取出研细，
生桐油调搽。

简误

虚寒滑利，不宜用。

粪坑底泥

大寒，无毒。治发背诸恶疮。阴干为末，新水调敷，其痛立止。《圣济总录》：治疗肿。粪下土、蝉蜕、全蝎等份。捣作钱大饼，香油煎滚，温服。以滓敷疮四围，疗自出也。今人以热粪盛核桃壳内，覆疗肿上，云疗根即烂出，即此意也。

乌爹泥

味苦、涩，平，无毒。主清上膈热，化痰生津，涂金疮一切诸疮，生肌定痛，止血收湿。一名孩儿茶。出南番爪哇暹罗诸国。今云南、老挝、暮云场地方造之。云是细茶末入竹筒中，坚塞两头，埋乌泥沟中，日久取出，捣汁熬制而成。其块小而润泽者为上，大而焦枯者次之。

疏：乌爹泥本是茶末，又得土中之阴气，其味苦涩，气应作寒，性无毒。其主清上膈热，化痰生津者，茶之用也。得地中之阴气，能凉血清热，故主金疮止血，及一切诸疮，生肌定痛也。苦能燥，涩能敛，故又主收湿气。

主治参互

《积德堂方》：牙疳口疮。孩儿茶、硼砂等份，为末搽之。《纂奇方》：下疳阴疮。孩儿茶一钱，珍珠一分，片脑半分，为末敷之。董炳方：脱肛气热。孩儿茶二分，熊胆五分，片脑一分，为末，人乳调搽肛上，热汁自下而肛收也。亦治痔疮。

今人多用外治，内服甚少，故不著"简误"。

烟 胶

味辛，苦，气微温。辛能散风，苦能燥湿杀虫。故主头疮，白秃，疥疮，风癣痒流水。取熰牛皮灶岸烟膏为末，麻油调涂，或入轻粉少许。此即熏熰牛皮灶上黑土也。

石 碱

味辛、苦、涩，气温，微毒。性能除垢腻，磨积块。过服能损人。同石灰、桑碱，透肌肉，溃痈瘰疬，去瘀肉，点痣黡疣赘。今人用以澣衣。出山东济宁、大同诸处。彼人采蒿蓼之属，开窖浸水，漉起晒干，烧灰，以原水淋汁，每百斤入粉面一二斤，则凝定如石，连汁货之。

简误

碱乃软坚消积之物，食之使人泄泻。以其阴湿之性，润下软坚透肉，故于肠胃非宜。作泄胃薄者忌之。

银 朱

乃硫黄同汞升炼而成。其性燥烈，过服能使人龈烂筋挛。其味辛，气温，有毒。亦能破积滞，散结，疗癣疥恶疮，杀虫。不宜服食。今人多以黄丹、矾红杂之，不堪用。

主治参互

李楼《怪症方》：火焰丹毒。银朱调鸡子清涂之。《多能鄙事》：汤火灼伤。银朱研细，菜油调敷。《应急良方》：日久顽疮不收者。银朱一钱，地龙骨即年久石灰五分，松香五钱，为末，香油一两，化摊纸上贴之。兼能治湿毒臁疮。

炉甘石

味甘，温，无毒。主止血，消肿毒，生肌，明目去翳退赤，收湿除烂。同龙脑点治目中一切病。

疏：炉甘石，受金气而结，味应甘辛，气温无毒，其性带涩。经曰：荣气不从，逆于肉里，乃生痈肿。甘温能通畅血脉，则肿痛散，血自止，肌肉生也。又目得血而能视，风热上壅，则目为赤烂肤翳。甘入脾而益血，辛温能散风热，性涩则能粘物，故同除翳药点目翳，及治目中一切病也。

主治参互

一切目疾，真炉甘石半斤，用黄连四两，锉碎，入银石器内，水二碗，煮二伏时，去黄连，以甘石为末，入龙脑香二钱半，研匀，罐收。每点少许，频用取效。邵真人方：下疳阴疮。炉甘石煅，醋淬七次，一两，孩儿茶三钱，为末，麻油调敷，立效。

方诸水

味甘，寒，无毒。主明目，定心，去小儿热烦，止渴。

方诸，大蚌也。向月取之，得二三合，水亦如朝露，又名明水。得至阴之精华，故能明目定心，及止渴除烦热也。又为丹灶家所须。

木　部

木芙蓉

禀夏末秋初之气，故其味辛，辛属金化，故能清肺，其气平，平即凉也，故能凉血散热解毒，兼治一切痈疽肿毒恶疮，排脓止痛，小儿疳积。

主治参互

《简便方》：痈疽肿毒。重阳前，取芙蓉叶，研末；端午前，取苍耳烧存性，研末，等份，蜜水调涂四围。其毒自不

走散。名铁井栏。他用甚稀，故不著"简误"。

山茶花

得一阳之气以生，故其花开于冬末春初之时。其味甘而微辛，气平而微寒，色赤而入血分，故主吐血，衄血，肠风下血。并为末，入童溺及酒调服。

木绵子

得地中之阳气，复感秋金之气以成。其味辛，其气热，其性有毒。入肝、入肾，祛风湿、寒湿之药也。惟其辛，故能散风邪；惟其热，故能除寒湿。凡下部有风寒湿邪者宜之。然而性热有毒，肝肾虚者不宜用。一切阴虚火炽，痿弱下体无力者，咸忌之。

肥皂荚

生于盛夏六阳之令，而成于秋金之月。得火金之气，故其味辛，气温有毒。凡肠胃有垢腻，秽恶之气郁于中，则外生瘰疬、恶疮、肿毒。泄于外，则为肠风下痢脓血。此药专能荡涤垢腻，宣通秽积，肠胃洁净，则诸证自除也。

主治参互

秘方：治瘰疬。用肥皂，去核，入斑蝥在内，扎紧蒸，去斑蝥，加入贝母、天花粉、玄参、甘草、牛蒡子、连翘，为丸。每服一钱，白汤下，服后腹疼勿虑，此药力追毒之故。独核仁，同猪胰子、金银花、皂角刺、巴蕉根、雪里红、五加皮、土茯苓、皂荚子、白僵蚕、木瓜、蝉蜕、白鲜皮，治霉疮。久虚者，加人参、黄芪、薏苡仁，兼治结毒。《普

济方》：肠风下血。独子肥皂烧存性一片，为末，糊丸。米饮下。又方：治腊梨头疮。用独核肥皂，去核，填入沙糖，入巴豆二枚，扎定，盐泥固煅存性，再入槟榔、轻粉六七分，研匀，香油调搽。先以汤洗净，拭干乃搽。一宿见效。

除疮毒外，无他用，故不著"简误"。

大风子

禀火金之气以生，故其味辛苦，气热，有毒。辛能散风，苦能杀虫燥湿，温热能通行经络。世人用以治大风疬疾，及风癣疥癞诸疮，悉此意耳。然性热而燥，伤血损阴，不宜多服。用之外治，其功不可备述也。

樟 脑

得纯阳之气，其味辛，其气热。初时以水煎成，后得火则焰炽不息，其禀龙火之性者乎？气亦香窜，能通利关窍，逐中恶邪气，复能去湿杀虫。凡一切疥癣风瘙、湿毒疮疡等证，皆所须用。

蛀竹屑

年久枯竹中蠹屑也。竹之余气尚存，其气味必甘平、无毒。甘能解毒，平则兼散，故可用为蚀脓长肉之药也。

主治参互

同象牙末、珍珠、白矾等药，能消漏管，方见象牙条下。朱氏《集验方》：耳出臭脓。用蛀竹屑、胭脂胚子等份，麝香少许，为末，吹之。《普济方》：耳胀作痛，因水入耳中者。蛀竹屑一钱，腻粉一钱，麝香五分，为末。以绵杖绞净，送药入耳，以绵塞定。有恶物放令

流出，甚者三度必愈。又方：湿毒臁疮。蛀竹屑、黄柏末等份，先以葱椒茶汤洗净，搽之。日一次，效。《外台秘要》：汤火灼疮。蛀竹屑末，敷之愈。

人 部

人 气

主下元虚冷。日令童男女，以时隔衣进气脐中，及两腰肾间，甚良。凡人身体骨节痹痛，令人更互呵熨，久久经络通透。盖气属阳，为一身之健运，即真火也。天非此火不能生物，人非此火不能有生。故老人、虚人，与二七以前少阴同寝，藉其熏蒸，最为有益。下元虚冷，火气衰也。得外入之少火，乃所以补其不足。骨节疼痹，血泣不行也。血不自行，随气而行，故能使骨节通畅也。近时术士，令童女以气进入鼻窍、脐中、精门，以通三田，谓之接补。此亦小法，不得其道者，反以致疾。

兽 部

黄明胶 牛皮胶

味甘，平，无毒。主诸吐血，下血，血淋，妊妇胎动下血，风湿走注疼痛，打扑伤损，汤火灼疮，一切痈疽肿毒，活血止痛。

［按］《本经》：白胶，一名鹿角胶，煮鹿角作之。阿胶，一名傅致胶，煮牛皮或驴皮作之。其说甚明。黄明胶，即今水胶，乃牛皮所作，其色黄明，非白胶也，亦非阿井水所作。甄权以黄明为

鹿角白胶。唐慎微又采黄明诸方附于白胶后，并误矣。其气味与阿胶同，故其所主亦与阿胶相似。以非阿井水及驴皮同造，故不能疏利下行，以其性味皆平补，亦宜于血虚有热者。若鹿角胶，则性味温补，非虚热者所宜，不可不详辨也。

主治参互

蔺氏方：跌扑损伤。真牛皮胶一两，干冬瓜皮一两，锉，同炒存性，研末。每服五钱，热酒一钟调服。仍饮酒二三盏，暖卧微汗痛止。《本事方》：诸般痛肿。黄明胶一两，水半升化开，入黄丹一两，煮匀，以鹅翎扫上疮口。如未成者，涂其四围自消。阮氏《经验方》：背疽初起。用黄明牛皮胶四两，入酒重汤顿化，随意饮尽。不能饮者，滚白汤饮之。服此，毒不内攻。一方加穿山甲四片，炒成末，其妙无比。

霞天膏

味甘，温，无毒。主中风偏废，口眼喎斜，痰涎壅塞，五脏六腑留痰宿饮癖块，手足皮肤中痰核。其法用肥嫩雄黄牛肉三四十斤，洗极净，水煮成糜，滤去滓，再熬成膏用。

疏：胃属土，为水谷之海，无物不受。胃病则水谷不能以时运化，羁留而为痰饮；壅塞经络，则为积痰、老痰、结痰等证。阴虚内热生痰，则为偏废、口眼喎斜。留滞肠胃，则为宿饮、癖块。随气上涌，则为喘急迷闷。流注肌肉，则为结核。王隐居论人之诸疾，悉由于痰。然而痰之所生，总由于脾胃虚，不能运化所致。惟用霞天膏以治诸痰证者，盖牛，土畜也。黄，土色也。肉者，胃之味也。熬而为液，虽有形而无浊质也。以脾胃所主之物，治脾胃所生之病，故能由肠胃而渗透肌肤毛窍，搜剔一切留结。阴虚内热之人，往往多痰，

此则由于水涸火炽，煎熬津液，凝结为痰。胶固难散者，亦须以此和竹沥、贝母、橘红、苏子、栝楼根、枸骨叶之类消之。或以橘皮、白茯苓、苏子、白豆蔻仁、半夏、苍术为曲，治脾胃积痰。或以橘皮、贝母、苏子、栝楼根及仁、蓬砂为曲，治积热痰结。

狗 宝

狗宝，如牛之有黄也。第狗性热，其宝定是苦温之物。世人用治噎证，以其苦能下泄，温能通行耳。又能主痈疽疔肿，同蟾酥、脑、麝、雄黄、乳香、没药等用。

简误

狗宝性热，善消噎病。由于痰及虚寒而得者，犹可暂用取效。若因血液衰少，以致噎膈者，法所当忌。世医不谙药理，不察病本，一概妄投，致病增剧。戒之！戒之！又：凡有脾胃虚弱，羸瘦不振之病，尤不宜用。

山獭阴茎

味甘，热，无毒。主阳虚阴痿精寒。

此物出广之宜州、嵠峒及南丹州。土人号为插翅。其性淫毒，山中有此物，凡牝兽皆避去，獭无偶则抱木而枯。徭女春时成群入山，以采物为事。獭闻妇人气，必跃来抱之，刺骨而入，牢不可脱，因扼杀之。负归取其阴，一枚值金一两。若得抱木死者，尤奇贵。峒獠甚珍重之，私货出界者，罪至死。本地亦不常有，多伪者。试之之法，但令妇女摩手极热，取置掌心，以气呵之，趯❶然而动者为真。

————————

❶ 趯：通"跃"。《汉书·李寻传》："涌趯邪阴，湛溺太阳。"

羊胫骨

《本经》无文。《纲目》载其主虚冷劳及脾弱肾虚不能摄精，白浊，除湿热，健腰脚，固牙齿，去黯䵟，治误吞铜铁金银等证。按《名医别录》云：昔汉上张成忠女，年七八岁，误吞金馈子一只，胸膈痛不可忍，忧惶无措。一银匠炒末药三钱，米饮服之，次早大便取下。叩求其方，乃羊胫灰一物。盖羊胫骨灰可以磨镜，羊头骨灰可以消铁，故能治如是之证。谈野翁亦有此方。乃秘妙神效之法也。

主治参互

《食鉴》：擦牙固齿。羊胫骨灰一两，升麻一两，黄连五钱，为末，入青盐和匀，日用。《圣惠方》：咽喉骨鲠。羊胫骨灰，米饮下一钱。

虫鱼部

鳜鱼胆

此鱼最能发湿，惟胆能治鱼骨鲠，及竹木刺误吞入喉不出，或吞入腹，腹中作痛隐隐，皆效。状如鲈鱼者是。

米谷部

亚麻

即鳌虱胡麻，出兖州威胜军，今陕州亦种之。其味甘，气温，无毒。足厥阴经血分药也。厥阴藏血，为风木之脏。凡大风疮癣，总厥阴血热所致。甘温益

血而通行，则血自活，风自散，痢疾疥癞疮癣俱除矣。

主治参互

得漆叶、苦参、荆芥、天门冬、生地黄、青黛、百部、白花蛇、何首乌、半枝莲、豨莶叶、刺蒺藜、甘菊花，治大麻风。同金银花、连翘、萆薢、土茯苓、何首乌、苍术、木瓜、薏苡仁、生地黄、黄柏，治湿热太甚，遍身脓窠疮。

粟　壳

味酸、涩，微温，无毒。

古方治嗽及泻痢、脱肛、遗精，多用之，今人亦效尤辄用，殊为未妥。不知咳嗽惟肺虚无火，或邪尽嗽不止者，用此敛其虚耗之气。若肺家火热盛，与夫风寒外邪未散者，误用则咳愈增而难治。泻痢脱肛由于下久滑脱，肠虚不禁；遗精由于虚寒滑泄者，借其酸涩收敛之气以固虚脱。如肠胃积滞尚多，湿热方炽，命门火盛，湿热下流为遗精者，误用之则邪气无从而泄，或腹痛不可当，或攻入手足骨节肿痛不能动，或遍身发肿，或呕吐不下食，或头面俱肿，或精窍闭塞，水道不通，变证百出而沿延不起矣。可不慎哉！

罂子粟

味甘，平，无毒。主丹石发动不下食。和竹沥煮作粥，食之极美。

疏：罂粟，其花至有千叶者，红、白、紫、黑色，有数种。一罂内子凡数千万粒，细如葶苈子而色白。《本经》：味甘，平，无毒。苏颂：性寒。甘寒除热解毒。下气和中，故主丹石发动不下食，及《图经》：行风气，逐邪热，止反胃，去胸中痰滞也。

阿芙蓉

罂粟花之津液也。罂粟结青苞时，午后以大针刺其外面青皮，勿损里面硬皮，或三五处，次早津出，以竹刀刮取，入磁器，阴干用之。其气味与粟壳相同，而此则止痢之功尤胜。故小儿痘疮行浆时，泄泻不止，用五厘至一分，未有不愈，他药莫逮也。

绿豆粉

甘，凉，无毒。主解诸热，益气，解酒食诸毒。治发背痈疽疮肿及汤火伤灼。

疏： 绿豆粉，所禀气味与绿豆同。故能解诸热，及酒食毒，汤火伤灼也。发背痈疽疮肿，皆热毒所致。甘寒解阳明之热，则毒气不至犯胃而呕恶，肠胃清凉而诸肿散矣。热伤气，除热故能益气也。

主治参互

李嗣立《外科精要》：护心散，又名内托散，乳香万全散。凡有疽疾，一日至十三日内，宜连进十余服，方免变证，使毒气出外。服之稍迟，毒气内攻，渐生呕吐，或鼻生疮菌，不食即危矣。四五日亦宜间服之。用真绿豆粉一两，乳香半两，灯心同研和匀，以生甘草煎浓汤，调下一钱，时时呷之。若毒气冲心有呕逆之证，大宜服此。盖绿豆压热下气，消肿解毒，乳香消诸痈毒。服至一两，则香彻疮孔中。真圣药也。一方有丹砂二钱半。《卫生易简》：解砒石毒。绿豆、寒水石等份，以蓝汁调服三五钱。又方：夏月痱疮。绿豆粉二两，滑石一两，和匀扑之。一方加蛤粉。《生生编》：杖疮疼痛。绿豆粉炒研，以鸡子白和涂之，妙。《澹寮方》：打扑伤损。

用绿豆粉炒紫色，新汲水调敷，以杉木皮缚定，其效如神。

绿豆皮：能解热毒，退目翳。《直指方》：通神散，治斑痘后目生翳。用绿豆皮、甘菊花、谷精草等份，为末。每服一钱，以干柿饼一枚，粟米泔一盏，同煮干。食柿，日三服。浅者五七日见效，远者半月见效。

简误

绿豆粉性凉，脾胃虚寒易泄者，勿多食。

豌 豆

即今之小豌豆也。一名胡豆。陈藏器云：煮食治消渴。孙思邈治寒热热中，吐逆、泄澼，及胀满利小便。应是甘平无毒，入脾胃，清利除热之物也。又能治痈肿痘毒。牛都御史秘传四圣丹，治小儿痘中有疔，或紫黑而大，或黑坏而臭，或中有紫线，此证十死八九，惟此方点之最妙。用豌豆四十九粒烧存性，头发灰三分，珍珠十四粒研为末，以油胭脂同杵成膏，先以簪挑疔破，咂去恶血，以少许点之，即时变红活色。《千金》、《外台》洗面澡头方：盛用毕豆面，取其白腻去黚黯，令人光泽也。

蚕 豆

味甘，微辛，无毒。能厚肠胃，和脏腑，万表《积善堂方》言：一女子误吞针入腹，诸医不能治，一人教令煮蚕豆同韭菜食之，针自大便同出。今人有误吞金银物者，用之皆效。实救急之良方也。

豇　豆

味甘、咸，平，无毒。补肾健胃，与诸疾无禁，可常食之。昔卢廉夫教人补肾气，每日空心煮豇豆，入盐少许食之，甚效。

刀豆子[1]

味甘，微温。主温中下气，止呃逆。昔有人病后患呃逆不止，声闻邻家。或令取刀豆子烧存性，为末。白汤调服二钱即止。此即下气归元之验也。

红　曲

味甘，温，无毒。主消食，活血，健脾，燥胃。治赤白痢下水谷。

疏：红曲，以白粳米杂曲母蒸罨为之，亦奇术也。人之水谷入于胃，受中焦湿热熏蒸，精气变化而赤为血。红曲以白米饭受湿热郁蒸而变为红，皆造化自然之微妙也。故红曲治脾胃荣血之功，有同气相求之理。消食健脾胃，与神曲相同。而活血和伤，惟红曲为能。故治血痢，尤为要药。

主治参互

得番降香、通草、鲮鲤甲、没药，治上部内伤，胸膈作痛。或怒伤吐血，和童便服，有神效。同黄连、白扁豆、莲肉、黄芩、白芍药、升麻、干葛、乌梅、甘草、滑石、橘红，治滞下有神。同续断、番降香、延胡索、当归、通草、红花、牛膝、没药、乳香，治内伤血瘀作痛。同泽兰、牛膝、地黄、续断、蒲黄、赤芍药，治产后恶露不尽，腹中痛。《丹溪心法》：湿热泄痢。青六丸：用六一散加炒红曲五钱，为末，蒸饼和丸梧子大。每六七十丸，白汤下，日三服。《摘玄方》：心腹作痛。赤曲、香附、乳香，等份为末，酒服。

简误

性能消导，无积滞者勿用。又善破血，无瘀血者禁使。

---

[1] 刀豆子：刀豆子及红曲二味药下的内容四库本缺。